Occlusion

丹羽克味

学建書院

Preface

　平成15年（2003年），著者は，『ベクトル咬合論』と題した小冊子を上梓しました．この本は，著者が咬合学に長年抱いていた疑問を，臨床をとおして見つめ直し，新しい咬合の概念を著した最初のものでした．

　平成20年（2008年）には，改訂版として『咀嚼・咬合論』を上梓し，内容を解説した咬合セミナーを5年間にわたって開催しました．そのセミナーをとおして，著者自身も多くのことを教わり，学ばせてもらいました．そこで得た学びは，咬合理論をさらに進化させ，体系化するうえで大きな力になりました．

　本書で提示する内容は，セミナーで提示したものに手を加え，さらに発展させたものです．ここに至って著者の考える咬合は，ようやく理論とよべるレベルに達したのではないかと思っています．

　本書は，大きく4部構成になっています．

　第1部では，「咬合の完成と変化」について解説しました．咬合の完成には，歯の萌出と顎骨の発育，咀嚼筋や靭帯の発育，筋の収縮力，そして，顎関節の安定の3要素が関係します．

　本書は，子どもから大人への成長過程で，上記の3者がどのように調和しながら咬合が完成するか，という事項から話を始めました．次いで，完成された咬合は，年齢とともにどのように変化するか，変化した咬合は，顎関節といかに調和がはかられているかについて解説しました．

　第2部の「中心位と中心咬合位」では，中心位という顎位の臨床的意義，ならびに，中心位と中心咬合位の関係について解説しました．中心位，中心咬合位，そして，安静空隙が，咀嚼や会話の機能とどのようにかかわっているのかについて解説し，次いで，中心位への誘導とは，どのような臨床的意味をもつのか．その誘導法について，著者の考えを述べました．

　第3部の「咀嚼運動の理論」では，咀嚼運動とは，どのような運動から成り立っているのか．また，それぞれの運動の特徴や，咀嚼運動と咬合様式のかかわりについて解説しました．

　そして，1〜3部のまとめとして，「正常咬合の臨床的基準」を提示しました．

　第4部の「咬合病」は，いわば，臨床編に相当するものです．

　著者は，Guichetの提示をもとに「咬合病」といわれる疾患として，咬合性外傷，歯周疾患，ブラキシズム，そして，顎関節症の4疾患を提示しました．

　ここでは，それぞれの疾患の病因，分類，治療法について臨床例を交えて説明し，特に，疾患の発症と咬合のかかわりについて解説することに重きをおきました．最終章では，個々の歯科治療に潜む咬合の問題について考えてみました．

　歯科学では，咬合が理論として取り上げられ，臨床に用いられるようになってから100年近くになります．これだけの歳月を経ながら，今日に至っても，「歯周疾患や顎関節症と咬合の関係はおろか，よく噛める咬合とはどのような状態かということすら解明されていない」のです．このことは，この道の権威といわれる先生方が述べていることです．つまり，正しい咬合の臨床基準が明らかになっていないのです．

たとえば，歯周疾患の病因には，多くの因子があげられています．しかし，真の病因，発症のメカニズム，そして，治療法などは，まったく解明されていません．さらに極論をいえば，小さなインレーを装着するのに，そこで行う咬合調整ですら明らかになっていないのです．これが歯科治療の現実の姿であり，大きな混乱を招いているのです．その原因はただ1つ，「正しい咬合がわかっていない」ということです．

咬合理論というと，はなからむずかしいものと思われるかもしれません．しかし，本書で説明する理論は，どなたでも簡単に理解できるやさしいものです．著者のいわんとすることは，自分も同じように思っていたと思われるに違いありません．

著者は，これまで40年以上にわたって，この理論で全部床義歯を始めとするすべての咬合を構築してきました．そのあいだに，トラブルの発生した患者は1人もありません．すべての症例で，安定した咬合が得られています．なぜなら，ここで紹介する咬合理論は，患者一人ひとりの治療経験をとおして，試行錯誤の結果生まれたものだからです．

いうまでもなく，咬合理論とは，治療によって咀嚼機能を回復する場合に，その治療の裏づけとなるものです．つまり，咬合理論の裏づけなくしては，本来歯科医療は成り立たないものです．どんなに高度な数式を展開し高尚な理論であっても，臨床で実用にならなかったり，治療後にトラブルが発生したり，理論に基づいた治療で治らない症例が存在するならば，その理論は机上の空論，絵に描いた餅にすぎないのです．

本書は，歯科技工士や歯科衛生士の方々にも読んでいただきたいと思っています．そして，診療所の医療従事者の全員が，咬合に対して同じ考えを共有して，治療や説明にあたることが肝要と思います．

本書を読むにあたって，著者からのお願いがあります．それは，大学で学んだ咬合の概念を一度すべて捨て，頭を真っ白にしてから読んでいただきたいのです．従来の概念のままで，本書を理解しようとしても混乱を招くだけになります．

咬合は，歯科学にとって，その根幹に位置するものであることは周知の事実です．

咬合理論の解明は，歯科学にとって一日も早く成し遂げなければならない喫緊の課題なのです．

本書が，咬合を議論する俎上に，また，本文中のどこかの章や項が，先生方の臨床上の悩みを解決する糸口になるのであれば，これに勝る喜びはありません．

最後になりましたが，本書の執筆にあたり，頭蓋骨標本や資料の提供をいただいた明海大学歯学部教授，奥村泰彦先生，骨の生化学的な問題や英文翻訳でお教えをいただいた元奥羽大学歯学部教授，堀内　登先生，学童の口腔検診でご協力いただいた上田市開業の高橋敏文先生，八王子市開業の大井孝眞先生，診療に協力してくださった那須塩原市開業の松井哲二先生，東大和市開業の山嵜智浩先生，資料を提供してくださった，友人でもある葛飾区開業の武藤直紀先生や千葉市開業の田村俊晶先生，その他多くの先生方にご協力をいただきました．この場をお借りして衷心より感謝の意を表します．

2015年6月

丹羽　克味

Contents

Prologue　アボリジニの咬合面が語るもの
　　　　　　　　　　　　What is The Occlusal Plane of Australian Aborigine Telling?　　1

咬合の完成と変化　Completion and Change of Occlusion

Chapter 1　咬合の完成　……　Completion of Occlusion　　3

A　咬合高径 …………………………………………… Vertical Dimension　5
　1　咬合高径の完成 ………………………… Completion of Vertical Dimension　5
　2　個人の咬合高径 ……………………………………… Own Vertical Dimension　14

B　咬合平面 …………………………………………………… Occlusal Plane　17
　1　咬合平面の完成 ……………………………… Completion of Occlusal Plane　17
　2　咬合平面の形状 …………………………………… Shape of Occlusal Plane　18
　3　咬合平面を構成する歯列 ………………… Dental Arch to Form Occlusal Plane　24
　4　咬合平面のレベル ………………………………… Level of Occlusal Plane　25
　5　咬合安定のメカニズム ………………………… Mechanism of Occlusal Balance　25
　6　咀嚼運動の機械的モデル …………… Mechanical Model of Masticatory Movement　32
　7　顆路とスピー彎曲の関係 ……… Relationship between Condylar Path and Spee Curve　33

C　咬合接触 ………………………………………………… Occlusal Contact　37
　1　咬合接触の完成 ……………………………… Completion of Occlusal Contact　37
　2　従来の咬合接触の問題点 …………………… Matters of Conventional Occlusal Contact　37
　3　萌出完了と咬合完成 ………………… Eruptive Completion and Occlusal Completion　38
　4　萌出完了と咬合完成の臨床的意味
　　　　　　　　　Clinical Significance of Eruptive Completion and Occlusal Completion　40
　5　理想的な咬合接触 ………………………………… Ideal Contact of Occlusion　42
　6　咬合接触の安定 ……………………………… Stability of Occlusal Contact　45
　7　生来の咬合異常 ………………………………… Congenital Malocclusion　46

Chapter 2　咬合の経年変化 ………… Change in Occlusion with Age　49

　1　咬合高径の経年変化 ……………………… Change of Vertical Dimension with Age　50
　2　下顎頭の変形 ……………………………………………… Deformation of Condyle　53
　3　顎関節の機能 ……………………………………………………… Function of TMJ　54

Chapter 3　歯科治療による咬合の変化
　　　　　　　　　　　　　　　　　　　Occlusal Change by Dental Treatments　57
　1　咬合高径の突然の低下 …………………… Sudden Reduction of Vertical Dimension　58
　2　咬合高径の突然の挙上 …………………… Sudden Elevetion of Vertical Dimension　59

3	許容限度を超えた咬合高径の挙上	Bite-Raising Over Permissible Limit of Vertical Dimension	60
4	咬合高径の挙上によるブラキシズム発現のメカニズム	Mechanism of Bruxism Elicited from Bite-Raising	61
5	歯科治療による咬合高径の挙上や低下の予後	Prognosis of Bite-Raising or Bite-Dropping by Dental Treatments	61
6	咬合高径の許容限度	Permissible Limit of Vertical Dimension	63
7	歯科治療による咬合異常の発生	Malocclusion by Dental Treatments	64

中心位と中心咬合位　Centric Relation and Centric Occlusion

Chapter 4　中心位と中心咬合位―その臨床的意義
Centric Relation and Centric Occlusion—Its Clinical Significance　67

1	中心位の定義とその問題点	Difinition of Centric Relation and Its Problems	68
2	著者の定義する中心位	Centric Relation Proposed by Author	68
3	中心咬合位	Centric Occlusion	69
4	下顎安静位	Mandibular Rest Position	70
5	中心位の垂直的顎位	Vertical Mandibular Position of Centric Relation	77
6	中心位の水平的顎位	Horizontal Mandibular Position of Centric Relation	80

Chapter 5　中心位への誘導―その臨床的意味
Leading to Centric Relation—Its Clinical Meaning　83

1	従来の中心位への誘導―その臨床的問題点	Conventional Leading to Centric Relation—Its Clinical Problems	84
2	著者の中心位への誘導―その基本的考え方	Leading to Centric Relation Proposed by Author—Its Basic Concept	85
3	真の中心位	Real Centric Relation	86
4	中心位への誘導法	Leading Method to Centric Relation	87
5	中心位への自己誘導法	Self Leading to Centric Relation	92
6	中心位の回復と維持	Restration and Maintenance of Centric Relation	93

咀嚼運動の理論　Theory of Masticatory Movement

Chapter 6　咀嚼運動
Masticatory Movement　95

1	破砕運動	Breaking Movement	96
2	粉砕運動（臼磨運動）	Crashing Movement	100
3	咀嚼運動	Masticatory Movement	103
4	咬合調整―その臨床的意味	Occlusal Adjustment—Its Clinical Meaning	103
5	前歯の役割	Function of Anterior Teeth	105
6	咬合様式	Occlusal Contact Pattern	110
7	片側性均衡咬合	Unilateral Balanced Occlusion	115

Chapter 7 理想的な咬合様式 ····· Formula for Perfect Occlusion　121

- 1 咀嚼運動パターン ················ Pattern of Masticatory Movement　122
- 2 理想的な咬合 ······················· Perfect Occlusion　123
- 3 バッカライズドオクルージョン ········· Buccalized Occlusion　130

正常咬合の臨床的基準 ······ Clinical Difinition of Normal Occlusion　133

- Ⅰ 正しい顎位と咬合様式 ····· Normal Mandibular Position and Occlusal Contact Pattern　134
- Ⅱ 口腔機能と顎運動 ················ Oral Function and Mandibular Movement　135
  - 咀嚼機能と顎運動 ············· Masticatory Movement and Mandibular Movement　135
  - 発音・会話機能と顎運動
    　　Function of Pronunciation and Conversation and Mandibular Movement　135
- Ⅲ 生涯をとおした咬合の維持 ··········· Maintenance of Occlusion Throughout Life　136

咬合病　Occlusal Disease

Chapter 8 咬合病の定義と分類
　　Definition and Classification of Occlusal Disease　137

- 1 咬合病の概念 ······················ Concept of Occlusal Disease　138
- 2 咬合病の定義 ······················ Definition of Occlusal Disease　139
- 3 咬合異常の原因 ···················· Causes of Malocclusion　140
- 4 咬合病の分類 ······················ Classification of Occlusal Disease　144
- 5 咬合診査 ··························· Occlusal Examination　144

Chapter 9 咬合病の診断と治療
　　Diagnosis and Treatment of Occlusal Disease　147

- A 咬合性外傷 ························ Occlusal Traumatism　148
  - 1 咬合性外傷の病因 ················ Etiology of Occlusal Traumatism　148
  - 2 治療からみた咬合性外傷の病因
    　　Etiology of Occlusal Traumatism in View of Dental Treatment　152
  - 3 咬合性外傷発症のメカニズム ········· Mechanism of Occlusal Traumatism　154
  - 4 咬合性外傷の病態像と臨床的意義
    　　Pathologic Findings and Clinical Significance of Occlusal Traumatism　155
  - 5 咬合性外傷の分類 ················ Classification of Occlusal Traumatism　156
  - 6 咬合性外傷の診断 ················ Diagnosis of Occlusal Traumatism　159
  - 7 咬合性外傷の治療 ················ Treatment of Occlusal Traumatism　160
  - 8 咬合性外傷の治療と予後 ··········· Treatment and Prognosis of Occlusal Traumatism　163
  - 9 咬合性外傷と歯根破折の鑑別診断
    　　Differential Diagnosis of Occlusal Traumatism and Root Fracture　163
- B 歯周疾患 ··························· Periodontal Disease　165
  - 1 歯周疾患の病因 ··················· Etiology of Periodontal Disease　165

2	歯周疾患の特徴	Characteristics of Periodontal Disease	168
3	歯周疾患の分類	Classification of Periodontal Disease	169
4	咬合性外傷由来の歯周疾患の診断	Diagnosis of Periodontal Disease Caused by Occlusal Traumatism	169
5	歯周疾患の治療	Treatment of Periodontal Disease	174
C	ブラキシズム	Bruxism	175
1	ブラキシズムの誘因	Cause of Bruxism	175
2	ブラキシズムの病因	Etiology of Bruxism	175
3	ブラキシズムの診断と治療	Diagnosis and Treatment of Bruxism	176
4	ブラキシズムの臨床的意義	Clinical Significance of Bruxism	180
D	顎関節症	Temporomandibular Disorders (TMD)	182
1	顎関節症の病因	Etiology of TMD	182
2	咬合異常による顎関節への負荷	Load to TMJ Caused by Malocclusion	182
3	著者の考える顎関節症の病因	Etiology of TMD Proposed by Author	184
4	顎関節症の分類	Classification of TMD	185
5	従来の顎関節症の治療	Conventional Treatment of TMD	187
6	著者が行う顎関節症の治療	Treatment of TMD by Author	188
7	顎関節症の治療症例	Clinical Examples of TMD Treatment	196
8	顎関節症の治癒	Healing of TMD	215

Chapter 10　歯科治療に潜在する咬合の問題
Matters of Occlusion Underlying in Dental Treatments　217

A	歯列矯正治療	Orthodontic Treatment	218
1	第一小臼歯の早期抜去	Early Extraction of First Premolar	218
2	中心位と中心咬合位のずれと顎関節症の発症	TMD Caused by Difference of Centric Relation and Centric Occlusion	218
3	歯根吸収	Resorption of Root	219
4	歯槽硬線の破壊	Destruction of Lamina Dura	220
B	抜　歯	Tooth Extraction	221
1	最後臼歯の抜去	Extraction of Most Rear Molar Tooth	221
2	臼歯1歯の抜去	Extraction of One Molar Tooth	221
3	複数歯の抜去	Extraction of Some Teeth	222
C	歯内療法	Endodontic Treatment	224
1	大きな根尖病巣の治療	Treatment of Large Periapical Disease	224
2	咀嚼の維持と咬合の安定	Maintenance of Mastication and Balance of Occlusion	224
3	咬合の安定	Stability of Occlusion	225
D	歯周疾患	Periodontal Disease	226
1	歯槽骨の吸収	Resorption of Alveolar Bone	226
2	歯冠・歯根比の変化	Change of Crown-Root Ratio	226
3	治療中の咀嚼	Mastication under Dental Treatment	227
E	歯冠修復治療	Restorative Treatment	228
1	インレー，クラウン	Inlay and Crown	228
2	中間欠損のブリッジ	Bridge of Intermediate Tooth Missing	229
3	延長ブリッジ	Extension Bridge	230

F	部分床義歯	Partial Denture	232
	1　左右側大臼歯の欠損	Bilateral Molar Tooth Missing	232
	2　孤 立 歯	Solitary Tooth	233
	3　コーヌスデンチャー	Konus Telescopic Denture	234
G	全部床義歯	Complete Denture	236
	1　咬合採得の誤差	Error of Bite Taking	236
	2　人工歯排列の問題	Matter of Artificial Teeth Arrangement	237

Epilogue　カールポパーの提言と246の原則
　　　　　　　　　Karl R. Popper's Proposal and 246 Principles　　239

参考文献　　　　　　　　　　　　　　　　　　　　　　References　　241
索　　引　　　　　　　　　　　　　　　　　　　　　　　Index　　245

Prologue

アボリジニの咬合面が語るもの
What is The Occlusal Plane of Australian Aborigine Telling ?

図1に示す写真は、オーストラリアの先住民（アボリジニ）の咬合面です。咬合面は、咬耗によってまったく平らになっています。咬耗は、臼歯だけでなく前歯にもみられ、前歯は咬合面のような形状を呈しています。咬耗の状態から察すると、この先住民は相応の年齢であったと思われます。しかし、咬合面が平坦になるまで咬耗しているにもかかわらず、歯は失われることなく第三大臼歯まですべて残っています。

重本は、『臨床咬合学事典』で、「**咬耗が進行すると、咬合の不安定化を生じる**」と記述しています。

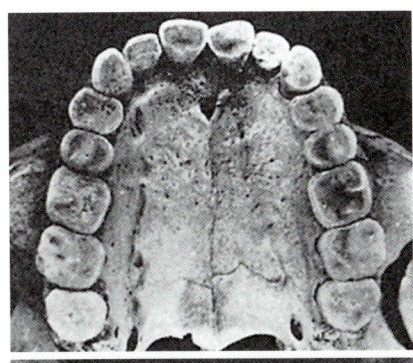
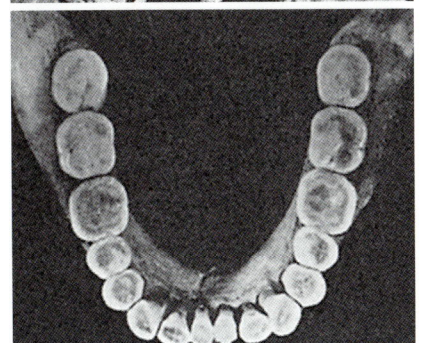

図1　咬耗したアボリジニの咬合面

では、この先住民の咬合は、不安定になっていたのでしょうか。咬合の不安定とは、咀嚼機能に障害を生じることでしょうか。もしそうだとすれば、咬合の不安定から、どんな疾患が発症するのでしょうか。

咬耗の解説では、「**咬耗の進行による歯質の減少は、咬合高径の低下、ガイドの緩傾斜化による平衡側臼歯部の早期接触や咬合の不安定化を生じる。また、この咬合の変化による顎関節への過度の負荷も顎機能障害の発症要因の一つと考えられている。病的な咬耗は、歯の負担過重を惹起し、歯周病増悪の原因ともなる**」と記述されています。

しかし、アボリジニの咬合面をみると、何不自由なく咀嚼が行われていたと思われるのです。なぜなら、すべての歯が失われることなく存在していること、また、この咬合面からは、白い歯をむき出しにして、食べ物をバリバリ噛み砕く姿が連想されるからです。

> 咬耗した咬合面でも十分咀嚼できる。そのことは、とりも直さず、咬耗した咬合面でも正常咬合が成立するということを、アボリジニの咬合面が物語っているのです。

咬合病（Occlusal Disease）という用語は、1963年にGuichetが最初に提唱しました。Guichetは、「咬合病とは、咬合の不調和に起因して生じる病状の総称である。それらには、歯髄炎、咬耗、歯周組織損傷の亢進、顎関節の障害、そして、肩のこりや痛み、頭痛、筋のスパズム、牙関緊急などのような顎咀嚼筋組織の緊張に原因する病状が含まれる」と記述しています。

Dawsonは、「咬合病とは、咀嚼系において顎関節、咀嚼筋、そして咬合面の間の調和に不均衡を呈するような、何らかの構成上・機能上の不具合や障害をいう」と記述しています。そして、その例の1つに咬耗をあげています。

しかし、咬耗は、成書に記述されているように、歯にみられる生理的な現象であり、咬合病という疾患は、先の記述から考えても単一疾患ではありません。

咬合病を著者なりに定義すれば、次のようになります。

> 咬合病とは、顎機能に不具合や障害を引き起こす疾患、すなわち、咬合が原因となって咀嚼や会話の機能に障害を引き起こす疾患の総称名です。

咬耗が進行しても，大部分の人では，正常咬合が成り立っているのです．したがって，咬耗は，咬合病の病因になることはあっても咬合病ではないのです．

咬耗して平坦になった咬合面でも，正常咬合が成り立つのであれば…

なぜ，咬頭傾斜角をもった歯が萌出するのでしょうか．

それは，上下顎の歯槽骨から萌出する歯は，どのようにして正しい咬合を構築するかを考えれば明らかになります．

なぜ，咬耗という現象が歯に存在するのでしょうか．

それは，歯が，生涯にわたって咀嚼機能を全うするためです．咬耗は，咬合に由来する疾患の発症を未然に防いでいるのです．

これらのことの解明は，本書の主題であり，本書を読んでいただければ明らかになります．

最後に，「**正しい咬合**」とは，どのような咬合でしょうか．

正常咬合を解明する目的は…

> 治療された歯が，その後，咬合病などに罹患することなく，生涯にわたって咀嚼機能を全うするためです．

ということに異論を唱える人はいないと思います．

では，正しい咬合としての咬合接触とは，**図2**に示すようなABCコンタクト咬合でしょうか．ABCコンタクト咬合が正しい咬合だとすると，アボリジニの咬合面

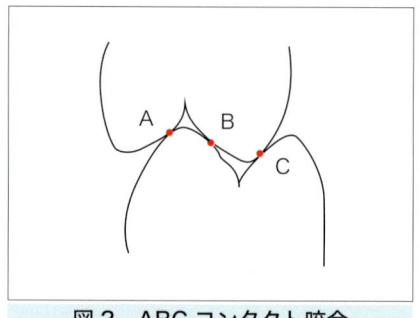

図2　ABCコンタクト咬合

を，どのように考えるのでしょうか．

萌出直後の歯は，咬頭対窩，つまり，咬頭嵌合位で咬合します．しかし，高齢になると，咬耗して平坦な咬合面となり，面と面で咬合するようになるのです．

> この両者に共通する理論，それこそが真の咬合理論です．

アボリジニの咬合面からは，「正しい咬合とは何か」，「咀嚼運動とはどんな動きか」をとくための，重要なヒントを読み取ることができるのです．

咬合は，歯と顎骨の成長発育に伴ってどのようにして完成し，完成された咬合は，年齢とともにどう変化するのか．そして，年齢とともに変化する咬合は，咀嚼機能や発音・会話機能とどのようにかかわっているのか．

それらの時系列的な解析から，正しい咬合や咀嚼運動の姿が明らかになってきます．するとそこから，咬合病としての疾患が浮かび上がってくるのです．

咬合の完成と変化
Completion and Change of Occlusion

Chapter 1

咬合の完成
Completion of Occlusion

本題に入る前に，咬合を構成する要素について定義しておきたいと思います．

Occlusion という用語を，『GPT-8』(The Glossary of Prosthodontic Terms-8, 2005) で求めると，2つの事項が記述されています．

第1項は，咬み合わせる行為や過程
第2項は，歯や人工歯の咬頭と咬合面の静的な関係

第1項は，咀嚼運動時の顎の動きを表しています．第2項は，中心咬合位で，上下顎歯の接触状態を表しています．

しかし，咬合は，もっと多義にわたります．たとえば，図1-1に示すのは，咬耗によって前歯の歯冠がほとんどすり減ってなくなった状態です．昔は，このような患者をときどきみかけたものですが，近年はみなくなりました．この患者の咬合上の問題は，咬合高径の低下です．

図1-2に示す模型で目につくのは，「咬合平面の異常」です．咬合平面は，逆スピー彎曲を呈しています．この咬合上の問題は，異常な咬合平面と咬合接触の不完全さであることがわかります．

図1-3に示す模型の右側臼歯は，はさみ状咬合を呈しています．この咬合上の問題は，右側臼歯部の「咬合接触の欠如」です．

それらを整理すると，咬合は，次の3つの因子から構成されることがわかります．

■**咬合の構成** Construction of Occlusion
1. **咬合高径** Vertical Dimension
2. **咬合平面** Occlusal Plane
3. **咬合接触** Occlusal Contact

「正しい咬合」の解明には，この3つの因子について，それぞれ正常像を定義する必要があります．しかし，それだけではありません．大切なことは，それぞれの因子が，咀嚼運動とどのようなかかわりをもつかが明らかになっていなければならないのです．

咬合異常とは，これらの因子の1つ以上に異常がみられること，そして，その咬合異常から咀嚼機能障害を引き起こす疾患を発症する可能性があるということです．

本章では，まず前記した3つの因子が，ヒトの成長発育に伴って，どのようにして完成するのか，また，それらの因子が，咀嚼機能とどのようにかかわっているのかについて解説します．

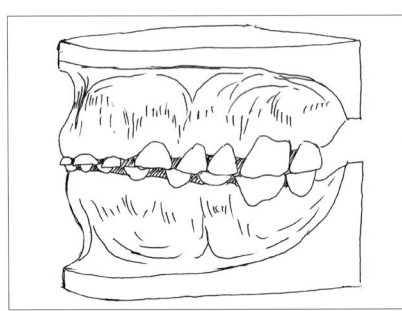

図1-1 咬耗によってすり減った前歯

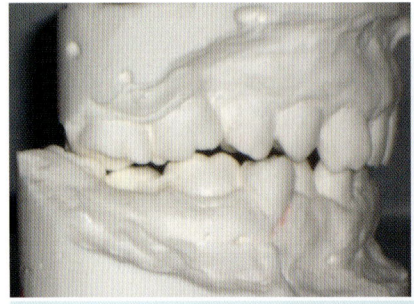 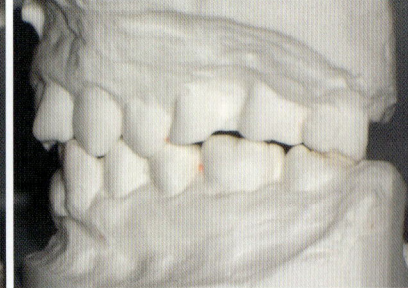

図1-2 異常な咬合平面と不完全な咬合接触

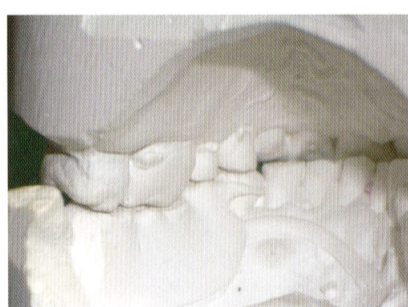 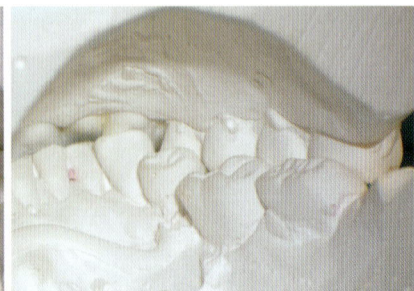

図1-3 右側臼歯部の咬合接触の欠如

A 咬合高径 Vertical Dimension

1 咬合高径の完成
Completion of Vertical Dimension

図1-4に，6歳児の頭蓋骨標本のX線写真側面像を示します．少し見にくい写真ですが，乳臼歯ならびに第一大臼歯は，中心咬合位に咬合していることがわかります．

「咬合の完成」とは，乳歯・永久歯にかかわらず，全臼歯が萌出して咬頭嵌合位に咬合し，すべての咬合圧が同一になることです．しかし，咬合の完成はそれだけではありません．図に示すように，中心咬合位という口腔の顎位は，顎関節では，下顎窩と下顎頭の関係が中心位の顎位にあることです．

『GPT-8』では，「中心位とは，下顎頭が下顎窩の前上方にある顎位」と定義されています．Dawsonは，中心位を最上方位としています．著者の定義は，のちに詳しく解説しますが，これらとはまったく異なります．このように，中心位という顎位は，今日においても確定されていないのです．

しかし，これらの定義は別として，中心位という顎位の真に意味するものは…

> 咬合が完成された時点で，中心咬合位という口腔の顎位を顎関節でみると，顎関節が安定する下顎窩と下顎頭の位置関係にあることです．

このことをもとにすれば，乳歯の咬合は2〜3歳で完成し，乳歯の中心咬合位は，顎関節では中心位の顎位にあるのです．つまり，乳歯の咬合完成期では，乳歯の中心咬合位は，顎関節とバランスがとれ，顎関節は安定した状態になっているのです．

本書で解説する永久歯の咬合完成は，この乳歯の咬合完成期から話を進めます．

■咬合高径の完成に関与する因子

咬合高径の完成には，次の2つの因子が関与します．
第1は，歯の萌出と顎骨の発育が関与する因子
第2は，咀嚼筋や靱帯の発育と収縮力が関与する因子
さらに，次のことが重要な要件になります．

咬合高径の完成には，つねに顎関節の安定がはかられていること．

1) 歯の萌出と顎骨の発育
Eruption of Teeth and Growth of Jaw

■第一大臼歯の萌出によって咬合高径が確立する

6歳ころになると，第二乳臼歯の後方に第一大臼歯が萌出してきます．第一大臼歯は，図1-5に示すように，乳歯の咬合完成から3年ほどを経て，顎骨の発育が相応に進んだ時期，そして，乳歯咬合の最も安定した時期に，永久歯の臼歯群では最初に萌出します．

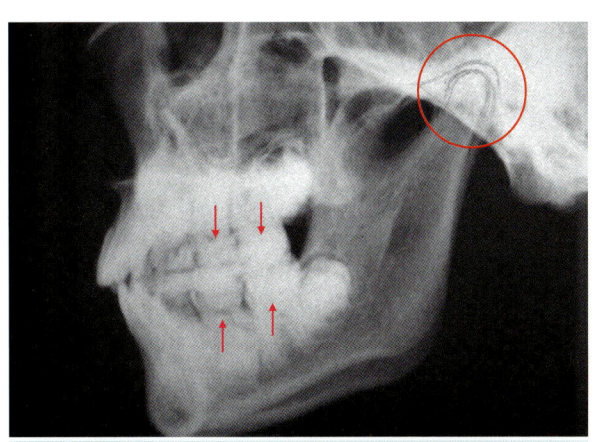

図1-4　6歳児の頭蓋骨X線写真側面像

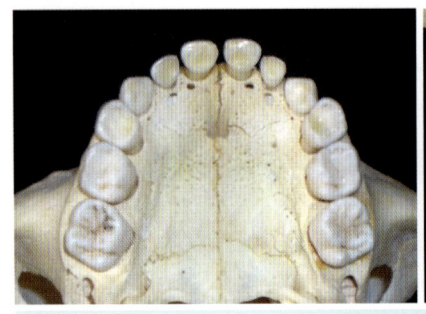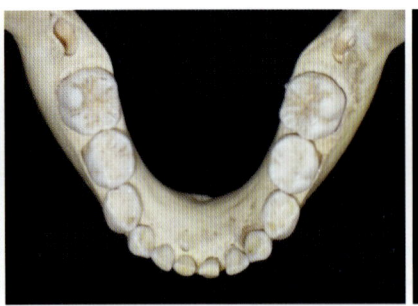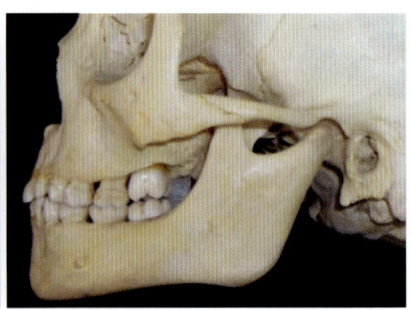

図1-5　第一大臼歯の萌出

　上下顎第一大臼歯は，それぞれ独立した顎堤から萌出してくるため，咬合は，鉄道貨車が連結するように，すんなりと正しい咬頭嵌合位に入り込むとはかぎりません．咬合の初期は，図1-6に示すように，ほとんどが，咬頭と斜面あるいは斜面と斜面が接触します．

　第一大臼歯が，このような接触状態から正常な咬合になるには，図1-7に示すように，萌出するにつれて斜面に沿って誘導され，正しい咬頭嵌合位に導かれるのです．このとき…

> 第一大臼歯を正常な咬合位に導く基準となるのが，乳歯の咬頭嵌合位です．そして，その誘導のために働く力は，歯の萌出力と，つねに乳歯を咬頭嵌合位に導く咀嚼筋の収縮力です．

　乳歯の中心咬合位は，先にも述べたように，顎関節では中心位の顎位です．したがって，第一大臼歯の咬合が完了した咬頭嵌合位は，乳歯咬合の咬合高径になります．第一大臼歯の咬合は，乳歯咬合と同じ顎位であることから，顎関節では中心位の顎位になるのです．つまり…

> 永久歯の咬合として最初に萌出する第一大臼歯の咬合は，顎関節と調和した状態になっているのです．

　第一大臼歯が，最初に萌出するもう1つの理由があります．それは…

> 第一大臼歯の咬頭嵌合位と，その咬合位に導く咀嚼筋の収縮力は，その後に萌出してくる永久歯を，正しい咬合に導くための基準になるのです．

　このように，永久歯の咬合完成への第一歩は，第一大臼歯の萌出と咬合から始まります．

　第一大臼歯の咬合完了後も，顎骨や咀嚼筋は発育をつづけます．その成長による咬合高径の不足分に対しては，第一大臼歯が萌出することによって対応するのです．

　この対応で大切なことは，顎骨の発育と第一大臼歯の萌出によって，つねに顎関節と調和がはかられ，咀嚼運動で最も安定する咬合高径に導かれるのです．その調節は，のちに説明しますが，咀嚼筋の収縮力によってはかられるのです．

■第一小臼歯の萌出によって咬合平面が確定する

　8歳ころになると，図1-8に示すように，一般的には第一小臼歯が萌出してきます．

　ここで，1つの疑問が浮かびます．

　第一大臼歯の次に萌出するのが，犬歯や第二小臼歯ではなく，なぜ，第一小臼歯かということです．

　それは，第一大臼歯から最も遠く離れた位置にある臼

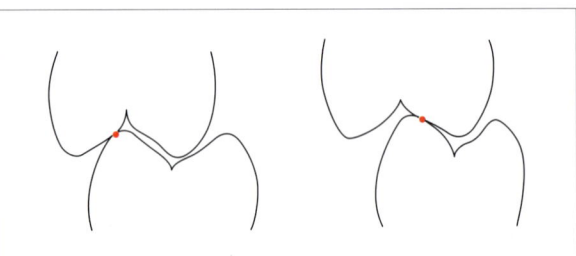

図1-6　第一大臼歯の最初の咬合接触

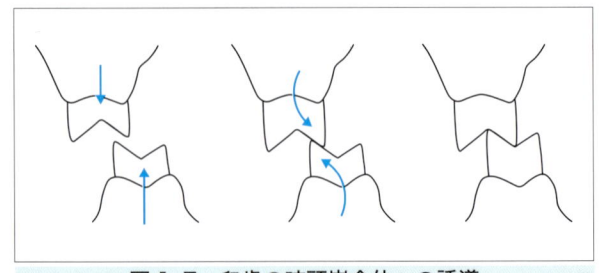

図1-7　臼歯の咬頭嵌合位への誘導

Chapter 1　咬合の完成

歯が第一小臼歯だからです．第一小臼歯が萌出し咬合することによって，咬合平面は，図1-8右図に示すように，第一大臼歯と合わせて4点の接触点を得ることになります．つまり…

> 第一小臼歯の咬合によって，咬合平面が確定するのです．

テーブルが4本の脚で安定するように（図1-9），咬合平面は，左右の第一小臼歯と第一大臼歯の4点の咬合によって確定します．

8歳ころになると，6歳児より顎骨や咀嚼筋はさらに発育しています．咀嚼運動も，より成人の動きに近いものになってきます．そこで，第一小臼歯は，咀嚼運動に最も適した咬合平面，すなわち，図1-10に示すように，顎関節と調和した平面になるところまで萌出することになるのです．

その後に萌出する第二小臼歯や第二大臼歯は，4点で決定された咬合平面のレベルまで達して，スムーズな咬合平面を形成します．したがって，完成された咬合平面は，顎関節と調和した状態となるのです．

■第二大臼歯の咬合によって
　永久歯の咬合高径が完成する

第一小臼歯の萌出後は，時をおかず第二小臼歯や犬歯が萌出します．これらの歯の萌出により，第一大臼歯までの全永久歯の萌出が完了し，咬合が完成します．

15～16歳ころになると，図1-11に示すように，$\frac{6\,5\,4\,|\,4\,5\,6}{6\,5\,4\,|\,4\,5\,6}$の咬合は，ほぼ完成します．また，顎骨や

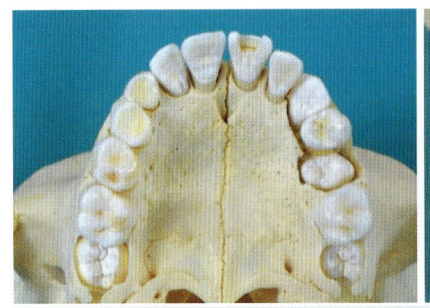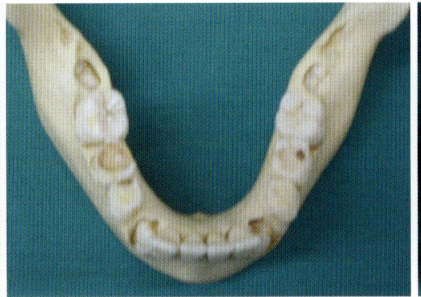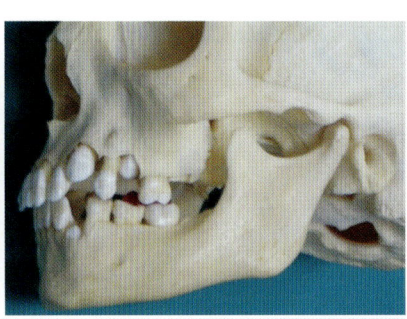

図1-8　第一小臼歯の萌出と咬合

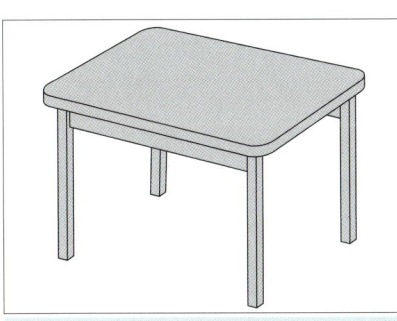

図1-9　4点の接触を得て安定した咬合平面のイメージ

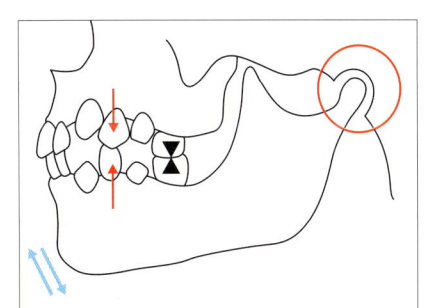

図1-10　第一小臼歯が顎関節と調和したレベルまで萌出

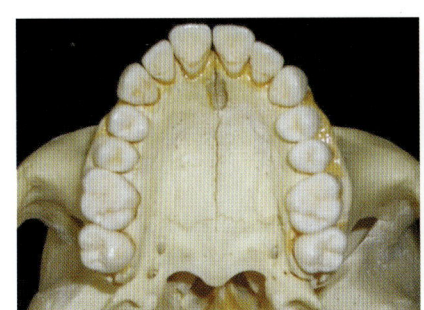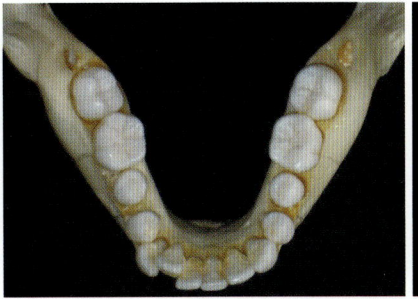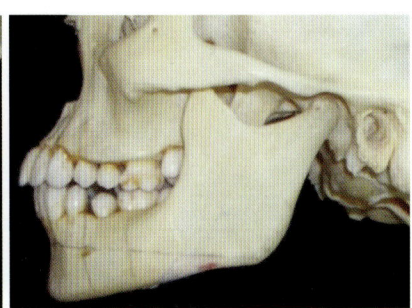

図1-11　$\frac{6\,5\,4\,|\,4\,5\,6}{6\,5\,4\,|\,4\,5\,6}$の咬合完成

咬合高径　Vertical Dimension

咀嚼筋の発育もほぼ成人の域に達します．この時期に，第二大臼歯が萌出してきます．

　第二大臼歯の咬合は，第一大臼歯までの臼歯の咬頭嵌合位を基準として完成するのです．

そして，17〜18歳ころ，第二大臼歯の咬合が完了し，顎関節と調和した成人としての咬合高径が完成するのです．また，このころには顎骨の発育も完成します．

2）咀嚼筋や靭帯の発育
Growth of Masticatory Muscle and Ligament

■咀嚼筋や靭帯が咬合完成にはたす役割

　第1は，臼歯の萌出に伴う，正しい咬合への誘導です．

このことは前節でも述べましたが，もう一度，第一大臼歯を例にあげて説明します．

上下顎第一大臼歯が萌出し，最初に接触した状態は，図1-12(a)に示すように，決して正常な咬合ではありません．そこで，第一大臼歯の咬合を，乳歯の咬合位に合わせる必要があります．なぜなら，この時期の乳歯の中心咬合位は，顎関節では中心位の顎位にあり，顎関節と調和しているからです．

咀嚼運動の終末位は，つねに咀嚼筋の収縮力によって中心咬合位に導かれます．したがって，第一大臼歯は，萌出するにつれて対合歯の咬合斜面に沿って誘導され，(b)に示す最終的な咬頭嵌合位は，乳歯の咬合高径のレベルで咬合することになります．その咬頭嵌合位に導くのが咀嚼筋の収縮力です．

　第2は，顎関節と調和した咬合平面の確立です．

第一小臼歯が萌出するころには，すべての乳臼歯は，順次永久歯に生え換わる時期になっています．この時期になると乳臼歯の歯根の吸収は進行し，図1-13に示すように，乳歯の咬合は不安定になっています．

そこで，咬合高径は，第一大臼歯によって維持されるのですが，第一大臼歯だけでは，図1-14に示すように，この歯を支点にしたシーソー現象によって，咬合は不安定になります．つまり，咬合平面は，第一大臼歯だけでは安定しないのです．

そこで，第一大臼歯から最も離れた位置にある第一小臼歯がまず萌出して，咬合の安定をはかる必要があるのです．また，咬合平面のレベルは，顎関節と調和する必要があります．

第一小臼歯は，図1-15に示すように，顎関節と調和する咬合のレベルまで萌出するのです．咬合平面のレベルは，咀嚼運動をとおして中心咬合位に噛み込む咀嚼筋の収縮力で決定されるのです．

第一小臼歯の咬合完了後は，時をおかずに第二小臼歯や犬歯が萌出してきます．それは，安定した咬合平面を

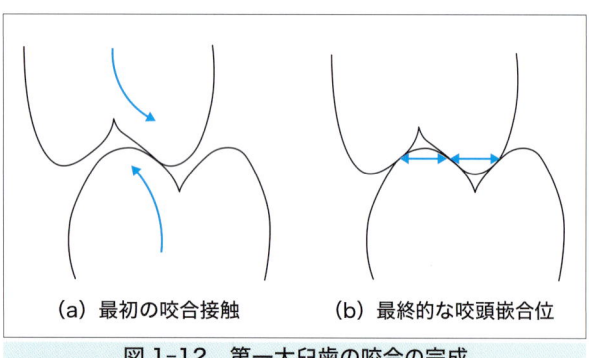

(a) 最初の咬合接触　　(b) 最終的な咬頭嵌合位

図1-12　第一大臼歯の咬合の完成

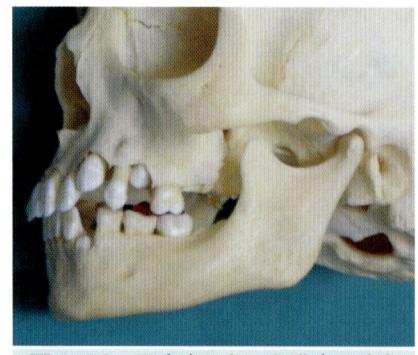

図1-13　不安定になった乳歯の咬合

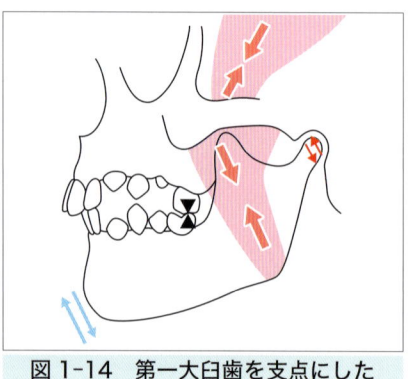

図1-14　第一大臼歯を支点にしたシーソー現象

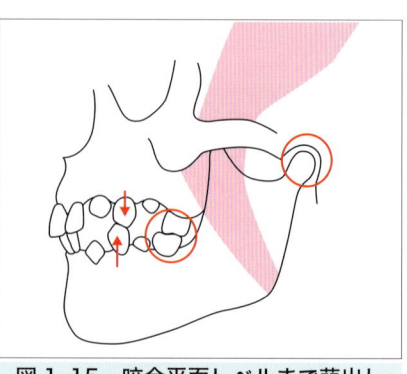

図1-15　咬合平面レベルまで萌出した第一小臼歯

早く構築するためです．

これまでの説明でおわかりのように，咀嚼筋は，咬合の完成に大きな役割をはたしているのです．

次に，歯や顎骨，ならびに咀嚼筋の発育の様相について考えてみます．

3) 顎骨と咀嚼筋の協調性発育
Cooperated Growth of a Jaw and Masticatory Muscle

■顎骨や咀嚼筋の左右対称性発育

ヒトの顎骨や咀嚼筋は，一般的には，図1-16に示すように左右対称性に発育する場合が多く見受けられます．

しかし，図1-17に示す写真をみてください．下顎の正中は，わずかに右側に偏っています．下顎骨の左側発育は，右側より優勢であることを表しています．一方，頬のふくらみは対称性であることから推測すると，咬筋などの咀嚼筋や表情筋などは，ほぼ左右対称性の発育であることがわかります．

図1-18に示すパノラマX線写真は，正中から左右側で上顎骨の幅径が異なっている症例です．上顎骨の左右側で発育に違いがみられます．図1-19に示すパノラマX線写真は，下顎頭から下顎角までの長さが左右で異なる症例です．

図1-20に示す写真は，顎骨発育は，ほぼ左右対称性であるのに対して，咬筋を含めた頬部軟組織の発育が左右で異なると思われる症例です．

このように，ヒトの顎骨や咀嚼筋は，必ずしも厳密に左右対称性に発育するとはかぎらないのです．

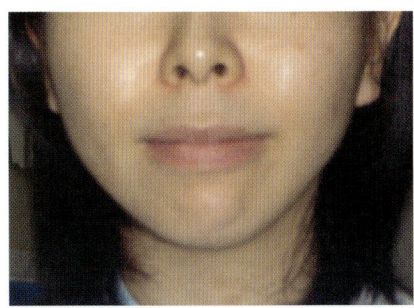

図1-16 顎骨や筋肉の左右対称性発育

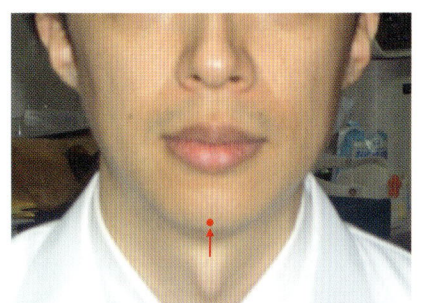

図1-17 右側に偏った下顎正中

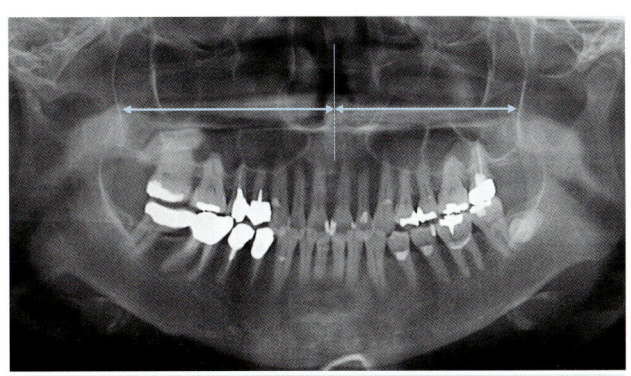

図1-18 上顎骨が左右で異なる発育

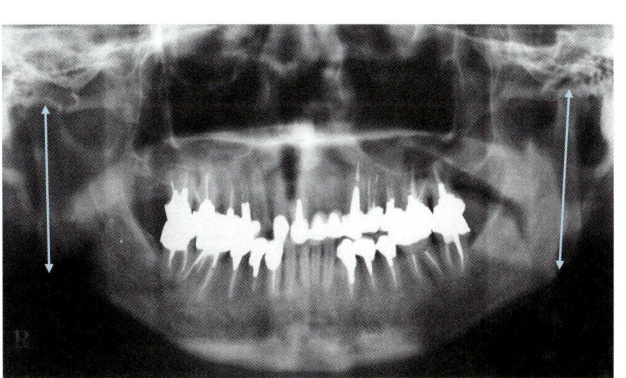

図1-19 下顎枝の長さが左右で異なる発育

注) パノラマX線写真は，チンレストへ患者の顎の位置づけによって，左右の大きさが異なって写し出されることがあります．正しい位置づけであるか否かを判定するには，下顎第二大臼歯の歯頸部の幅径を比較します．左右の幅径が同じであれば，左右対称に撮影されていることになります．左右対称に写されたパノラマX線写真では，大まかに左右側を計測し比較することができます．

咬合高径 Vertical Dimension

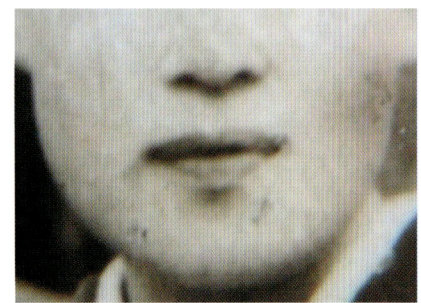

図1-20　頬部軟組織が左右で異なる発育

■顎骨と咀嚼筋の協調性発育がくずれたと思われる症例

顎骨や咀嚼筋のバランスが，もし，発育途上でくずれたらどうなるのでしょうか．

左右側で顎骨と咀嚼筋の発育のバランスがくずれたと思われる症例を提示して，考えてみたいと思います．

図1-21に示す写真は，58歳の女性のものです．重症の顎関節症で来院しました．パノラマＸ線写真の左右の関節突起をみてください．右側の関節突起は，ほぼ正常

な形態をしているのに対して，左側の関節突起は後屈し，下顎頭は扁平になっています．

なぜ，左右の関節突起の形態に違いが発生したのでしょうか．その理由として推測されるのは，遺伝によるものです．しかし，患者の家系調査をしていませんので回答できません．ほかの理由としては，関節突起の発育途上で，垂直方向の発育を阻害する何らかの原因があったとする考えです．

ヒトの顎骨は通常，ほぼ左右対称性に発育すると考えられることから，本来ならば左側の関節突起は，右側と同じような形態を示すと考えるのが自然です．それが発育時に，顎骨の垂直方向への発育を阻害する因子が，形態の違いを発生させたと考えることはできないでしょうか．

その因子としては，図1-22に示すように，咀嚼筋（咬筋や内側翼突筋）や靭帯（茎突下顎靭帯や蝶下顎靭帯）の発育が左右で異なり，左側の発育が右側ほど十分でなかったと仮定します．

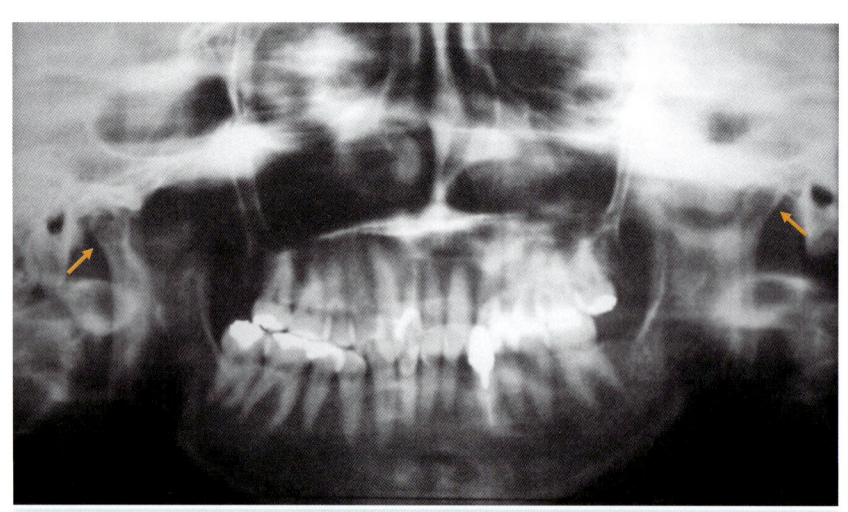

図1-21　関節突起の形態が左右で異なる症例

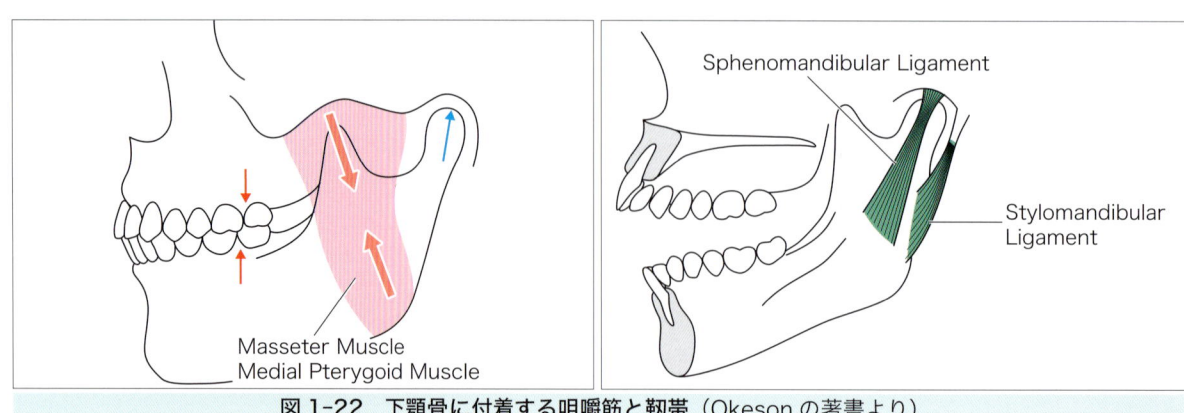

図1-22　下顎骨に付着する咀嚼筋と靭帯（Okesonの著書より）

10　Chapter 1　咬合の完成

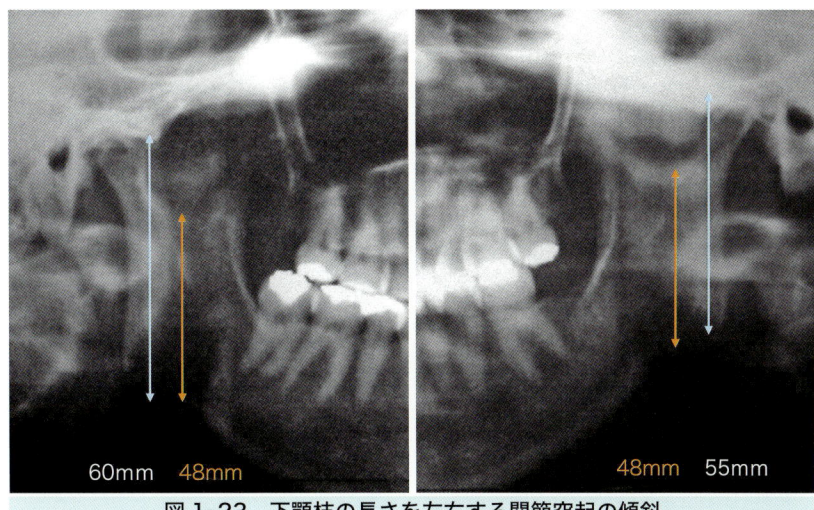

図1-23　下顎枝の長さを左右する関節突起の傾斜

一方，顎骨は左右対称性に発育したと考えると，左側の下顎枝は，発育するにつれて靱帯や筋肉に引っ張られ，関節突起の垂直発育が阻害されるようになります．そこで，関節突起は，発育するにつれて後屈するようになり，下顎頭の形態も扁平になったと考えられるのです．

そこで，図1-23に示すように，写真上で下顎枝の長さを測定してみました．

下顎枝の長さは，図に示すように，関節突起先端から下顎下縁までの距離としました．結果は，右側は60 mmであるのに対して左側は55 mmでした．一方，下顎枝体部の長さを，下顎切痕から下顎下縁までの長さとして比較すると，左右ともに48 mmでした．

このことから，左右下顎枝の長さの違いは，関節突起の後屈のためであると考えることができるのです．

このように，左右側で顎骨や筋肉に発育の違いがみられる患者では，成長過程で臨床的に何か問題が起こるのでしょうか．

患者の話によれば，少女時代から結婚後まで，咀嚼や会話において何の問題もなかったとのことでした．しかし，中年になって歯の治療をするようになってから，左側の顎関節部に痛みを感じるようになり，同時に頭痛と強烈な肩こりを自覚するようになったとのことでした．顎関節症が発症したのです．患者は，多くの歯科医院を受診しましたが，症状の改善はまったくみられず，うつ病を発症しました．

この症例から，次のことがいえるのです．

> 顎骨や咀嚼筋の発育で左右に違いがあっても，臨床的には何ら問題は発生しないようです．なぜなら，これらの発育に違いがあっても，咀嚼機能に障害が発生しないように，咬合の完成には，発育に伴い，歯や顎骨が変化して対応しているからです．

咬合高径や顎骨の変化については，のちに解説します．次に，顎骨の発育の様相について考えてみたいと思います．

■下顎骨の発育

図1-24に示すパノラマX線写真は，歯列矯正治療に際して定期的に撮影されたものです．この写真から下顎骨の発育の様相を，おおまかに観察してみました．

計測は，図1-25に示すように，関節突起の長さを，下顎頭先端から下顎切痕までとします．下顎枝体部の長さを，下顎切痕から下顎下縁までとします．

下顎骨の発育の様相を，関節突起と下顎枝体部に分けて経年的にみてみました．

結果は，図に示すように，関節突起の発育は，10歳から14歳まではまったくみられませんが，14歳から21歳にかけて3 mmの成長でした．それに対して，下顎枝体部は徐々に成長するものの，14歳から21歳にかけて5 mmと大きく成長しています．このことから…

> 下顎骨の発育の様相は，おおまかにみると，関節突起（特に，下顎頭の発育）は幼少のころにほぼ完成され，下顎枝体部は成人期に大きく成長する．

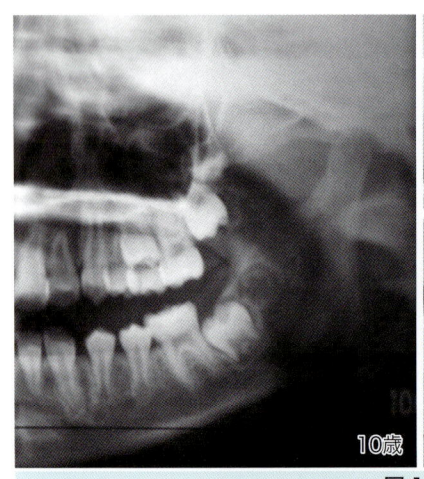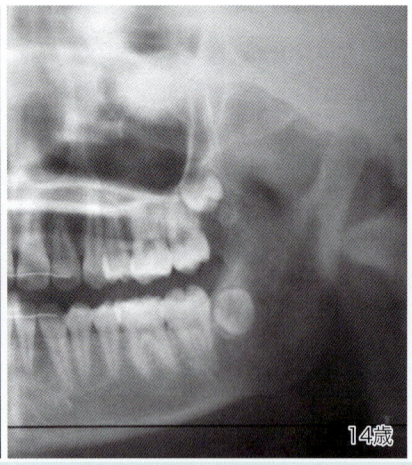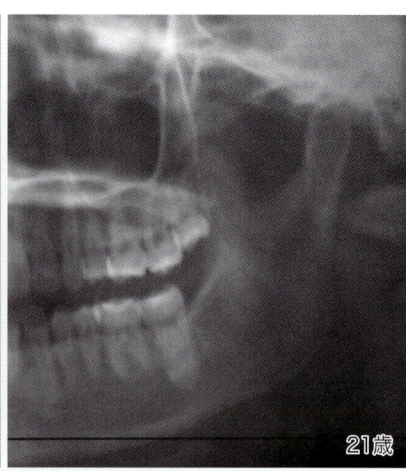

図 1-24　経年的に撮影されたパノラマ X 線写真

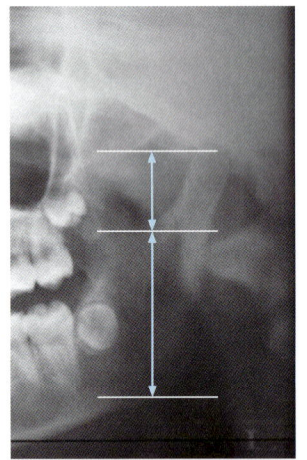

	10→14歳	14→21歳
関節突起の成長	0 mm	3 mm
下顎枝体部の成長	2 mm	5 mm

図 1-25　関節突起発育の様相

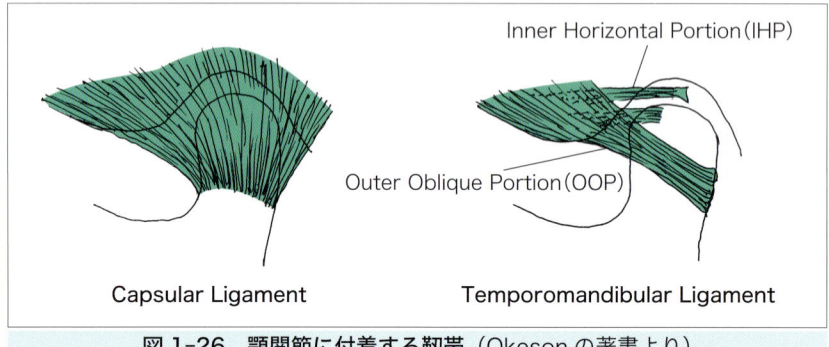

図 1-26　顎関節に付着する靭帯（Okeson の著書より）

と考えることができるのです．

　下顎頭は，顎関節に付着する靭帯として図 1-26(a) に示す Capsular Ligament（関節包靭帯）と，(b)に示す Temporomandibular Ligament（側頭下顎靭帯，IHP：内側水平部，OOP：外側傾斜部と訳す）によって固定されています．したがって，関節突起の下顎頭は，顎骨発育の早い時期に完成しておく必要があるのです．なぜなら，下顎頭がこれらの靭帯よりあとで発育するようでは，靭帯が引き伸ばされることになるからです．下顎枝や下顎骨体部は，遺伝に大きく影響を受け，大人へと徐々に成長するものと思われます．

■上顎骨の発育

　図 1-27 に示す写真は，先に提示した下顎正中が右側に偏位した患者です．下顎骨の左側は，右側より優勢な成長であることを示しています．

　では，このような患者の上顎骨の発育は，どうなっているのでしょうか．図 1-28 に示す写真をみると，右側の咬合平面のレベルは左側より高い位置にあります．このことは，上顎骨の右側の発育は，左側より劣成長であることを表しています．すなわち…

> 下顎骨が劣成長側の上顎骨の発育は，同じように劣成長となるのです．

　この顎骨発育の違いは，遺伝によるものと思われます．

　これまで説明したように，ヒトの顎骨や咀嚼筋は，つねに完全に左右対称性の発育をするとはかぎらず，微妙に異なる，というより，ヒトの顎骨は，厳密には左右対称性に発育するとはいえず，程度の差はあるものの必ず左右差が存在するのです．

12　Chapter 1　咬合の完成

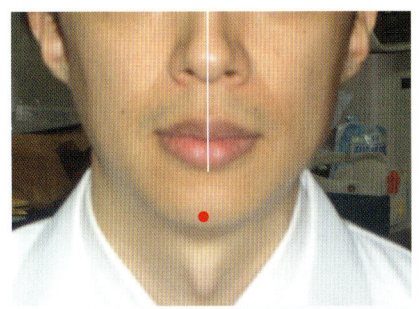
図1-27　下顎正中の右側偏位

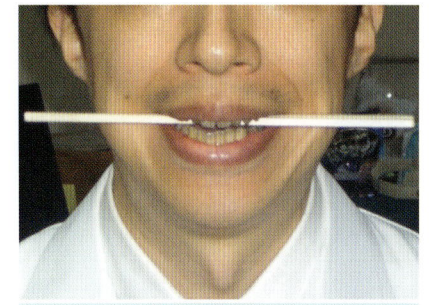
図1-28　右側上顎骨にみられる劣成長

しかし，咬合の完成は，咬頭嵌合位に導く咀嚼筋の収縮力によって，成人に達するころには，十分な咀嚼機能を有する正常咬合となるのです．

次に，顎骨と咀嚼筋は，どのようにバランスをとりながら発育し，咬合の完成に至るかについて，顎骨模型から考えてみたいと思います．

■顎骨と咀嚼筋の協調性発育

図1-29に示す模型は，顎骨発育の旺盛な症例です．この顎骨発育は，いうまでもなく遺伝によってもたらされるものです．このような症例の咬合でも，顎骨と咀嚼筋や靱帯の発育のあいだで，微妙にバランスがはかられながら完成されるのです．

歯槽突起が垂直方向に発育しようとすると，咀嚼筋や靱帯がそれに伴って発育しなければ，発育は阻止されることになります．顎骨が，咀嚼筋や靱帯の発育に逆らって発育すれば，顎関節との調和がとれなくなるのです．

つまり，この症例のように，顎骨の旺盛な発育が，咀嚼筋や靱帯の発育より勝っている場合は，垂直方向の発育は止められ，横方向，すなわち，頰舌側に発達したと考えることができるのです．

その根拠は，まず前歯被蓋が深くなっていることです．その理由は，上下顎前歯には，咬合接触がないためです．さらに，図1-30に示すように，前歯の切縁を連ねたラインと臼歯咬頭頂を連ねたラインは，犬歯と第一小臼歯を境にして異なる円弧になっていることです．これらのことは，臼歯の萌出が抑制されていることを物語っているのです．

このような患者の顎骨は，垂直方向には許容限度ぎりぎりまで発育するため，安静空隙の幅が著しく狭くなるのです．安静空隙については，4章で詳しく解説します．

一方，図1-31に示す模型は，歯槽骨の側方発育はおとなしく，十分な歯槽骨の垂直的な長さを有しています．また，安静空隙もそれなりの幅を有しています．したがって，咀嚼筋と顎骨は，ほぼバランスがとれて発育したと考えられるのです．

このように，顎骨と咀嚼筋の発育バランスに微妙な違いがあったとしても…

咀嚼筋の発育と収縮力，ならびに顎骨の発育は，発育途上においてバランスをとりながら調整され，17〜18歳ころに咬合は完成し安定するのです．

そして，咬合高径を含めた咬合は，顎関節と調和のとれた状態となり，完成するのです．

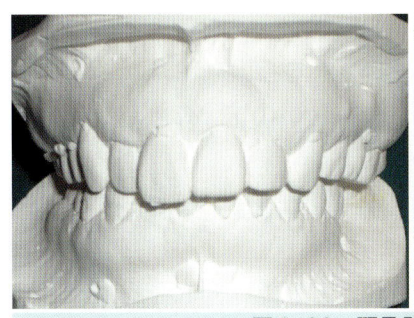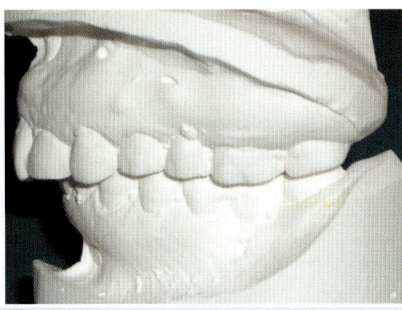
図1-29　顎骨発育の旺盛な症例

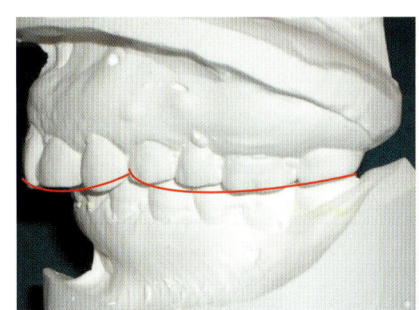
図1-30　前歯部と臼歯部での発育の違い

咬合高径　Vertical Dimension

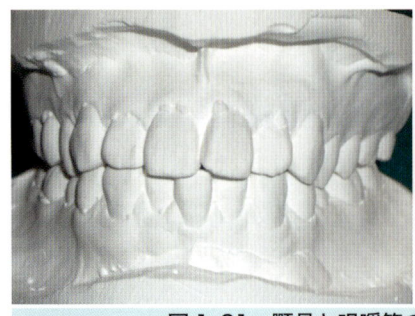
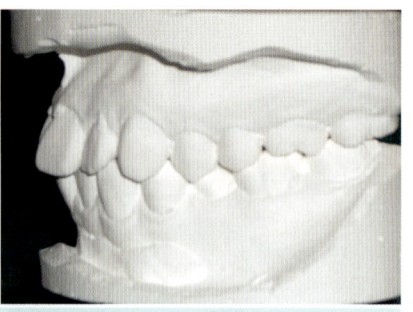

図1-31　顎骨と咀嚼筋の発育で均衡のとれた症例

4）咬合完成への最終調整
Critical Adjustment to Completion of Occlusion

　第一小臼歯の萌出後は，第二小臼歯や犬歯，そして最後に，第二大臼歯が萌出してきます．それらの歯は，第一大臼歯と第一小臼歯によって決定された咬合平面のレベルまで萌出して，咬合を完成させます．

　そのあいだにも顎骨と咀嚼筋は発育をつづけます．すると，個々の歯の咬合圧に微妙な違いが発生します．また，中心咬合位と顎関節のあいだにも微妙な不調和をきたすことになります．その最終の微調整は，咀嚼筋の収縮力によって行われます．毎日の咀嚼運動をとおして，中心咬合位における個々の歯の咬合圧の違い，すなわち，突出した歯には，咀嚼筋によって一過性とはいえ，つねに大きな咬合圧が加わります．すると，その歯はわずかに圧下することになるのです．

　また，歯や顎骨の発育が旺盛で，咀嚼筋の収縮力とのあいだでバランスがくずれた場合でも，咀嚼運動をとおして，中心咬合位に噛み込む咀嚼筋の収縮力によって，顎関節と最もバランスがとれ，安定の得られるところに咬合高径が落ち着くように調整されるのです．

　それは，あたかも図1-32に示すように，不ぞろいの棒の頭を平らな板でそろえるように，咀嚼筋の収縮力によって，咬合平面の最終調整が行われるのです．

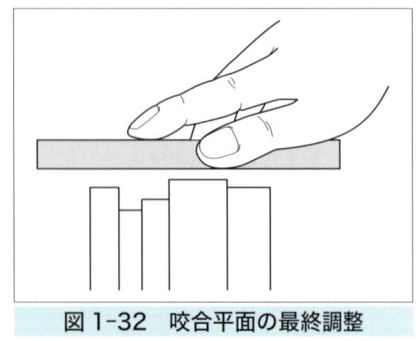

図1-32　咬合平面の最終調整

> 咬合高径を含めた咬合は，毎日の咀嚼運動をとおして，中心咬合位に噛み込む咬合力によって，臼歯の咬合圧が同一になるように，また，滑走運動をとおしてスムーズな咬合平面になるように最終調整が行われるのです．

　そして，顎骨や咀嚼筋の発育の終了する17〜18歳ころ，永久歯としての咬合が完成するのです．

2　個人の咬合高径
Own Vertical Dimension

　歯を喪失し咬合高径を失った場合は，治療にあたりその回復が求められます．たとえば，無歯顎の患者に全部床義歯を作製するとします．この咬合高径は，周知のように，咬合採得によって決定されます．

　しかし，これまで行われている咬合採得には，大きな問題があります．本節では，そのことから説明し，個人固有の咬合高径は，どこに存在するのかを考えてみたいと思います．

1）従来の咬合採得法の問題点
Matters of Conventional Bite-Taking Method

　咬合採得で求めるものは，中心咬合位の咬合高径と，上下顎の水平的顎位です．

　咬合採得法には，従来行われている下顎安静位から求める基本的な方法と，Magrein法などに代表されるような近似法があります．本節では，基本的な方法の問題点について考えてみたいと思います．

　従来の咬合採得法は，図1-33に示すように…
① 患者に下顎安静位をとらせて，(a)に示すように，鼻オトガイ間距離を測ります．
② 咬合床を口腔に入れ，(b)に示すように，咬合床を

14　Chapter 1　咬合の完成

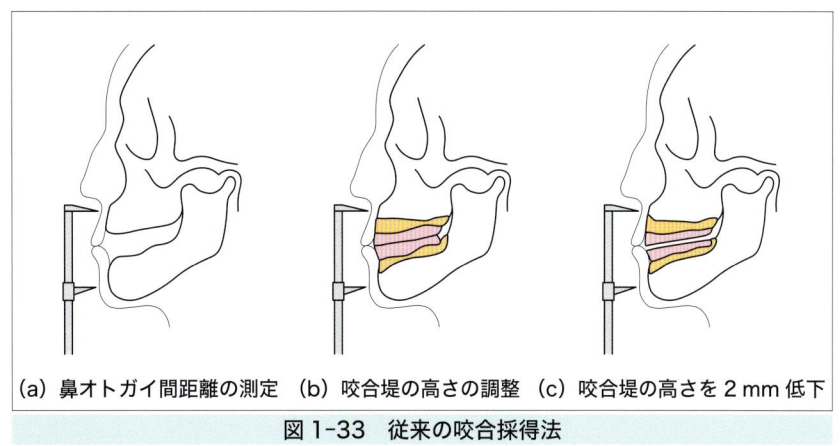

(a) 鼻オトガイ間距離の測定　(b) 咬合堤の高さの調整　(c) 咬合堤の高さを2mm低下

図1-33　従来の咬合採得法

咬合させ，先に求めた鼻オトガイ間距離と同じになるように，咬合堤の高さを調整します．
③ 鼻オトガイ間距離に合わせた咬合堤から，(c)に示すように，2mm程度咬合高径を低くします．
④ 上下顎の咬合床を固定して口腔外に取り出します．
⑤ 取り出した咬合床に，上下顎の模型を合わせて咬合器に付着します．

この方法の問題点は，まず，下顎安静位という顎位です．この顎位は，4章で説明しますが，非常に不安定です．術者の誘導の仕方によって顎間距離が異なるのです．
次に，鼻オトガイ間距離と咬合床の高さを一致させる操作では，鼻オトガイ間の皮膚面上の変化は，顎間距離の変化と一致しないのです．
さらに，咬合堤を2mm程度下げる処置です．この2mm程度とは，安静空隙に相当する幅になります．しかし，安静空隙の幅は，2〜4mmや0.3〜5mmという報告があるように，個人差が非常に大きいのです．
安静空隙は，咀嚼や会話の機能と直結する重要な空隙です．たとえば，ある患者では2mmの安静空隙が必要なのに，1mmしか設けないと，咬合高径は高すぎることになります．その結果は，咀嚼や会話の機能に障害をきたすことになるのです．このように…

> 従来の咬合採得法によって求められる咬合高径は，非常に曖昧で，個人固有のものではないのです．

したがって，今日の咬合採得法は，歯科医師の経験と勘によって行われているのです．ここに義歯づくりの名人が存在する所以があるのです．

2) 個人の正しい咬合高径
Own Correct Vertical Dimension

個人固有の咬合高径は，どこに存在するのかについて，著者の考えを紹介したいと思います．

図1-34に示す模型とパノラマX線写真は，71歳の男性のものです．過去に歯科治療の既往はありません．この男性は，咬合が完成してから60年近く咬合を維持してきました．

模型を側面からみると，$\frac{6\ 5\ |\ 5\ 6}{6\ 5\ |\ 5\ 6}$部の歯槽頂を連ねたラインは，図に示すように，ほぼ平行線を呈しています．パノラマX線写真でも，$\frac{6\ 5\ |\ 5\ 6}{6\ 5\ |\ 5\ 6}$部の歯槽頂のラインはほぼ平行になっています．このことから，個人固有の咬合高径は，$\frac{6\ 5\ |\ 5\ 6}{6\ 5\ |\ 5\ 6}$部の歯槽頂ラインが平行線を呈する顎間距離にあるといえるのです．

上下顎の歯槽頂ラインが平行線を呈する理由は，咬合力学的に説明することができます．

歯は，歯槽頂に対してほぼ垂直に萌出します．また，図1-35に示すように，上下顎歯の歯軸が歯槽頂と垂直であり，歯軸と咬合面とが垂直になっています．このような咬合状態のときに食品に咬合力が加わると，咬合力は，図1-36に示すように，根尖方向に向かうことから，最大の咬合力を加えることができるのです．なぜなら，咬合力を全歯根で支えることができるからです．

歯槽骨は，それ自体が彎曲しています．歯は，歯槽頂に垂直に萌出します．したがって，形成される咬合平面はスピー彎曲を呈するのです．しかし，歯は，歯槽頂に垂直に萌出していることから，$\frac{6\ 5\ |\ 5\ 6}{6\ 5\ |\ 5\ 6}$部に加わる咬合力は，図1-37に示すように，歯軸と歯槽頂，歯軸と咬合面がほぼ垂直になるのです．

咬合高径　Vertical Dimension　15

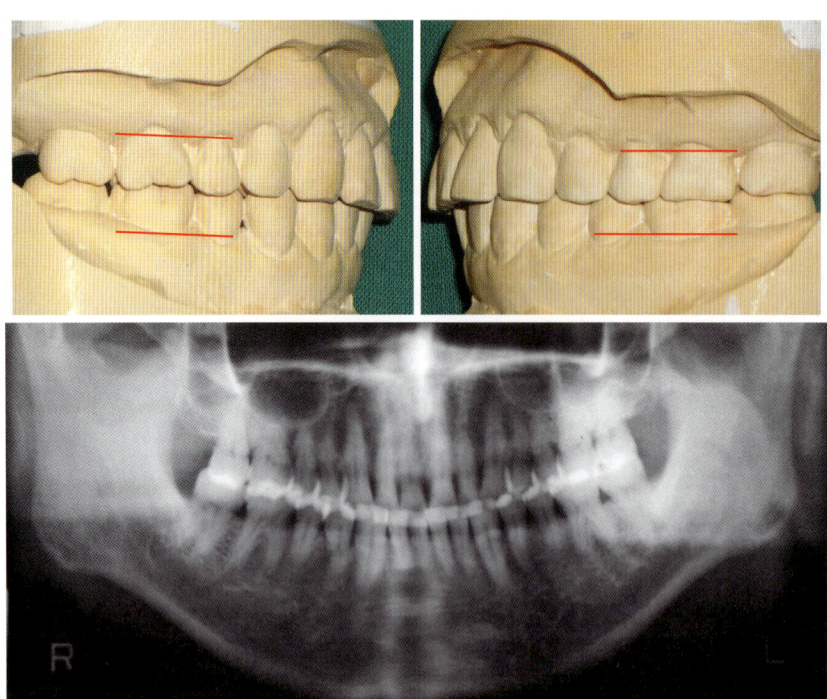

図1-34　$\frac{6\,5\,|\,5\,6}{6\,5\,|\,5\,6}$部の歯槽頂ラインの平行性

　したがって，咬合完成期の$\frac{6\,5\,|\,5\,6}{6\,5\,|\,5\,6}$部の上下顎歯槽頂のラインは，平行線を呈するのです．

　この患者が将来，無歯顎となり，歯槽骨が同じように吸収されたとしたら，中心咬合位で$\frac{6\,5\,|\,5\,6}{6\,5\,|\,5\,6}$部の歯槽頂を連ねたラインは，やはり平行線を示すのではないでしょうか．このことをもとにすると...

　無歯顎患者の咬合高径は，模型上で$\frac{6\,5\,|\,5\,6}{6\,5\,|\,5\,6}$部の歯槽頂のラインが平行線を呈するところにあるのです．

ここに，個人固有の咬合高径を直接求める臨床的根拠があるのです．

　これまで，咬合高径の発育と咬合の完成について考えてきました．次節では，咬合平面の完成について考えてみたいと思います．

　咬合採得の方法については，「咬合採得印象法」として『全部床義歯の痛み』(学建書院，2011)に解説しています．ご参照ください．

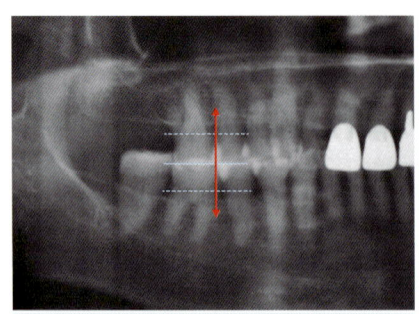

図1-35　$\frac{6\,5\,|\,5\,6}{6\,5\,|\,5\,6}$部の咬合平面に垂直に発生する咬合力

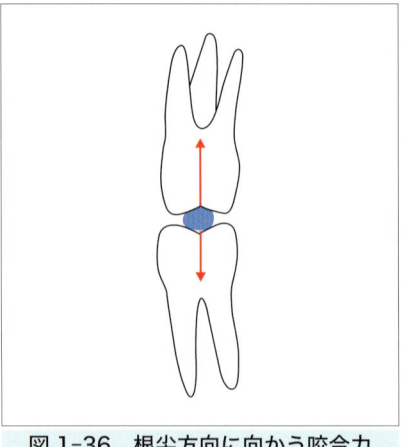

図1-36　根尖方向に向かう咬合力

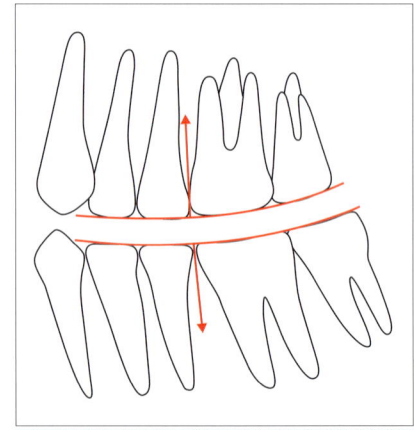

図1-37　咬合平面に垂直に働く咬合力

B 咬合平面 Occlusal Plane

1 咬合平面の完成
Completion of Occlusal Plane

永久歯の咬合平面は，前節でも述べたように，第一小臼歯と第一大臼歯による4点の咬合接触によって決定します．咬合平面の決定で大事なことは，咬合平面が，顎関節と調和していることです．これらのことは，すでに前項で説明したので，本節では，咬合平面の完成について考えてみます．

■歯の近遠心排列

上下顎歯の近遠心的な排列は，一般的には1歯対2歯咬合となります．第一小臼歯が萌出し咬合した時点では，図1-38に示すように，上顎第一小臼歯の遠心斜面と，下顎第一大臼歯の近心斜面には接触する対合歯はありません．この斜面には，後続する上下顎第二小臼歯が接触して咬合を完成させるのです．

第二大臼歯は，図1-39に示すように，上顎第一大臼歯の遠心斜面のレベルまで萌出して咬合します．

永久歯の萌出は，一見ばらばらなようでも，咬合平面の完成には，このように準備されたルールに従って，スムーズな咬合平面が完成する仕組みがあるのです．

■歯の頬舌的排列

上下顎臼歯の頬舌的咬合関係は，図1-40に示すように，頬舌的に半咬頭ずれた咬合をします．

この半咬頭ずれた咬合の臨床的意味は，臼歯を咬頭嵌合位に導くことです．さらに，咬頭嵌合位の咬合は，図1-41に示すように，咀嚼時に頬粘膜や舌側縁を噛まないように，これらを圧排する働きもしているのです．

歯は萌出するにつれて，近遠心的な1歯対2歯咬合と，頬舌的な咬頭嵌合位の咬合によって，歯列は，図1-42に示すように，近遠心的にはほぼ直線的な排列を呈するのです．このようにして，永久歯のスムーズな咬合

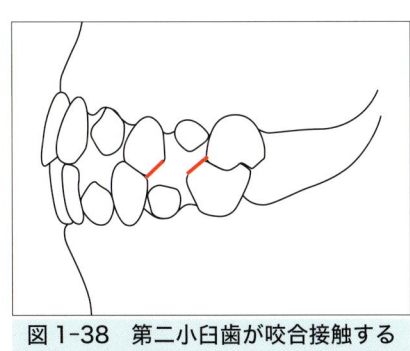

図1-38　第二小臼歯が咬合接触する斜面

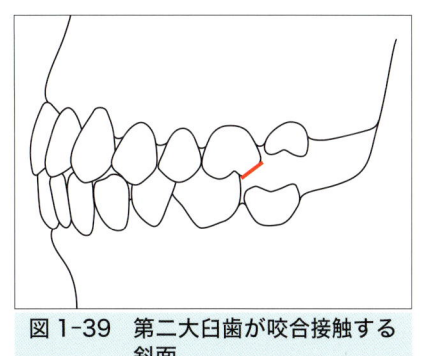

図1-39　第二大臼歯が咬合接触する斜面

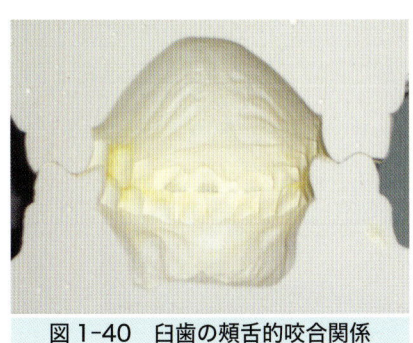

図1-40　臼歯の頬舌的咬合関係

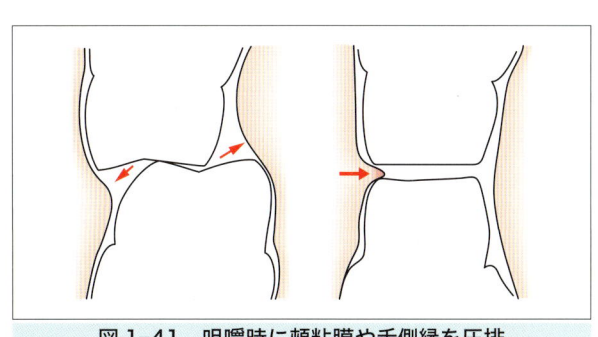

図1-41　咀嚼時に頬粘膜や舌側縁を圧排

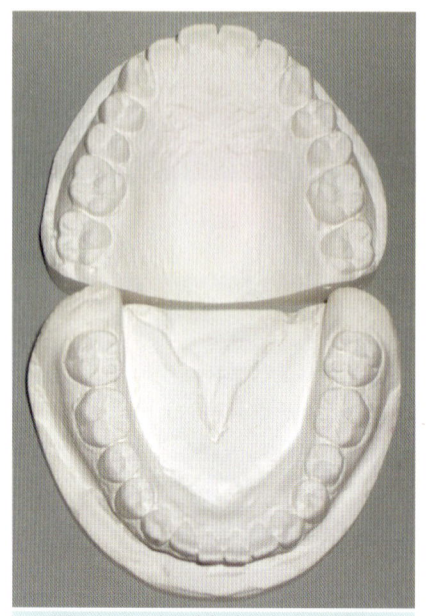

図1-42　ほぼ直線的な臼歯排列

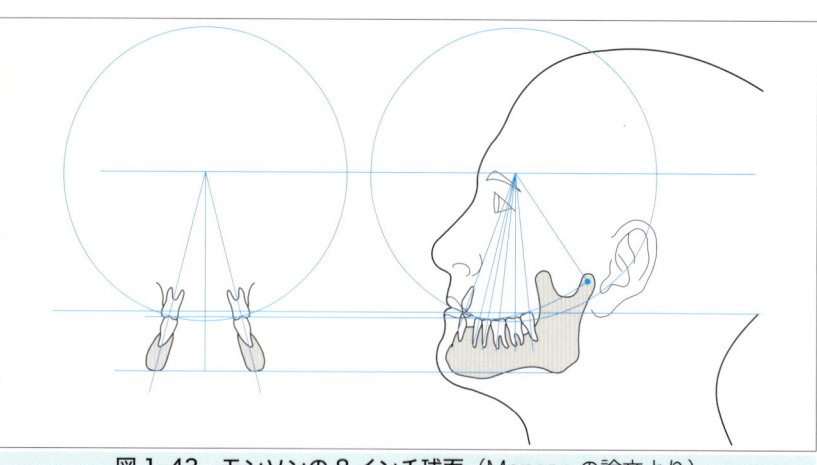

図1-43　モンソンの8インチ球面（Monsonの論文より）

平面が構築されることになります．

　咬合平面のもう1つの特徴は，ゆるやかに前後左右に彎曲した曲面を呈することです．この彎曲は咬合彎曲といわれ，それにはスピー彎曲とウィルソン彎曲があります．次に，これらの咬合彎曲の成立と，その臨床的意義について解説します．

2　咬合平面の形状
Shape of Occlusal Plane

1）咬合面は，モンソンの8インチ球面
Occlusal Plane-Monson's 8 inch Sphericity

　咬合平面の形状について，1920年，Monsonは，図1-43に示すように，「下顎の全歯列の咬頭は，鶏冠あたりに中心をもつ直径8インチ（約21 cm）の球面に接する」と発表しました．

　モンソンの彎曲は，2次元のスピー彎曲を3次元に拡張したものです．したがって，このモンソン球面を，矢状断でみるとスピー彎曲になり，冠状断でみるとウィルソン彎曲になります．

2）スピー彎曲
Spee Curve

　スピー彎曲は，1890年，Speeによって提唱され，「**スピー彎曲は，図1-44に示すように，下顎犬歯の遠心隅角と，小臼歯ならびに大臼歯の頬側咬頭頂を連ねた線を，矢状面に投影したときにみられる円弧**」とされています．

　スピー彎曲は，図に示すように，56部を最下点とし，最下点で約2 mm下凸となった曲線になります．

■スピー彎曲のできる理由

　スピー彎曲が形成される第1の理由は，図1-45に示すように，上顎骨や下顎骨そのものが，凸彎や凹彎の形態をしていることです．したがって，歯槽頂に垂直に萌出した歯で形成される咬合平面は，ほぼスピー彎曲となるのです．

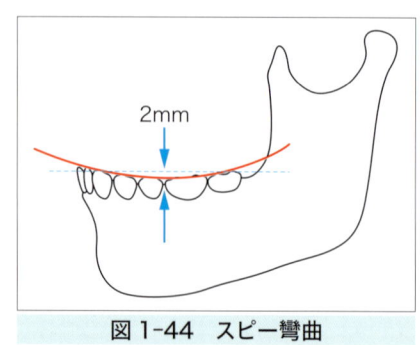

図1-44　スピー彎曲

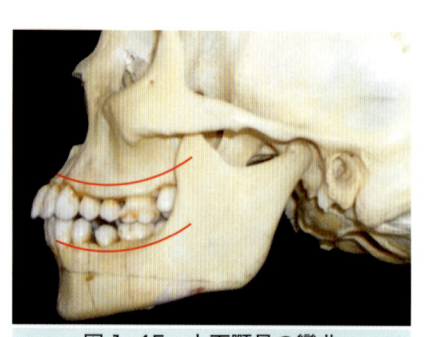

図1-45　上下顎骨の彎曲

18　Chapter 1　咬合の完成

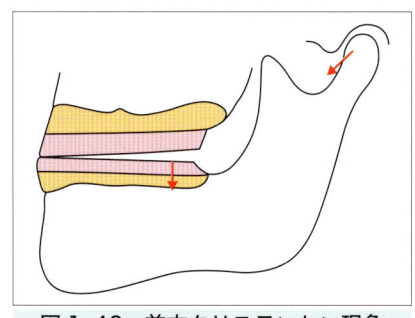

図1-46　前方クリステンセン現象

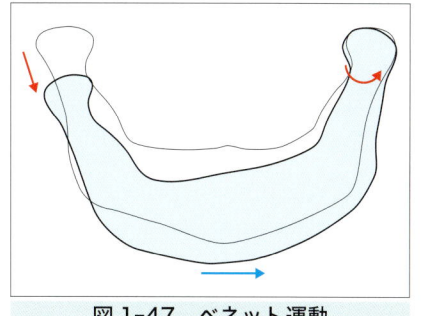

図1-47　ベネット運動

　第2の理由は，スピー彎曲の形状は，図1-46に示すようなクリステンセン現象や，図1-47に示すベネット運動によって，滑走運動と調和した形状に修正されることによって形づくられるのです．つまり，咀嚼運動と調和した形状になるのです．

　これらの運動は，歯の滑走干渉部を，咬耗によって修正することになります．高齢になれば，アボリジニの咬合面のように平坦になり，必ずスピー彎曲を呈するようになるのです．したがって…

> 咬耗した咬合平面は，咀嚼運動にマッチした彎曲を呈するだけでなく，顎関節とも調和のとれた状態となっているのです．

■スピー彎曲の臨床的意義
(1) スピー彎曲は，歯の近心移動を促す

　図1-48に示すパノラマX線写真をみると，上下顎大臼歯の歯軸は，垂直ではなく近心に傾斜しています．特に，上下顎第二大臼歯の歯軸は，ある角度をもって交差しています．

　このことが意味するものは，かたい食品を破砕するとき，上下顎第二大臼歯には，近心に揺られる力が発生するということです．この力は非常に小さいものですが，日々の咀嚼時に発生することから，第二大臼歯には近心に移動させる力が働くのです．

　図1-49に示すパノラマX線写真は，7|を治療中の73歳の男性のものです．その咬合状態を，図1-50に示

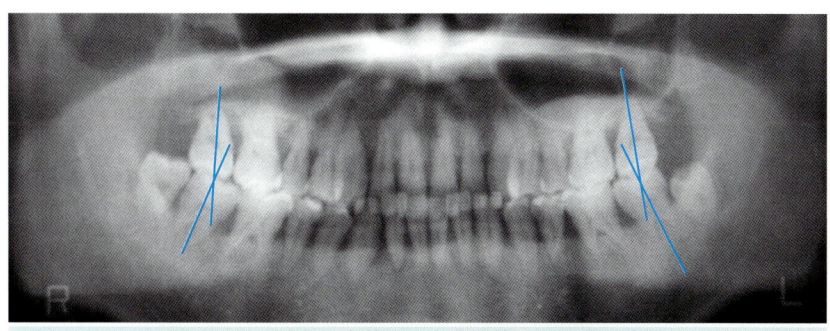

図1-48　近心に交差する上下顎第二大臼歯の歯軸

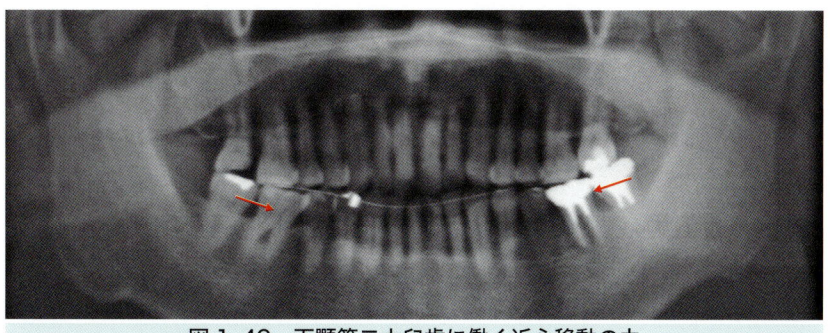

図1-49　下顎第二大臼歯に働く近心移動の力

咬合平面 Occlusal Plane　19

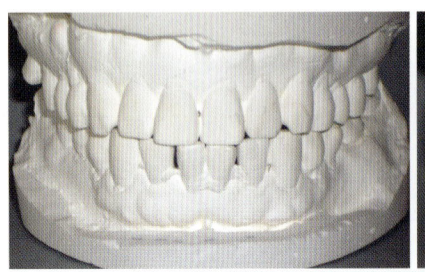
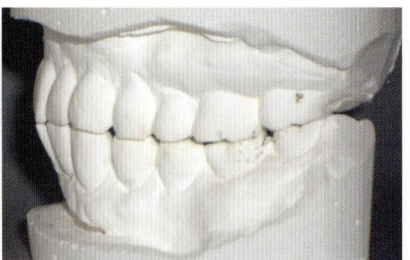

図 1-50　高齢になり切端咬合になった症例

します．患者の話では，若いころの前歯は正常な被蓋状態であったのが，最近，気づくと切端咬合になっていたとのことです．この切端咬合は，50 数年をかけて，後方臼歯からの前方移動によってもたらされたものと考えることができるのです．

歯の近心移動の臨床的意義

咬合完成直後の隣接面は，点接触で緊密に接していますが，咀嚼時に生じる歯のわずかに動揺することから面接触に変わります．すると，そこにわずかな隙間が生じます．そこで，その隙間を埋めることが必要になります．その働きをするのが，第二大臼歯の近心移動によってもたらされる力です．すなわち…

> 第二大臼歯から発生した近心移動の力は，徐々に前方の歯に伝わり，この移動によってつねに緊密な隣接面が維持されるのです．

(2) 開口時の顎間距離を一定に保つ

下顎枝と咬合平面は，図 1-51 に示すように L 型形態をしています．この特殊な下顎骨の構造のもつ意味について考えてみます．

蝶番運動の範囲内で顎の動きをみてみます．

咬合平面がフラットであるとすると，(a)に示すように，前方ほど開口度は大きくなります．しかし，咬合平面がスピー彎曲を呈していると，(b)に示すように同じ開口度でも，前方と後方の開口度の差は小さくなります．さらに，下顎頭に前方移動が加わると，(c)に示す

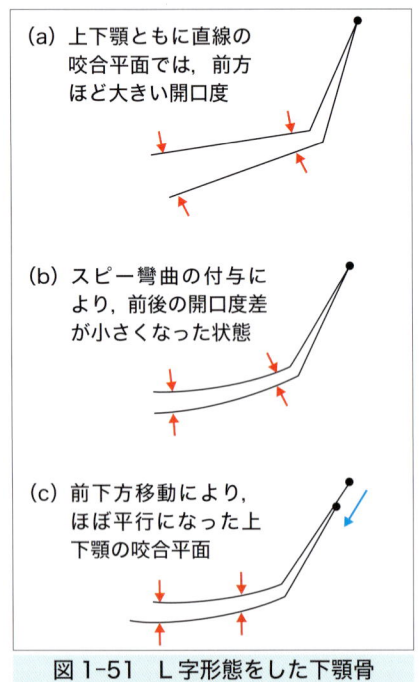

(a) 上下顎ともに直線の咬合平面では，前方ほど大きい開口度

(b) スピー彎曲の付与により，前後の開口度差が小さくなった状態

(c) 前下方移動により，ほぼ平行になった上下顎の咬合平面

図 1-51　L 字形態をした下顎骨

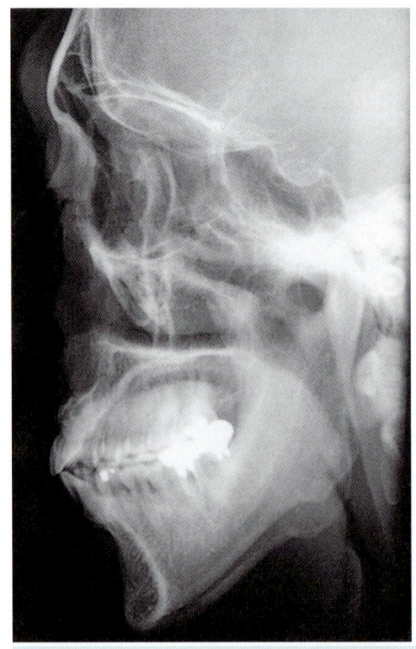
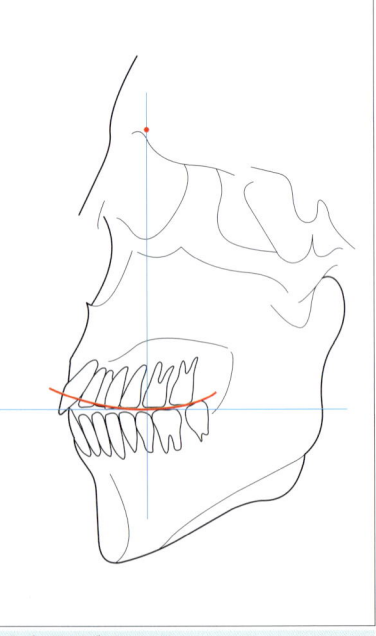

図 1-52　セファログラムとそのトレース

ように，咬合平面の開口度はほとんど同じになるのです．
このことは…

> スピー彎曲は，咀嚼運動のしやすさを左右するだけでなく，咬合の安定を得るための重要な形状です．

(3) 咀嚼運動において重要な役割をはたす

図1-52にセファログラムと，そのトレースを示します．トレースでみるように，咬合平面は彎曲しています．つまり，スピー彎曲の最下点は，56部になります．咀嚼運動では，おもに，食品はこの部に置かれて破砕や粉砕運動が行われるのです．

図1-53に示す模型は，う蝕のまったくみられない71歳の男性のものです．この模型で，咬耗が最も顕著にみられるのが，矢印で示す$\overline{5}$の遠心窩と$\overline{6\ 7}$の中央窩です．このことからも，咀嚼運動の主体は，56部で行われていることがわかります．

(4) 咬合の安定を保つ役割をする

完成した咬合平面は，毎日の咀嚼運動によって前方や側方に滑走しながら中心咬合位に噛み込みます．したがって，咬合平面は，滑走運動によって咬耗されて徐々に平坦になります．高齢になれば，図1-54に示すように，まったく平坦な咬合面となるのです．

しかし，重要なことは，咬耗した咬合平面は，咀嚼運動に最も適合した平面になるということです．その最大の要点は…

> 咀嚼運動時の咬合滑走は，つねに全臼歯が咬合接触をしていることを意味しているのです．

全臼歯の咬合接触は，咬合の安定にとってきわめて重要な意味をもっています．なぜ，咀嚼運動で全臼歯が接触するかについては，片側性均衡咬合の成立と絡むことなので，のちの6章で詳しく解説します．

■不適切なスピー彎曲から発症する疾患

図1-55に示すパノラマX線写真は，51歳の女性のものです．患者によると，半年ほど前に$\overline{6\ 7\ 8}$の治療をしました．その後1〜2か月したころから，咀嚼時に$\overline{7}$に咬合痛を感じるようになりました．それが最近では，咀嚼時に激痛を感じることがあり，とても左側では噛めなくなったとのことです．

写真をみると，$\overline{7}$の近心歯根膜に拡張像がみられます．この画像と臨床症状から，$\overline{7}$は咬合性外傷と診断することができます．

原因は，図1-56に模式図で示すように，$\overline{8}$の咬合彎

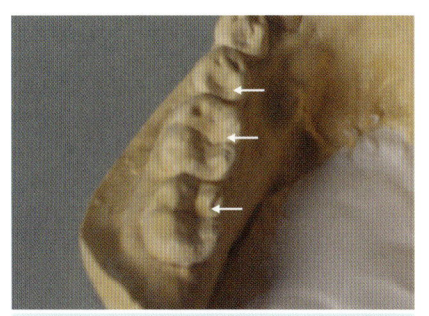

図1-53 咬合面にみられる咬耗

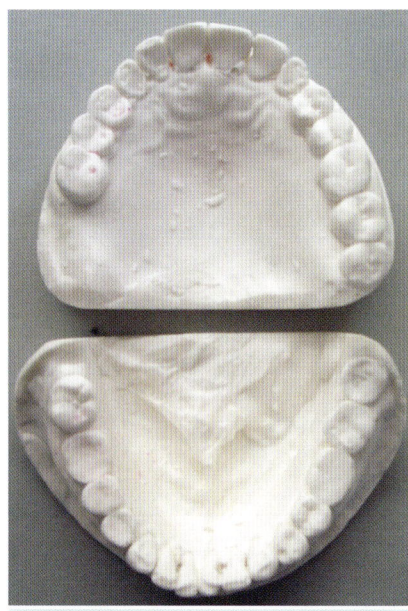

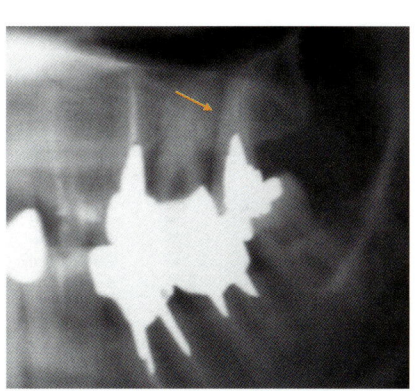

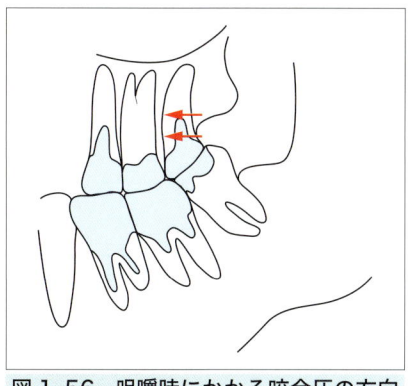

図1-54 高齢者の平坦な咬合面　　図1-55 近心歯根膜の拡張像　　図1-56 咀嚼時にかかる咬合圧の方向

曲が，スピー彎曲から逸脱しているためです．⌋8 の咬合面で食品を破砕しようとすると，⌋7 には遠心から大きな咬合圧が加わります．そのために，⌋7 は，近心に揺すられ，咬合性外傷が発症したのです．咬合性外傷については，9章で詳しく解説します．

3）ウィルソン彎曲
Wilson Curve

ウィルソン彎曲は，図 1-57 に示すように，冠状断でみると，上顎大臼歯の頬舌側咬頭を連ねた線は下凸の彎曲を示します．この彎曲の形状は，中央部で約 2 mm 下凸の曲線となります．

■ウィルソン彎曲のできる理由

まず，図 1-58 に示すように，顎骨の形態として，上顎骨と下顎骨の頬舌幅径を比較すると，上顎は下顎よりやや小さくなっています．次に，図 1-59 に示すように，下顎骨には下顎を動かす筋肉や固定する靱帯が付着するため，冠状断でみると下顎骨体部は内方傾斜しています．

口腔機能を円滑に行うための形態的な特徴から，上顎臼歯は外側方向に傾斜し，下顎臼歯は内側方向に傾斜して萌出し，咬合すると，上下顎歯は，ほぼウィルソン彎曲になるのです．さらに…

> ウィルソン彎曲は，咀嚼運動時にみられる顎のベネット運動とマッチして形成されるのです．

ベネット運動では，図 1-60 に示すように，側方滑走運動時に，顎の移動方向と反対側の下顎頭は前下方に移動し，移動側の下顎頭は回転とわずかな後方移動をします．したがって，咀嚼時の滑走運動から，図に示すように，自然にウィルソン彎曲が形づくられることになるのです．

■ウィルソン彎曲の臨床的意義

図 1-61 に示す模型は，17歳の男性のものです．たしかに，上顎臼歯にはウィルソン彎曲がみられます．では，下顎臼歯の彎曲はどうでしょうか．第一大臼歯では，多少ウィルソン彎曲がみられます．しかし，第二大臼歯の咬合面は，ほとんど水平であることから，歯軸は垂直になっているのです．

図 1-62 に示す模型は，71歳の男性のものです．上顎臼歯には，強い彎曲ではないもののウィルソン彎曲がみられます．しかし，下顎臼歯には，まったく彎曲はみられません．

すなわち，上顎臼歯にはウィルソン彎曲がみられるものの，下顎臼歯のウィルソン彎曲は，上顎ほど強い彎曲を示さないか，まったくみられない場合があるのです．

このことから，ウィルソン彎曲の臨床的意義を考えて

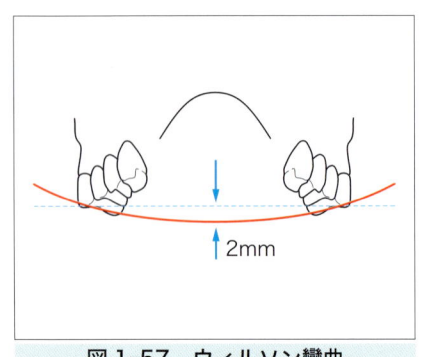

図 1-57　ウィルソン彎曲

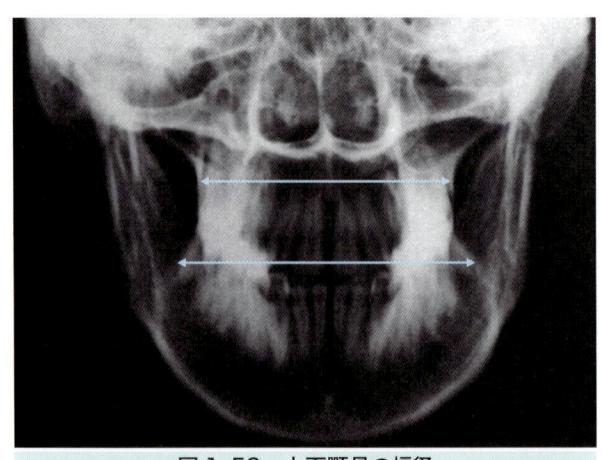

図 1-58　上下顎骨の幅径

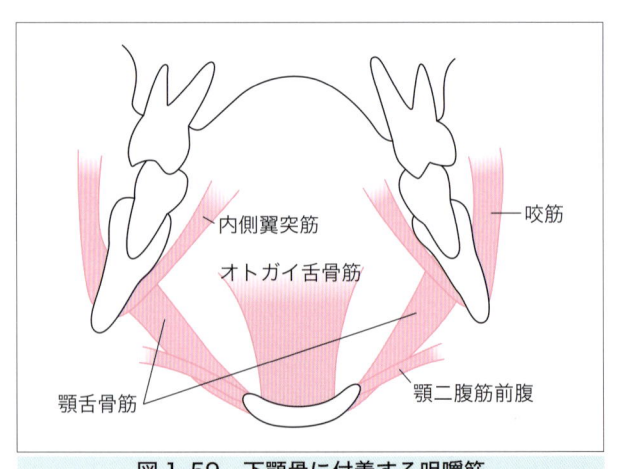

図 1-59　下顎骨に付着する咀嚼筋

みます．

　これまでの上下顎臼歯の萌出方向をもとに，上下顎第一大臼歯の咬合を，図1-63に示します．上顎臼歯がウィルソン彎曲を呈し，下顎臼歯は垂直に萌出した歯に加わる咬合力は，図からわかるように…

　上顎臼歯舌側咬頭と下顎臼歯咬合面は，咀嚼運動の主役の働きをしていることを表しています．つまり，下顎臼歯の頬側咬頭は，対合歯と咬合しなくても咬合は成り立つことを意味しているのです．

　なぜ，上顎臼歯の舌側咬頭と下顎臼歯の咬合面との咬合で，咀嚼運動が安定するのでしょうか．

　それは，図1-64に示すように，上顎臼歯では，舌側咬頭から垂直に発生する咬合圧の方向は，3根の中間を抜けることになります．したがって，咬合圧は3根に分散されることから，最も大きな咬合圧を負担できるのです．

　一方，下顎臼歯の咬合面の中央に咬合圧が加わると，発生する咬合圧の方向は歯軸と一致し，根尖方向に向かうことになります．したがって，このような咬合様式であれば，最も大きな咬合圧を食品に加えることができるのです．

　ウィルソン彎曲を呈する上顎臼歯と，垂直に萌出した下顎臼歯による咬合は，食品に最大の咬合力を加えるための様式なのです．

　この咬合様式は，上顎舌側咬頭が機能咬頭として作用することから，リンガライズドオクルージョンになります．

■下顎にウィルソン彎曲を付与した失敗例
　図1-65に示す模型は，56歳の女性のものです．治療は $\overline{765|567}$ にクラウンを装着しました．模型をみると，右側の咬合面は水平であるのに対して，左側ではウィルソン彎曲がみられます．このウィルソン彎曲は，故意に付与したものでなく，技工士が無意識に作製したものです．

　さて，治療が終わり，定期検診時に患者が訴えたのは，「右側ではきわめて快適に噛める．しかし，左側では，噛むことはできるが，右側より噛みにくい」ということで

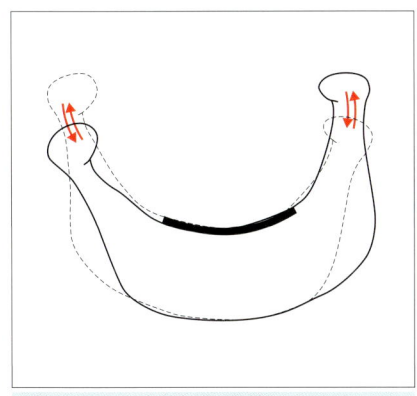

図1-60　ベネット運動によるウィルソン彎曲の形成

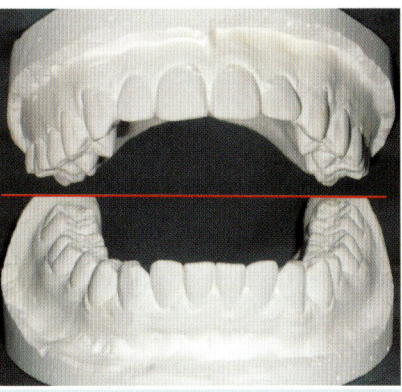

図1-61　上下顎臼歯のウィルソン彎曲の違い

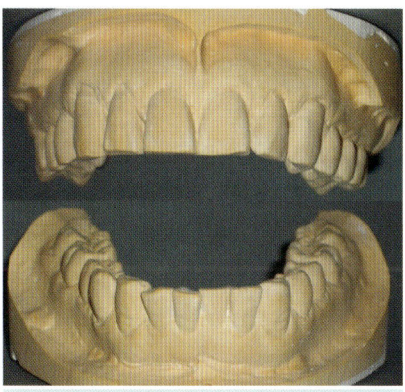

図1-62　下顎にはみられないウィルソン彎曲

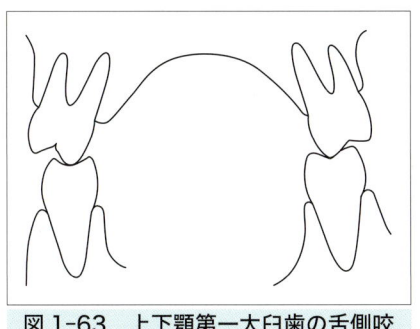

図1-63　上下顎第一大臼歯の舌側咬頭咬合

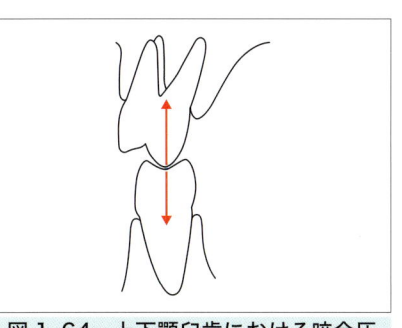

図1-64　上下顎臼歯における咬合圧の方向

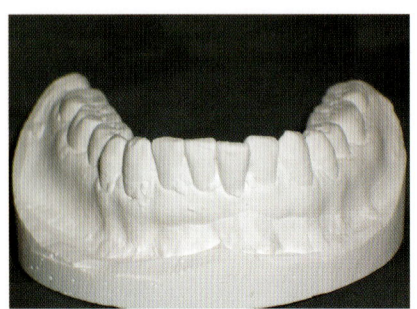
図1-65 下顎左側にウィルソン彎曲を付与した失敗例

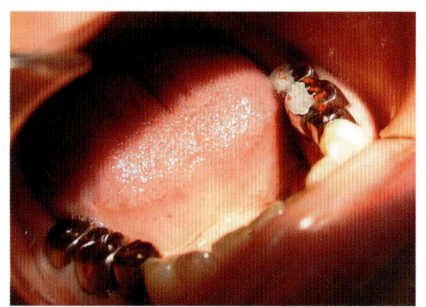
図1-66 ウィルソン彎曲の修正

した.

そこで治療は，図1-66に示すように，$\overline{567}$の咬合面に光重合レジンを添加して，咬合面を平坦にして咬合を整えました．そして，噛み具合が右側と同じになったことを確認したあとで，レジン部分を金属にした咬合面板を合着して咬合を整えました．

このように，下顎臼歯の咬合平面は，ウィルソン彎曲を付与するよりも，水平な咬合面のほうが噛みやすく，咬合は安定するのです．

3 咬合平面を構成する歯列
Dental Arch to Form Occlusal Plane

Dawsonは，その著書で「**アンテリアガイダンスは，咬合治療の目的である**」といっています．アンテリアガイダンスは，図1-67に示すように，ポステリアガイダンスとともに下顎の機能領域を決定するとして，上顎前歯舌面に下顎前歯の切端を咬合させています．また，ロングセントリックの概念をとり入れて，図1-68に示すように，上顎前歯の舌側に下顎前歯が自由に滑走する領域を設けています．したがって，Dawsonの理論では，咬合平面を構成する歯列は，前歯も含んだ $\frac{7-1|-7}{7-|-7}$ となります．

図1-69に示す写真の患者は，極端なオーバージェットを呈し，アンテリアガイダンスは成立していません．しかし，$\frac{7-4|4-7}{7-4|4-7}$ は緊密に咬合し，何不自由なく咀嚼を行っています．図1-70に示すのは，アングル3級を呈する患者です．この患者もアンテリアガイダンスは成立しません．それでも咀嚼は，不自由なくできているのです．

これらの患者の咬合平面を構成する歯列の範囲はどうなるのでしょうか．

図からわかるように，これらの症例の $\frac{7-4|4-7}{7-4|4-7}$ は咬合接触し，この範囲においてはモンソン球面が成り立っているのです．そして，咀嚼機能には何ら問題はないのです．この事実からいえることは…

> 咬合平面は，咀嚼機能をつかさどることから，
> $\frac{7-4|4-7}{7-4|4-7}$ で成立する．

ということです．

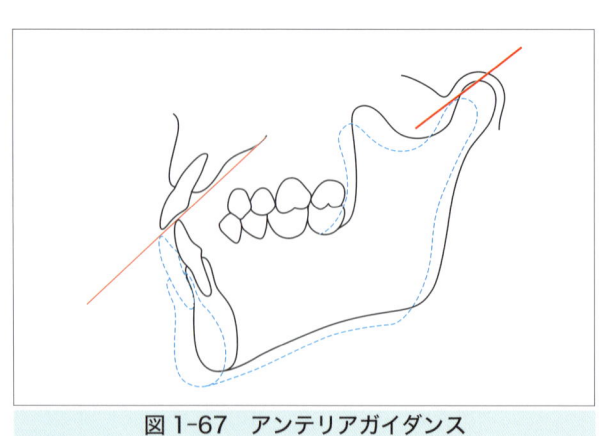

図1-67 アンテリアガイダンス

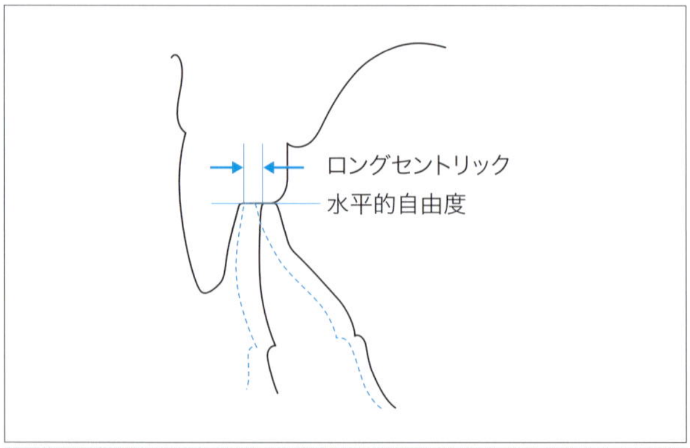

図1-68 前歯部に設ける水平的自由度 （Dawsonの著書より）

Completion of Occlusion

図1-69 極端なオーバージェット

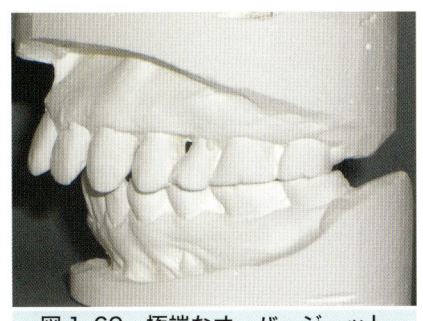

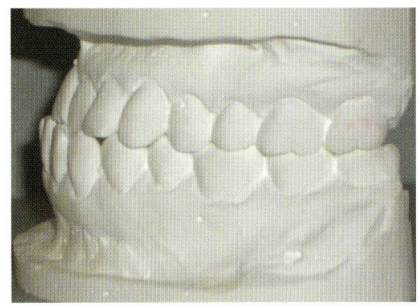

図1-70 アングル3級

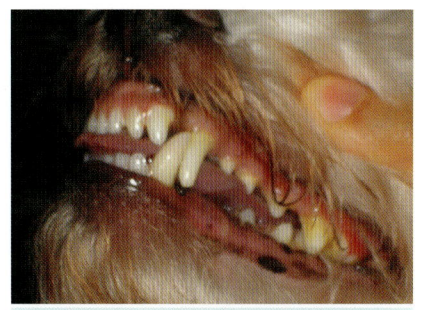

図1-71 犬の犬歯の咬合状態

咀嚼機能の観点からいえば，ディープオーバーバイト，オープンバイト，そして，オーバージェットの患者でも，臼歯部の咬合が完全であれば，咀嚼機能は十分に成り立つことになります．つまり，これらの患者は咬合異常ではないのです．

では，前歯部は，どのような役割を担っているのでしょうか．

肉食動物では，犬歯は，獲物を殺し，また，肉を食いちぎるのに重要な役割をはたします．しかし，その形態は，図1-71に示すように，ヒトの犬歯の咬合状態とはまったく異なるのです．草食動物では前歯は必要でしょうか．上顎前歯のないものや上下顎に前歯がないものがみられます．

ヒトの前歯は，咀嚼において噛み切る働きをします．しかし，その働きがなければ咀嚼が成り立たないほど絶対的なものではありません．

オーバージェットやアングル3級のように，前歯によって食品を噛み切ることができなくても，臼歯によって咀嚼機能は十分成立するのです．前歯の真の役割は，発音や会話機能に関与することです．このことに関しては，6章で解説します．

4　咬合平面のレベル
Level of Occlusal Plane

個人固有の咬合高径については，前節で説明しましたが，ここでもう一度説明します．

中心咬合位の咬合高径は，$\frac{6\,5\,|\,5\,6}{6\,5\,|\,5\,6}$ 部の歯槽頂を連ねたラインが，平行線を呈する顎間距離にあるのです．さらに，図1-72に示すように，上下顎臼歯の歯冠長は，ほぼ同じ長さであることから…

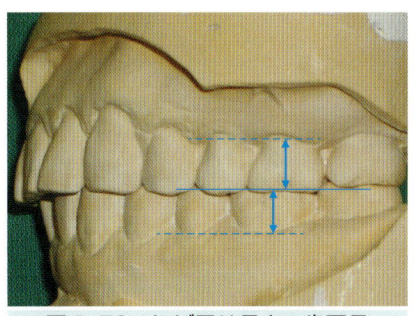

図1-72 ほぼ同じ長さの歯冠長

> 咬合平面のレベルは，上下顎歯槽骨の中間に存在し，$\frac{6\,5\,|\,5\,6}{6\,5\,|\,5\,6}$ 部の歯槽頂のラインと平行線を呈します．

5　咬合安定のメカニズム
Mechanism of Occlusal Balance

咬合の完成とは，全臼歯は咬頭嵌合位に咬合し，すべての臼歯に咬合接触点が存在し，その咬合圧が同一になった状態をいいます．

咬合の安定とは，中心咬合位で最大の咬合圧で噛み締めたときに，上下顎歯でずれが発生したり，咀嚼運動に際して，食品を捉えた位置からずれることなく食品に最大咬合力を加えることのできる状態をいいます．そして，中心咬合位は，顎関節では中心位の顎位にあることなのです．

本節では，アボリジニの咬合面にみられるように，平坦になった咬合平面による咬合が，どのようなメカニズムで安定を保つかについて解説します．

図1-73に，セファログラムと，そのトレースを示します．まず，①のようにスピー彎曲を引きます．次いで，②のように，スピー彎曲に最も適合するように直線を引きます．この直線は，スピー彎曲を直線として近似したものです．最後に，③の直線のようにモンソン球面

咬合平面 Occlusal Plane　25

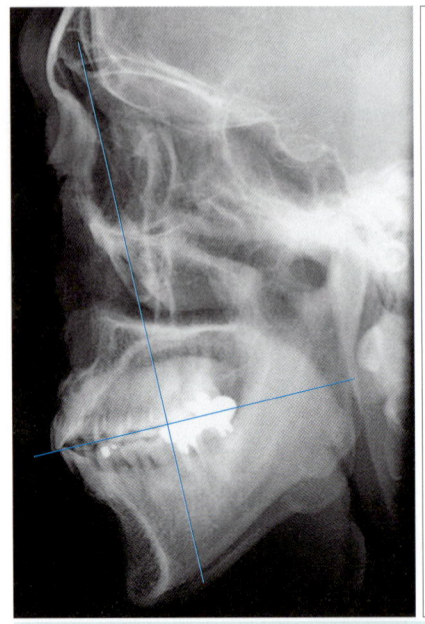

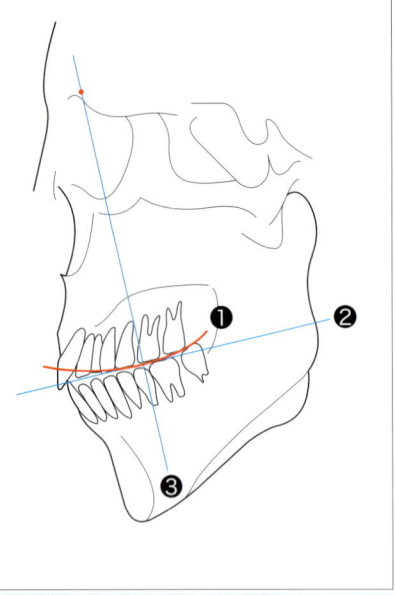

図 1-73 モンソン球面の中心から咬合平面におろした垂線
（交点は，スピー彎曲の最下点と一致）

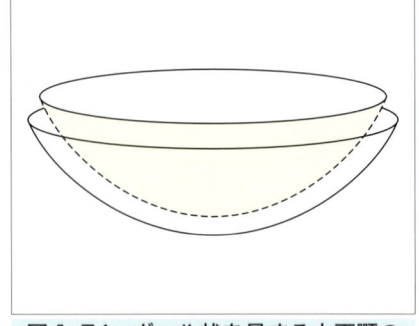

図 1-74 ボール状を呈する上下顎の咬合平面

の中心である鶏冠部から②の直線に垂線をおろします．

垂線と直線の交点をみると，図に示すように，ほぼ 56 部になります．この 56 部はスピー彎曲の最下点でもあるのです．

これらのことから，咬合平面の形状は，次のように定義することができます．

> 咬合平面は，56 部を最下点として，上顎では 7-4|4-7 の下凸のモンソン球面，下顎では凹彎のモンソン球面となる．
>
> そして，上下顎 2 つの球面は，図 1-74 に示すように，咬合するとぴったりと重なり合い，前後左右に自由に滑走できるようになっている．

これがアボリジニの咬耗した咬合平面です．

1）食品を介さないときの咬合の安定
Occlusal Balance without Involvement in Food

上下顎の 2 つの咬合平面が咬合して，咬合力が加わってもずれないのは，図 1-75(a)に示すように，上下顎の咬合平面が，ぴったりと合わさる球面であること，そして，(b)に示すように，下顎の咬合平面の前後から，咀嚼筋による咬合力が働き，この咬合力が咬合平面の各部において，垂直な力として作用するためです．

> 咬合平面の後方からの収縮力は，咬筋と内側翼突筋によるものです．一方，前方からの収縮力は，側頭筋によって下顎を上方にもちあげようとします．
>
> これらの力の均衡によって，咬合平面は，ずれることなく安定するのです．

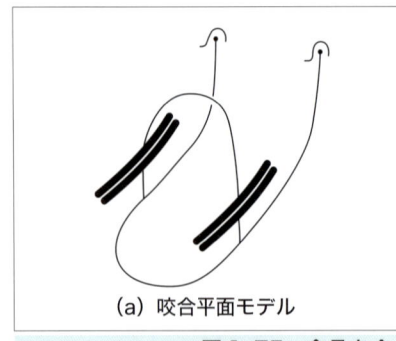

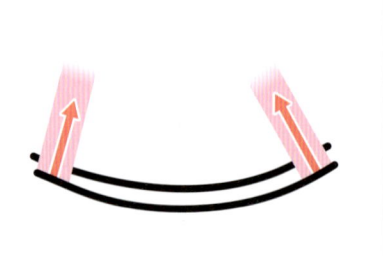

(a) 咬合平面モデル　　(b) 下顎咬合平面の前後からのもちあげ

図 1-75 食品を介さないときの咬合の安定

26　Chapter 1　咬合の完成

2) 食品破砕時の咬合の安定
Occlusal Balance in Breaking Foods

食品を破砕するときの咬合の安定について考えてみます．

図1-76に示すように，小さくてかたい食品を第一大臼歯で破砕するとします．図に示すように，食品には，咬合平面の後方から大きな力が加わります．しかし，後方からの力だけでは，食品は前方に滑って破砕できません．これを防いでいるのは，側頭筋による咬合平面の前方をもちあげる力です．つまり…

> 食品破砕時の咬合の安定は，上下顎の咬合平面を平行に保とうとする働きによるものです．

食品が大臼歯にある場合は，前方をもちあげるときは，わずかな力で咬合平面の平行を保つことができます．したがって，側頭筋による力はきわめて小さくて十分なのです．

咀嚼時の咬合の安定をはかるもう1つの作用があります．それは，図1-77に示すように，第一大臼歯の咬合面に置かれた食品の後方には，頬側に咬筋，舌側には内側翼突筋，そして，前方には側頭筋の力が働いています．これらの力は，図に示すように，食品を3点から吊るしていることになります．すなわち…

> 咬合面上の1点に置かれた食品には，3点の咬合力が作用することから，片顎に置かれた食品でも，ずれることなく破砕のための咬合力が働くのです．

この力関係は，片側性均衡咬合に通じるものです．片側性均衡咬合については，6章で解説します．

このように，咬耗によって平坦になった咬合平面でも，咬合の安定をはかることができる歯列範囲は，$\frac{7\text{-}4|4\text{-}7}{7\text{-}4|4\text{-}7}$になります．咀嚼運動は，臼歯の咬合によって安定した機能を営むことができるのです．

3) 滑走運動時の咬合の安定
Occlusal Balance in Sliding Movement

滑走運動時の咬合の安定について考えてみます．

たとえば，図1-78に示すように，左側へわずかに滑走するとします．この動きに対して，右側のスピー彎曲の後方部は，わずかに前方に接触滑走します．一方，左側では，彎曲の前方部がわずかに後方に接触滑走するのです．

顎の動きに対して上下顎の左右の咬合平面のわずかな接触滑走域は，顎の異常な動きを止める重要な働きをしています．この作用も，咬合の安定につながるのです．

Schyulerは，「ロングセントリックやワイドセントリックによって，咬合は安定する」と記述しています．Dawsonは，その滑走幅について「0.5 mmあれば十分である」と記述しています．

このことは，咀嚼運動は，図1-79に示すような，半咬頭幅の範囲内で行われることを意味しているのです．つまり…

> 咀嚼運動における咬合の安定には，滑走域は，中心咬合位から前後左右に数ミリの範囲で十分であるということです．

咬耗によって平坦になった咬合面では，滑走域が大き

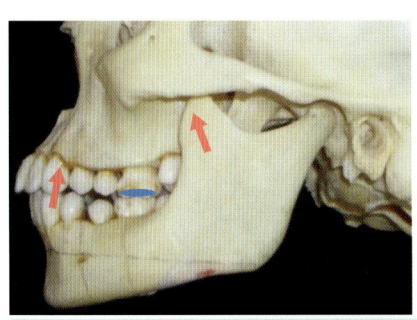

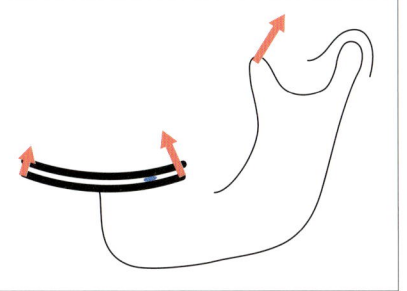

図1-76 食品に加わる前後の咬合力による咬合の安定

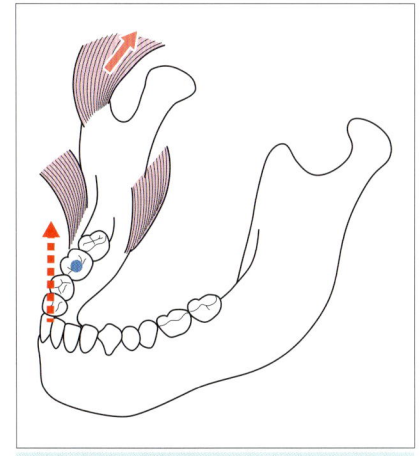

図1-77 食品に加わる3点の咬合力による咬合の安定

咬合平面 Occlusal Plane

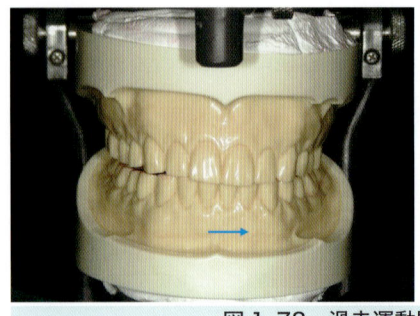

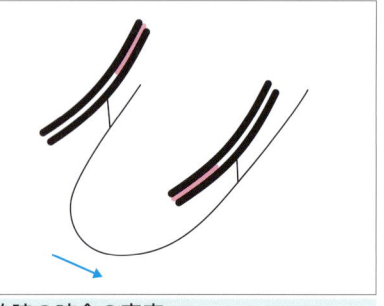

図1-78 滑走運動開始時の咬合の安定

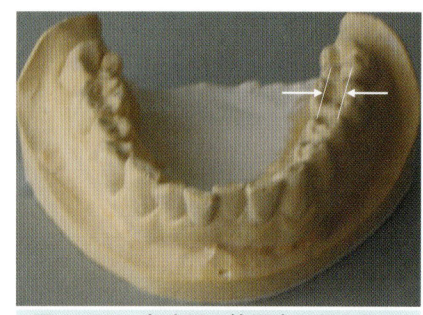

図1-79 半咬頭の範囲内で行われる咀嚼運動

く広がることになります．しかし，スピー彎曲は，これまで述べたように，過剰な動きを制限し，咬合の安定に大きな役割をはたしているのです．

側方滑走での咬合の安定に関して，著者の経験した症例を提示したいと思います．

図1-80に示す模型は，32歳の女性のもので，現在，某歯科医院で全顎にわたり治療中です．患者の上顎左右の臼歯には，暫間ブリッジが装着されています．

患者の訴えでは，上顎の左右の補綴物をはずして暫間ブリッジにしてから，気づくと顎が左側に落ちているというのです．つまり，中心咬合位に噛み込むと，(a)から(b)のように，顎が滑って落ちるように感じるとのこ

とです．

咬合状態を側面からみると，図1-81に示すように，右側の咬合平面はほぼ平坦なのに対して，左側の咬合平面は逆スピー彎曲を呈しています．

このような咬合平面では，左側に滑走運動をすると，ベネット運動によって，右側の臼歯は接触滑走せずに，いきなり上下顎歯は離開します．また，左側では，逆スピー彎曲をしていることから，スピー彎曲の前方部は接触滑走しないでいきなり離開します．

このような咬合平面では，滑走運動時に接触滑走を有さないことから，顎の回転を止める働きがないのです．したがって，顎は，自然に左側にずれることになるのです．

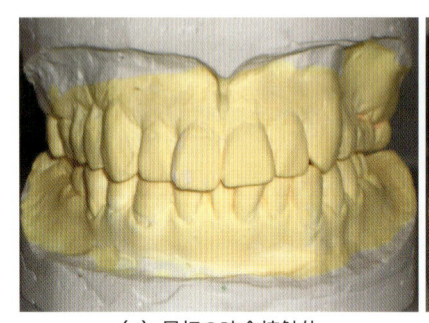

(a) 最初の咬合接触位　　(b) 最終咬合位
図1-80 下顎が左側に滑り落ちると訴える症例

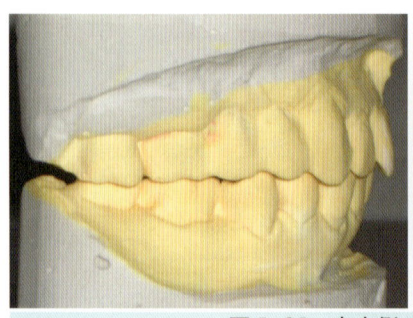

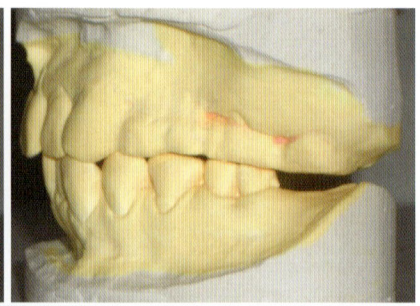

図1-81 左右側でみられる咬合彎曲

4）咬合が安定する歯列
Dental Arch for Keeping Occlusal Balance

　これまでに，咬合平面を構成する歯列は，$\frac{7\text{-}4|4\text{-}7}{7\text{-}4|4\text{-}7}$ で成り立つことを説明しました．しかし，臨床では，これらの臼歯がすべてそろっているとはかぎりません．もし，いずれかの歯が欠損していたら咬合の安定はどうなるのでしょうか．本節では，このことについて臨床例をふまえて解説します．

■ $\frac{6\text{-}4|4\text{-}6}{6\text{-}4|4\text{-}6}$ で咬合が安定した症例

　図1-82に示す模型は，$\overline{7\ 6|6\ 7}$ 欠損の63歳の男性のものです．残根状態となっている $\overline{5\ 4|}$ の保存治療から始め，最終治療は，図1-83に示すように，$\overline{6⑤\text{-}|\text{-}⑤6}$ はフルブリッジ，$\overline{7\text{-}4|7}$ は部分床義歯を装着しました．ブリッジの $\overline{6|6}$ は，ポンティックであっても1歯分の形態となっています．

　この患者の咬合平面は，$\overline{6\text{-}4|4\text{-}6}$ です．

　治療後の経過は，8年になります．上顎の部分床義歯はリベースを数回行いましたが，下顎のブリッジに関しては，8年間問題なく経過しています．

　ここから教えられるのは，咬合平面は $\frac{6\text{-}4|4\text{-}6}{6\text{-}4|4\text{-}6}$ で成り立つということです．その理由は，$\frac{6\text{-}4|4\text{-}6}{6\text{-}4|4\text{-}6}$ の咬合平面は，スピー彎曲の最下点である56部を含んで前後に存在するからです．$\overline{6|6}$ がポンティックであっても，1歯分が存在することで，咬合平面は成立し，咬合は安定するのです．

■ $\frac{7\text{-}5|5\text{-}7}{7\text{-}5|5\text{-}7}$ で咬合が安定した症例

　図1-84に示すのは，顎関節症で来院した32歳の男性のパノラマX線写真です．顎関節症が治癒したあと，咬合再建治療として永久補綴を行いました．著者は，永

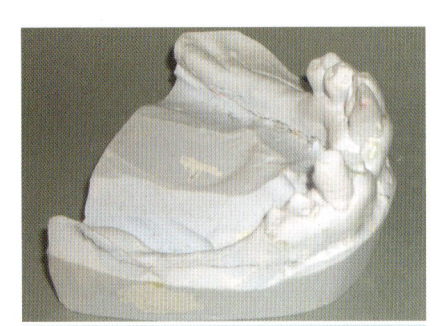

図1-82　$\overline{7\ 6|6\ 7}$ 欠損の症例

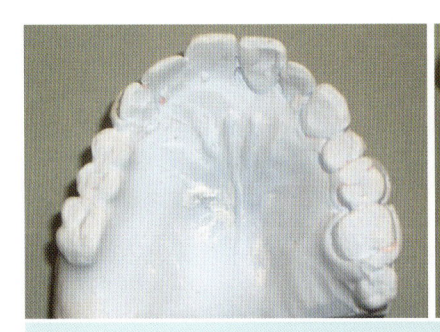

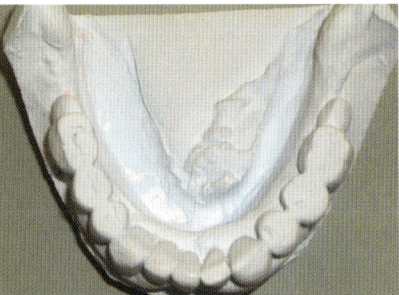

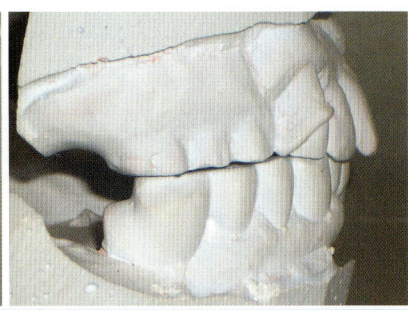

図1-83　$\overline{6⑤\text{-}|\text{-}⑤6}$ のブリッジ

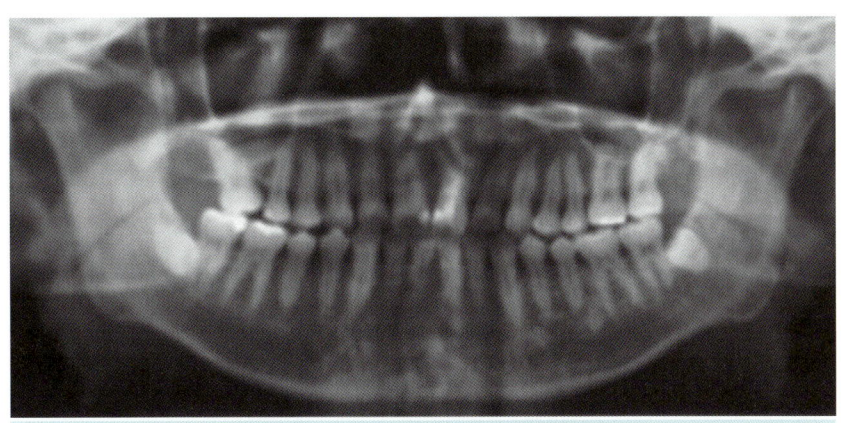

図1-84　$\overline{6|}$ の抜歯が原因の顎関節症

久補綴治療は，$\overline{765|567}$ で行います．その治療後の写真を，図 1-85 に示します．治療から5年になりますが，顎関節症はまったく再発していません．

ここから教えられることは，$\overline{\frac{4|4}{4|4}}$ の咬合接触が得られなくても，$\overline{\frac{7\text{-}5|5\text{-}7}{7\text{-}5|5\text{-}7}}$ で咬合の安定は保たれるということです．つまり，スピー彎曲の最下点である 56 部を，咬合平面に含んでいれば咬合は安定するのです．

■ $\overline{\frac{5\text{-}4|4\text{-}5}{5\text{-}4|4\text{-}5}}$ で咬合の安定に失敗した症例

図 1-86 に示すパノラマX線写真の患者は，49歳の女性です．主訴は，食事ができないこと，どこで噛んだらよいかわからないとのことです．

$\overline{|58}$ は，保存不可能で抜歯しました．したがって，下顎の残存歯は，$\overline{4321|1234}$ となりました．患者は，義歯にしたくないとのことで，図 1-87 に示すような，$\overline{5④\text{-}|\text{-}④5}$ のフルブリッジとしました．

さて，3か月後に定期検診で来院したとき，患者が訴えたのは，「朝起きたときは何でもないが，昼すぎになると顎がさみしく感じる」，さらに，「夕方近くなると顎がガクガクして不安になる．そこで邪魔だが，図 1-88 に示すような部分床義歯を入れると，顎は楽になる」とのことでした．

この患者から教えられることは，$\overline{\frac{5\;4|4\;5}{5\;4|4\;5}}$ では咬合は安定しないということです．その理由は，図 1-89 に示すように，咬合平面がスピー彎曲の最下点である 56 部を超えていないこと，咬合平面が $\overline{\frac{5\;4|4\;5}{5\;4|4\;5}}$ の咬合接触では，シーソー運動を呈して不安定になるためであると考えることができます．

これまでの結果をまとめると，次のようになります．

> 咬合が安定する咬合平面の構成歯列は，$\overline{\frac{765|567}{765|567}}$ や $\overline{\frac{654|456}{654|456}}$，また，その組み合わせで左右側が異なっても成立します．
>
> また，咬合平面は，左右側でスピー彎曲を呈すること，そして，彎曲の最下点である 56 部を含んでいることが必要です．

■ 短期間での咬合の安定

日常生活をおくるうえで，治療中だからといって咀嚼

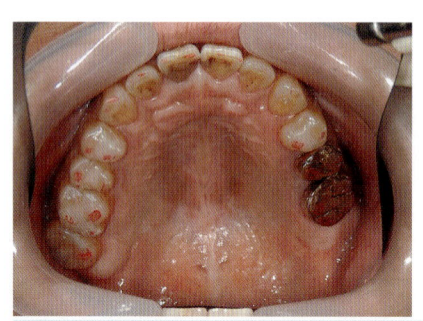

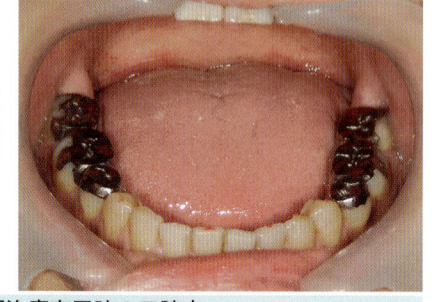

図 1-85　永久補綴治療完了時の口腔内

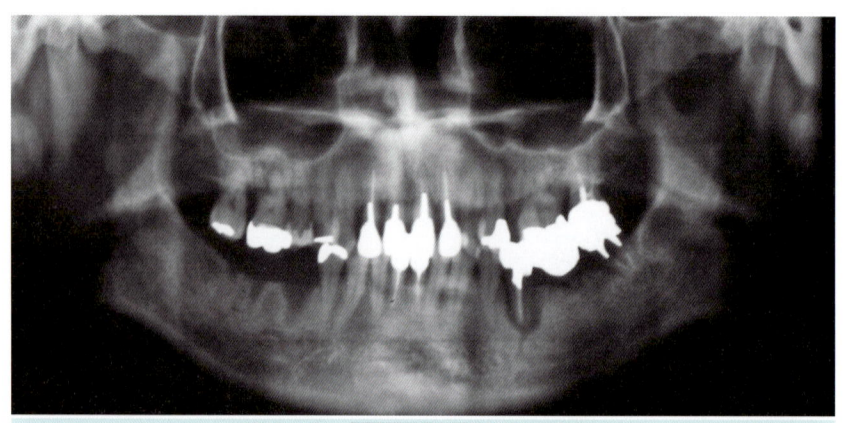

図 1-86　$\overline{765|567}$ 欠損の症例

30　Chapter 1　咬合の完成

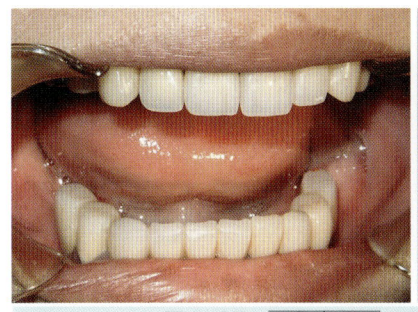

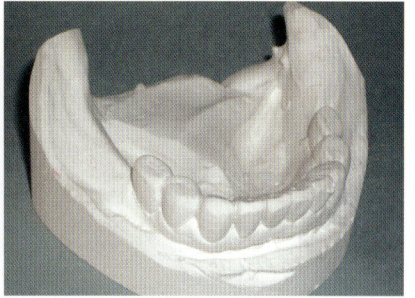

図 1-87　5④-|-④5 で咬合の安定に失敗した症例

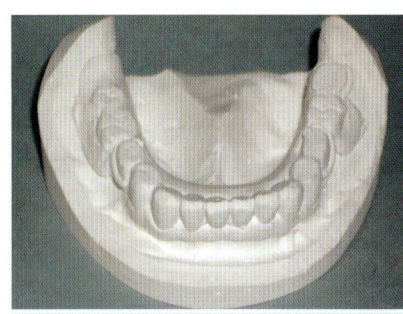

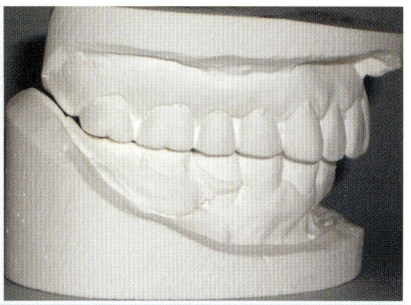

図 1-88　部分床義歯の装着によって咬合の安定をはかる

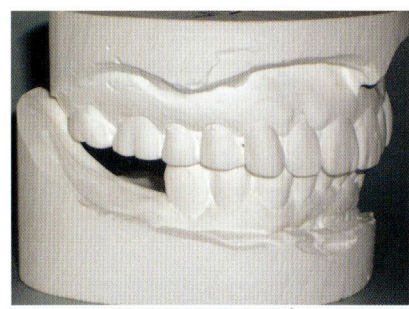

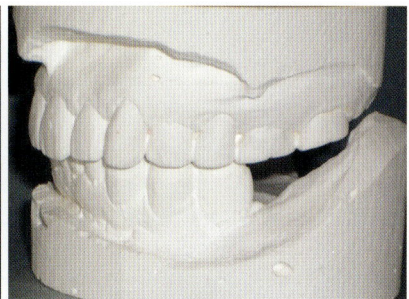

図 1-89　$\frac{5\,4\,|\,4\,5}{5\,4\,|\,4\,5}$ を支点にして発生するシーソー現象

をしないわけにはいきません．治療中といえども，咬合の安定をはかりながら咀嚼機能を維持することが必要です．特に，顎関節症の患者では，つねに咬合の安定をはかることが重要になります．

　咬合の安定をはかる要点は，中心咬合位で，左右側の咬合に狂いを生じさせないことです．つまり，左右いずれか一側の歯列が完全であれば，反対の治療側では，1歯以上の咬合接触があれば咬合の安定をはかることができるのです．ここで，一側の歯列が完全というのは，ブリッジや部分床義歯であっても，765 または 654 の歯が存在することを意味します．

■片側臼歯 1 歯での咬合の安定
　短期間であれば，1 歯でも咬合の安定をはかることはできます．たとえば，図 1-90 に示すように…

　一側の咬合が完全であれば，反対側は，第一大臼歯 1 歯でも咬合の安定は成り立つのです．

　しかし，この咬合状態が長期にわたると，第一大臼歯はやがて圧下します．すると，咬合高径に左右差が生じ，咬合異常を呈するようになります．

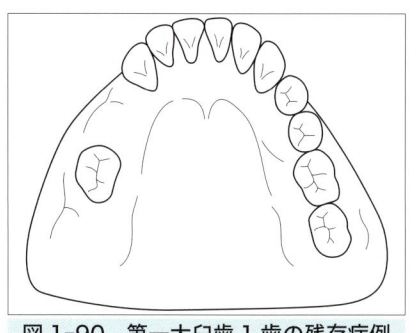

図 1-90　第一大臼歯 1 歯の残存症例

咬合平面 Occlusal Plane

> 一時的な咬合の安定は，第二小臼歯，第一・第二大臼歯のいずれか1歯があれば成立します．
> 咬合の安定度は，第一大臼歯が最善で，第二大臼歯，第二小臼歯の順に安定が悪くなります．
> 第一小臼歯1歯では，咬合は安定しないのです．

■片側臼歯1歯で長期に咬合の安定が得られた症例

 7̅ 6̅ 5̅ が欠損し，残存臼歯が 4̅ のみの場合でも，安定した咬合が得られた症例を提示したいと思います．

患者は，54歳の男性です．

下顎の残存歯は， 4̅ 3̅ 2̅ 1̅ | 1̅ 2̅ 3̅ 4̅ 5̅ 8̅ です．右側は 4̅ のみが残存していることになります．

患者からの義歯を入れたくないという希望で， 5̅④③②①|① の延長ブリッジと， ④⑤6̅ 7̅ 8̅ のブリッジを装着しました．

図1-91に治療完了時の模型を示します．この患者の咬合は，前述したように，右側は 5̅ の1歯であっても，左右のバランスがはかられているのです．治療後7年経過していますが，咬合の狂いはありません．その理由は，ワーキングサイドは左側であること，そして， 5̅ は延長ブリッジのポンティックであっても回復されていることから， 5̅ の存在によって咬合は安定するのです．また， 5̅ の圧下は，多数の支台歯によって防がれています．このことから，長期にわたって咬合の安定が得られているのです．

6 咀嚼運動の機械的モデル
Mechanical Model of Masticatory Movement

1) 従来の機械的モデル
Conventional Mecanical Model

咀嚼運動の機械的モデルとして，従来，「**3級のテコ**」の原理があげられています．3級のテコとは，図1-92に示すように，顎関節を支点として，作用点が力点より前方にあるモデルをいいます．すなわち，このモデルはホッチキス型といわれるものです．

咬筋などの咀嚼筋が力点になり，歯はそれより前方に

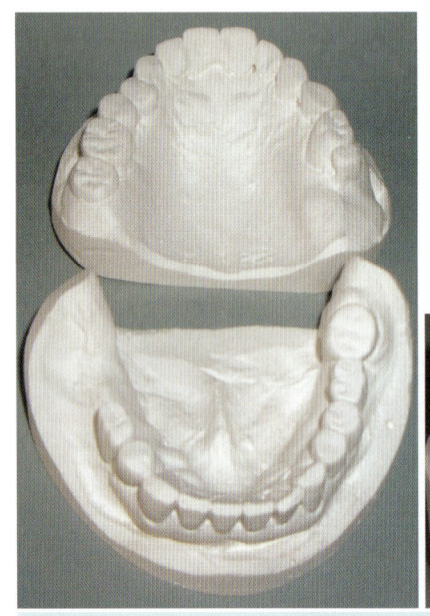

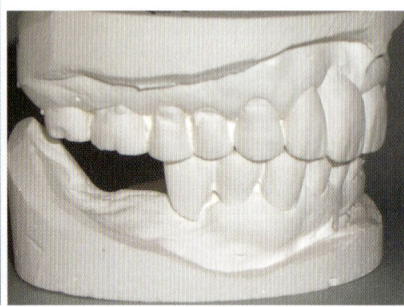

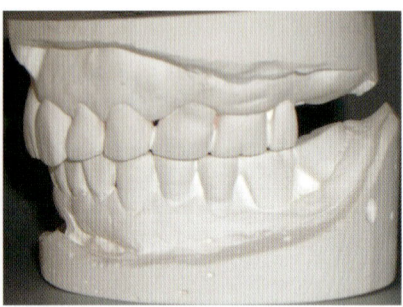

図1-91 片側の小臼歯部で咬合の安定をはかることができた症例

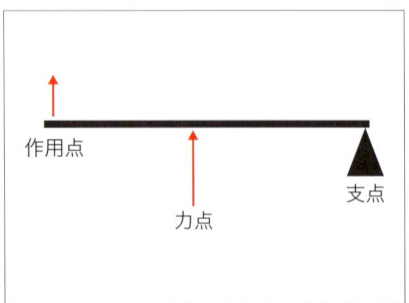

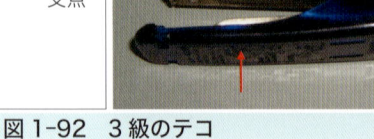

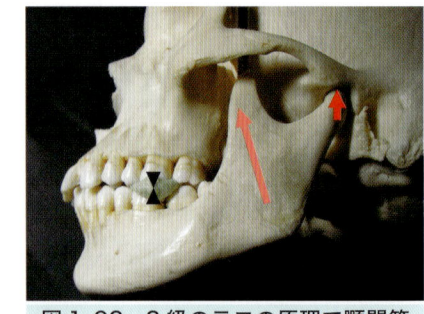

図1-92 3級のテコ

図1-93 3級のテコの原理で顎関節にかかる咬合圧

存在することから，このようなモデルが考えられたのかもしれません．

しかし，このモデルは完全に間違っています．

なぜなら，図 1-93 に示すように，かたい食品を破砕するために大きな咬合力を加えると，今度は食品の位置が支点となって顎関節に大きな咬合圧が加わることになるのです．つまり，小臼歯部あたりで食品を破砕しようとすると，咬合力と同じ力が顎関節に加わるのです．その咬合力は一般的には数 100 N（ニュートン，以後は kg で表示します），つまり，数 10 kg の力が顎関節にかかるのです．この力には，小さな顎関節では耐えることができません．また，このモデルでは，側頭筋の収縮力に対する考慮がないことや，開閉口運動に伴う下顎頭の前方移動を含んだ咀嚼運動の説明ができないのです．このようなわけで，従来のホッチキス型のモデルは，咀嚼運動の実態に合致していないのです．

2）著者の提唱する機械的モデル
Mecanical Model Proposed by the Auther

著者は，図 1-94 に示すような「1 級のテコ」のモデルを提案します．このモデルは，シーソー型とよばれるもので，支点の位置には食品がきます．上下顎の咬合平面で食品を挟み，咬合平面を平行に保つようにバランスをとりながら，食品の破砕や粉砕を行う咀嚼運動モデルです．

このモデルでは，咀嚼時の咬合力は咬合平面内でバランスがはかられることから，顎関節への咬合力の負荷はまったくありません．また，側頭筋の働きも考慮できること，そして，下顎頭が前下方に移動しながら行われる咀嚼運動にも対応できるのです．

このモデルから明らかになることは…

咀嚼運動には，食品を介在した歯だけでなく，咬合平面全体が関与しているということです．そして，咀嚼運動の終末位は，中心咬合位に収斂することです．

したがって，咀嚼運動終末の中心咬合位では，全臼歯が同時に咬合接触し，それらの咬合圧が厳密に均一であることが重要な要件となるのです．

7　顆路とスピー彎曲の関係
Relationship between Condylar Path and Spee Curve

McCollum によって開発されたナソグラフ以来，ヒンジアキシスや顆路の測定が行われ，今日でも，全調節性の咬合器として販売されています．本節では，この顆路の臨床的意義について考えてみたいと思います．

1）従来の顆路の臨床的意義
Conventional Clinical Significance of Condylar Path

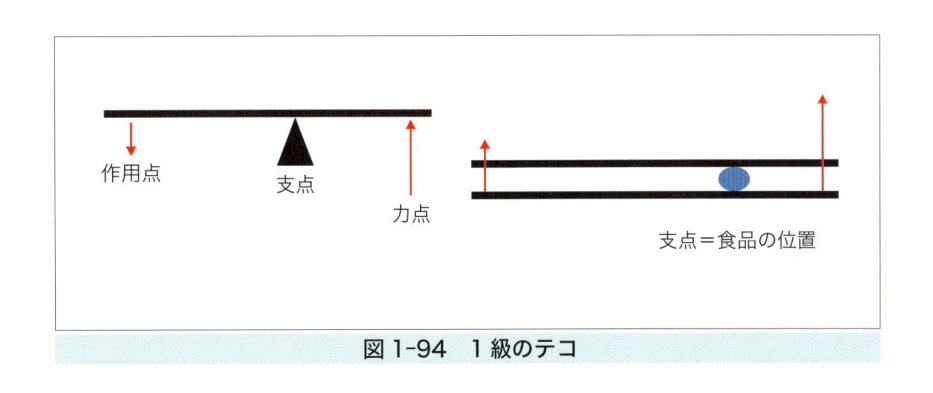

従来の顆路の臨床応用は，図 1-95 に示すように，顆路角を咬合器の矢状顆路角に合わせ，側方顆路も調節します．そして，切歯路角を設定して，歯冠補綴物の咬合面の早期接触や滑走干渉部を削除し，スムーズな滑走面となるように咬合調整します．

つまり，顆路角と切歯路角とで設定した咬合器の動きが，咀嚼運動時の顎の動きであるとして，咬合面の滑走干渉部を削合調整しているのです．

この削合調整は，萌出直後の咬合面では成立するかもしれません．しかし，アボリジニの咬耗して平坦になった咬合面と顆路には，どんな関係があるのでしょうか．咬合面が咬耗する年齢になると，顆路は徐々に水平になるのでしょうか．咬耗した咬合面でも，咀嚼機能が十分営まれているとすれば，顆路に合わせた咬合斜面の調整

図 1-94　1 級のテコ

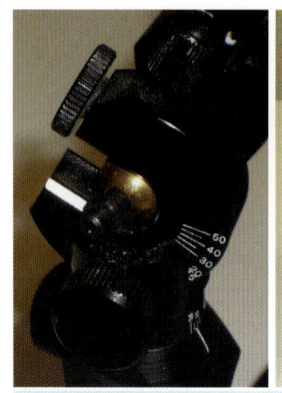

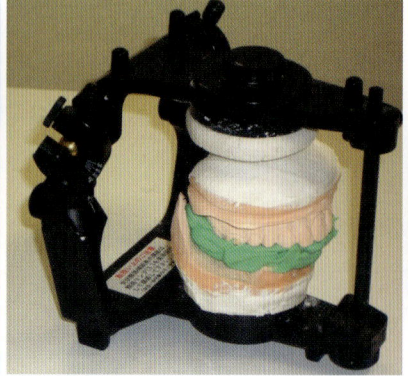

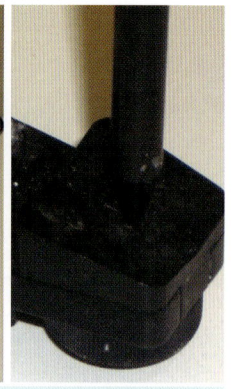

図 1-95　従来の顆路の臨床応用

は，どのような意味をもつのでしょうか．ここに，今日の咬合理論のかかえる矛盾が存在するのです．

2）新しい顆路の臨床的意義
New Clinical Significance of Condylar Path

顆路の臨床的意義として，新しい概念を提案したいと思います．

顆路を測定すると，図 1-96 に示すように，必ず曲線として描記されます．この曲線は，前後と左右の滑走運動から描記されるもので，クリステンセン現象やベネット運動を発生させるもとになるものです．

また，Monsonは，「**咬合平面の彎曲は，同じ半径で顆頭と交差する**」と記述しています．

これらを考慮すると…

> 顆路の真の意義は，図 1-97 に示すようにスピー彎曲に通じるということです．

咬合平面のスピー彎曲とは，顆路から引きつづく彎曲と一致した彎曲と考えると，滑走運動において全臼歯がつねに咬合接触する，つまり，咬合が安定することです．

> 咬合の安定する歯列は，$\frac{7-4|4-7}{7-4|4-7}$ です．したがって，スピー彎曲が顆路と一致した円周上にあれば，咀嚼運動の滑走範囲内において，全臼歯はつねに咬合接触することになります．

また，顆路とスピー彎曲が同一円周上にない場合でも，図 1-98 に示すように，同心円上にあれば，滑走運動で全臼歯が接触することから，咬合が安定することになるのです．

このような顆路と咬合平面の関係であれば，アボリジニのような咬耗した咬合平面でも，顆路の臨床的意義は存在することになります．

咀嚼時に下顎が動く滑走範囲は，数ミリ程度です．この範囲内で，咬合平面が顆路の彎曲に沿った動きをすれ

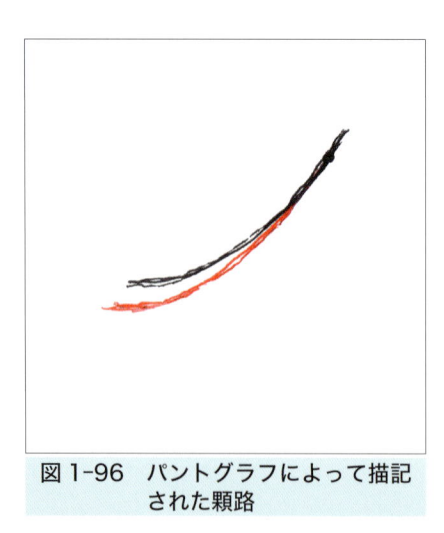

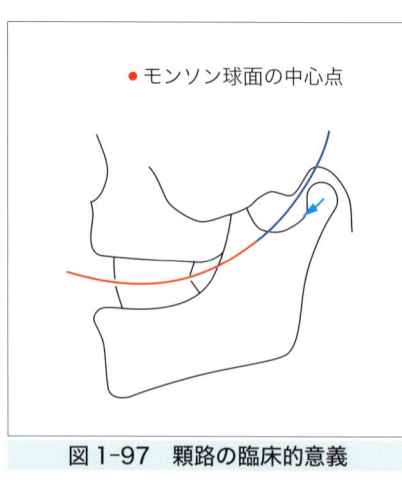

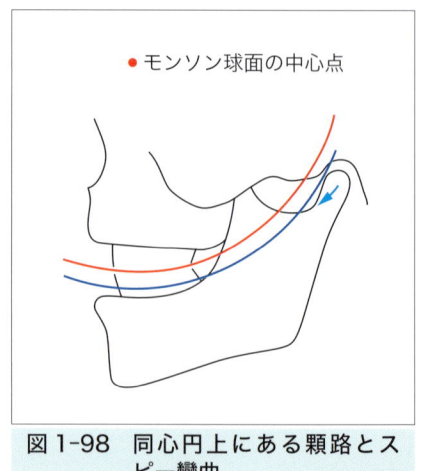

図 1-96　パントグラフによって描記された顆路

図 1-97　顆路の臨床的意義

図 1-98　同心円上にある顆路とスピー彎曲

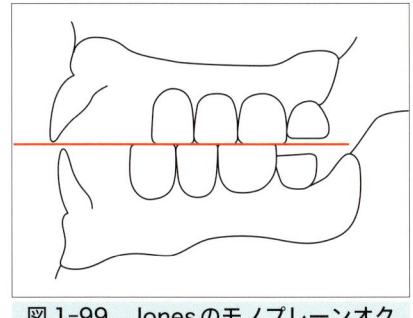

図1-99 Jonesのモノプレーンオクルージョン

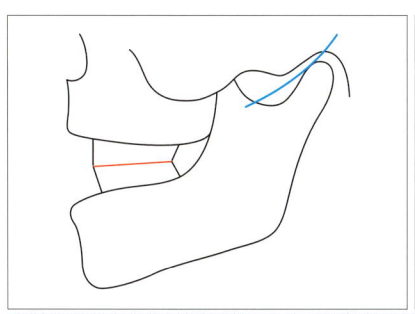

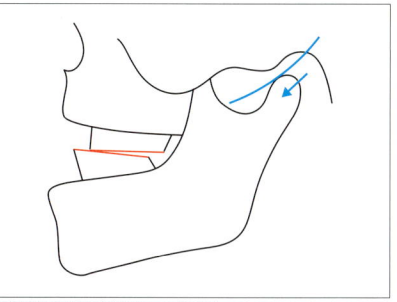

図1-100 モノプレーンオクルージョンの問題点

ば，咬耗した咬合平面は顆路と一致するのです．

というより，顎の動きは，クリステンセン現象からわかるように，顆路に沿った動きをしていることから，咬耗した咬合平面は必然的に顆路と一致するようになるのです．咬合平面の全臼歯の接触により，咬合の安定は保たれるのです．ここで疑問が生じます．

それは，前方滑走と側方滑走運動から発生する顆路角の違い，すなわち，図1-96からわかるように**フィッシャー角**です．この角の存在によって，上記の咬合接触は成立しないのではないかという疑問です．この疑問については，次の2つの事項から，フィッシャー角は咬合の安定とは関係ないことがわかります．

第1は，フィッシャー角は，非作業側にみられる現象であること．

第2は，前方滑走と側方滑走の顆路の違いは，ある程度滑走したあとから発生することです．

咀嚼運動は，これまでにも記したように，作業側の運動であり，中心咬合位からわずか数ミリの範囲内で行われるのです．このあいだでは，前方と側方の顆路に違いはみられないのです．したがって，咬合の安定には，フィッシャー角は関与しないことがわかります．

3) モノプレーンオクルージョンの問題点
Matters of Mono-plane Occlusion

Jonesは，1972年，図1-99に示すような，モノプレーンオクルージョンを発表しました．この咬合平面の特徴は，無咬頭歯を用いて，平坦な咬合平面を歯槽頂に平行に排列し，顎堤が前方斜面を呈する位置にある $\frac{7|7}{7|7}$ を咬合させないことです．平坦な咬合平面の考え方は，1942年，Hardyによって提唱されています．

モノプレーンオクルージョンの問題点は，図1-100に示すように，下顎前方運動では，クリステンセン現象によって臼歯部後方が離開することから，生理的な顎運動に反することです．

ここで，モノプレーンオクルージョンに関して，著者の経験した症例を提示して考えてみたいと思います．

図1-101に示す模型は，図1-2に示した56歳の男

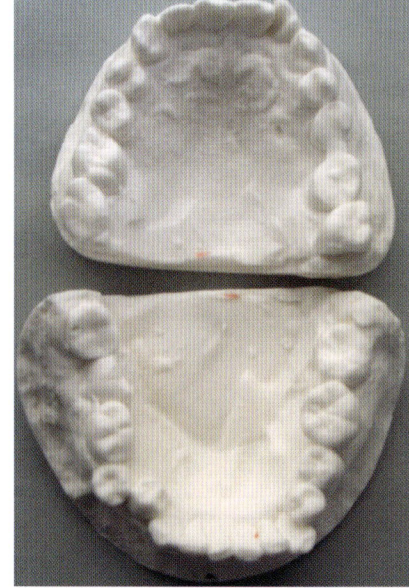

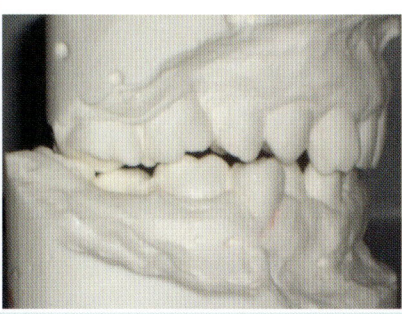

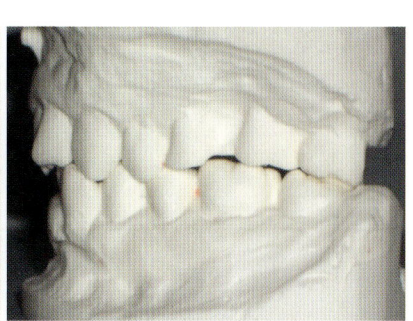

図1-101 逆スピー彎曲を呈する患者の咬合治療

咬合平面 Occlusal Plane　35

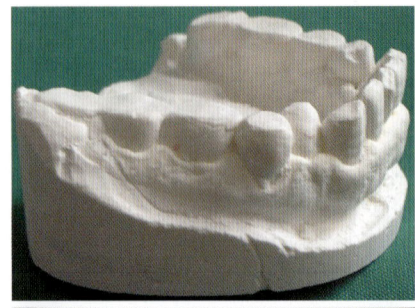

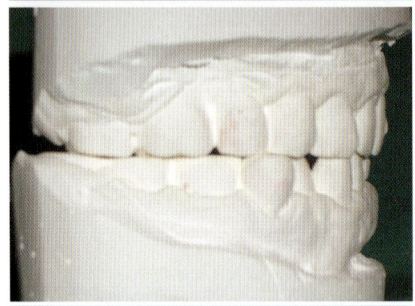

図1-102 モノプレーンになった咬合平面

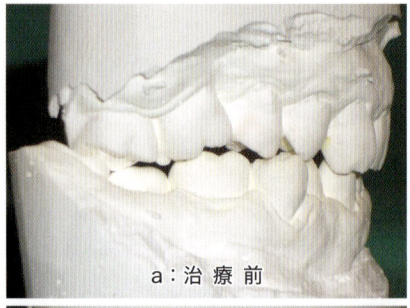

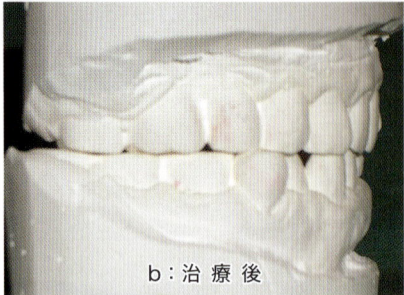

a：治療前
b：治療後
図1-103 治療前後の犬歯被蓋状態の比較

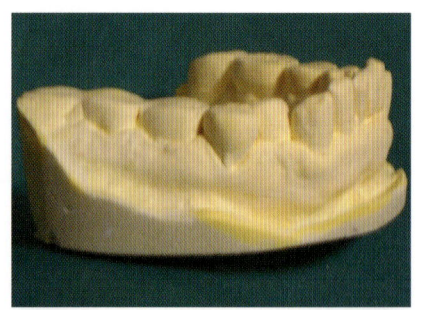

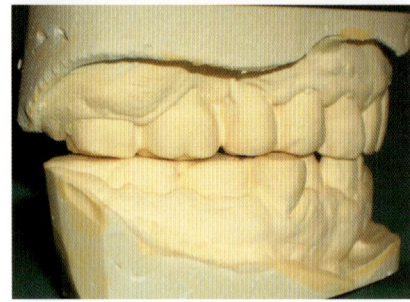

図1-104 スピー彎曲の付与と咬合高径の低下をはかった状態

性のものです．主訴は，食事が思うようにできないとのことです．この患者の咬合の異常は，異常な咬合平面と咬合接触の不良です．

そこで治療は，光重合レジンによって咬合平面を修正することから始めました．逆スピー彎曲を修正した咬合平面を，図1-102に示します．この咬合平面は，気づくと，図に示すようにモノプレーンになっていました．

咬合平面をこの状態に修正したころから，患者にある症状が現れました．それは，日中でも気がつくと，無意識のうちに強烈なくいしばりをしていること，しかも，小臼歯部だけが当たることから，側頭部に頭痛を感じるというのです．

その原因を探ってみると，2つの事項が明らかになりました．

第1は，咬合平面がモノプレーンになっていること．

第2は，治療前後の犬歯の被蓋状態を比較すると，図1-103に示すように，治療後の咬合高径が生来より高くなっていることです．

咬合高径の挙上は，のちに解説しますが，ブラキシズムの症状を発現します．そこに加えて，咬合平面がモノプレーンであることから，クリステンセン現象によって小臼歯部のみの接触になり，側頭部に頭痛を感じるようになったと推測されるのです．

治療は，咬合高径の低下と，咬合平面にスピー彎曲を付与しました．しかし，いったん出現したくいしばりの症状は，なかなか改善しませんでした．

ようやく症状の軽減の兆しのみえた咬合面を，図1-104に示します．スピー彎曲も犬歯の被蓋もまだ足りませんが，咬合高径の低下によって症状の改善がはかられていました．

天然歯列でモノプレーンオクルージョンが成り立たないということは，全部床義歯においても成り立たないことはいうまでもありません．

これまで説明したように，モノプレーンオクルージョンは，咬合平面に備わっている自然の彎曲や滑走運動に反しており，決してお勧めできるものではありません．

Completion of Occlusion

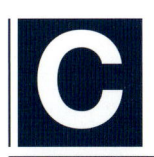

C 咬合接触 Occlusal Contact

咬合接触の様式には，ご存知のようにABCコンタクト咬合や3点接触咬合などがあります．しかし，結論からいえば，なにもわかっていないのです．つまり，臨床的に真の咬合接触の姿が解明されていないのです．本節では，咬合接触について考えてみたいと思います．

1 咬合接触の完成
Completion of Occlusal Contact

萌出の始まった永久歯は，図1-105に示すように，萌出圧によって完全に移動できなくなる咬頭嵌合位にまで達します．また，萌出しすぎた臼歯は，顎関節とバランスのとれるレベルにまで咬合圧によって圧下させられるのです．そして，全臼歯の咬合圧が同一となり，咬合平面が顎関節と調和した咬合高径となったところで，咬合接触は完成します．すなわち…

> 咬合接触は，歯の萌出圧と咀嚼筋の収縮力との均衡のなかで，全臼歯の咬合圧が均一となって完成されるのです．

補綴物の装着に際して，咬合接触部を削除しすぎると，もはや完全な咬合接触の回復は不可能です．極論をいえば補綴物を再製しなければならなくなります．なぜなら，成人の萌出完了した歯には，もはや萌出能力はないからです．咬合調整の精度は，各接触部を10ミクロン以内の誤差に抑える必要があります．

咬合接触の不足分は，やがて歯の挺出によって正常な咬合に回復する，という考えは，挺出と萌出という生理的現象をとり違えているのです．周知のことですが，歯の萌出と挺出とはまったく異なります．萌出には，1〜2gといわれる圧をもっています．一方，挺出には圧はありません．したがって，咬合接触をしない新しい歯冠修復物を装着した場合には，将来にわたって咬合の回復はまったく望めないのです．

2 従来の咬合接触の問題点
Matters of Conventional Occlusal Contact

成書に記述されている咬合接触の様式には，先にも述べたように，ABCコンタクト咬合と3点接触咬合があげられています．図1-106に，それぞれの咬合接触を示します．本項では，この2つの咬合接触の問題点を考えてみたいと思います．

1. 2つの様式の断面は，同じ平面ではない

ABCコンタクト咬合の表示は冠状断の像であり，3点

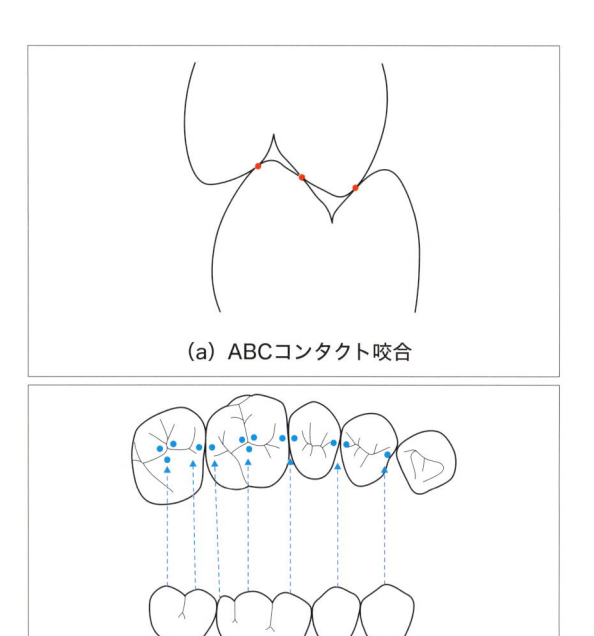

(a) ABCコンタクト咬合

(b) 3点接触咬合

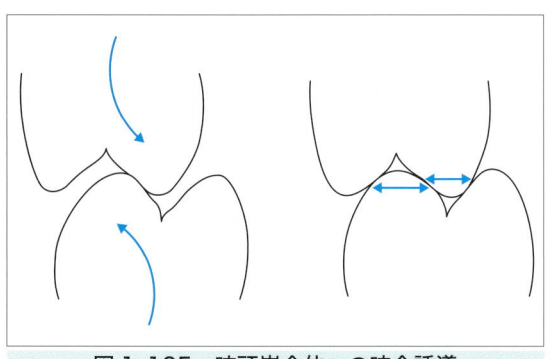

図1-105 咬頭嵌合位への咬合誘導

図1-106 2つの咬合接触様式

咬合接触 Occlusal Contact 37

接触咬合は水平断の像です．咬合接触の安定に対する両者の考え方はまったく異なり，相容れないものです．

2. ABCコンタクト咬合は，3次元では成立しない

たとえば，第一大臼歯のABCコンタクト咬合の接触点は，図1-107に示すように，ほぼ平面上にあることがわかります．つまり，ABCコンタクト咬合は，2次元平面上でのみ安定する咬合の理論です．

しかし，現実の歯は3次元の立体構造をしています．ABCコンタクト咬合に，3次元的な咬合安定の理論がないかぎり，2次元平面だけでは真の咬合安定を表していることにはならないのです．

3. ABCコンタクト咬合は，臨床で構築することはできない

図1-107に示したのは，上下顎大臼歯それぞれの近心頰側咬頭に対するABC接触点の位置です．

では，遠心咬頭に対する咬合接触は必要ないのでしょうか．上下顎第一大臼歯の頰舌側のすべての咬頭では，6点の咬合接触が必要となります．臨床ですべての接触点を構築し，かつ咬合圧を同一にすることは技術的にできません．著者は昔，ABCコンタクト咬合として，3点の咬合接触を構築しようとしたことがありました．しかし，現実には3点の接触ですら同じ咬合圧に調整することはできませんでした．

4. 3点接触咬合の接触点は，膨大な数になる

3点接触による咬合の安定は，図1-108に示すように，カメラの三脚による安定の原理と同じです．この理論の咬合の安定では，すべての咬頭に対して3点の接触を要することになります．したがって，全臼歯の咬頭に対する接触点の数は膨大なものとなります．これらすべての咬合接触点を同じ咬合圧にすることは，現実には不可能です．

中野は，「**天然歯の咬合接触には，3点接触はほとんどみられず，天然歯列の接触点は咬耗面の中にある**」と報告しています．つまり，咬合接触は，図1-109に示すように，Gysiのいう咬合小面のようななかに接触点を呈しているのです．

これまでいわれているABCコンタクト咬合や3点接触咬合は，机上で考えられた接触様式であり，現実にはまったく適用できないものです．そのためでしょうか，これらの咬合接触に関して，成書では理想的という言葉が付されているのです．では，現実の咬合接触はどうあるかについては，今日でもまったく未解決なのです．

3　萌出完了と咬合完成
Eruptive Completion and Occlusal Completion

咬合接触の様式が未解決とはいえ，日常的に臨床が行われているのです．咬合接触の問題は，解決しておかなければならない緊急の事項です．本節では，真に理想とされる咬合接触とは，どのような様式かということについて解説します．

その前に，考えておかなければならない問題があります．それは，**萌出の完了と咬合の完成**という事項です．

永久歯の咬合完成とは，一般的に全永久歯が萌出して

図1-107　ABCコンタクト咬合の接触点

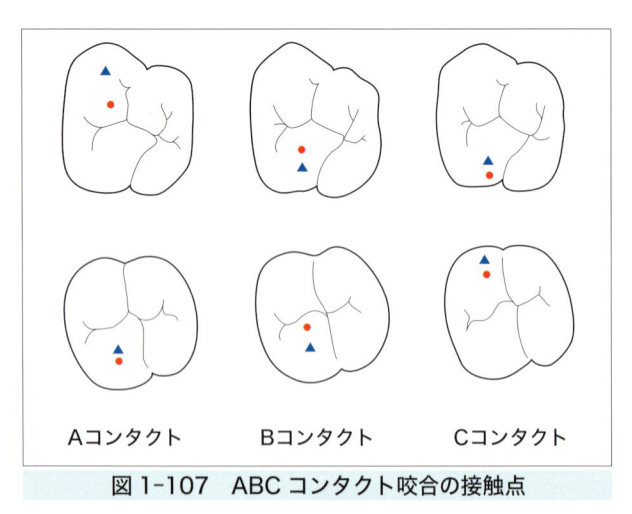

図1-108　3点接触による安定の原理

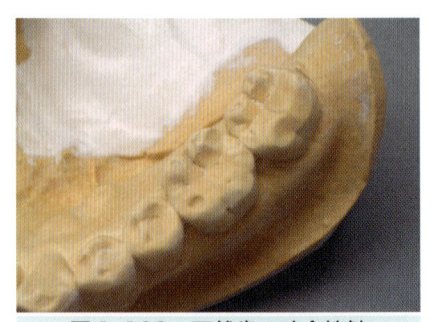

図1-109　天然歯の咬合接触

咬合接触した時点と考えられます．

重本は，『臨床咬合学事典』の「咬耗」の解説のなかで，「**萌出直後の歯の対合歯との咬合は点接触ではじまり，その後機能活動により面接触へと変化する．そして，その咬耗面は徐々に顎運動と調和した面となり，咬耗の状態がポステリアガイダンスとうまく調和した，機能的にも最良の状態となる歯列の成熟期ともいえる時期を迎える**」と記述しています．

この記述によれば，咬合は萌出完了時より，しばらく経って咬耗が少し進行したときのほうが，顎関節と調和してより安定したものとなる，といっているのです．つまり，咬合の完成は，萌出完了の時期とは異なることになるのです．また，Gysiの理論は，咬耗した咬合小面をもとにして唱えられたものです．

図1-110に示す模型は，17歳の男性のものです．咬合状態をみると上下顎の咬頭間には大きな空隙が存在し，いかにも若い感じがします．このころの咬合接触は，点接触になっていると思われます．

図1-111に示す模型は，28歳の女性のものです．咬合接触をみると，上下顎の臼歯は咬頭嵌合位に緊密に咬合し，咬合は完成しているようにみえます．

これらのことから…

咬合は，萌出完了時ではなく，少し遅れて完成するものと考えることができるのです．

このことはまた，咬耗という生理的現象の存在意義を明らかにすることにもなるのです．

歯の萌出から咬合の完成に至る過程を，模式的に解説したものを，図1-112に示します．萌出した歯は，萌

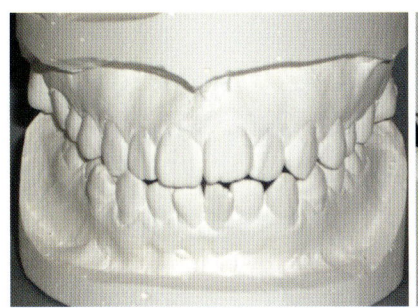

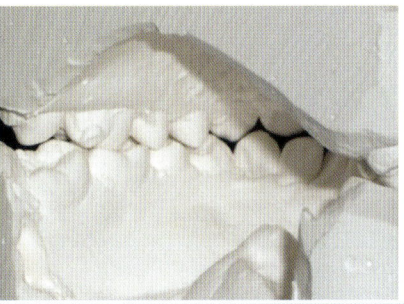

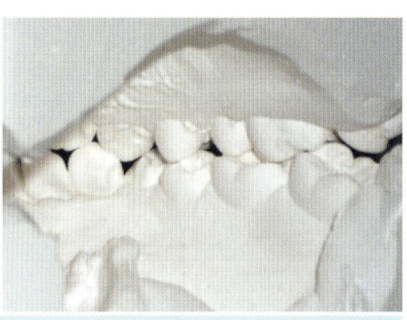

図1-110 萌出完了時の咬頭嵌合位

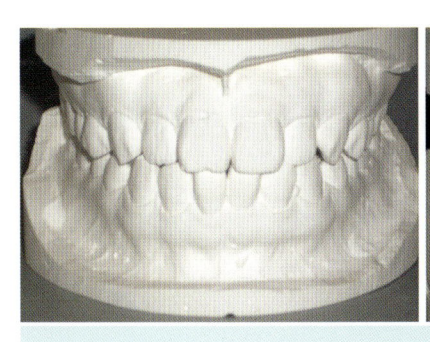

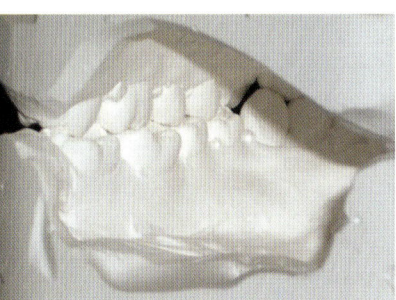

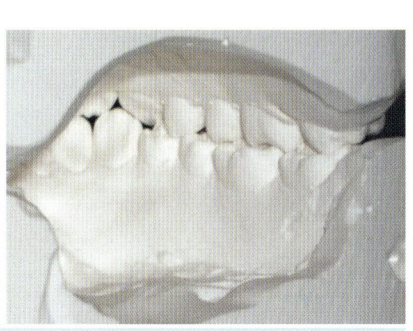

図1-111 咬合完成時の咬頭嵌合位

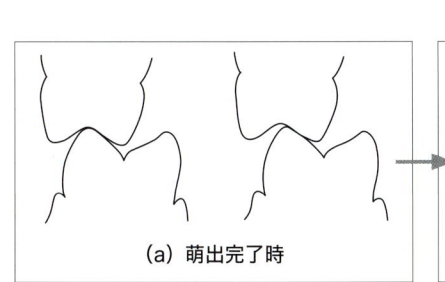

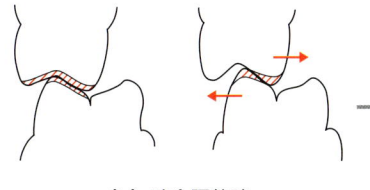

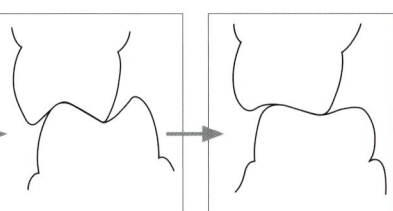

(a) 萌出完了時　(b) 咬合調整時　(c) 咬合完成時　(d) 咬耗の進行時

図1-112 歯の萌出から咬合の完成に至る過程

咬合接触 Occlusal Contact　39

出圧と咬合斜面によって，咬頭嵌合位に向かって誘導されます．しかし，萌出完了時では，まだすべての臼歯が正しく咬頭嵌合位に咬合しているとはかぎりません．なぜなら，すべての部分が過不足なく咬合するようになるには，遺伝的発育だけでは不可能だからです．したがって，微妙な咬合接触の不一致が存在しているのです．

萌出完了時の咬合状態は，(a)に示すように，咬頭と窩だけの接触や，斜面と斜面の接触になっているのです．この狂いは，数十ミクロンの違いにすぎません．その違いでも咬合の精度からみれば大きな数値なのです．

このような咬合状態から，咀嚼運動をとおして咬合圧が加わると，(b)に示すように，歯の圧下や微小移動，そして，わずかな咬耗が起こることになります．この過程を経て，全臼歯は完全な咬頭嵌合位に咬合し，同一の咬合圧で接触するように修正され，(c)に示すような咬合が完成するのです．

この過程では，14頁の「**咬合完成への最終調整**」で説明したことが行われているのです．したがって，萌出完了とは，咬合完成への一通過点にすぎないのです．そして，(d)に示すように，高齢になると咬合面は咬耗によって平坦になり，歯は生涯にわたって咀嚼機能を維持することになるのです．

次に，萌出した歯が，咬合接触してから咬合完成に至るあいだに発生する臨床症状について考えてみます．

■咬合完成に至るまでの臨床症状

高橋による，小学校児童の顎関節症とブラキシズムについての調査結果を，**図1-113**に示します．発生率は，顎関節症とブラキシズムを合算しました．発生率を合算する理由は，次に説明します．

結果をみると，1年生では，男女合わせて34％と，最も高い発生率でした．全児童での平均の発生率は28.6％でした．この発生率は，日本人の顎関節症の発症率といわれている13.6％より，かなり高い値を示しています．

これらの児童にみられるブラキシズムと顎関節症の意味するものは，歯が萌出して最初に接触した咬合状態では，早期接触や滑走干渉が起こっているということです．つまり，咬合不良であるということです．学童期のブラキシズム発生の原因については，『顎関節症』のなかで，**西野**も指摘しています．

しかし，これらの咬合不良は，咬合完成への過程を経

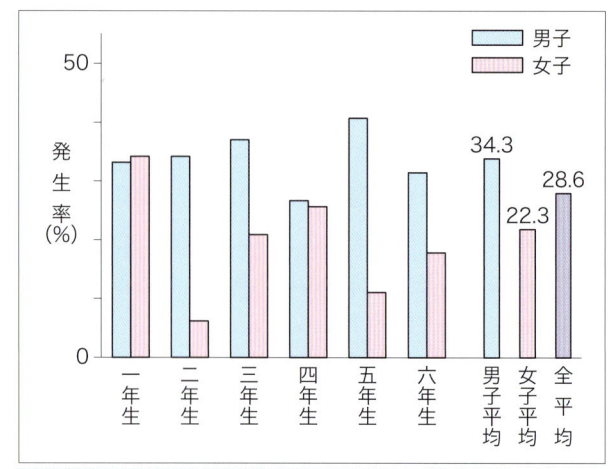

図1-113　小学校児童のブラキシズムと顎関節症の発生率
（上田市開業の高橋敏文先生が著者の依頼により，上田市の1小学校を対象に全児童の家庭へのアンケート調査によって得たデータ）

て改善されるのです．すなわち…

> 歯の萌出から咬合した初期の段階で，咬合不良が軽度であれば，くいしばりや歯ぎしりによって歯の圧下や咬耗を促して咬合を改善しようとします．
>
> しかし，それでは改善できないような咬合異常では，顎関節に負荷がかかり，顎関節症の症状が出現すると考えられるのです．

ここに，顎関節症とブラキシズムの発生率を合算する意味が存在します．

咬合不良によって顎関節に負荷がかかり，顎関節症の症状が出現すると，下顎頭は順応して咬合を安定させようとします．咬合が安定すれば，ブラキシズムや顎関節症の症状は軽減し，成人に達するころには消失してしまうのです．そして，顎関節と調和した咬合平面が完成するのです．このことから…

> 学童期にみられるブラキシズムや顎関節症の症状は，歯が萌出し，咬合したときの咬合不良を改善するための生理的現象であるといえるのです．

下顎頭の順応については，次節で解説します．

4　萌出完了と咬合完成の臨床的意味
Clinical Significance of Eruptive Completion and Occlusal Completion

前節では，萌出完了から咬合完成に至る過程について説明しました．本節では，咬合の完成に至る過程が，日常の臨床と，どのようなかかわりをもつのか考えてみます．

1) 歯冠修復治療
Therapy of Coronal Restoration

たとえば，う蝕治療でクラウンが装着されたとします．クラウンを装着すると，どんなに厳密に咬合調整しても，装着後には違和感が発生します．この違和感は，隣接面の接触圧を除けば，対合歯との咬合接触で，すべての咬合圧がこれまでと同じ圧ではないことが原因です．

咬合接触の不良を誇張したものを，図1-114に示します．各接触点は，微妙に接触圧が異なるため，歯が揺すられることになります．この圧が歯根膜の圧受容器から感知され，これまでの咬合圧とは異なることから違和感を覚えるのです．その違和感も，数日すれば解消します．それは，歯の微小移動やわずかな圧下によって，すべての咬合圧の均衡がはかられるからです．

クラウンやインレーの装着時に行う咬合調整では，削除した部分は，点ではなく小面となります．つまり…

> 歯冠修復物の装着時に行う咬合調整は，咬耗によって咬合の完成に至る過程と同じことを，一時に臨床で行っていることなのです．

もし，ABCコンタクト咬合が正しい咬合とするなら，新規の補綴物の咬合は，点接触でなければなりません．削合調整を行うことは，咬合異常をつくることになるのです．歯科医師が，日常何気なく行っている咬合調整は，萌出完了から咬合完成への過程を，人為的に短期間に行っていることと等価なのです．

2) 歯列矯正治療
Orthodontic Therapy

歯列矯正治療によって歯を移動したあとは，リテーナーが装着されます．リテーナーの装着は，歯の後戻りを防止するためであることはいうまでもありません．

では，なぜ後戻りをするのでしょうか．

それは，もとの咬合が最も安定していたために，矯正治療後の咬合からも後戻りをする力が発生するためです．リテーナーの装着期間に期待するものは，移動した歯の周囲歯槽骨の回復であることは周知の事実です．しかし，それだけではありません．この期間のあいだに，わずかな咬耗，微小移動と圧下によって，新しい咬合の完成がはかられているのです．保定期間内に咬合の安定がはかられれば後戻りがないのです．とすれば…

> 歯の移動後，ワイヤーをはずす前に咬合調整を行い，安定した咬合を構築することは，咬合完成の過程からも，自然の行為を人為的に行うことであり，理にかなっているのです．

このような咬合調整を行うことによって，リテーナーの装着期間は短くなり，また，後戻りもなくすことができるのです．

3) 咬合性外傷や歯周疾患の治療
Therapy of Occlusal Traumatism and Periodontal Disease

図1-115に示すように，咬合性外傷や歯周疾患の歯には咬合調整が行われます．その目的は，咬合圧が歯軸方向に向かうようにすることです．つまり，咀嚼時に，歯が咬合圧で動くことがないようにしているのです．この調整の意味するものは，咬耗によって安定した咬合が得られなかったので，人為的にその咬合面を構築しているということです．

今まで，う蝕がなく歯が丈夫だといっていた人に，ある日突然，1本の歯に咬合性外傷が発症することがあり

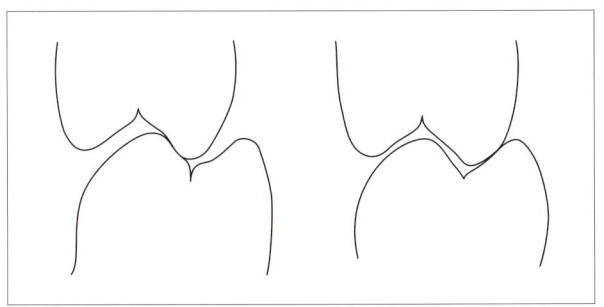

図1-114 小学校児童にみられる咬合異常

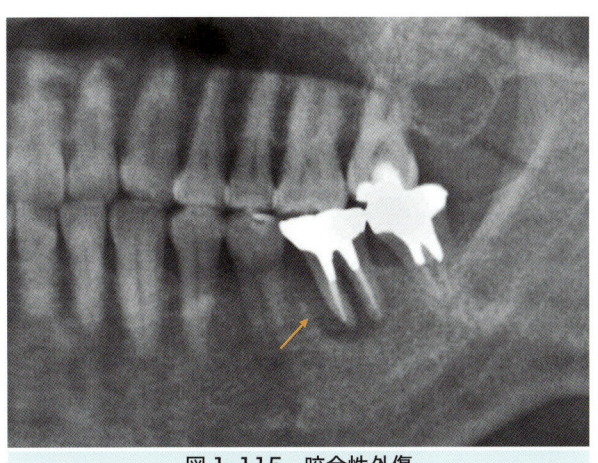

図1-115 咬合性外傷

ます．なぜ発症するのでしょうか．

それは，咬耗という生理的現象は，咬合にとってつねに正しく進行するとはかぎらないからです．

図1-116に示すような，いびつな咬耗によって咬合面が斜面になることがあります．このような咬耗不良から，咬合性外傷が発症するのです．そのメカニズムは，のちに解説します．

このとき，咬合面の咬合調整をすることは，理にかなっています．このような歯に行う咬合治療では，歯質の削除だけでなく，咬合面に光重合レジンを添加して咬合面の形態を変えることが必要です．詳しい咬合治療については，9章で解説します．

これまで述べたように，萌出した直後の歯の咬合は，点接触で始まりますが，咬合面は咬耗されて徐々に平坦になり，面接触へと変化します．それは，咬合の完成への過程であり，完成された咬合は生涯にわたって維持されることになるのです．

5 理想的な咬合接触
Ideal Contact of Occlusion

図1-117(a)に示すような17歳の若年者の咬頭嵌合位の咬合と，(b)に示す80歳の平坦な咬合面による咬合，この2つに共通するのが，理想的な咬合様式ということができます．

著者の提唱する咬合接触様式の基本形を，図1-118に示します．

上顎臼歯の舌側咬頭のみを機能咬頭として，下顎臼歯の平坦な咬合面に1点で咬合させます．この咬合様式は，リンガライズドオクルージョンといわれています．

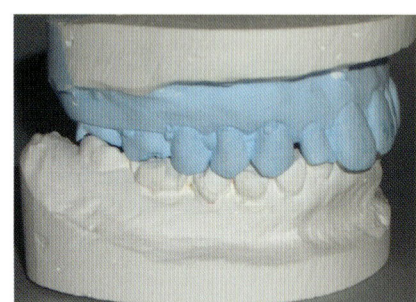

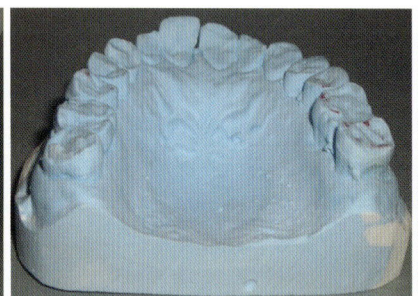

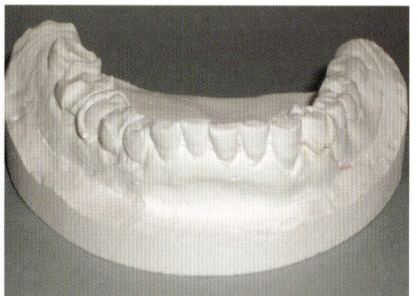

図1-116 咬耗によっていびつになった咬合面

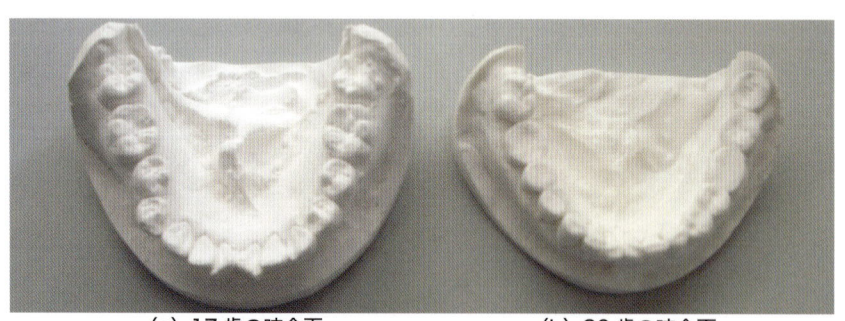

(a) 17歳の咬合面　　(b) 80歳の咬合面
図1-117 萌出完了時と咬耗した咬合面

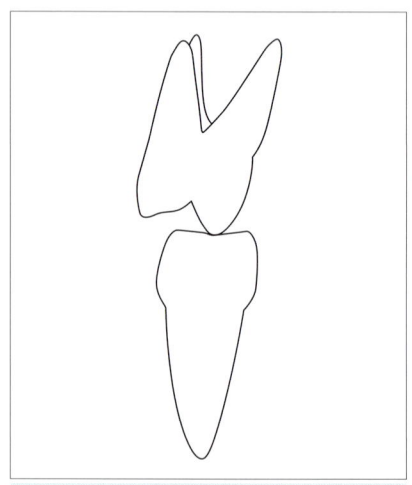

図1-118 著者の提唱する咬合様式の基本形

42　Chapter 1　咬合の完成

1) 咬耗した咬合面のリンガライズドオクルージョン
Lingualized Occlusion on Occlusal Suerface with Attrition

図1-119に示すように，咬耗した咬合面による咬合は，面と面の咬合接触のようにみえます．しかし，実際の咬合状態を，チェックバイト用シリコン印象材で印象してみると，図1-120に示すように，下顎臼歯の平坦な面に，上顎臼歯が1点で咬合接触しています．

顎の動きは，ベネット運動によるため，上下顎の咬耗面は平坦であっても，面接触になることはありません．下顎臼歯の平坦な咬合面は，わずかな凹彎を呈するものの，上下顎歯の咬合は点接触となっているのです．

リンガライズドオクルージョンの咬合状態を，図1-121に示します．

上下顎歯にかかる咬合圧をみると，上顎歯では，舌側咬頭頂から垂直に咬合圧が発生します．この圧は，歯軸と一致して根分岐部から3根の間を抜けています．このような咬合を示す上顎臼歯では，最も大きな咬合圧を負担できるのです．なぜなら，咬合圧は3根に分割され，すべての根で最大の咬合圧を負担することができるからです．

一方，下顎臼歯では，図に示すように，平坦な平面の中央に，上顎臼歯の舌側咬頭が1点で咬合しています．この咬合点から発生する咬合圧は，咬合面に垂直で，歯軸と一致し，根尖方向に向かうことになります．また，頬側からみると，このベクトルは，(b)に示すように，根分岐部を抜けています．咬合圧は2根に分散されることから，下顎臼歯は最大の咬合圧を負担できるのです．

したがって...

> リンガライズドオクルージョンは，咀嚼運動において食品に最大の咬合力を加えることのできる唯一の咬合様式といえます．それとともに，咀嚼効率に最も優れた咬合様式でもあるのです．

生まれながらの歯は，咬頭傾斜角を有した形態で萌出し，頬舌的に半咬頭ずれた咬頭嵌合位に咬合します．つまり，上顎臼歯は，ウィルソン彎曲を呈することから，リンガライズドオクルージョンの咬合様式になるように

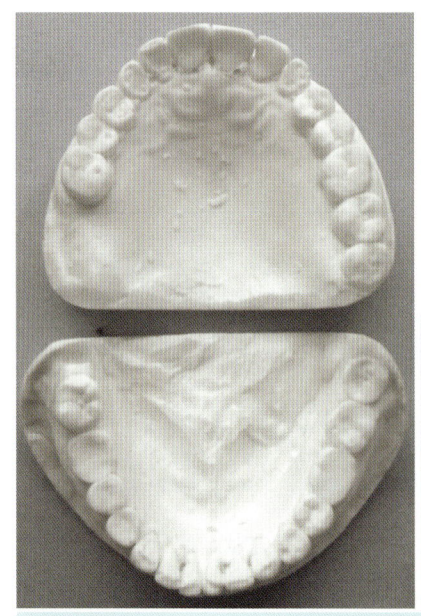

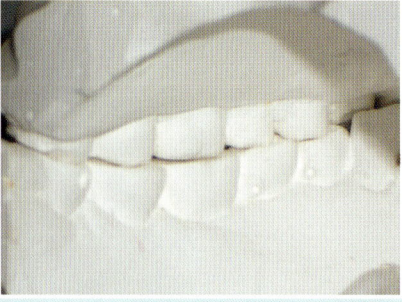

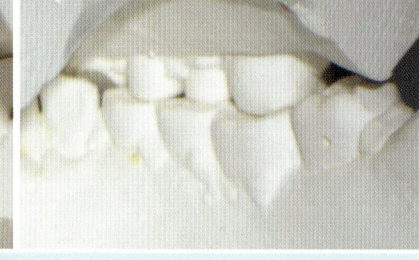

図1-119 咬耗した咬合面による咬合

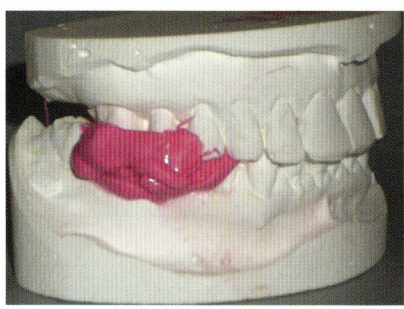

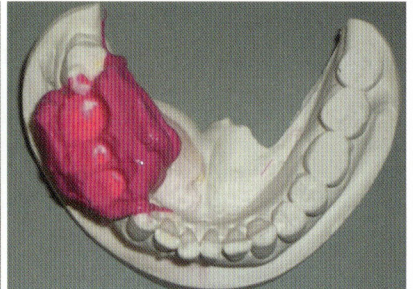

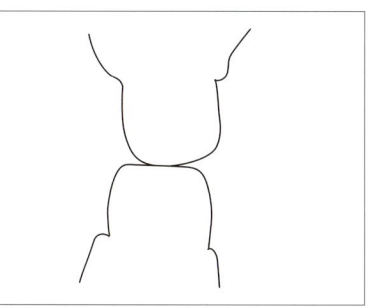

図1-120 チェックバイト印象による咬合接触の診査

咬合接触 Occlusal Contact

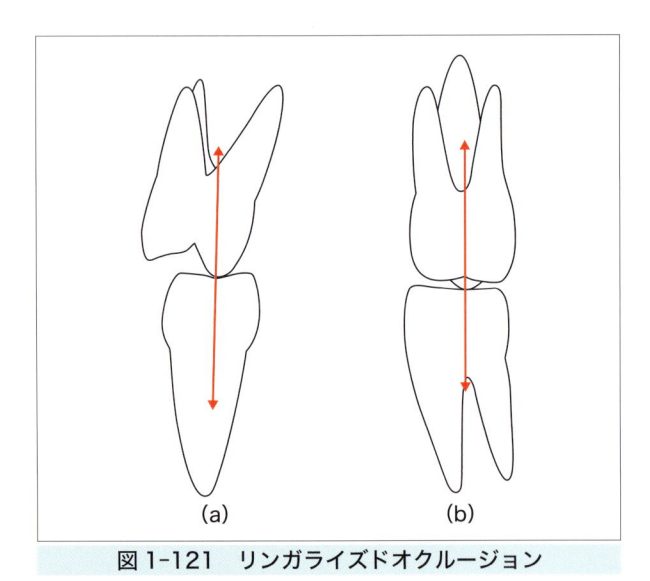

図1-121 リンガライズドオクルージョン

萌出し，咬合するのです．

そして，完成されたこの咬合様式は，咬耗によって咬合面が平坦化されても，生涯にわたって維持され，咬合は安定しつづけるのです．

2）咬頭傾斜角をもつ歯にかかる咬合ベクトル
Occlusal Vector into Teeth with Cusp Angle

咬頭嵌合位の咬合状態で，咀嚼時に発生する咬合力について考えてみます．

■食品が下顎臼歯の咬合面中央にある場合

食品が下顎臼歯の咬合面の中央にある場合は，図1-122に示すように，咬合圧は，上下顎歯ともに歯軸方向に向かいます．この場合は，最大の咬合力を食品に加えることができます．

■食品が上顎臼歯の咬合面中央にある場合

食品が上顎臼歯の咬合面の中央にある場合は，図1-123に示すように，上顎臼歯には，ウィルソン彎曲から側方圧が発生します．また，下顎歯でも，頬側咬頭が歯軸からはずれていることから，側方圧が必ず発生するのです．したがって，上顎臼歯の咬合面に食品がある場合は，上下顎歯ともに側方圧が発生することになり，食品に大きな咬合力を加えることはできません．

■食品が下顎臼歯の咬合斜面にある場合

図1-124に示すように，上下顎歯ともに側方圧が発生します．

このような圧が歯にかかったときは，破砕運動を止めて，食品を咬合面の中央に移動させます．そして再度，破砕のための咬合力を加えるのです．

かたい食品の破砕には，大きな咬合圧を必要とします．食品の破砕では，咬合面上の食品の位置を無意識に変えながら，最大の咬合力を加えることができる位置を探るのです．

最大咬合力の感覚は，これまで経験した過去の咬合力が脳にインプットされています．破砕運動では，食品に加える咬合力は，この感覚を頼りにして行われるのです．

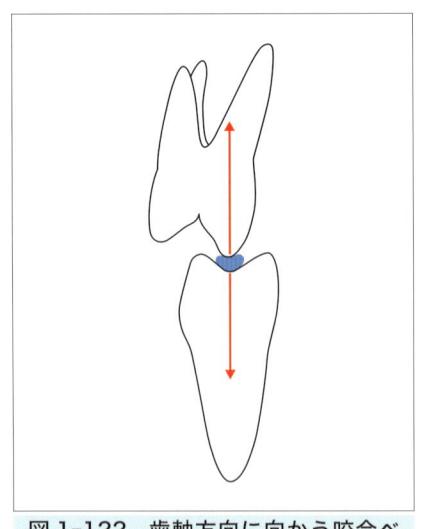

図1-122 歯軸方向に向かう咬合ベクトル

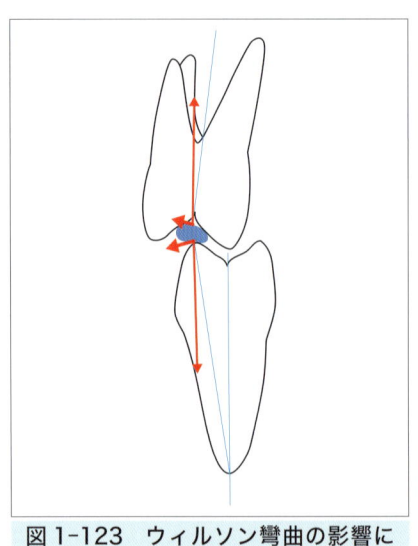

図1-123 ウィルソン彎曲の影響による側方ベクトルの発生

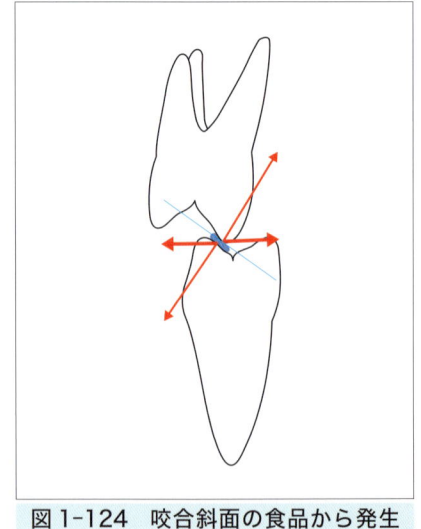

図1-124 咬合斜面の食品から発生する側方ベクトル

■破砕運動時の機能咬頭

咬合の完成期は，咬頭嵌合位に咬合します．この咬合状態は，咬頭傾斜角によって誘導されます．つまり，咬頭傾斜角を有する歯の形態は，上下顎の臼歯を正常な咬合位に導くための便宜的なものにすぎないのです．その役目が終わって，咬頭嵌合位から咬耗が進めば，咬頭はなくなり，咬合面は平らになるのです．

咀嚼運動にとって重要なことは，上顎臼歯の舌側咬頭と下顎臼歯の頬側咬頭は，ともに機能咬頭として，同じように咀嚼に関与するのではありません．

これまでの説明でおわかりのように…

> 咀嚼運動は，上顎臼歯の舌側咬頭が機能咬頭として働くことで最も大きな咬合力を食品に加えることができ，また，効率のよい咀嚼運動を行うことができるのです．
>
> そして，咬耗は，咀嚼機能を生涯にわたって維持するために歯冠形態を整える働きをしているのです．

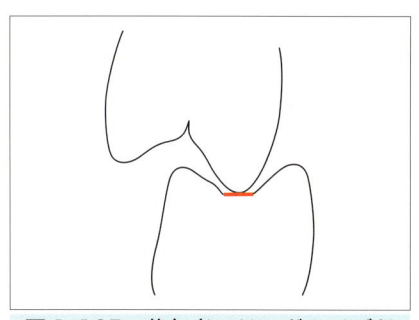

図1-125 若年者のリンガライズドオクルージョン

3) 若年者のリンガライズドオクルージョン
Lingualized Occlusion of Young Adults

若年者の咬合に付与するリンガライズドオクルージョンについて説明します．

若年者の咬頭傾斜のある歯に付与するリンガライズドオクルージョンは，図1-125に示すように，上顎臼歯の舌側咬頭が接触する下顎臼歯の咬合面は，小さい面積ながら平坦な面をつくり，上顎舌側咬頭をこの面に咬合させます．この小面をはずれた咬合斜面は前後の歯に合わせます．この基本的な咬合面形態は，Schyulerのロングセントリックやワイドセントリックに通じるものです．

6　咬合接触の安定
Stability of Occlusal Contact

本節では，咬合接触の安定とはどのような状態をいうのか，また，その安定が崩れた状態，すなわち，咬合接触異常からどのような疾患が発症するのか解説します．

咬合接触の安定には，2つの因子があります．

1) 咬合面の咬合安定
Occlusal Stability on Occlusal Surface

> 咬合面の咬合安定とは，1対の上下顎臼歯の咬合時に発生する咬合ベクトルが，それぞれの歯の歯軸と一致していることをいいます．

咬合接触が，図1-126(a)に示すように，いわゆるBコンタクト咬合とします．この歯でかたい食品を破砕す

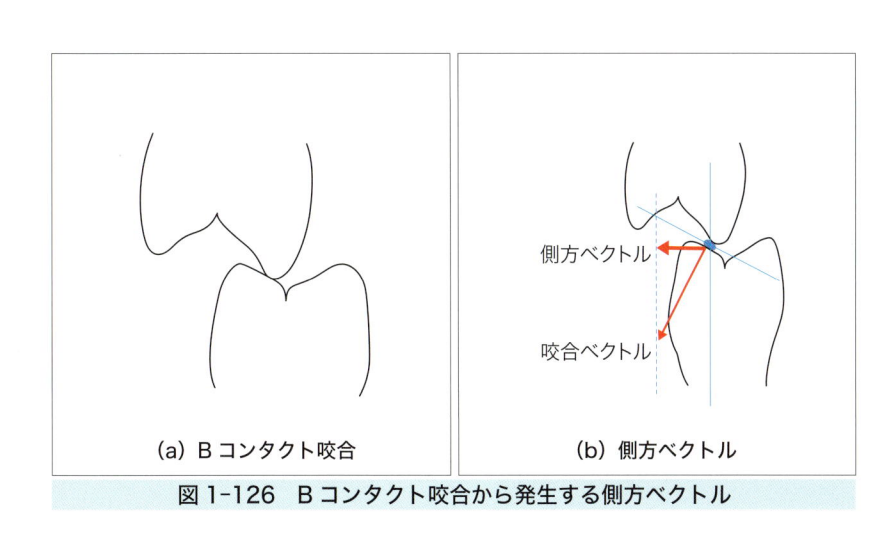

(a) Bコンタクト咬合　　(b) 側方ベクトル

図1-126 Bコンタクト咬合から発生する側方ベクトル

ると，上下顎歯にかかる咬合圧は，(b)に示すように，咬合斜面に垂直な咬合圧（これを咬合ベクトルとよびます）が発生します．この咬合ベクトルから，歯軸と直角方向に側方圧(側方ベクトルとよびます)が発生します．この側方ベクトルは，歯を揺する力として働くのです．

側方ベクトルの大きさを簡単に計算してみます．たとえば，図1-127に示すように，咬合力が40kgで，スルメのようなかたい食品の破砕を試みたとします．咬合面の傾斜角度が30度であると，40kgの咬合ベクトルから側方ベクトルとして，20kgの力が発生するのです．

スルメを咀嚼するとき，一過性とはいえ20kgの力が歯を揺する力として働きます．毎日の咀嚼において，自身の咬合力から発生する側方への力が，歯をつねに揺するのです．するとそこに，図1-128に示すような咬合性外傷が発症するのです．咬合性外傷の詳細は，9章で詳しく解説します．

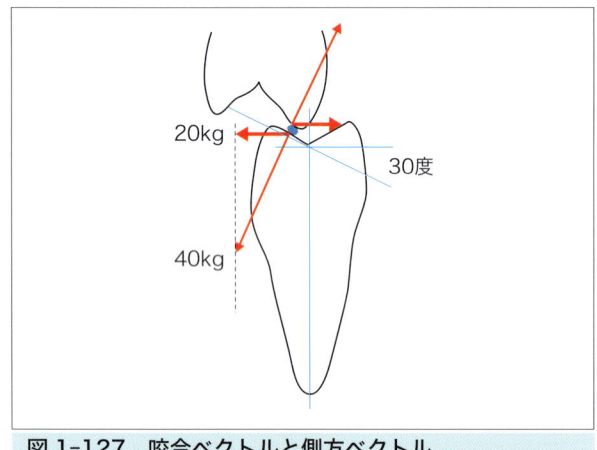

図1-127 咬合ベクトルと側方ベクトル

図1-128 咬合性外傷

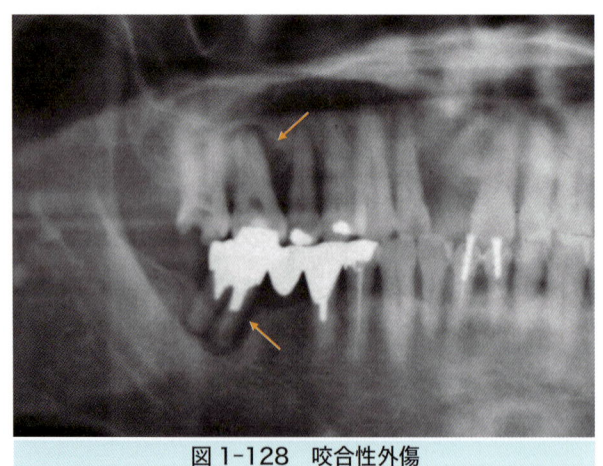

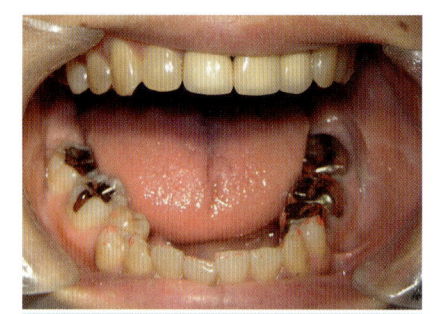

図1-129 咬合平面の咬合異常

2) 咬合平面の咬合安定
Occlusal Stability on Occlusal Plane

> 咬合平面の咬合安定は，全臼歯に咬合接触が存在し，その圧が同一のときに得られるのです．

咬合平面の咬合の安定は，個々の歯では得られなくても，つまり，Bコンタクト咬合であっても，咬合平面として全臼歯に咬合接触が存在し，その咬合圧が同一であれば得ることができるのです．

咬合平面の咬合異常から発症した症例を，図1-129に示します．

この患者は，7̄6̄|にインレーを装着されました．装着された直後から，7̄6̄|には接触感がなく，噛み合っていないと感じたそうです．この状態は，まさに**咬合平面の咬合異常**です．その後半年ほどしてから顎関節症が発症したのです．

このように，咬合接触の安定には2つの因子が関与します．また，2つの咬合接触の安定を同時に欠いた場合もみられます．これらの咬合接触異常から発症する疾患の詳細は，9章で解説します．

7　生来の咬合異常
Congenital Malocclusion

繰り返しになりますが，咬合は，歯の萌出と顎骨の発育，そして，咀嚼筋や靭帯の発育と収縮力，これらの因子が，バランスをとりながら発育するとともに，つねに顎関節と調和をはかりながら完成されるのです．

これらの因子の発育には，もちろん遺伝的要素が大きく関係します．しかし，咬合接触の完成は，遺伝情報だけでは，ジグソーパズルの駒のように完全に完成されたものにはならないのです．個々の因子間では，少なからずバランスが崩れていると考えられるのです．しかし…

Completion of Occlusion

咬合は，これらの因子が，発育過程で顎関節の安定を保ちつつ，微妙にバランスをとりながら，また，10年以上の長い年月をかけて，個人にとって最良の状態が得られるところに落ち着くのです．

これが，咬合の完成といわれる状態です．

しかし，どんなに発育途上でバランスをとろうとしても，調整しきれない場合があります．それが，図1-130に示すような，生まれながらの全顎にわたる咬合異常や，図1-131に示すような，部分的な咬合接触の異常です．

また，図1-132に示す模型は，38歳の男性のものです．咬合は，一見正常のようにみえます．しかし，患者によると，「右側で咀嚼すると噛み切れない．それでも無理に右側で噛んでいると，次の日には歯が痛く感じる」とのことです．そこで，図1-133に示すように，チェックバイト用シリコンで咬合状態を印象してみました．

咬合は，(b)に示すように，上顎頬側咬頭内斜面と下顎頬側咬頭外斜面が咬合する，いわゆるAコンタクト咬合になっています．個々の歯では，**咬合面の咬合異常**を呈しています．これも生来の咬合異常です．このように生来の咬合異常は，よく観察すればそれなりにみられるのです．

しかし，大部分の人々では，ほぼ正常な咬合が構築され，完成します．そして，生涯にわたって機能を維持するために，歳月の経過とともに歯は咬耗によって，また，顎関節では下顎頭の変形という順応によって，安定した咬合へと導かれるのです．

本章では，歯の萌出と顎骨の発育，そして，咀嚼筋や

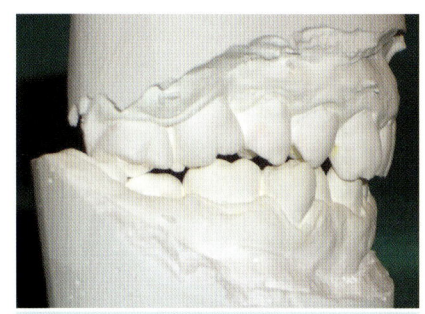

図1-130　咬合平面と咬合接触の異常

図1-131　右側臼歯の咬合接触の欠如

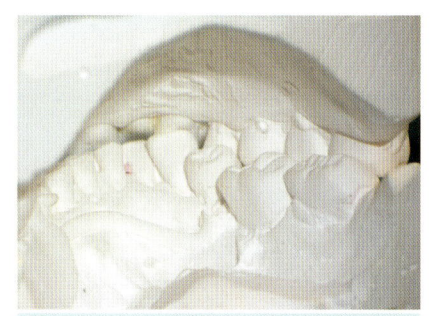

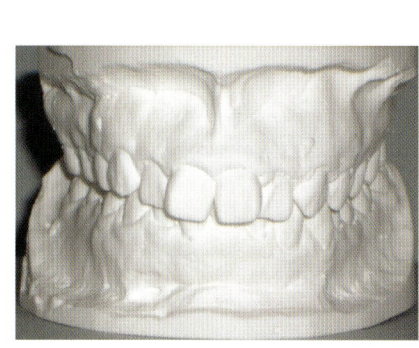

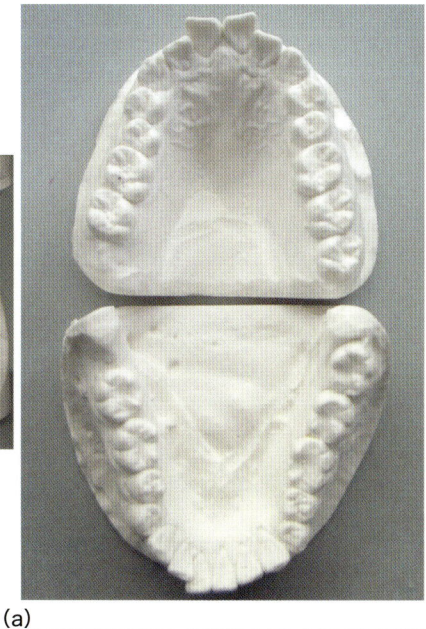

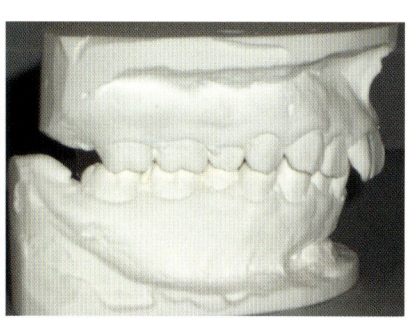

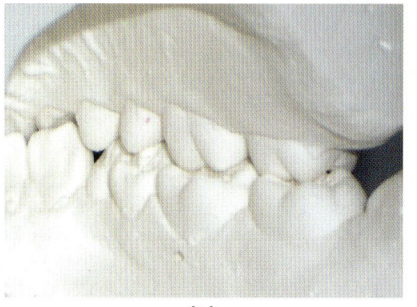

(a)　　　(b)

図1-132　不完全な咬合接触

咬合接触　Occlusal Contact　47

(a) 印　象　面

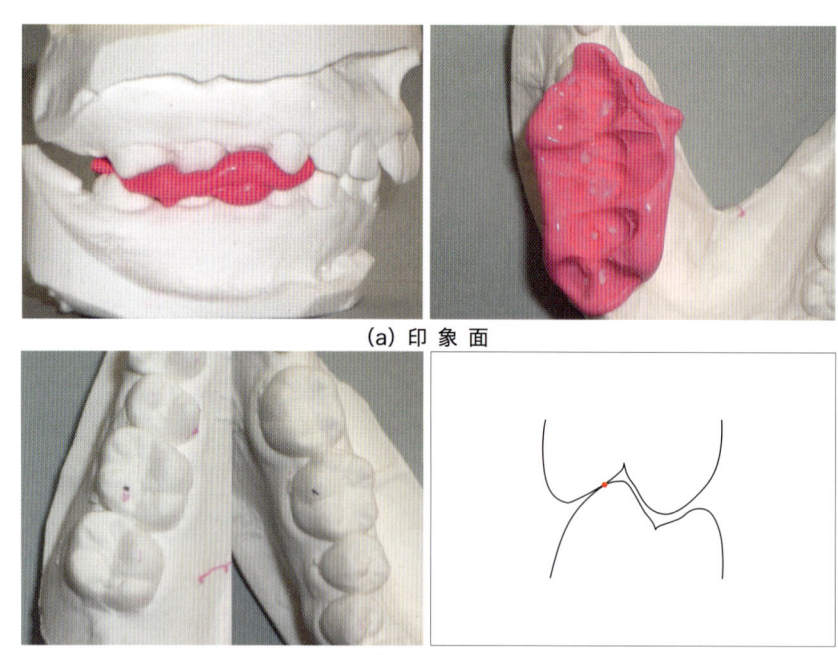

(b) 咬合接触点

図1-133　チェックバイト用シリコン印象による咬合診査

靭帯の発育と収縮力，それらが顎関節の安定とどのようにかかわりながら咬合が完成するかについて説明してきました．

これまでの説明からおわかりのように，正しい咬合とは，「アングルの分類」や「ヘルマンの咬合」などで定義できるものではありません．これらの定義は，上下顎歯の排列位置を表しているだけであって，咬合の構成因子である咬合高径，咬合平面，そして，咬合接触については，何ら考慮していないのです．

また，歯列矯正治療でも正しい咬合を構築することはできません．

歯列矯正治療によって，歯の排列をヘルマンの咬合に並び変えても，すべての咬合接触点の咬合圧を厳密に同一にすることはできません．したがって，歯列矯正治療は，咬合を治療しているとはいえないのです．

次章では，完成された咬合は，年月の経過とともに，どのように変化するのか，そして，その咬合の変化に対して，咀嚼機能はどのようにして維持されるかについて解説したいと思います．

咬合の完成と変化
Completion and Change in Occlusion

Chapter 2
咬合の経年変化
Change in Occlusion with Age

　咬合高径の変化には，咬合の低下や挙上があります．そして，それぞれの変化は，急激に起こる場合と，徐々に起こる場合とがあります．

　咬合高径の急激な低下は，人類の誕生以来，自然には存在しない現象と考えられます．それは，人為的な抜歯や歯の削合などによって，これまでの咬合高径が突然変わることから発生します．

　咬合高径を徐々に低下させるおもな原因は，咬耗です．ヒトの歯の咬合面は，年齢を重ねるにつれて咬耗によって平らになります．その結果，咬合高径は必ず低下します．

　咬耗は，自然に咬合高径を低下させる最も大きな因子であることは，成書にも記述されています．しかし，そのほかに，歯の圧下や，顎骨の萎縮が原因の咬合高径の低下も考えられます．

　一方，咬合高径の挙上は，自然には起こりえない現象で，人為的な処置によってのみ発生するものです．

　著者の経験から，咬合高径の挙上に関しては，ゆっくりした挙上も，突然の挙上も，結果は同じであると考えています．

　本章では，咬合高径を変化させる咬耗に的を絞って解説したいと思います．

1　咬合高径の経年変化
Change of Vertical Dimension with Age

　咬合高径は，周知のように，咬耗によって経年的にゆっくり低下します．『臨床咬合学事典』には，「**咬耗による咬合の変化は，顎関節への過度の負荷を生じ，顎機能障害の発症要因の一つと考えられる**」と記述されています．Dawsonも同じことをいっています．しかし咬耗は，本当に顎関節に負荷をかけたり，顎機能障害を発生させるのでしょうか．

1）咬耗による咬合高径の低下
Decrease in Vertical Dimension by Wearing

　Dawsonは，その著書の「失われた咬合高径の修復」の項で，「著しく咬耗した咬合でも咬合高径は失われていないという多くの証拠がある．(中略)
　一般的に咬耗が起こっても咬合高径は減少しないので，咬耗によって失われた咬合高径を回復することは，実際には開口状態と等しいことになる．歯槽突起の伸長（elongation）が咬耗と調和するので，歯頸部まで歯が咬耗したとしても咬合高径は減少しない．咬耗が生じたとしても，最初に上下顎歯が萌出して咬合したときに獲得したのと同じ顎間関係（jaw-to-jaw relationship）が維持される」と述べています．

　臨床では，図2-1に示すように，前歯部が歯頸部まで咬耗した患者を拝見することがあります．しかし，このような患者では，「**歯槽突起が歯の咬耗と調和して伸長する**」ということからすると，図2-2に示すように，歯槽突起は，最終的に歯冠長と同じ分だけ伸長しなければなりません．

　Dawsonの著書に提示された写真をみると，歯は歯頸部まで咬耗しています．しかし，歯槽突起には骨隆起が目立つものの，著者には，歯槽突起が歯冠の長さほど伸長しているようにはみえないのです．また，常識的に考えて，歯槽突起が歯頸部より伸びて歯冠長に達するとは考えにくいのです．したがって，前歯が歯頸部まで咬耗すれば，咬合高径は，咬合の完成時より低くなっている，と考えるのが妥当ではないでしょうか．

　次に，Dawsonの指摘する，「**咬耗によって失われた咬合高径を回復することは，開口状態をつくることになる**」というのは，どうでしょうか．

　著者は，この記述は間違っていないと考えています．それは次に示す**大西**の報告による「顎関節異常―下顎頭形態の変化と適応についての検索」の結果から明らかになります．

■咬耗と下顎頭の変形に関する疫学的調査

　大西は，ヨルバ族（アフリカのナイジェリア）について行った，咬耗と下顎頭の変形に関する調査結果によると，図2-3に示すように，「**咬耗の進行とともに円形であった下顎頭が，しだいに変形して平らになり，さらに陥凹状になる．しかし，顎関節症の患者はほとんどみられなかった**」と報告しています．

　このことは何を意味しているのでしょうか．

　それは，図2-4に示すように，咬耗による咬合高径の低下は，顎関節では関節腔の縮小という物理的負荷を生じます．しかし，その変化が，きわめてゆっくり進行する場合には，下顎頭は変形して咬合高径の低下に対応していると考えられるのです．つまり…

　　下顎頭の変形は，咬合高径の低下への生体の順応としての生理的現象であると考えられるのです．

　その結果，顎関節症の発症はみられないのです．なぜなら，咬耗は，人類の誕生以来みられる生理的現象だか

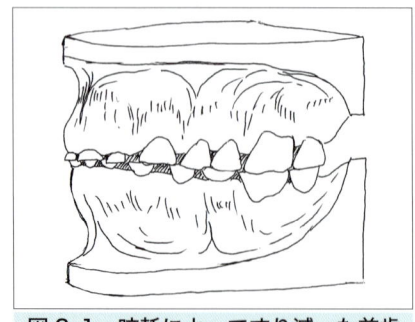

図2-1　咬耗によってすり減った前歯 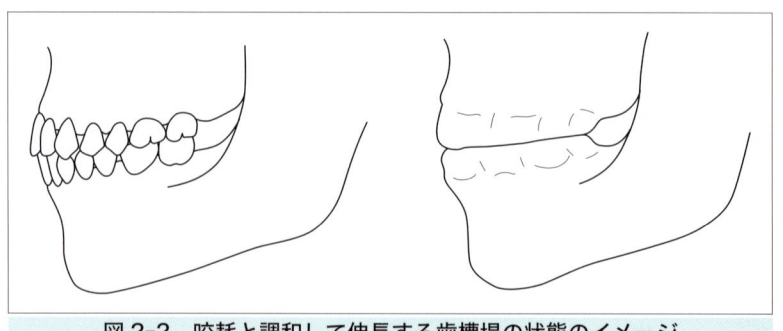　　　図2-2　咬耗と調和して伸長する歯槽堤の状態のイメージ

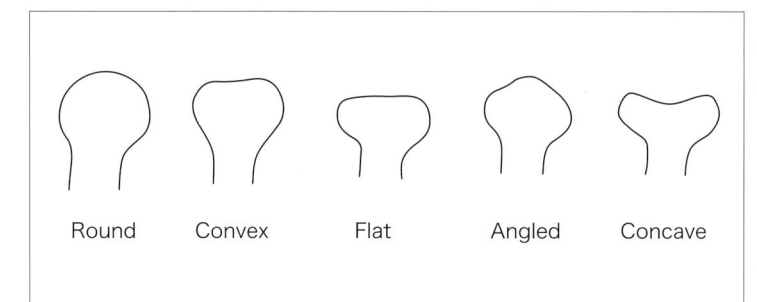

図2-3 咬耗の進行に伴う下顎頭の変形（大西の論文より）

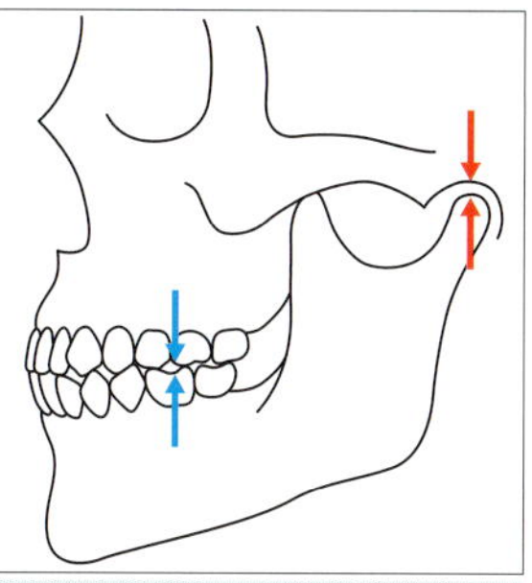

図2-4 ゆっくりした咬合高径低下と顎関節の関係

らです．咬耗によって顎関節に負荷がかかり，顎機能障害が発生し，咀嚼ができなくなっては，生命維持ができなくなるのです．

そこで，咬耗に対処する手立てとして，下顎頭を変形させることによって咀嚼機能を維持しようとしているのではないでしょうか．すなわち，咬耗の進行とともに現れる下顎頭の変形は，生体の順応としての生理的現象と考えることができるのです．

Dawsonのいう「**咬耗によって失われた咬合高径を回復することは，開口状態となる**」とは，この調査結果をもとに解釈すると次のようになります．

咬耗が進行して咬合高径が低下すれば，顎関節腔の縮小につながります．そこで，下顎頭は，その形態を変形させて咬合高径の低下分に対応するのです．すなわち，咬耗が進行して下顎頭に変形が生じた状態とは，咬合高径は低くなるものの，その時点での咬合高径は，顎関節と調和した状態となっているのです．

したがって，この調和のとれた状態から咬合高径を挙上すると，開口状態をつくることになるのです．

咬合高径の経年的な変化をまとめると，次のようになります．

> 咬合高径は，咬耗によって経年的に徐々に低下し，もとの咬合高径に戻ることはありません．
> 咬合高径が低下したぶんは，下顎頭が変形することによって，咬合と顎関節の調和がはかられています．
> したがって，生涯にわたって咬合高径の絶対的な高さは存在しないのです．

2）歯の圧下による咬合高径の低下
Decrease in Vertical Dimension by Occlusal Pressure Sinking Teeth

図2-5(a)に示すのは，56歳男性のパノラマX線写真です．体格は筋骨隆盛で，咬合力も強いものと思われました．主訴は，食事ができないとのことでした．

治療は，(b)に示すように，5 4|4 5に，それぞれ連結冠を装着しました．欠損補綴は，鋳造のエーカースクラスプを用いた床タイプの部分床義歯を装着しました．

義歯装着から約1年後，定期検診で来院したときに気づいたことがありました．それは，上顎6前歯にわずかな動揺がみられ，隣接面にわずかな離開が生じていたのです．前歯部の咬合状態を観察すると，図2-6に示すように，上顎前歯の舌側に下顎前歯が接触していました．

上顎前歯のフレアアウトの原因は，小臼歯の圧下によ

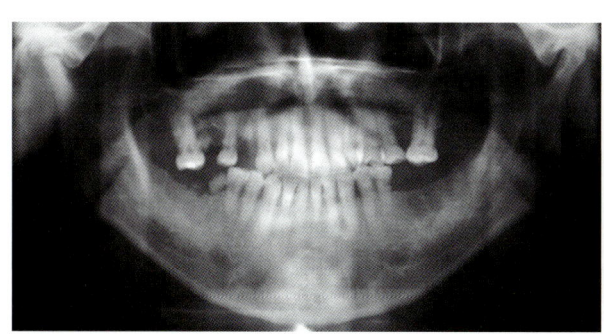

(a) 治療前 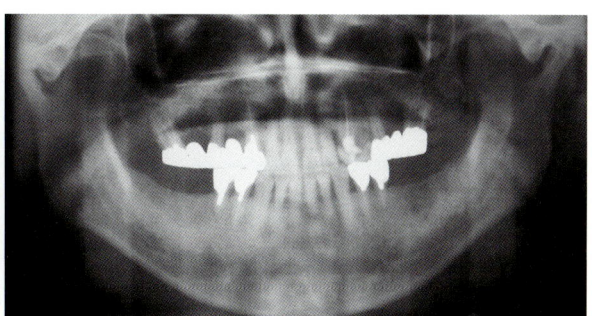　　　(b) 治療後

図2-5 歯の圧下による咬合高径の低下

51

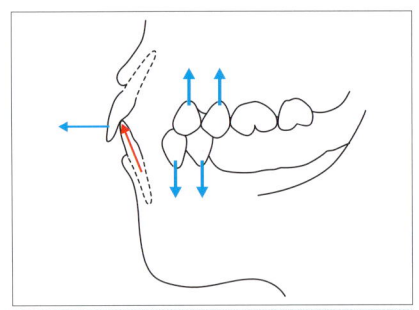

図 2-6 咬合高径の低下から発生する上顎前歯のフレアアウト

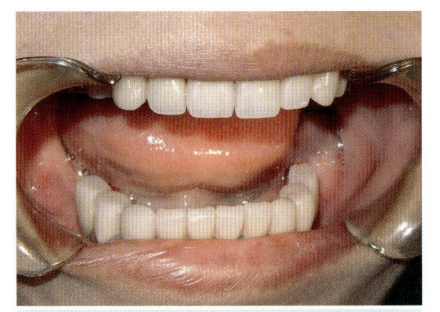

図 2-7 上顎前歯に発生したフレアアウト

り咬合高径が低下し，下顎前歯が突き上げたためでした．そこで治療は，リベースと前歯の咬合調整によって滑走時に接触しないようにしました．

ところが，8か月後の来院時，また前回と同じ症状がみられたのです．つまり，$\overline{5\ 4}$ と $\overline{4\ 5}$ は連結冠として補綴し，欠損部には部分床義歯が装着されても，これらの歯は咬合圧によって圧下させられたのです．

図 2-7 に示すのは，1章で提示した $\overline{7\ 6\ 5|5\ 6\ 7}$ 欠損から，$\overline{5④╪④5}$ のフルブリッジを装着した患者です（p.31, 図 1-87 参照）．この患者も，1年ほど経過すると，上顎前歯にフレアアウトの症状がみられました．

これらから教えられることは…

> 両側の大臼歯を喪失した場合には，残存する小臼歯は，咬合圧によって圧下させられる．

ということです．

その圧下は数十ミクロンかもしれません．しかし，この距離は咬合にとっては途方もなく大きいのです．なぜなら，30 μm の咬合の違いは咬合異常となり，やがて顎機能障害を生じる疾患の発症につながるのです．

この圧下の現象は，特に，骨粗しょう症の女性では要注意です．著者は，卒業間もないころ，両側大臼歯欠損の骨粗しょう症の患者に，リンガルバーを用いた部分床義歯を装着したことがあります．3か月後には，前歯のフレアアウトを起こし，困ったことがありました．

この圧下は，生体に備わっている生理的現象です．圧下の現象については，9章の咬合病の項で詳しく解説します．

3）顎骨の萎縮による咬合高径の低下
Decrease in Vertical Dimension by Atoropy of Jaws

若いころは背が高く，顎ががっちりしていた人が，久しぶりに会うと，背が低くなり，顔は小さくなっているのを経験することがあります．

高齢になると身長が低くなる理由は，よく耳にしますが，顎骨の変化と咬合の関係については，あまり聞きません．本節では，加齢に伴う顎骨の変化（萎縮）と咬合について，考えてみたいと思います．

図 2-8 に示すのは，著者の顔貌写真です．(a)は20歳代のころ，(b)はごく最近の写真です．このあいだには，50年近い差があります．両写真は，まったく同じカメラアングルではないので正確な比較はできませんが，2枚の写真から大まかに年齢の違いをみてみます．

まず，気がつくのは，高齢になると頬の肉づきがよくなっていること，しわやしみができていること，ホウレイ線が深くなり，皮膚に醜いたるみが出ていることなどなどです．これが，いわゆる老人様の顔貌の特徴なのでしょう．

次に，眉間と鼻尖間距離を合わせてみると，高齢の写真では，鼻下からオトガイの距離が小さくなっているよ

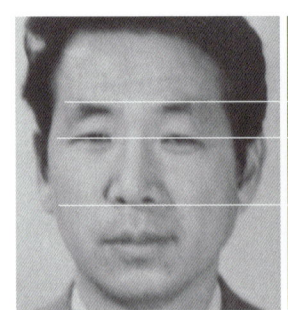

(a) 20歳代　　　(b) 70歳代
図 2-8　加齢に伴う頭蓋骨の変化

52　Chapter 2　咬合の経年変化

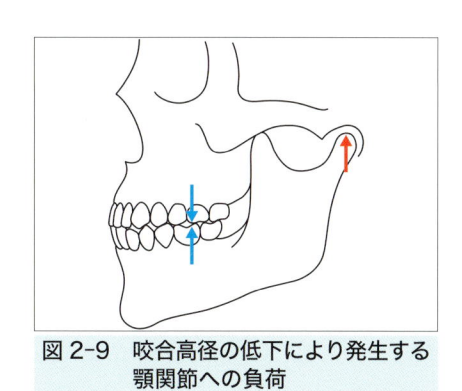

図 2-9　咬合高径の低下により発生する顎関節への負荷

うにみえます．

　この変化は，先に述べた皮膚のたるみによるものと思われますが，それ以外に咬耗による咬合高径の低下，さらには歯の圧下，そして，顎骨を含めた頭蓋骨の萎縮が合わさったものと考えることはできないでしょうか．

　それらの合算した咬合高径の低下は，おそらく 3〜4 mm にすぎないのかもしれません．

　しかし，この咬合高径の数ミリの変化のすべてが，図 2-9 に示すように，関節腔の縮小となるのです．関節腔の数ミリは，途方もない大きな数値です．この変化が一気に起こると，顎関節の障害の発生につながると思われます．

　しかし，咬耗のように，数十年にわたってゆっくり起こるがゆえに，生体にはそれに順応する仕組みができているのです．

　これまで，完成された咬合が，年齢を重ねることによって変化する様相について考えてきました．

　咬合の経年変化では，咬耗に伴う咬合高径の低下という現象しか存在しないということです．この現象は，人類が誕生以来もち合わせているものです．したがって，咬合高径の低下には，自然に順応する機能が備わってい

るのです．

　一方，咬合高径の挙上は，自然では起こりえない現象です．したがって，人類は，咬合高径の挙上に対して順応する能力はもち合わせてはいないのです．このことから，咬合治療に際して，咬合高径の挙上には細心の注意を払うことが必要なのです．

2　下顎頭の変形
Deformation of Condyle

　先に，咬耗による咬合高径の低下に伴う下顎頭の変形について説明しました．では，下顎頭の変形がさらに進行したら，最終的にはどうなるのでしょうか．本節では，このことについて考えてみたいと思います．

　図 2-10 に示すパノラマ X 線写真をみると，右側の下顎頭に変形がみられます．この変形の原因を，どのように解釈するのでしょうか．

　これまでの咬耗の進行と下顎頭の変形の解説からおわかりのように，右側下顎頭の変形は，歯科治療によって右側の咬合高径が左側より低くなったこと，そして，その経過がかなり長期にわたったためであると推測されるのです．

　患者によると，「右側の咬み合わせの具合が悪くなってから相当の期間，はっきり記憶にないが，20 年近くになる」とのことでした．そのあいだ，顎関節症の症状で苦しんできました．このような下顎頭の変形は，日常よく注意してみると，かなりの頻度で目にすることができます．

　図 2-11 に示す写真も，その 1 例です．この患者は，歯科治療が原因となって顎関節症を発症したのです．両側の下顎頭にかなりの変形がみられます．

　図 2-12 に示す写真の右の下顎頭は，左側と比較してわずかに変形しています．この程度の差は，発生学的に正

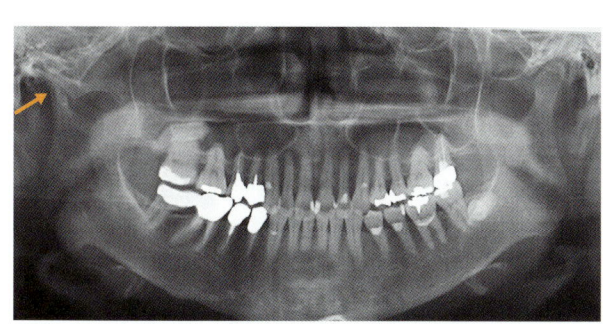

図 2-10　右側下顎頭にみられる変形

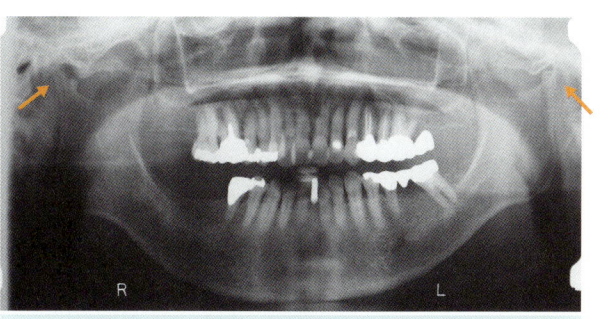

図 2-11　両側の下顎頭にみられる変形

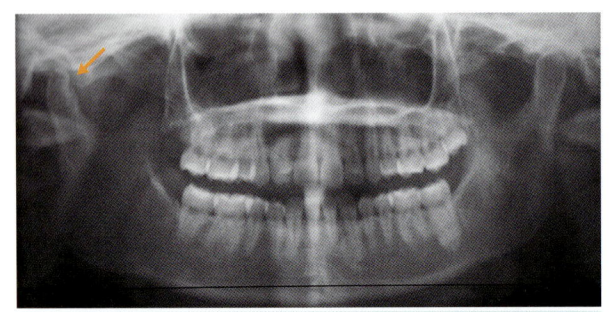

図 2-12 右側下顎頭にみられるわずかな変形

常な変動範囲に入ると考えられるかもしれません．

しかし，もし，治療に原因する変形の初期像であったとしたら，やがては先に示したような状態になるのではないでしょうか．この患者は，10年にわたる歯列矯正治療により，右側の顎関節にクリック音が発生しています．

ここに提示した下顎頭の変形は，すべて歯科治療が原因となって発症した顎関節症の患者にみられたものです．

ここから推測されることは…

> 歯科治療が原因となって咬合高径が低下したことで顎関節にかかる負荷は，咬耗による顎関節への負荷と同じように，下顎頭に変形をきたすということです．

歯科治療による咬合高径の低下も，自然の咬耗による咬合高径の低下も，ともに顎関節への負荷となります．その結果，両者は，ともに下顎頭の変形を招くことになるのです．

しかし，両者の決定的な違いは，歯科治療による急激な顎関節への負荷は，顎関節症の症状を発症させ，患者を苦しめることになるのです．

では，このように下顎頭の変形を伴う顎関節症を，どのように治療するのでしょうか．下顎頭の外科的治療が必要なのでしょうか．

顎関節症にかぎらず，あらゆる病気の治療の第一は，原因の除去であることはいうまでもありません．したがって，このような患者に行う最初の治療は，咬合の改善，すなわち，咬合高径，咬合平面，そして，咬合接触の改善です．

顎関節症の治療には，スプリントが一般的に用いられます．スプリント治療の臨床的意味は，何でしょうか．

それは，顎関節の安定と安静をはかることです．つまり，スプリント治療の目的は咬合の改善であり，スプリントの咬合に顎関節が順応してくれるのを待っているのです．下顎頭の変形は，治療の対象にはならないのです．

3　顎関節の機能
Function of TMJ

図 2-13 に示す MRI 画像をみてください．この画像は，0.2 T（テスラ）の MRI 装置で撮影されたもので，あまりよい画像ではありません．

左側顎関節の関節円板は，非復位性の前方転位をしています．しかし，顎関節に痛みや雑音はなく，咀嚼や会話の機能にもまったく異常はみられません．

このように，関節円板に非復位性の前方転位があっても，会話や咀嚼に何の障害も示さない患者は多数みられます．

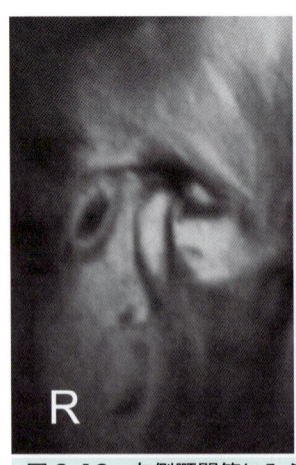

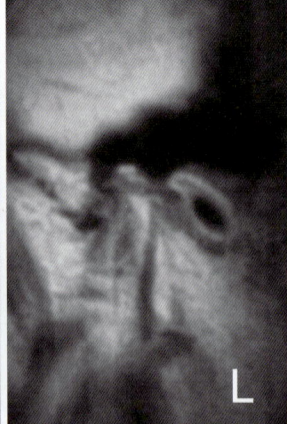

図 2-13 左側顎関節にみられる非復位性の関節円板前方転位

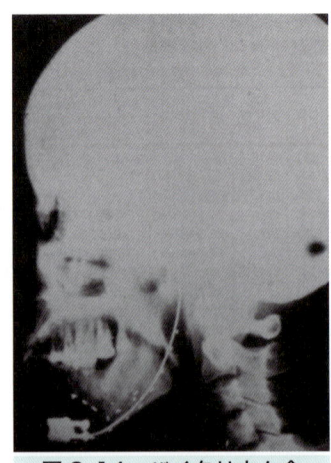

図 2-14 バイタリウム金属を用いた偽顎

Chapter 2　咬合の経年変化

極端な例ですが，図2-14に示すのは，下顎癌で下顎半側離断手術を行い，金属製の偽顎によって顎の偏位を防いだものです．このような患者でも，1横指ほどの開口が得られ，咀嚼は，術前とは異なりますが，なんとかできるようになっています．また，会話も普通にできます．顎関節も人体のほかの関節と同じように，人工関節によって機能を維持することができるのです．そこには，ポステリアガイダンスやアンテリアガイダンスなどはありません．

これまで述べたように，自然に発生する咬合の変化では，咬耗による咬合高径の低下が最も大きいのです．

しかし，咬合の経年変化は，単に口腔内の咬耗だけでなく，咬合を安定させるために顎関節も変化しているのです．このことから，咀嚼機能は，口腔内の咬合の問題だけでなく，顎関節との調和のうえに成り立つものであることを教えられるのです．

咬合の完成と変化
Completion and Change in Occlusion

Chapter 3

歯科治療による咬合の変化
Occlusal Change by Dental Treatments

　歯科治療では，う蝕歯には歯冠修復が行われ，歯の欠損部にはブリッジや義歯が装着されます．これを咬合学的にみると，歯科治療は，生来の咬合に突然の変化をもたらすものといえます．

　本章では，歯科治療によって，突然に咬合が変化した場合に発生する顎機能障害について考えてみたいと思います．

1 咬合高径の突然の低下
Sudden Reduction of Vertical Dimension

図3-1に示すのは，著者が若いころに経験した症例で，患者は，60代前半の男性です．写真や模型はありませんが，残存歯は 5 3-|-3 で， 5| は重度の歯周疾患に罹患し，保存不可能な状態でした．上顎の歯は，ほぼ存在していたと記憶しています．患者の希望は，食事ができないので義歯をつくってほしいとのことでした．

治療は，印象，咬合採得のあとに 5| を抜歯しました．さて，1週間ほどあとの義歯装着時に，患者は，顎の痛みを訴えたのです．Costenが1943年に発表した臼歯欠損から発症する疾患，いわゆる，顎関節症を発症したのです．

顎関節症の原因は， 5| の抜歯にあることは明白です． 5| は，動揺歯であってもそれなりに咬合高径を維持していたのでしょう．

Costenは，このような症例では，下顎頭による下顎窩後壁の圧迫が原因して，顎関節症を発症すると述べています．

図3-2に示す写真は，すでに紹介した40代後半の女性です（p.46，図1-129参照）． |7 6 のう蝕で，歯科医院で，咬合しないインレーを装着されました．その後まもなく，右側の顎関節に違和感を自覚するようになり，半年ほど経過すると，開閉口時に強い痛みを感じるようになりました．同時に，片頭痛と右側の肩こりを自覚するようになりました．顎関節症が発症したのです．

これらのことから教えられることは…

> 両側性であれ片側性であれ，咬合高径の突然の低下による顎関節への負荷，それは，関節腔の縮小や後壁圧迫というような物理的負荷により顎関節症の発症を招くことがある．

ということです．

■咬合異常発生のメカニズム

図3-2に示した， |7 6 にインレーを装着された患者の，咬合異常の発生について考えてみたいと思います．

図3-3(a)に示すように， |6 7 にう蝕が発生したとします．う蝕があっても，咬合は(a)に示すように安定しています．それが突然，咬合不良のインレーの装着によって，左側大臼歯は数十ミクロンの咬合高径の低下をきたしたとします．数十ミクロンは，視覚的にはわずかですが，咬合の精度からみれば大きな数値です．(b)に，その咬合状態を誇張して図示します．

このような咬合異常を起こすと，これまでの中心咬合

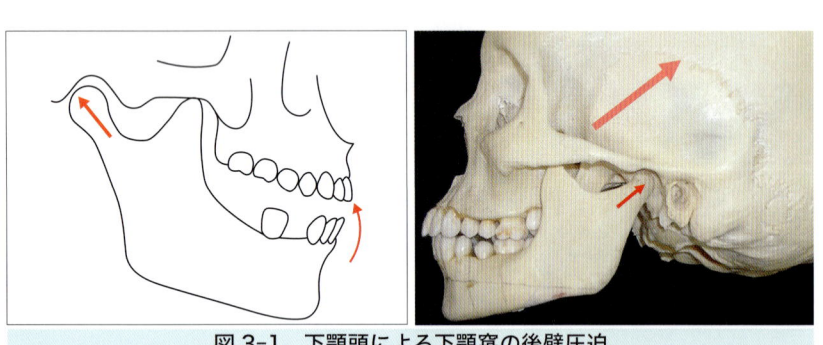

図3-1 下顎頭による下顎窩の後壁圧迫

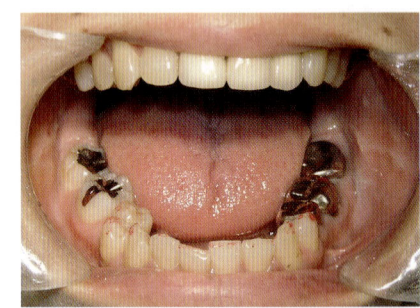

図3-2 右側咬合接触不良の口腔内写真

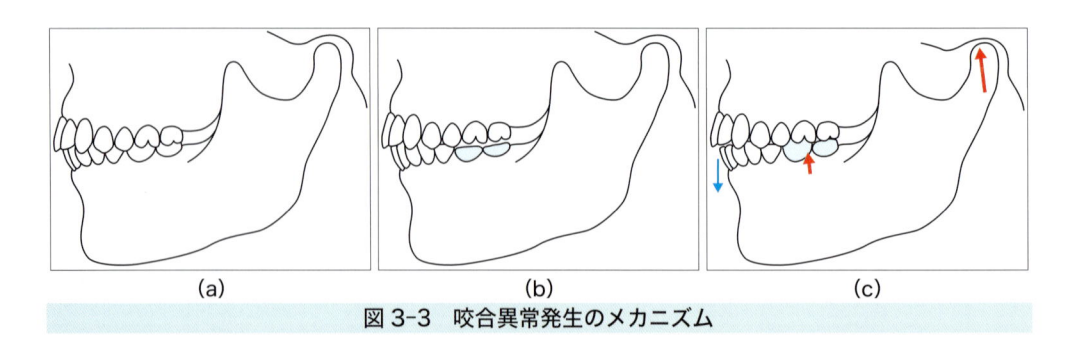

図3-3 咬合異常発生のメカニズム

58　Chapter 3　歯科治療による咬合の変化

位の顎位では，左右の大臼歯は，同時に接触しなくなります．すると，顎は左側にわずかにシフトして最大咬合接触位，すなわち，新しい中心咬合位に変化するのです．その結果，(c)に示すように，左側顎関節の関節腔の縮小をきたすことになるのです．この変化は，それまでの中心咬合位と顎関節の関係にずれ，つまり，中心位にずれを発生させるのです．

このような突然の咬合位の変化によって，顎関節には物理的負荷がかかることになり，顎関節症が発症することがあるのです．

咬合高径の低下で留意しなければならないことがあります．

(c)の図でもわかるように，口腔内の咬合高径にとってはわずかな変化でも，顎関節の下顎頭と下顎窩の関係は大きく変化するということです．それは，$\overline{6\,7}$が接触しないことから，顎は$\overline{5}$を支点として動き，その動きは顎関節では拡大されるためです．

このような，突然の咬合高径の変化と顎関節の関係を，図3-4に示します．

> 突然の咬合高径の低下は，関節腔の縮小や下顎頭による後壁圧迫という，顎関節への物理的負荷を与えることになり，その結果，顎関節症を発症するのです．

しかし，このような顎関節への物理的な負荷がありながら顎関節症を発症しない人がいます．その理由については，著者にも説明できません．今後の研究を待つことになります．

2　咬合高径の突然の挙上
Sudden Elevation of Vertical Dimension

図3-5(a)に示す症例は，63歳の女性です．義歯は，顎関節症で歯科医院を受診した際に，治療として装着されたものです．

顎の痛みと肩こりで歯科医院を訪れたところ，図に示すように，それまで使用していた義歯の上に即時重合レジンを盛られ，咬合高径の挙上がはかられました．そして，常時これを装着するようにいわれたそうです．義歯を装着して咬合させた状態を，(b)に示します．

患者によると，この義歯を入れると，食事はおろか会話も思うようにできなくなりました．さらに，唾液のコントロールができなくなり，よだれが垂れてどうにもならないそうです．顎関節の痛みは，まったく改善しないばかりか，むしろ悪くなるので，今は，はずしたままになっているとのことでした．

この患者から教えられることは…

> 咬合高径の挙上は，許容限度を超えると，咀嚼や会話に障害をきたす．また，顎関節の安定にはつながらない．

ということです．

それでは，咬合高径の挙上で許容される限度は，どれくらいでしょうか．

その説明をする前に，許容限度を超えた咬合高径の挙上によって臨床症状を発現した患者を経験したので，その症例を提示して考えてみたいと思います．許容限度については，4章で説明します．

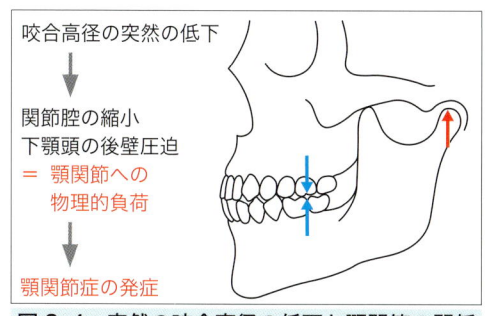

図3-4　突然の咬合高径の低下と顎関節の関係

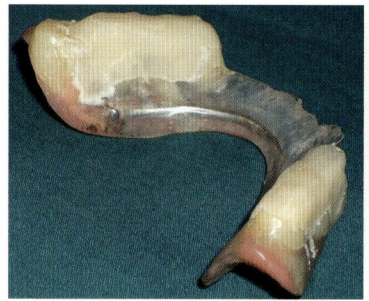

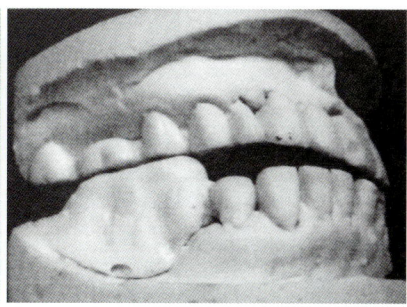

(a) 咬合高径が挙上された義歯　　(b) 義歯を装着した咬合状態
図3-5　顎関節症の治療のために装着された義歯

3 許容限度を超えた咬合高径の挙上
Bite-Raising Over Permissible Limit of Vertical Dimension

図3-6に示す写真は，34歳の女性です．模型をみるとディープオーバーバイトです．患者の希望は，う蝕の治療ですが，それとともに下顎の前歯が見えないという不満を訴えました．そこで，咬合高径を挙上したあとに，う蝕治療を行うことにしました．

咬合高径の挙上は，1回に0.3〜0.5 mmくらいずつ，計5回に分けて行いました．1回目の挙上で，わずかに下顎前歯の歯頸部が見えるようになると，患者はさらに挙上を希望しました．あとから聞いた話ですが，咬合高径の挙上によって顔が細くみえるという美容上の思い込みによるものでした．

そして，図3-7(b)に示すように，初診時より2.7 mm（第一大臼歯の歯頸部間距離の差）に挙上した日の夜から，くいしばりの症状が出現したのです．

そこで，すぐに咬合高径を低下させ，咬合の安定をはかりました．(c)に示すように1.6 mmの挙上にまで低下させると，ようやくくいしばりの症状は治まりました．

ここから教えられたことは…

> 許容限度を超えて咬合高径を挙上すると，ブラキシズムの症状を発現する．

ということです．

なぜ，ブラキシズムの症状が出るのでしょうか．次に，ブラキシズム発現のメカニズムについて，著者の考えを説明したいと思います．

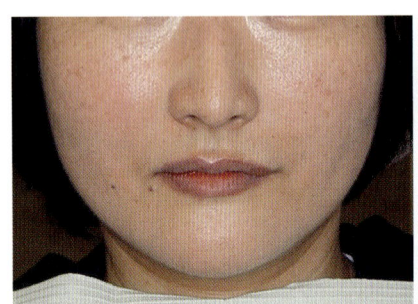

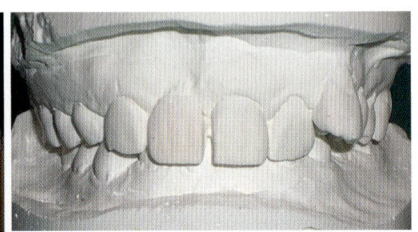

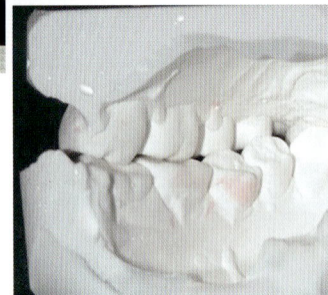

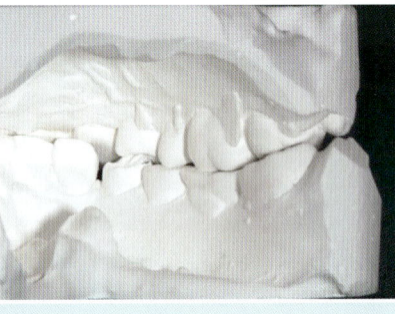

図3-6 ディープオーバーバイト

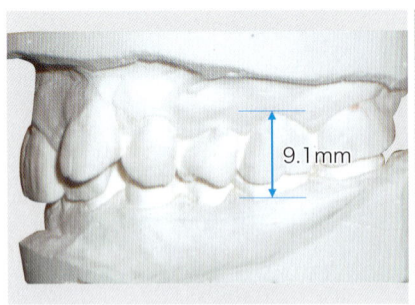

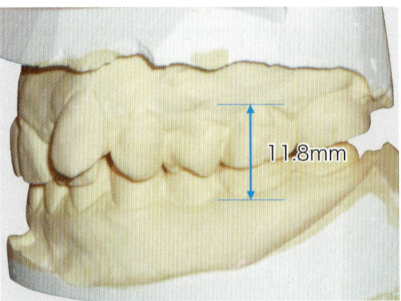

(a) 初診時　9.1mm
(b) 2.7 mmの咬合高径挙上でブラキシズムが出現　11.8mm
(c) 1.6 mmの挙上にもどして消失　10.7mm

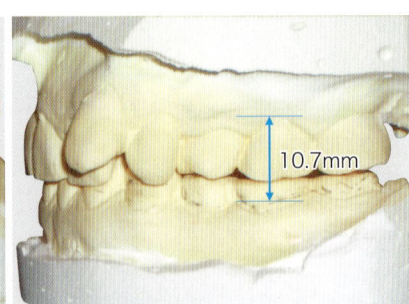

図3-7 ブラキシズムの出現と消失

4 咬合高径の挙上によるブラキシズム発現のメカニズム
Mechanism of Bruxism Elicited from Bite-Raising

図3-8に示すような,かたくて小さい食品の破砕運動について考えてみます.食品の噛み込みは蝶番運動の範囲で行われます.食品破砕時の咬合平面は,図に示すように前方ほど大きく開口しています.食品を破砕するためには,顎はどのように動くのでしょうか.

食品に最大の咬合力を加えるには,上下顎の咬合平面を平行にする必要があります.そのためには,図3-9に示すように,食品を支点にして,側頭筋の働きによって上下顎の咬合平面を平行にすることです.

上下顎の咬合平面が平行になると,顎関節では,図に示すように,下顎頭が引き下げられることになります.

下顎頭と下顎窩の関係は,図1-26（p.12参照）に示したように,靭帯によって強固に固定されています.靭帯の可動域をみると,下顎頭の前方移動にはゆとりがあります.しかし,垂直な下方移動には,許容域はわずかしかありません.この許容範囲は,顎関節での中心位の垂直的自由度にあたるものです.この許容範囲を超えた咬合高径の挙上は,靭帯の牽引につながることになります.そのため,靭帯の牽引が許容限度を超えると,ブラキシズムの症状を誘発すると考えられるのです.

そのブラキシズムの意味するものは,くいしばりによって咬合高径を低下させようとしているのです.中心位の垂直的自由度については,次の4章で解説します.

5 歯科治療による咬合高径の挙上や低下の予後
Prognosis of Bite-Raising or Bite-Dropping by Dental Treatments

1）咬合高径挙上の予後
Prognosis of Bite-Raising

咬合高径挙上の治療を行い長期経過したときには,どのような結果を招くのでしょうか.著者の経験をとおして考えてみたいと思います.

図3-10に示す写真は,著者の家内です.今から25～26年前に歯を治療する機会がありました.家内はディープオーバーバイトで,下顎前歯はまったく見えない状態でした.そこで治療に際して,多少下顎前歯が見えるようにとの思いから咬合高径を挙上しました.写真は,そのときのものです.ただし,この写真は当時のものではありません.著者の記憶から,臼歯にロールワッテを噛ませて咬合高径を挙上させ,再現したものです.図3-11に示す写真は今日のものです.

挙上したはずの咬合高径が,20数年後,完全にもとに

図3-8 かたくて小さい食品の破砕運動

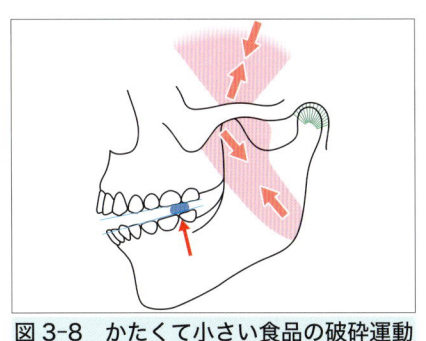

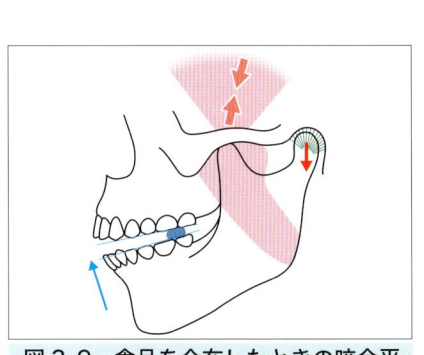

図3-9 食品を介在したときの咬合平面と顎関節

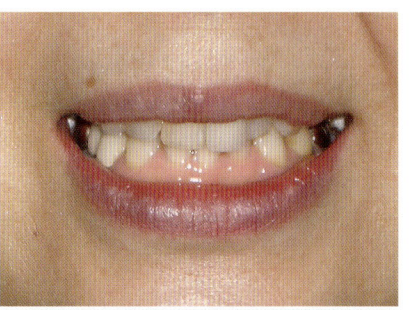

図3-10 咬合高径を挙上した状態

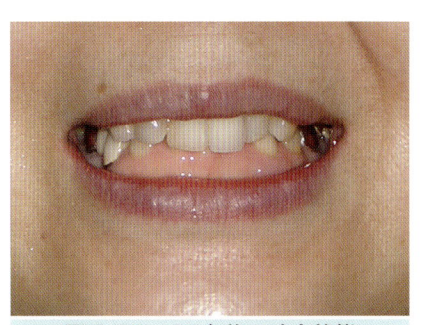

図3-11 25年後の咬合状態

戻ってしまったのです．このあいだに，家内にはブラキシズムの症状はみられませんでした．

なぜ，もとの咬合高径に戻ったのでしょうか．

それは，挙上した状態が，生来の咬合高径より若干高かったのです．

> わずかな咬合高径の挙上でも，生来の咬合高径より高いと，日々の咀嚼運動の終末位である中心咬合位では，咬合力により大きな力が加わることになります．
>
> 毎日の咀嚼運動により加わる咬合力によって，臼歯は圧下し，やがて，最も咬合の安定する咬合高径に落ち着くことになるのです．

これまで説明したように，咬合高径は，歯の萌出や顎骨の発育，そして，咀嚼筋や靱帯の発育と収縮力，それらが顎関節と調和のとれるところに収まるのです．

特に，オーバーバイトの患者では，顎骨発育が旺盛であることから，咬合高径の挙上の許容される自由度は小さいのです．わずかな挙上でも，生体にとってはバランスのくずれた状態になっていることがあります．したがって，長い年月のあいだには，咀嚼筋の収縮力によって徐々にもとの咬合高径に戻されるのです．

2）咬合高径低下の予後
Prognosis of Bite-Dropping

治療による咬合高径の低下をきたした場合の予後について考えてみたいと思います．結論からいえば，これまで咬耗による咬合高径の低下について説明したように…

> 咬合高径が低下した場合には，もとの咬合高径に回復することはないのです．

歯が萌出し咬合して獲得した青年期の咬合高径と，年齢を重ねて咬耗した咬合高径は，決して同じではありません．咬合高径は，その年齢において顎関節と最もバランスのとれた状態になっています．これを人為的に低下させた場合，もとの咬合高径に戻ることはないのです．

咬合高径の挙上では，ブラキシズムという症状によってもとに戻そうとする働きがあります．ではなぜ，低い咬合に対しては，咬合高径の挙上をはかろうと順応する能力がないのでしょうか．

それは，生体には，咬耗による咬合高径の低下という現象しか存在しないからです．これまでの人類の歴史のなかで，生体には，咬合高径を挙上する必要はなかったのです．つまり，咬耗による咬合高径の低下には，順応する能力を有しているため，突然の低下にも生体は何とか順応しようとするのです．

図3-12に示す写真は，無歯顎患者で，(a)は上下顎の顎堤がかるく触れた状態，(b)は義歯を装着した状態です．義歯を装着しない場合には，顎間距離は小さくなっています．これが，咬耗によって前歯歯冠のなくなった患者の顔貌です．この顔貌からは，Dawsonのいう顎堤の伸長（p.50，図2-2参照）はまったく望めないのです．

咬合高径の完成後は，次のような変化をすることになります．

> 咬合高径は，年齢とともに咬耗，歯の圧下，そして，顎骨の萎縮などによって徐々に低下するのが自然の現象です．
>
> 咬合高径の低下に対して，生体は順応する能力を有しています．

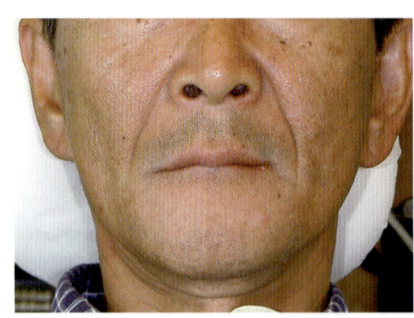

(a) 上下顎の顎堤が触れた状態　　(b) 安静空隙を介した状態

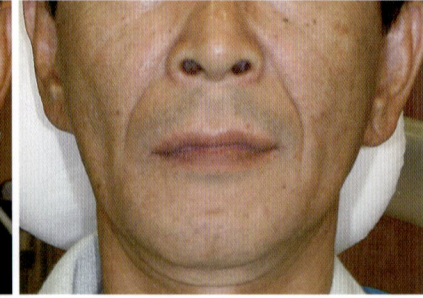

図3-12　無歯顎患者の顔貌

> 咬合高径の低下が起こって咬合と顎関節に不調和をきたすようになると，顎関節で調節してバランスをはかろうとするのです．

したがって，咬合高径を人為的に低下させた場合には，もとの咬合高径に回復することはないのです．

咬合高径の低下は，それが徐々であれ突然であれ，生体にはその修復のための手段はもち合わせていないのです．このことは，歯の治療によって咬合高径が低下した場合にもあてはまることです．

突然に許容限度を超えた咬合高径の低下は，顎関節に物理的負荷をかけることになります．その負荷によって顎機能に障害を起こす疾患が顎関節症です．

このことをふまえると，治療において，咬合高径の低下にも十分な配慮が必要になります．咬合高径が低すぎる場合の臨床上の問題については，のちに解説します．

6　咬合高径の許容限度
Permissible Limit of Vertical Dimension

咬合高径を喪失した患者，たとえば，全部床義歯の作製では，咬合採得によって咬合高径が求められます．咬合採得で求めるのは，上下顎の中心咬合位の咬合高径と水平的顎位です．

> 咬合採得のむずかしさは，個人固有の高さを決定するのに，生体から指標になるものが何もないということです．

したがって，咬合採得の技術は，歯科医師の経験と勘に頼っているのです．

咬合高径のわずかな高低差が，その後の義歯の安定に大きくかかわることになります．また，有歯顎治療の咬合高径の失敗は，顎関節と咬合の不調和をきたし，ブラキシズムや顎関節症を発症するようになるのです．

咬合高径の決定に際しては，個人によって許容度が異なります．

どういうことかというと，従来の咬合採得法で，個人固有の絶対的な咬合高径を求めることはできないということです．採得した咬合高径が正しいかもしれないし，違っているかもしれないのです．このとき，真の咬合高径と多少違っても臨床症状が現れない患者と，わずかな違いでも症状が現れる患者がいます．

前者を「**許容度が広い**」，後者を「**許容度が狭い**」と表現することにします．本項では，それを患者からどう見抜くかについて説明したいと思います．

図3-13に示すのは，一般的に許容度の広い患者の模型です．

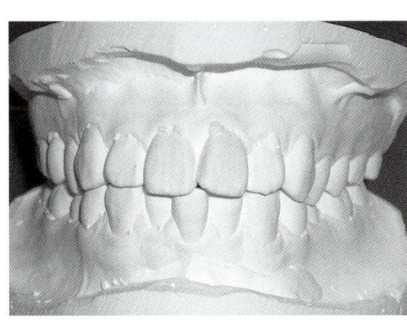

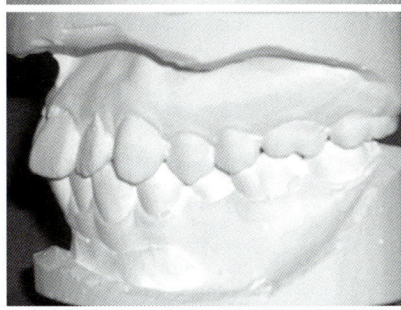

図3-13　安静空隙が広い顎堤

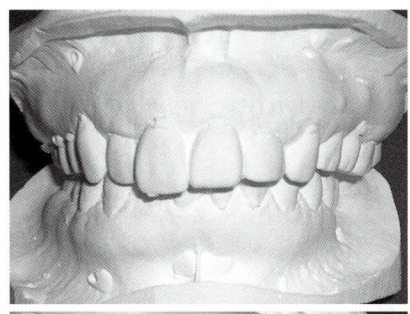

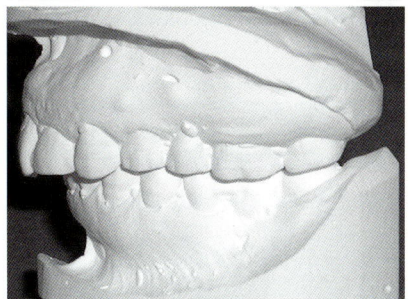

図3-14　安静空隙が狭い顎堤

(a) 安静空隙が広い口唇　　　(b) 安静空隙が狭い口唇

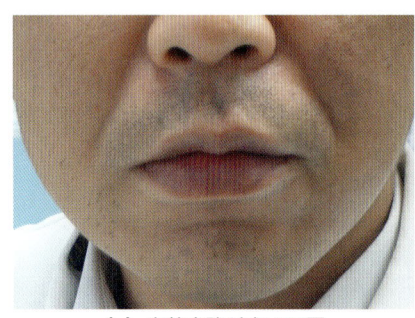

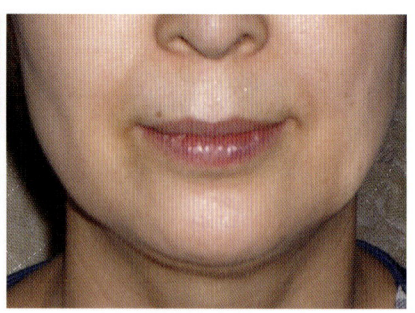

図3-15　口唇の形態と安静空隙の関係

　許容度が広い患者の特徴は，前歯被蓋が少なく，顎骨発育がおとなしく，臼歯が十分に萌出しています．

　それに対して，図3-14に示すのは，許容度が狭い患者の模型です．

　許容度が狭い患者の特徴は，前歯被蓋が深く，顎骨発育が旺盛で，臼歯の萌出が抑制されています．

　また，許容度は，患者に下顎安静位をとらせたときの口唇の形態からも推測することができます．図3-15(a)に示すのは，許容度の広い患者，(b)に示すのは許容度の狭い患者です．

　許容度が広い患者の口唇は，上下の赤唇が厚く，上唇が長くゆるんでおり，下唇が反り返っているという特徴があります．

一方…

　許容度が狭い患者の口唇は，上下の赤唇が薄く，上唇が張っており，下唇の反り返りがない，などの特徴があります．

　口唇と安静空隙については，**小出**も指摘しています．この許容度の広狭は，安静空隙の幅に原因があると著者は考えています．安静空隙は，臨床的にどんな意味をもつかについては，次の4章で詳しく解説します．

7　歯科治療による咬合異常の発生
Malocclusion by Dental Treatments

　本章の1節では，$\overline{7\,6}$のインレー装着後に発生した咬合異常について説明しました．咬合が完成されたあとに発生する咬合異常は，咬耗などの自然によるものより，圧倒的に歯科治療によって発生する場合のほうが多いのです．次にその理由を説明したいと思います．

1) 咬合平面の咬合異常
Malocclusion on Occlusal Plane

　一般的に発生する咬合平面の咬合異常を，図3-16に示す模式図で説明します．

　これまで咬合の安定していた患者に，(a)に示すように，$\overline{6|}$にクラウンが装着され，このとき，装着されたクラウンの咬合高径が，(b)に示すように低いとします．

　このようなクラウンの装着に際して，患者に咬合状態の確認をすると「ちょうどいい」と必ずいいます．そして，咬合していないクラウンが装着されても，患者は咀嚼の不満は感じません．なぜなら，咬合は前後の$\overline{5|}$と$\overline{|7}$で安定しているからです．しかし，そのあと，$\overline{6|}$が挺出して正常咬合に回復することはなく，そのまま推移することになります．

　その後，(c)に示すように，$\overline{|7}$に治療の必要が生じたとします．そして，(d)に示すように，$\overline{6|}$と同じような咬合高径の低いクラウンが装着されたらどうなるのでしょうか．

　左側の大臼歯全体の咬合が低くなります．咬合の安定は，$\overline{5|}$のみで支えることはできません．(e)に示すように，中心咬合位の顎位に変化が生じ，その変化は最終的に左側の顎関節への負荷となるのです．

　この状態は，これまで咬合が安定していた中心咬合位から，新たな中心咬合位に変化することになるのです．ここに，咬合異常が発生するのです．

　この咬合高径の低さは，歯科医師も気づかないほどの数十ミクロンです．この違いでも，咬合平面の咬合異常

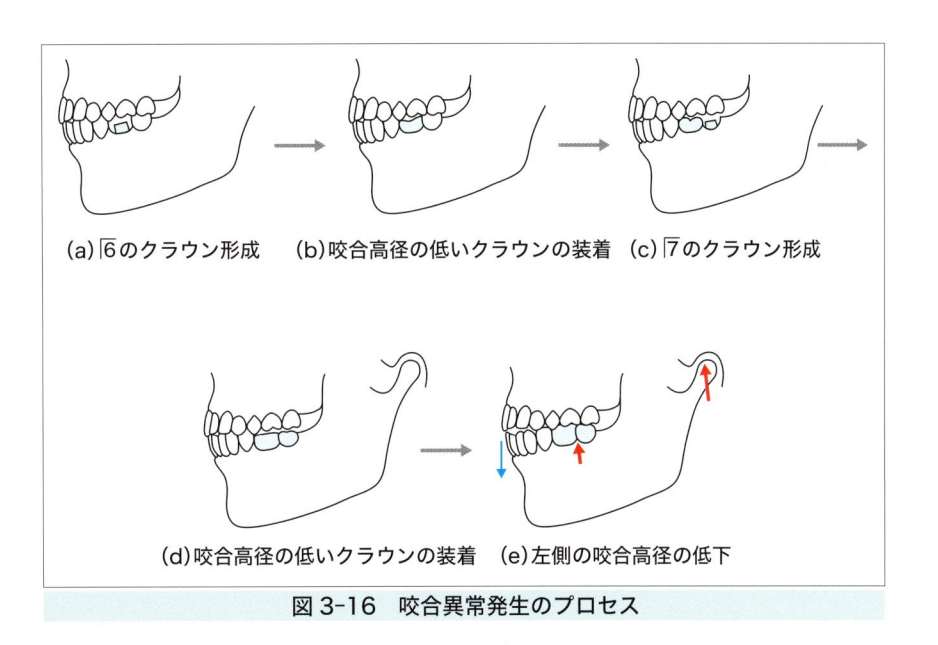

(a) 6̄のクラウン形成　(b) 咬合高径の低いクラウンの装着　(c) 7̄のクラウン形成

(d) 咬合高径の低いクラウンの装着　(e) 左側の咬合高径の低下

図 3-16　咬合異常発生のプロセス

が発生するのです．

2）咬合面の咬合異常
Malocclusion on Occlusal Surface

歯冠修復物の装着にあたって，上下顎の一対の咬合に異常がみられることがあります．たとえば，図 3-17 に示すのは，ABC コンタクト咬合でいう A コンタクトや B コンタクトといわれる咬合接触を誇張したものです．これは，咬合面の咬合異常です．咬頭と斜面の 1 点接触では，これまでに解説したように，食品の破砕時に側方ベクトルが必ず発生します．

第一大臼歯の 1 歯に発生した咬合性外傷が，歯周疾患へ移行し，それが進行して抜歯に至ったとします．すると，第二小臼歯や第二大臼歯に傾斜が発生して咬合が変わります．やがて，それらの歯にも咬合異常が発生し，歯周疾患から歯の喪失という運命をたどるのです．

すると，中心咬合位に変化が生じ，ほかの歯に咬合異常が発生します．こうなると，全歯が，咬合完成期に構築された咬合からずれ，やがて歯周疾患に罹患して，櫛の歯が欠けるように歯を喪失するのです．

このような咬合異常の発生を招く原因はどこにあるのでしょうか．

それは，ABC コンタクト咬合や 3 点接触咬合という，机上で考えられた咬合を臨床で構築しようとしているところにあるのです．

これまでも述べたように，このような咬合接触は，臨床で構築することは絶対にできません．できないものをつくろうとするところに，咬合面形態の不完全さ，咬合接触の甘さなどが発生するのです．B コンタクト咬合からの咬合性外傷の発症については，9 章で詳しく解説します．

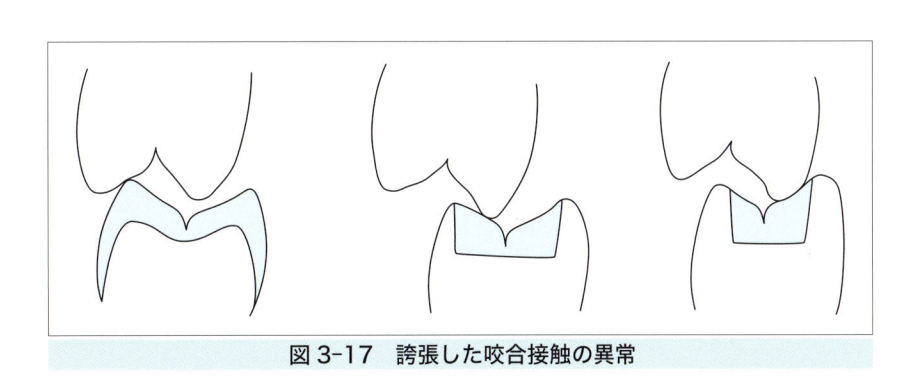

図 3-17　誇張した咬合接触の異常

中心位と中心咬合位
Centric Relation and Centric Occlusion

Chapter 4

中心位と中心咬合位
その臨床的意義

Centric Relation and Centric Occlusion
—Its Clinical Significance

1　中心位の定義とその問題点
Difinition of Centric Relation and Its Problems

『GPT-8』に記述されている中心位の定義は，「**中心位とは，下顎頭が関節結節に対して前上方に位置し，関節円板の最薄部に接しているときの上下顎の位置関係である**」となっています．つまり，中心位という顎位を，下顎頭と下顎窩も位置で定義しようとしているのです．

中心位の歴史的変遷は，ご存知のように，McCollumのターミナルヒンジアキシスから発しています．このときの中心位は，下顎最後退位でした．中心位は，その後，図4-1に示すように，後上方位，最上方位，そして，前上方位と変化しています．つまり，今日においても，中心位の定義は確定していないのです．

Dawsonは，『GPT-8』とは異なり，中心位を最上方位としています．

このことは，何を意味しているのでしょうか．

中心位という顎位が臨床上明らかになっていないということは，単に下顎頭と下顎窩の位置関係ではなく，咀嚼運動を含めた咬合が，まったく解明されていないということです．

一部の研究者のなかには，中心位という用語は混乱を招くので使用しないほうがよいという意見をもつ人がいます．しかし，正しい咬合が解明されていない今日，新しい用語を用いれば，さらなる混乱を招くことになります．

大切なことは，中心位という顎位を単に定義することではなく，中心位と咀嚼運動とのつながりを明らかにすることです．なぜなら，多くの研究者が中心位にいだく概念は，歯科治療の根幹，座標でいえば原点にあたる顎位だからです．中心位の臨床的意味が明確にされなければ，咬合器を用いて作製した補綴物は，咬合上の意味をもたないことになるのです．

本章では，中心位の問題に的を絞り，著者の中心位の定義にしたがって，中心位と中心咬合位の関係，さらには，中心位と咀嚼運動とのかかわりについて解説したいと思います．

2　著者の定義する中心位
Centric Relation Proposed by Author

著者は，中心位を次のように定義します．

中心位とは，下顎頭が下顎窩内で最も安定する位置，すなわち，下顎窩内のほぼ中央に位置し，咀嚼筋や靱帯が最も安定しリラックスした状態になっているときの上下の顎間関係である．

リラックスとは，咀嚼筋や靱帯が，伸びもしなければ縮みもしない状態をいいます．したがって，下顎頭と下顎窩の位置関係は，図4-2に示すように，左右対称の位置関係でなくても，咀嚼筋や靱帯がリラックスしていれば中心位の顎位にあるとします．このような顎位であれば，顎関節に負荷がかかることはありません．さらに…

中心位における下顎頭と下顎窩の安定した位置関係は，蝶番のように一定の位置ではなく，ある範囲内であそびの幅をもつ．

とします．中心位のあそびとは，図4-3に示すように，下顎頭に，前後，上下，そして，左右にわずかなあそびがあれば，顎関節は安定するとするものです．

顎関節の構造は，下顎窩の中に下顎頭がつるされている状態です．したがって，蝶番のように下顎頭が下顎窩内の1点で固定され，機械的な運動をするものではないことは明らかです．下顎頭には，下顎窩のなかで微妙で

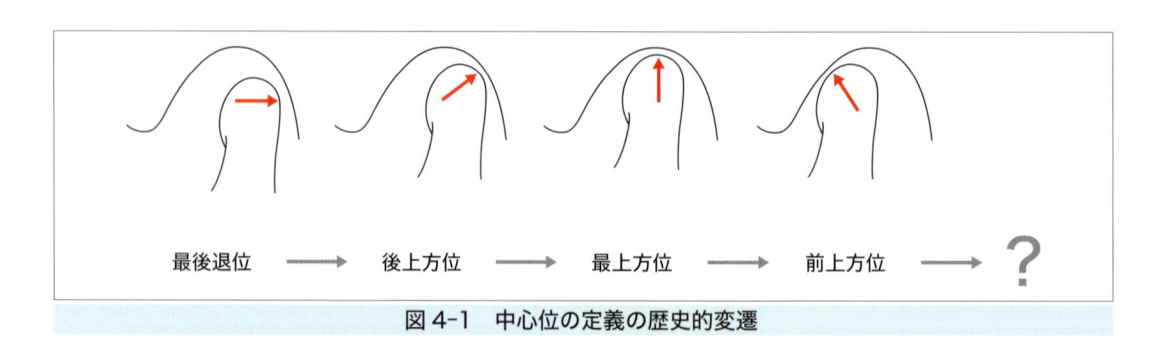

図4-1　中心位の定義の歴史的変遷
最後退位 → 後上方位 → 最上方位 → 前上方位 → ?

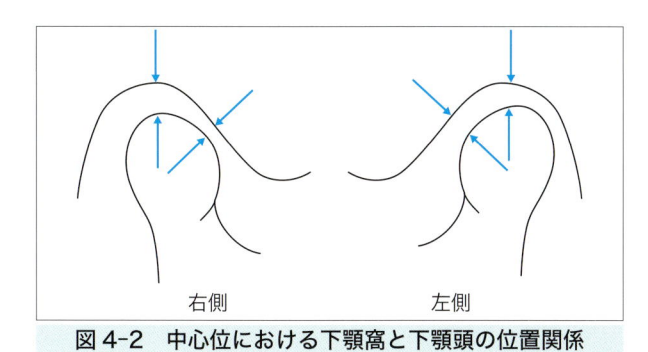

図 4-2　中心位における下顎窩と下顎頭の位置関係

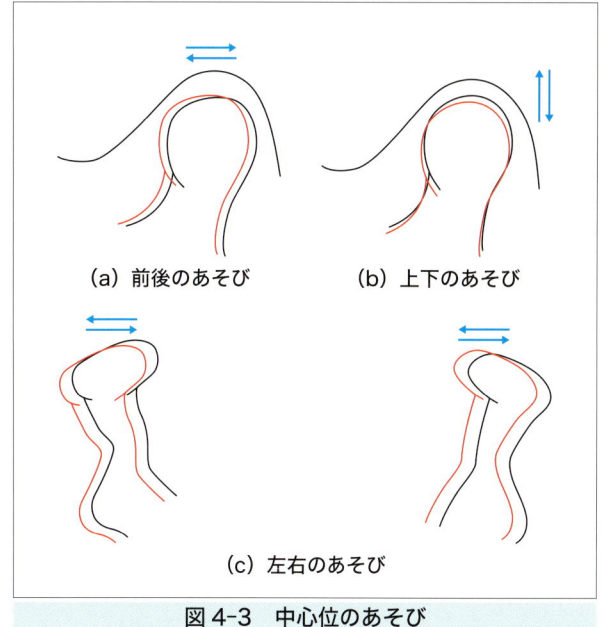

図 4-3　中心位のあそび
(a) 前後のあそび　(b) 上下のあそび
(c) 左右のあそび

自由な動きができる範囲が存在するのです．下顎頭にあそびの動きが存在するならば，その動きは口腔における咬合にも存在するはずです．これらのあそびの範囲を，「**中心位の自由度**」とよぶことにします．

前後のあそびとは，上下顎の水平的な前後滑走の範囲をいい，**図 4-4** に示すように，Schuyler の提唱するロングセントリックに相当するものです．

上下のあそびとは，**図 4-5** に示すように，咬合高径が変わると関節腔の幅が変わるので，そのうちで，許容される上下の範囲とします．この上下のあそびは，フィッシャー角や河野の報告にみられる全運動軸の軌跡の幅として目にすることができます．

では，左右のあそびは，どこに存在するのでしょうか．それは，**図 4-6** に示すように，イミディエートサイドシフトとして現れるのです．

側方滑走時にみられるイミディエートサイドシフトは，大きく現れる人と，ほとんど現れない人があると報告されています．なぜ，このように個人差があるのでしょうか．それは，中心位における左右のあそびの個人差です．前後左右のあそびは，Schuyler のワイドセントリックに通じるのです．

このように，わずかな中心位のあそびが存在することによって，顎関節の安定と安静が保たれるのです．

ここで大事なことは…

> 中心位という顎位は，顎関節で定義された顎位であり，口腔の顎位ではないのです．
> 中心位という顎関節の顎位には，それに対応する口腔の顎位があるのです．

このことから，著者の定義する中心位が，口腔ではどのような顎位にあり，中心位の自由度が咀嚼機能とどのようなかかわりをもつかについて解説したいと思います．

3　中心咬合位
Centric Occlusion

『臨床咬合学事典』によれば，「**中心咬合位は，個体にとって形態的機能的に正常な咬頭嵌合位**」

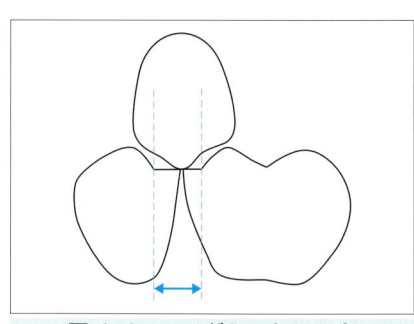

図 4-4　ロングセントリック

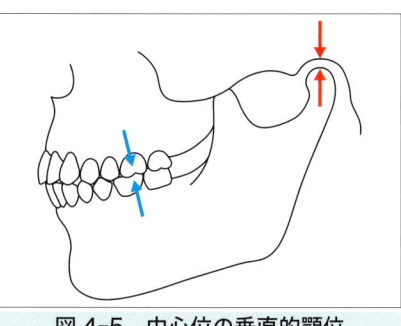

図 4-5　中心位の垂直的顎位

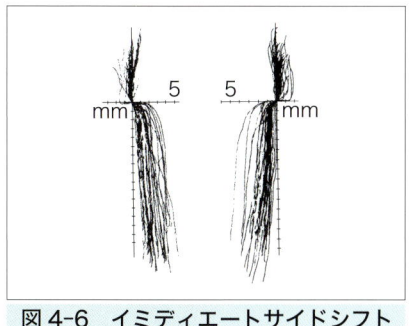

図 4-6　イミディエートサイドシフト
（Lundeen の論文より）

「咬頭嵌合位とは，上下顎の天然歯あるいは人工歯が咬合接触することにより決定される咬合位の一つで，上下顎歯列が最も多くの部位で接触嵌合した状態の顎位」と定義されています．

つまり，中心咬合位とは，下顎頭や下顎窩の位置や関節円板に関係なく，歯の最大咬合接触時における上下顎の位置関係をいいます．

重要なことは，中心咬合位は，顎関節の顎位である中心位とはまったく関係しない口腔での顎位であるということです．

1）中心咬合位の垂直的顎位
Vertical Dimension of Centric Occlusion

中心咬合位の垂直的顎位は，図4-7(a)に示すように，下顎安静位から噛み込んで最大咬合接触した顎位，つまり，(b)に示す顎位です．最大咬合接触した顎位とは，中心咬合位から顎が前後左右に動かない唯一の顎位です．したがって...

> 中心咬合位の正しい垂直的顎位とは，下顎安静位から蝶番運動によって噛み込むと，そのまま最大咬合接触位となる顎位です．

と一義的に定めることができます．

2）中心咬合位の水平的顎位
Horizontal Dimension of Centric Occlusion

> 中心咬合位の水平的顎位は，下顎安静位から中心咬合位に噛み込んだときの，上下顎の水平的な位置関係です．

この関係は，図4-8(a)に示すように，下顎安静位から噛み込むと，そのまま最大咬合接触位である中心咬合位に咬合する場合と，(b)に示すように，一度，咬合斜面に接触し，そこから斜面に沿って滑走して中心咬合位に咬合する場合とがあります．

このようなずれは，LauritzenのいうLiopに相当するものです．また，下顎が，最初の咬合接触から前方に移動して，中心咬合位に咬合する場合は，Miopになります．

最初の咬合接触位から斜面を滑走して，中心咬合位に移行する咬合状態は，顎関節では，前後的，頰舌的に中心位のずれを引き起こすことになるのです．

このように，中心咬合位の水平的顎位には，下顎安静位から噛み込んで中心咬合位に至る過程で2通りに分かれます．この過程の臨床的意味については，のちに解説します．

4 下顎安静位
Mandibular Rest Position

下顎安静位という顎位は，『GPT-8』によれば，「頭を起こし，開閉口筋の均衡が保たれ，顆頭が楽な状態にあるときの下顎位である」とされています．

この顎位は，1946年に，Thompsonによって見いだされ，安定した顎位であるとされてきました．しかし今日では，この下顎安静位にはいろいろ議論があります．

その議論とは別に，著者は，これまで下顎安静位を観察していると，下顎安静位には，2つの顎位があることに気づきました．そこで本節では，下顎安静位の2つの顎位と，その臨床的意義について解説します．

1）下顎安静位にみられる2つの顎位
Two Mandibular Positions at Mandibular Rest Position

下顎安静位には，図4-9に示すように，次の2つが存

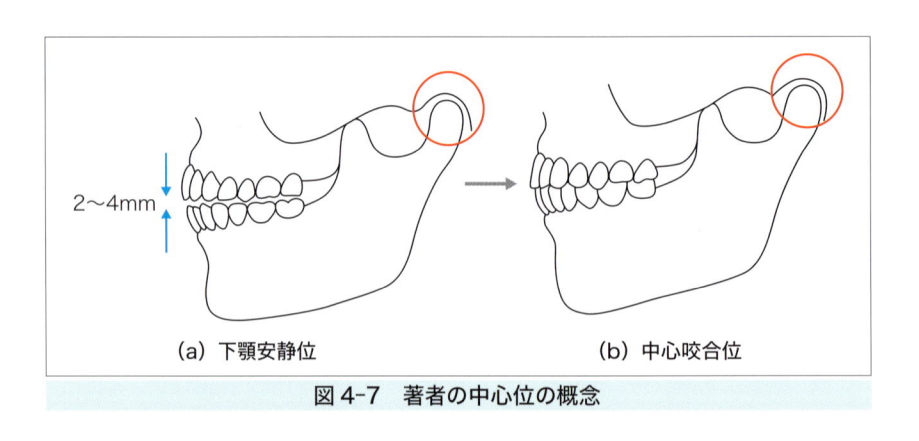

(a) 下顎安静位　　　　　　(b) 中心咬合位

図4-7　著者の中心位の概念

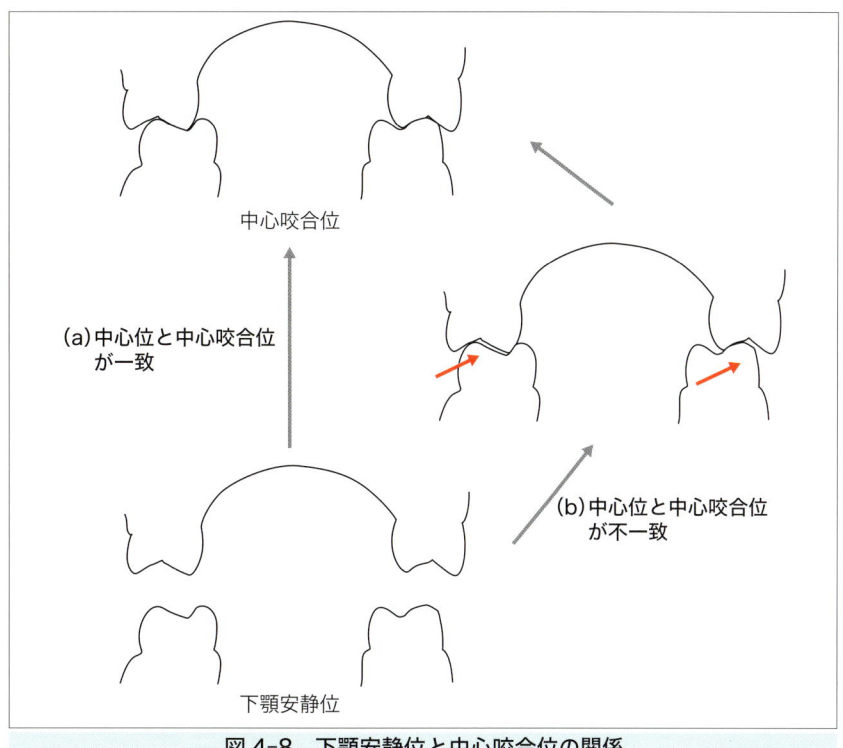

図 4-8 下顎安静位と中心咬合位の関係

在します．
唇を軽く触れた状態の下顎安静位（従来の下顎安静位）
唇を軽く開いた状態の下顎安静位
そこで…
　唇を軽く触れた下顎安静位を，**閉唇（下顎）安静位**
　唇を軽く開いた下顎安静位を，**開唇（下顎）安静位**
と名づけることにします．
　これらの下顎位の区分けは，図4-10に示すように，まず，(a)に示す中心咬合位の下顎位があります．次いで，(b)に示す閉唇安静位は，軽く唇を結んで下顎がリラックスした顎位です．さらに，(c)に示す開唇安静位は，唇を軽く開いて下顎がリラックスした顎位です．し

たがって，開唇安静位の顎間距離は，閉唇安静位より大きくなります．

　2つの下顎安静位に対応する安静空隙を，図4-11に示すように…
　中心咬合位と閉唇安静位の間の安静空隙を，**閉唇空隙**
　閉唇安静位と開唇安静位の間の安静空隙を，**開唇空隙**
とよぶことにします．安静空隙のなかには，閉唇空隙と開唇空隙とが存在します．
　次に，閉唇空隙ならびに開唇空隙の臨床的意義について説明します．

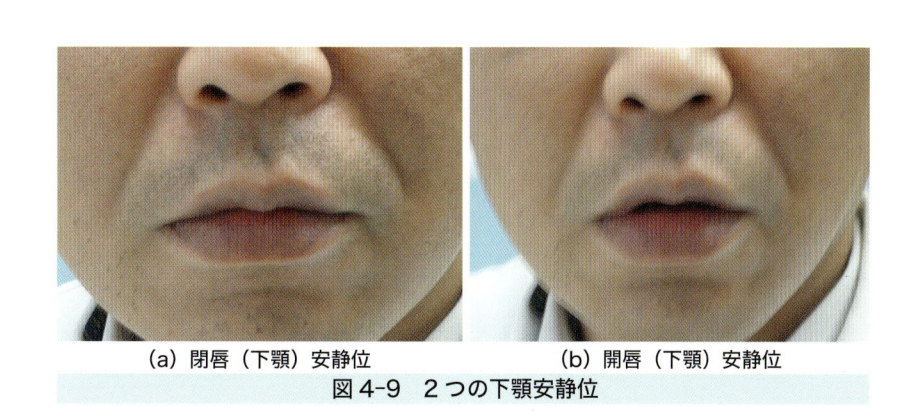

(a) 閉唇（下顎）安静位　　(b) 開唇（下顎）安静位
図 4-9　2つの下顎安静位

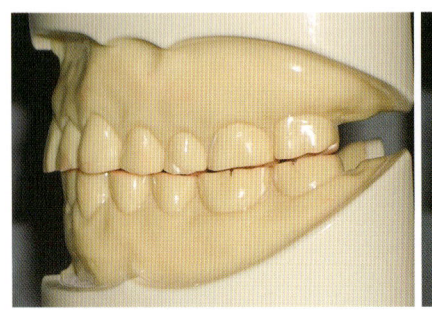

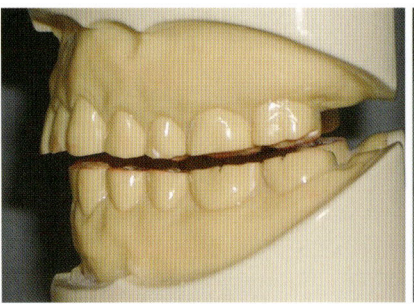

(a) 中心咬合位　　　　(b) 閉唇安静位　　　　(c) 開唇安静位

図 4-10　2つの下顎安静位の顎間距離

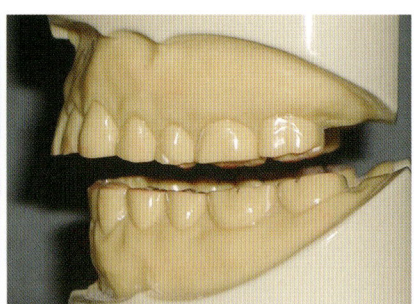

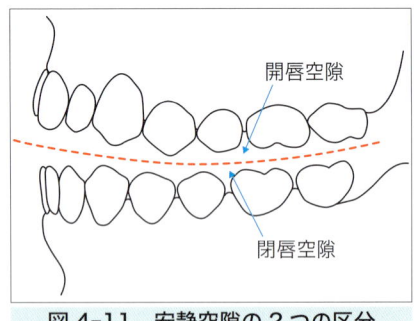

図 4-11　安静空隙の2つの区分

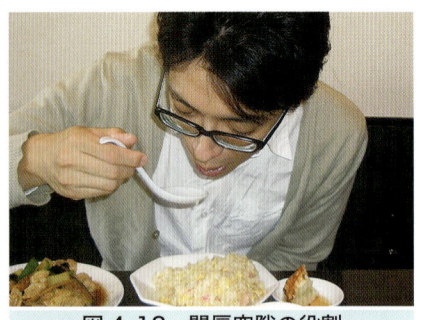

図 4-12　閉唇空隙の役割

2）閉唇空隙の臨床的意義
Clinical Significance of Closed Lip Space

> 閉唇空隙の役割は，図 4-12 に示すように，咀嚼運動に関与することです．

大きな食品が口に入ると，まず，破砕運動によって細かく裁断します．食品が小さな食片に裁断されると，今度は，唾液と混和しながら，さらに食片を粉砕する咀嚼運動になります．

この運動を，著者は粉砕運動とよんでいます．一般的には，臼磨運動といわれている運動です．粉砕運動には，大きな咬合力は必要とせず，また，大きな開口も必要ありません．そして，食片が口腔からこぼれないように，唇は閉じています．

> 閉唇空隙の臨床的意義は，粉砕運動に関与することです．

もちろん，粉砕運動中には，比較的大きい食品や，かたい食品が混ざっていることがあります．粉砕運動中にこのような食品を歯が捉えると，即座に破砕運動に切り替えて破砕します．そしてまた，粉砕運動に戻るのです．

このような粉砕運動は，閉唇空隙をおもな開閉口範囲とした運動です．

粉砕運動の特徴は，閉口筋の収縮力によって食片を粉砕しますが，運動の終末位である中心咬合位からの開口に際しては，閉口筋の収縮力をゆるめるだけで開口するのです．

次に，その理由を説明します．

閉唇安静位の顎位では，図 4-13（a）に示すように，開閉口筋は閉唇空隙を挟んでリラックスした状態になっています．

粉砕運動の閉口時は，(b)に示すように，閉口筋は収縮した状態であるのに対して，開口筋を含んだ周囲の筋肉や皮膚はわずかながら伸展された状態になっています．したがって，開口に際しては，開口筋を働かせなくても，閉口筋の収縮力をゆるめるだけで開口筋や皮膚の伸展状態がもとに戻ることから，閉唇空隙が開くことになるのです．

このことは，筋活動の省力化に役立つとともに，咀嚼運動の効率化をはかっていることになります．つまり，このような運動であるがゆえに，粉砕運動の高速化をはかることができるのです．

72　Chapter 4　中心位と中心咬合位ーその臨床的意義

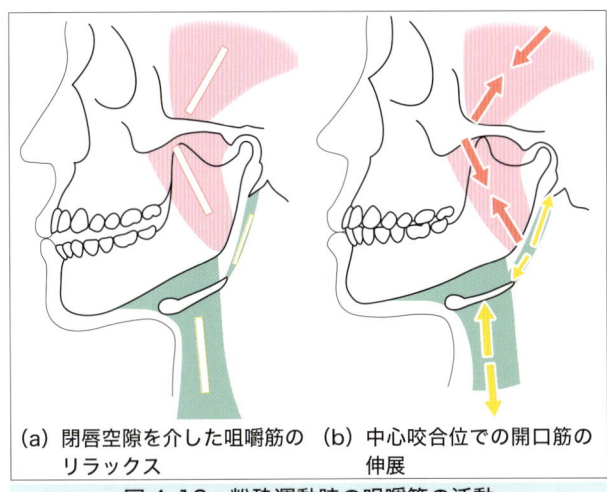

図4-13 粉砕運動時の咀嚼筋の活動
(a) 閉唇空隙を介した咀嚼筋のリラックス
(b) 中心咬合位での開口筋の伸展

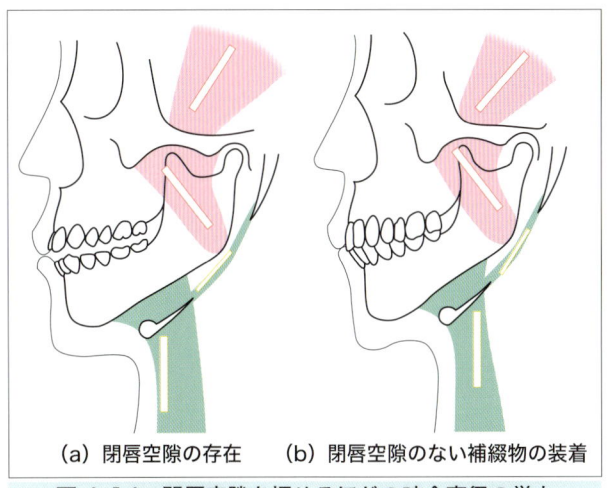

図4-14 閉唇空隙を埋めるほどの咬合高径の挙上
(a) 閉唇空隙の存在
(b) 閉唇空隙のない補綴物の装着

3) 閉唇空隙を埋めるほどの咬合高径の挙上により発生する機能障害
Malfunction Elicited from Bite-Raising without Closed Lip Space

図4-14(a)に示すのは，閉唇安静位の顎位です．(b)に示すのは，その閉唇空隙を埋めるほど歯冠長の長い補綴物が装着された状態です．

もし，このように閉唇空隙を埋めるほど咬合高径が挙上された補綴物が装着されると，どんな症状が発生するのでしょうか．

それは，咀嚼がしにくい，会話時に歯がぶつかるなど，咀嚼や会話の機能に障害が発生するのです．

その理由は，これまで説明したように，粉砕運動では開口筋を働かせて開口しなくても，閉口筋の収縮力をゆるめるだけで閉唇空隙が確保できたのです．それが，咬合高径の挙上によって閉唇空隙がなくなると，開口には開口筋を働かせなければならなくなります．つまり，粉砕運動ができなくなるのです．これが，咀嚼できないという感覚になるのです．また，60頁に記したように，咬合高径の挙上でみられたくいしばりの症状が発生することもあります．したがって…

> 咬合高径の挙上は，閉唇空隙が存在する範囲内にとどめなければ，咀嚼機能に障害が発生するのです．

4) 開唇空隙の臨床的意義
Clinical Significance of Open Lip Space

開唇空隙の臨床的意義について説明します．
開唇空隙は，閉唇空隙のさらに上に開いた空隙です．

> 開唇空隙の役割は，図4-15に示すように，会話機能に関与することです．

会話は，軽く唇を開いた状態で行われます．このとき，顎は，おもに開唇空隙を挟んだ範囲を動きます．

会話時の開閉口筋は，図4-16(a)に示すように，開唇空隙を挟んでリラックスした状態になっています．したがって，会話に際して子音を発音するような場合，口を閉じると，(b)に示すように，開口筋を含んだ周囲筋肉や皮膚は伸展された状態になります．このように，会話は，閉口筋のリラックスとわずかな収縮とのあいだで行われ，決して上下顎歯が触れることはないのです．

しかし，会話中には，「あ」や「お」などの母音の発音には，開唇空隙よりも大きく開口することが必要になります．この運動では，図4-17(a)に示すように，開口筋が収縮し，開唇空隙より大きく開口させます．すると今度は，閉口筋は伸展させられることになります．

次の発音に移るときは，開口筋の収縮力をゆるめるだけで，即座にもとの(b)の開唇空隙の状態に戻ることに

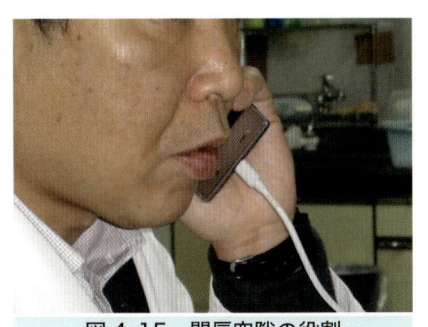

図4-15 開唇空隙の役割

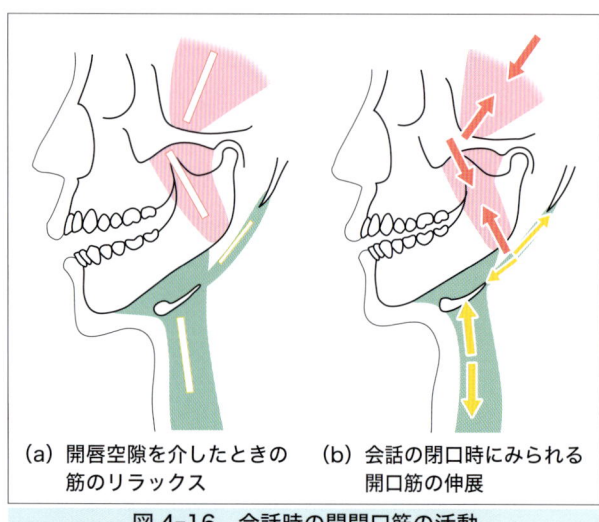

図4-16 会話時の開閉口筋の活動
(a) 開唇空隙を介したときの筋のリラックス
(b) 会話の閉口時にみられる開口筋の伸展

図4-17 母音発声時の筋活動
(a) 開口時にみられる閉口筋の伸展
(b) 開口空隙を介して開口筋がリラックス

なります．つまり...

> 会話は，おもに，開唇空隙のなかで顎が運動することによって成り立つのです．

会話では，大きく口をあけて発音する母音などもたくさん含まれます．その場合は，一瞬開口筋が働いて，わずかに開口度を大きくして発音します．しかし，つづく言葉は開唇空隙を主体にした運動で行われるのです．

会話時の顎運動は，開口筋と閉口筋のわずかな収縮と弛緩によって行われることから，筋活動の省エネ化に寄与しているのです．また，このような運動であるがゆえに，早口言葉が可能になるのです．

一方，図4-18に示すように，声楽家が遠くまで声を届かせるようなベルカント唱法や，日本の古典芸能にみられる発声法では，開閉口筋を交互に働かせることにな

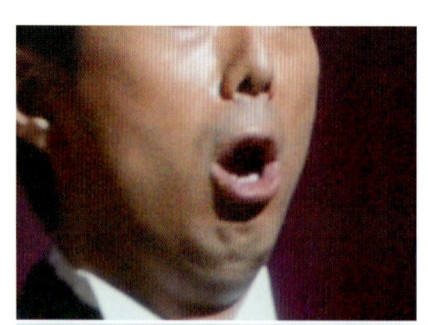

図4-18 開閉口筋の活動による発声

ります．

5) 開唇空隙を埋めるほどの咬合高径の挙上により発生する機能障害
Malfunction Elicited from Bite-Raising without Open Lip Space

図4-19に，開唇空隙を埋めるほど咬合高径を高くした補綴物の装着による中心咬合位の状態を示します．この場合は，安静空隙はまったくなくなります．

> 安静空隙がなくなるまで咬合高径が挙上されると，咀嚼ができない，嚥下しにくい，会話ができない，言葉が発せられない，などの症状が出現します．
> 咀嚼や会話の機能が完全に障害されるのです．そして，強烈なくいしばりの症状が出現します．
> このように極端ではなく，開唇空隙の一部が埋められる程度の咬合高径の挙上では，会話時に歯がぶつかるという現象が生じ，また，食事もしにくくなります．

全部床義歯の作製で，許容限度を超えた咬合高径の挙上では，ブラキシズムが発生します．しかし，その症状は義歯の動きとなり，臨床的には痛みとして現れます．このような場合は，粘膜面をどんなに調整しても痛みをとることはできません．

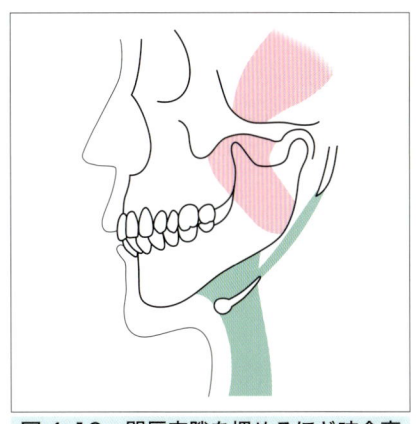

Centric Relation and Centric Occlusion

図4-19 開唇空隙を埋めるほど咬合高径が挙上された補綴物の装着

6) 咬合高径と嚥下機能
Vertical Dimension and Function of Swallowing

口腔の内容積は，図4-20に示すように，舌の体積と過不足のない状態になっています．それは，咀嚼や嚥下機能には，口腔容積と舌の体積が重要な役割を演じるためです．

図4-21に示すのは，Okesonの著書『TMDと咬合』から引用した嚥下の過程です．食塊を咽頭から喉頭を経て食道に落とす嚥下運動の過程は，舌の蠕動様運動によって行われます．つまり，舌背や舌側は口蓋や歯の側面に密着して，すべての食塊を後方に押しやるのです．この動きは，図4-22に示すように，注射器のシリンダーとピストンの動きに似ています．

■咬合高径が高すぎる場合

咬合高径が高すぎる場合には，図4-23に示すように，口腔の容積に対して舌の体積が小さい状態となり，Dondersの空隙が生じます．このような状態は，注射器にたとえれば，シリンダー径に対してピストン径が小さい状態です．両者のあいだに隙間があると，食塊をうまく嚥下できなくなります．

部分床義歯でパラタルバーがあると，嚥下や会話に支障をきたすのは，バーが舌の動きに障害となるだけではありません．バーと口蓋の密着不良から，舌と口蓋が密着不良となることも原因の1つです．

■咬合高径が低すぎる場合

咬合高径が低すぎる場合には，どんな臨床症状が発生するか考えてみます．

まず，無歯顎者と健常者の違いについて考えてみます．図4-24(a)に示すように，健常者では適正な咬合高径によって，咽頭から喉頭にかけて気道は十分確保され

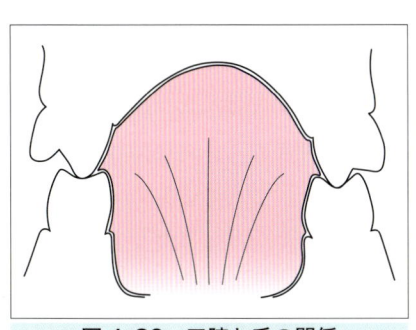

図4-20 口腔と舌の関係

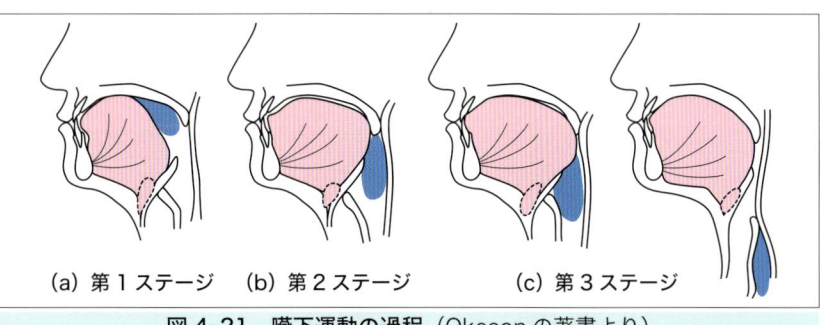

図4-21 嚥下運動の過程（Okesonの著書より）
(a) 第1ステージ　(b) 第2ステージ　(c) 第3ステージ

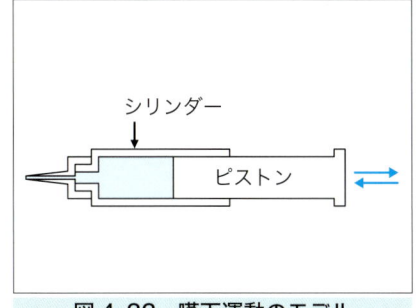

図4-22 嚥下運動のモデル

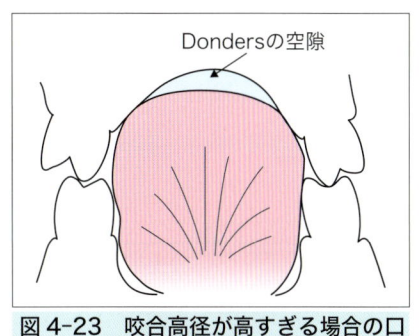

図4-23 咬合高径が高すぎる場合の口蓋と舌の関係

75

(a) 健常者　(b) 無歯顎者

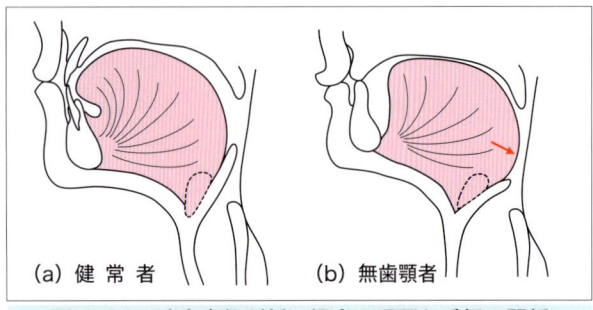

図4-24　咬合高径が低い場合の咽頭と舌根の関係

ています．一方，無歯顎者では，嚥下時の上下顎堤が接触する顎位では，咬合高径が低くなることから，(b) に示すように，下顎頭は最後退位に移動し，舌根部も後方に移動した状態になります．

嚥下に際しては，図4-21に示したように，第2ステージから第3ステージに移るときに，咽頭粘膜に舌根を密着させながら，「ごくり」と飲み込む動作になります．

このときの上下顎歯は，咬合した状態になります．無歯顎者のように咬合高径が極端に低い場合では，正常な咬合高径より，飲み込むときに舌根部が大きく咽頭部に押しつけられることになります．

X線透視で，バリウム造影剤の嚥下をみていると，第3ステージでバリウムが通過するときに，わずかの量の誤嚥がみられることがあります．このことから推測すると，咬合高径が低い場合には，気管の閉鎖状態が，正常な咬合高径と比較して異なっているのかもしれません．そこに，高齢という反射の衰えた状態が重なると，誤嚥が起こると考えられます．

しかし，ヒトの舌は，口腔の状態にマッチするように体積を変化させます．少々の咬合高径の変化には，舌は十分対応するだけの順応性を有しているのです．一般的には，咬合高径が正常より低く設定されたとしても，発生する症状は…

> 突然の咬合高径の低下は，咀嚼や嚥下の機能障害よりも，顎関節症の症状が発生することに留意すべきと考えています．

■会話の機能

無歯顎患者の会話で気づくように，歯の喪失は，正しい発音に障害を及ぼすようになります．しかし，会話の内容は十分理解できるのです．これを会話機能の障害と

いえるかどうかは疑問です．

著者は，無歯顎者の会話機能は障害ではないと考えています．会話の機能に関しては，本書の目的からはずれることから，ほかの参考書をご参照ください．

7) 就寝時の顎位
Mandibular Position in Sleeping

仰臥位で，鼻呼吸を行い就寝する場合の顎位は，図4-25に示すように，閉唇安静位になっています．

唇は軽く閉じ，上下顎の歯間距離は，ほぼ閉唇空隙を保ち，舌根はやや咽頭部に落ちるものの気道は確保され，呼吸は鼻腔をとおして行われます．

このときの顎関節の顎位は，あそびの範囲内で後退位になっています．咀嚼筋や靭帯はリラックスした状態，つまり，顎関節では中心位の顎位にあたります．

一方，何らかの事情で鼻呼吸ができない場合で，仰臥位で就寝する顎位は，図4-26に示すように，開口状態を保ち，閉口筋の伸展と開口筋や皮膚の伸展とのあいだでバランスのとれた状態，いわば，仰臥位での開唇安静位の状態となります．

呼吸は口腔をとおして行われます．この場合，顎関節では，開口状態に合わせて下顎頭が前下方に移動しています．しかし，開口している分だけ舌根の落ち込みは大きくなります．このような患者に睡眠時無呼吸症候群がみられるのはよく知られています．

横向きに就寝している場合の顎関節は，図4-27に示すように，中心位の水平的顎位からみれば微妙にずれていることになります．しかし，この中心位のずれた顎位は，顎関節症を発症するほどの負荷にはなりません．それは，重力によるものだからです．顎のずれは，頬の皮膚や筋肉，そして，靭帯の伸縮の範囲内でバランスがとれた状態になっています．

この顎のずれは，咀嚼筋の大きな収縮力による強制的なものではないのです．したがって，顎関節に対しての物理的な負荷にはならないのです．その状態は，寝返りによって自然に改善されます．

■就寝時の咬合

著者の理論は，のちに詳しく解説しますが，アンテリアガイダンスは必要としません．6前歯は，図4-28に示すように，前方や側方の滑走運動において接触させな

Centric Relation and Centric Occlusion

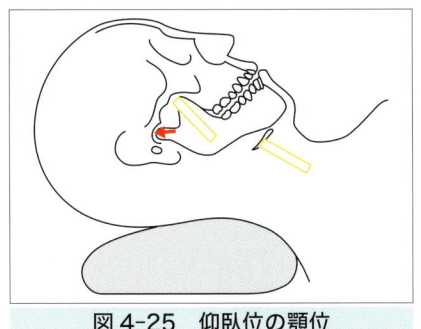

図 4-25　仰臥位の顎位

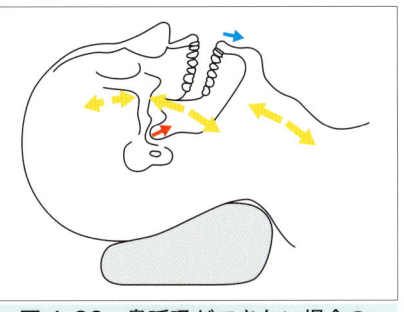

図 4-26　鼻呼吸ができない場合の仰臥位の顎位

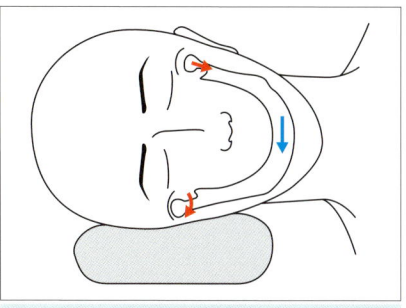

図 4-27　横臥位で就寝したときの顎位

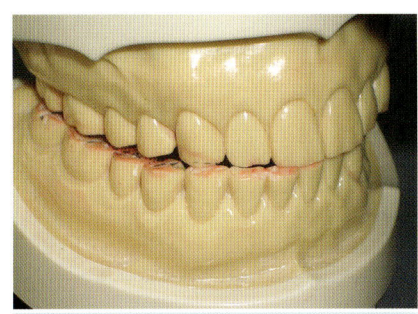

図 4-28　前歯に滑走干渉のない著者の理論

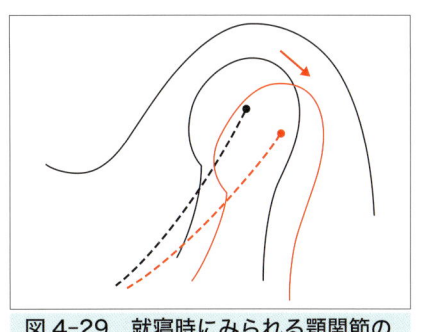

図 4-29　就寝時にみられる顎関節の自由度

いように削合調整します．それは，全部床義歯も天然歯もまったく同じです．

　この咬合理論で咬合を構築すると，全部床義歯では咬合が安定し，メタルボンド冠では切端の破折から免れることができます．

　この理論で咬合を構築するようになった20年ほど前に，ある若い女性患者の上下顎の前歯を，メタルボンド冠で治療する機会がありました．装着日には，十分注意して，滑走運動時の接触干渉部を削合調整しました．ところが，装着後しばらくして，下顎前歯にチッピングが発生しました．色調の関係から，下顎の全6前歯をつくり変えた苦い経験があります．

　診療室では，前後左右に十分滑走させて滑走干渉部を完全に除去し，さらに1週間後にも咬合調整を行ったのに，なぜチッピングが発生したのか当時はわかりませんでした．それは，次の理由によります．

　これまで説明したように，就寝時の顎関節は，図4-29に示すように，あそびの範囲内で，下顎頭は後下方に移動した顎位になっています．この顎位から前方運動を行うと，図に示すように，テーブルに座った体位からの前方運動とは異なった軌跡をとるのです．この軌跡は，顎関節のあそびに原因する顎路（滑走軌跡）のあそ

びです．

　このような軌跡の違いで，臼歯部は咬合接触しないのに，前歯部だけが接触するようになり，前歯にチッピングが発生したのです．

　このことに気づいてから，咬合調整のときは，背板を垂直にした座位（食事時の体位）にし，十分に咬合調整をしたあと，最後に水平位でリラックスさせて，再度，前歯の滑走干渉を完全に取り除くようにしています．

5　中心位の垂直的顎位
Vertical Mandibular Position of Centric Relation

1）中心位に対応する口腔の顎位
Oral Position of Mandibular Corresponding to Centric Relation

　下顎安静位という口腔の顎位は，図4-30に示すように，軽く唇を触れ，咀嚼筋や靭帯をリラックスさせた状態の上下顎の顎間関係です．この下顎安静位では，閉口筋や開口筋は，安静空隙を介してリラックスしています．すなわち…

　下顎安静位は，顎関節では中心位の顎位の1つなのです．

77

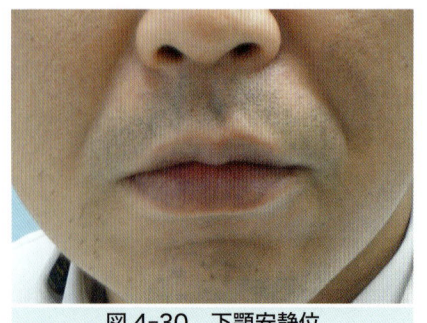

図4-30　下顎安静位

2）中心位の垂直的顎位の範囲
Area of Vertical Mandibular Position of Centric Relation

　下顎安静位と中心咬合位との間の空隙は，周知のように安静空隙とよばれています．安静空隙の幅は，2〜4 mm とも，0.3〜5 mm ともいわれています．

　下顎安静位と中心咬合位の関係は，図4-31 に示すように，安静空隙の幅だけ隔てた顎位となっています．この数ミリの顎間距離の違いでは，図に示すように，咀嚼筋や靱帯の変化はないと考えられます．

　すなわち，中心咬合位においても咀嚼筋や靱帯はリラックスした状態であるということができるのです．つまり…

> 中心咬合位という口腔の顎位は，顎関節では中心位の顎位にあたります．
>
> したがって，中心位という顎関節の顎位は，口腔では下顎安静位から中心咬合位の間の顎位にあるのです．

3）下顎安静位と中心咬合位の違い
Difference Between Mandibular Rest Positon and Centric Relation

　下顎安静位の顎位では，咀嚼筋や靱帯はすべてリラックスしています．一方，中心咬合位に噛み込んだときは筋活動が始まり，咀嚼筋はリラックスした状態にはなりません．しかし，中心咬合位に咬合する直前までの顎位は，咀嚼筋や靱帯はリラックスした状態に保たれているのです．したがって，中心位に対応する口腔の顎位を厳密に定義すると…

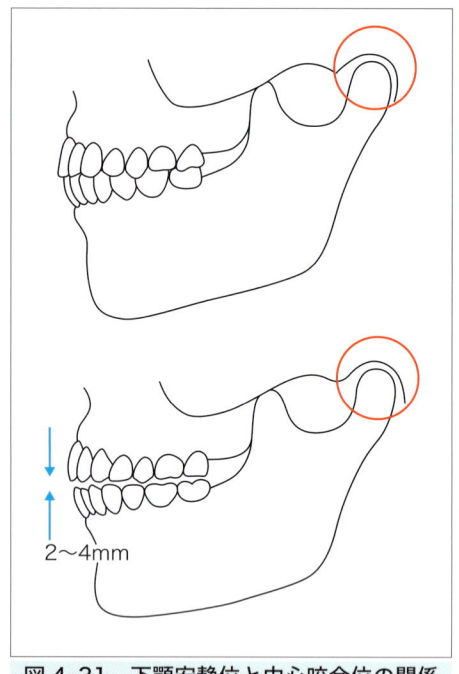

図4-31　下顎安静位と中心咬合位の関係

> 中心位の垂直的顎位は，下顎安静位から中心咬合位の直前までの閉唇空隙にあるのです．

4）口腔と顎関節の顎位
Mandibular Position of Oral Cavity and TMJ

　図4-32 に，口腔の顎位と顎関節の顎位の関係を示します．

　大きく開口した開口位では，閉口筋は伸展され，下顎頭は前下方に移動しています．そこから徐々に閉口するにつれて，下顎頭は，下顎窩の前壁に沿って後上方に移動し，やがて中心位の顎位になります．このときの下顎は下顎安静位の顎位になります．

　さらに，安静空隙分の閉口によって中心咬合位の顎位になります．このときの顎関節の顎位は，同じ中心位になっています．このあいだの閉口筋や靱帯は，リラックスしています．

　ここからさらに閉口位になると，咀嚼筋は収縮し，下顎頭は下顎窩の後壁に移動するようになるのです．

　したがって，歯科治療は，中心咬合位からわずかに許容される範囲内で行われるのです．

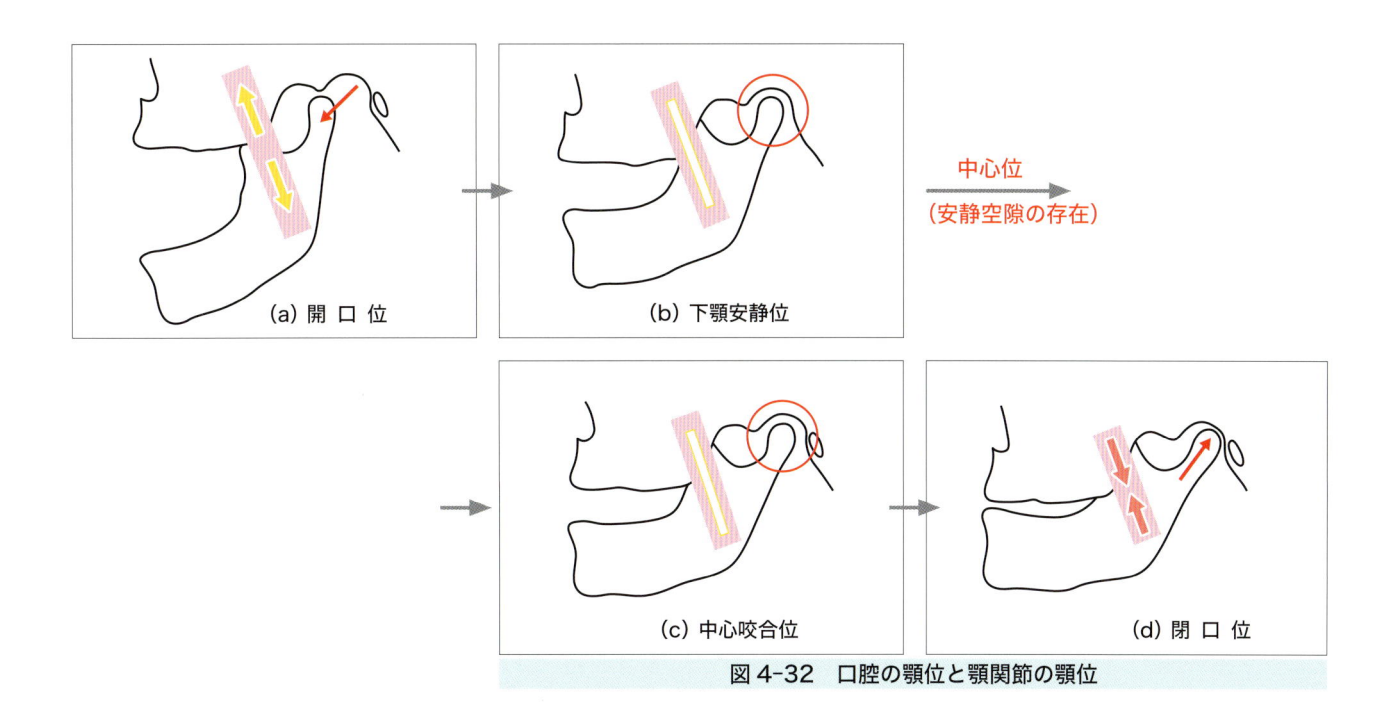

Centric Relation and Centric Occlusion

(a) 開口位
(b) 下顎安静位

中心位
(安静空隙の存在)

(c) 中心咬合位
(d) 閉口位

図 4-32　口腔の顎位と顎関節の顎位

5) 中心位の垂直的自由度とその臨床的意義
Vertical Freedom of Centric Relation－Its Clinical Significance

　中心位の垂直的顎位は，これまで説明したように，口腔では閉唇安静位から中心咬合位までの顎位です．

　咬合高径の設定では，中心咬合位の上に生来の閉唇空隙が存在するようにすれば，顎関節に負荷をかけることはなく，咬合は安定するのです．

　すなわち，中心咬合位の許容される範囲は，真の咬合高径と，その咬合から閉唇空隙を埋めないわずかな間に存在するのです．

　この範囲を，「**中心位の垂直的自由度**」とよぶことにします．垂直的自由度は，顎関節ではあそびの範囲に通じるのです．

> 中心位の垂直的自由度は，閉唇空隙内にあって，中心咬合位から閉唇空隙を埋めない範囲にあるのです．

　このあいだに咬合高径を決定すれば，顎関節に負荷のかかることはありません．ここに，中心位の垂直的自由度の臨床的意義が存在するのです．

　しかし，その許容範囲は非常に小さいのです．特に，オーバーバイトの患者では，自由度はきわめて小さいことから，咬合高径の決定には細心の注意が必要です．

6) 垂直的自由度の確認
Certainty of Vertical Freedom

　臨床で，中心位の垂直的自由度が確保されているか否かをみるには，まず患者に閉唇安静位をとらせます．次いで，その顎位を維持したまま，**図 4-33**に示すように，口角部を開いて上下顎臼歯の接触状態をみます．上下顎歯のあいだに空隙がみられれば，閉唇空隙と垂直的自由度は確保されていると判断します．

　しかし，上下顎歯がほとんど接触状態に近い場合，また，咀嚼や発音に何らかの障害を訴える場合は，間違いなく咬合高径が高い状態です．この場合は，すみやかに咬合高径を低下させる必要があります．

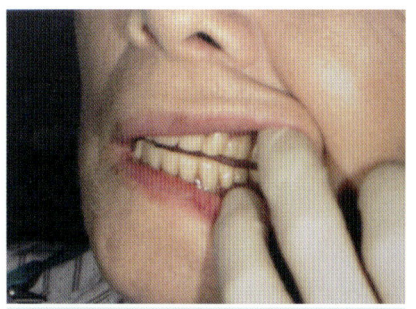

図 4-33　垂直的自由度の確認

6　中心位の水平的顎位
Horizontal Mandibular Position of Centric Relation

　中心位の水平的顎位とは，中心咬合位における上下顎の前後左右の顎間関係です．

　中心咬合位に至る過程は，これまで説明しましたが，下顎安静位から噛み込むと，そのまま中心咬合位に入る場合と，いったん，斜面に接触してから中心咬合位に噛み込む場合とがあります（p.71，図4-8参照）．

　前者は，中心位と中心咬合位の顎位が一致している場合です．後者は，中心位と中心咬合位にずれのみられる場合です．したがって，後者の場合，中心咬合位に咬合させるには閉口筋の収縮力を必要とします．その力は，顎関節では下顎頭を中心位と異なる顎位に移動させることになります．この顎位は，顎関節に負荷をかけることになるのです．

1）ロングセントリックの概念
Concept of Long Centric

■ Dawsonの概念

　Dawsonは，著書『Functional Occlusion』のなかで，ロングセントリックの概念について，次のように述べています．

1. **水平的自由度は，顎関節と調和するために，咬合全般にわたって必要である．**
2. **水平的自由度は，咬合接触には必要ない．なぜなら，中心位での関節では可動性はないからである．**

　一見，1項と2項は矛盾しているように思われますが，Dawsonのいわんとするところは，顎関節の中心位という顎位には自由度がなく，最上方位の1点である．しかし，閉口に際して中心位よりわずかに前方で咬合しても，前歯において咬合高径が変わらなければ，このわずかなずれをロングセントリックとするというのです．

　つまり，ロングセントリックは，顎関節での下顎頭は最上方位にあり，中心位としての顎位は変わらないのです．前歯にもたらされるロングセントリックの幅は，0.5 mmあれば十分であるとしています．

　そして，それをまとめて，「**ロングセントリックは，前歯部にみられるものであること，そして，ロングセントリックは，セントリックからの自由性を示すもので，セントリックの自由性を示すものではない**」といっています．

■ Schuylerの概念

　ナソロジー学派によって提唱されたポイントセントリックの咬合に対して，Schuylerは，1963年に，ロングセントリックの概念を発表しました（p.69，図4-4参照）．

　Schuylerの提唱したロングセントリックは，「**ロングセントリックとは，咬頭嵌合位と最後退位の咬合の間で，咬合高径が変化せず，自由な滑走域を有する咬合状態**」としました．

　このような滑走域を設けることによって，補綴治療後は，早期に快適な状態が得られると述べています．すなわち，顎関節と調和した咬合の安定が得られることになるのです．この概念には，今日賛否両論があります．

> しかし，この概念は，咬合の安定にとってきわめて重要な示唆を含んでいるとともに，著者の中心位の概念と一致するのです．

　咀嚼運動において，上下顎歯はつねに同じ位置に咬合することはありません．図4-34に示すように咀嚼のたびに，わずかながら異なった位置に噛み込むことになるのです．その範囲は，Dawsonのいうように0.5 mmの範囲かもしれません．

　では，なぜこのように少しずれた咬合位に噛み込むのでしょうか．

　それは，顎関節の下顎頭は，機械の蝶番のような動きはしないからです．著者の中心位の定義で述べたように，中心位にはあそびが存在し，このあそびによって開閉口運動の軌道がずれるのです．これを，図に示すように，ポイントセントリックの咬合で受けようとすると，

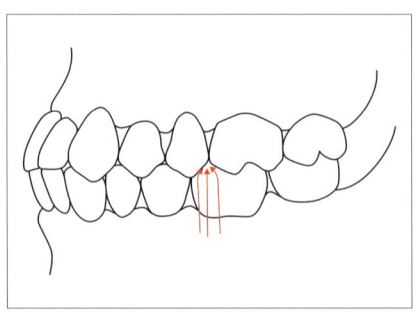

図4-34　咀嚼のたびに変わる最初の咬合接触位

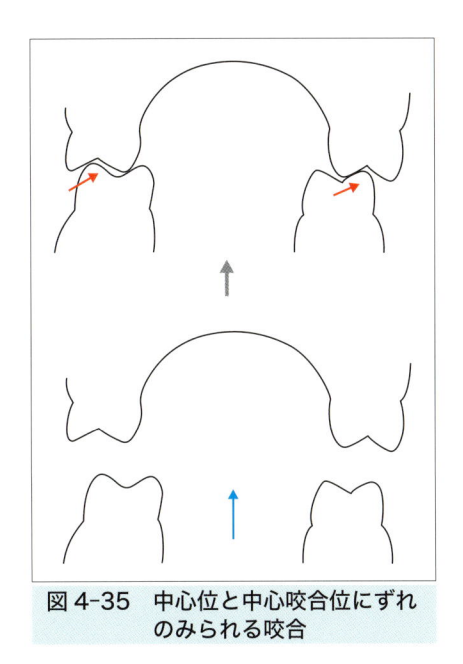

図4-35 中心位と中心咬合位にずれのみられる咬合

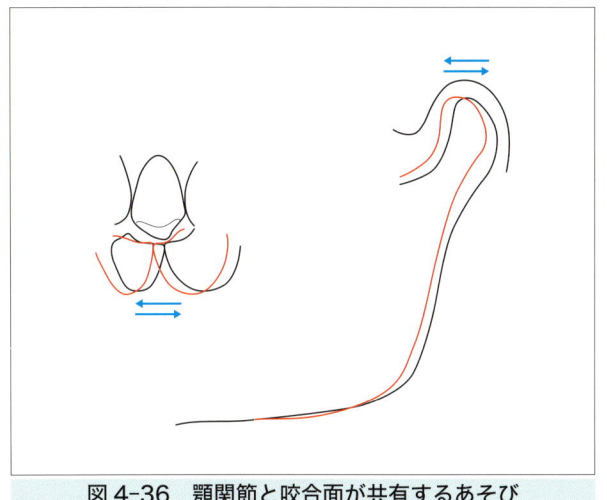

図4-36 顎関節と咬合面が共有するあそび

咀嚼のたびに咬合斜面に接触してから咬頭嵌合位に咬合することになるのです．

ナソロジーの理論では，下顎最後退位で咬合を構築しました．中心位の顎位が下顎最後退位と一致しない患者では，中心位と中心咬合位の顎位に必ずずれをつくることになります．したがって，下顎最後退位で構築された咬合は，顎関節に負荷をかけることになるのです．また，中心咬合位の項で説明しましたが，図4-35に示すように，下顎安静位から中心咬合位に噛み込むときに，いったん，斜面に接触したあと，中心咬合位に咬合する場合も同じです．これらは，すべて咬合異常です．

Schuylerは，この咬合異常を，ロングセントリックの概念を導入することによって解消したのです．

斜面に接触したあとで，中心咬合位に咬合するような咬合接触は，多くの人にみられます．その原因は，明らかに歯科治療の結果と思われるもの以外に，生来の歯の萌出や咬耗が原因する場合もあります．しかし，ほとんどの人は，顎関節に異常はみられないのです．

次に，中心位には，なぜ「水平的な自由度」が必要なのかについて考えてみます．

2）中心位の水平的自由度と臨床的意義
Horizontal Freedom of Centric Relation—Its Clinical Significance

中心位の水平的なあそびは，図4-36に示すように，顎関節では前後左右に存在します．

> 中心位の水平的自由度の臨床的意義は，下顎頭が下顎窩のある範囲内で自由に位置することで，顎関節の安定につながることです．
>
> この顎関節のあそびを得るには，咬合面に自由な滑走域を設けることによって可能になります．つまり，顎関節における中心位の自由度と，咬合面の自由な滑走域を設けることとは，お互いに相補う関係にあるのです．

ヒトは，ベッドで就寝しているとき，体位はつねに一定ではなく，ときどき寝返りを打っています．発現のメカニズムは異なりますが，これと同じように，顎関節の下顎頭と下顎窩の位置関係も，つねに同じ位置に固定されているより，わずかに前後左右に自由に変わることによって安定するのです．

ポイントセントリックで咬合を構築すると，中心咬合位と中心位をいかに一致させても，患者は窮屈感を訴えます．このようなときに，ロングセントリックを付与すると，患者は異口同音に「あー楽になった」といいます．

では，顎関節のあそびを共有する中心咬合位の咬合面は，どのような形態になるのでしょうか．その咬合面と咬合接触様式（リンガライズドオクルージョン）を，図4-37に示します．

> 下顎臼歯の咬合面に上顎臼歯の舌側咬頭が接触して，前後左右に自由に移動できるようにします．このことは，顎関節のあそびにつながるのです．

この咬合面のあそびは，ロングセントリックの概念で

図4-37　リンガライズドオクルージョン

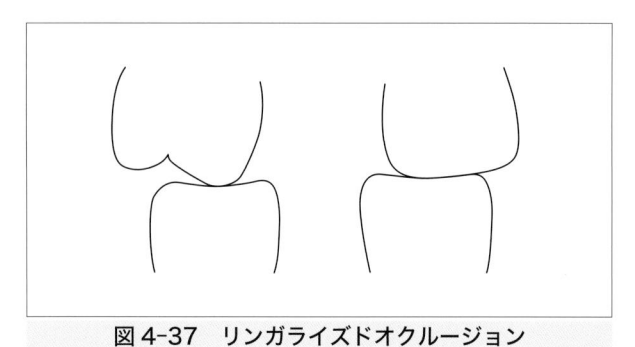

あり，著者の定義する中心位と咀嚼運動を結びつける重要な臨床的意義となるのです．

ロングセントリックは，咬合の不安定につながるという意見があります．本当にそうでしょうか．もし，それが事実なら，アボリジニの咬耗した咬合面による咬合は，不安定になっていたということになります．咬合の安定に関しては，先の1章で解説しました．

繰り返しになりますが，咬耗した咬合面による咬合は，咬合の不安定を示すものではないということです．なぜなら，そこに発症する疾患がないからです．

中心位の水平的顎位とは，これまで説明したように，中心咬合位から前後左右に自由に滑走のできる範囲をもつことです．そして，重要なことは，その自由な滑走の範囲を規制する必要はまったくないのです．顎の動きは顎関節と咀嚼筋や靭帯で規制されています．顎関節では，外側靭帯によって下顎頭は固定され，顎の動きは咬合面によって規制されているのです．

水平的自由度とは，咬耗した咬合面に自然に備っているものです．

歯科治療を行うことは，インレーであれクラウンであれ，咬合面が変わることから，新しい咬合を構築していることになるのです．この咬合構築において，中心位と中心咬合位の一致，そして，中心位の水平的自由度を付与した治療を行うことが，咬合と顎関節の安定につながるのです．

中心位と中心咬合位
Centric Relation and Centric Occlusion

Chapter 5

中心位への誘導
その臨床的意味
Leading to Centric Relation－Its Clinical Meaning

1　従来の中心位への誘導―その臨床的問題点
Conventional Leading to Centric Relation—Its Clinical Problems

　中心位への誘導に関して，成書にはさまざまな方法が記述されています．顎関節症やブラキシズムなどの患者では，中心位に顎を誘導したあとでなければ，中心位と中心咬合位の狂い，すなわち，真の咬合異常をみつけることはできません．しかし，中心位への誘導には大きな問題が存在しています．本章では，中心位への誘導について考えてみたいと思います．

1）誘導する中心位の顎位
Mandibular Position of Lead Centric Relation

　中心位へ誘導すると一口でいいますが，誘導しようとする最終顎位は，どこにあるのでしょうか．

　Dawsonは，自身の中心位とする下顎頭を下顎窩の最上方位に導くために，図5-1に示すような，バイラテラルマニピュレーション（通称，ドーソンテクニック）とよぶ誘導法を提唱しています．しかし，一般的には，『GPT-8』に，中心位が定義されていることから，顆頭を下顎窩の前上方位に導くことではないでしょうか．

　この誘導の考え方は，ナソロジー学派が提唱した下顎最後退位から始まっています．ナソロジーの理論では，下顎を最後退位に強制的に誘導し，その顎位で咬合を構築しようとしました．しかし，うまくいかないことがわかったのです．その結果，ナソロジー学派は，中心位の変更を余儀なくされました．

　その後，図4-1（p.68参照）に示したように，中心位の顎位は，後上方位，最上方位，そして，前上方位と変わってきています．今日でも，中心位のたしかな顎位が定まっておらず，今後この顎位は変わるかもしれないのです．とすると，中心位として下顎頭を前上方位に誘導することに，どんな意味があるのでしょうか．このことは，図5-2に示すように…

> 中心位として誘導する顎位が，今日の歯科学では定まっていないのです．

　しかし，中心位を，顎関節の安定と安静が得られる顎位とするならば，生体には，その顎位が必ず存在するはずです．

　なぜなら，咬合が完成した若いころの中心咬合位の顎位は，顎関節では中心位の顎位であり，その時点で顎は安定していたのです．では，このような顎位を，どのようにしてみつけるのでしょうか．

2）Dawsonによる中心位の決定と記録
Determination and Record of Centric Relation by Dawson

　Dawsonは，どのようにして，自身の誘導した顎位が中心位であると判断しているのでしょうか．

　その著書，「中心位の決定」の項で，「下顎が自由でヒンジのように感じられ，顆頭が完全に下顎窩の中に位置しているように思えたら，臨床経験を積んだ医師は，その下顎がセントリックにあるとみなしうるであろう」といっています．そして，誘導の完了した中心位の顎位を，図5-3に示すように，レコーディングワックスを噛ませて記録しています．

　著者は，この中心位への誘導と記録には，いくつかの問題点があると思います．

　まず，下顎は，誘導されるうちに，ヒンジのようにブラブラ動くようになります．しかし，下顎がヒンジのようになることが真の中心位であると，なぜいえるのでしょうか．その顎位が中心位であることを，どのように

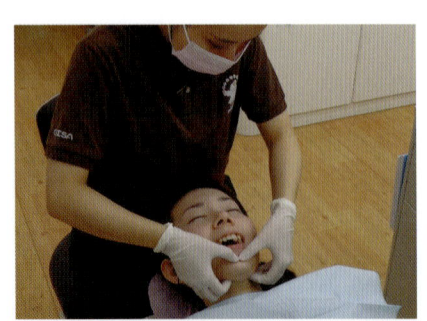

図5-1　ドーソンテクニックによる中心位への誘導

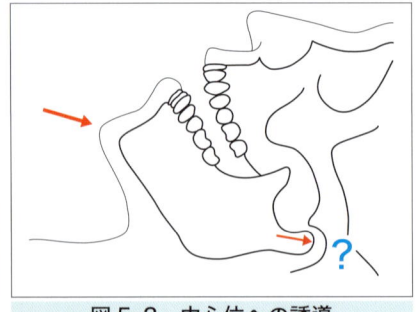

図5-2　中心位への誘導

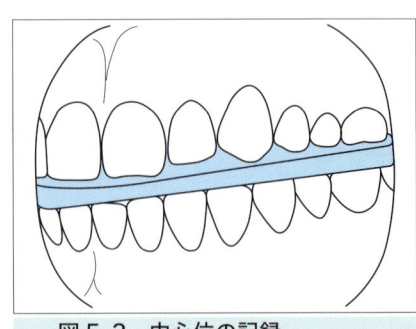

図5-3　中心位の記録
（Dawsonの著書より）

して臨床的に証明するのでしょうか．

つまり，中心位へ誘導したといっても，その顎位が真の中心位であるという臨床的根拠はないのです．

次に，中心位の記録では，Dawsonは図5-3に示すように，レコーディングワックスを噛ませて記録しています．この記録の仕方は，写真でみるかぎりワックスが厚すぎます．写真のワックスの厚さでは，下顎頭は前下方に移動しているのです．わずかでも開口すれば，下顎頭は下顎窩の中でミクロの単位で位置が変わるのです．したがって，咬合器にマウントされた模型は，下顎前方位の顎位になっているのです．

多くの著書に，中心位への誘導に関しての記述があります．しかし，誘導された顎位が中心位であるという根拠，または，そのことを臨床的に証明したものは，著者の知るかぎりみたことはありません．ということは，すべての解説書は，憶測のうえに立って中心位の記述をしているにすぎないのです．

ここからいえることは…

> どのような誘導法を用いても，顎を真の中心位に直接導くことはできない．

ということです．

2　著者の中心位への誘導―その基本的考え方
Leading to Centric Relation Proposed by Author—Its Basic Concept

中心位への誘導に際して，どのような方法を用いようと，誘導した顎位が中心位であるという保証はありません．では，中心位を失った患者の正しい中心位は，どのようにして回復するのでしょうか．

著者の定義する中心位は，4章で記述したように，下顎頭と下顎窩は一定の位置関係ではなく，そこに付着する咀嚼筋や靱帯のリラックスがはかれる顎位であるとしました．

このことから著者は，中心位への誘導を，次のような考え方で行います．図5-4に示すように…

> まず，強制力によって下顎を最後退位に誘導します．次に，最後退位に誘導した位置で，誘導の力を抜くと，下顎頭と下顎窩の関係は，かぎりなく中心位の顎位に戻ろうとします．
>
> 中心位への誘導とは，このことを期待して行うことをいいます．

とするものです．

著者の中心位への誘導には，いくつかの方法があります．それらの手法は，基本的には，次のような過程で行います．

① **事前に準備運動をする**

中心位を失った患者，特に，顎関節症の患者では咀嚼筋に緊張がみられます．そこで，中心位へ誘導する前に，大きく開閉口運動を行い，顎を自由に動くようにしておきます．

② **咀嚼筋の緊張をほぐす**

術者の牽引力によって，咀嚼筋の伸展をはかることによって筋の緊張をほぐします．この操作は何回も行い，安定した顎位が得られるまで繰り返します．

安定した顎位とは，図5-5に示すような半開口で，軽く下顎前方位をとらせると，そのまま静止状態が維持できるようになることです．

重症の顎関節症の患者では，この顎位を維持しようとすると，顎がブルブル震えて安定しないのです．著者は，この状態は筋のスパスムであると解釈しています．顎が安定するようになるまで，誘導によって筋のリラックスをはかります．

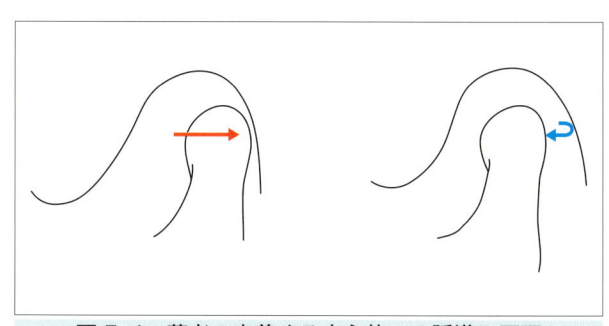

図5-4　著者の定義する中心位への誘導の原理

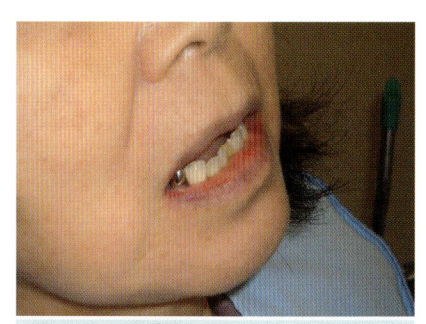

図5-5　咀嚼筋のスパスムの診査方法

③ **強制力によって下顎を最後退位に誘導し，そこで，誘導の力を抜くことによって，かぎりなく中心位に近い顎位に戻ることを期待する**

　どのような方法でもかまいませんが，下顎を最後退位に強制力によって導きます．この操作で大切なのは，下顎が最後退位として，これよりうしろに下がらないことを，患者自身が自覚することです．

　最後退位を確認したあと，誘導の力をゆるめるために手を放します．そして，患者は，術者が手を放したときの顎位から，歯が触れないように小さく開閉口運動を行います．このときの顆頭の位置が，かぎりなく中心位であるとするものです．

④ **誘導後に，咬合状態を確認する**

　開閉口運動から閉口して，最初に咬合接触する部位を患者自身が確認します．そして，このとき最初に咬合接触する位置が，これまでの習慣的な中心咬合位と異なることを患者が自覚することです．

　この違いは，中心位と中心咬合位のずれから生じる咬合異常です．

3　真の中心位
Real Centric Relation

　真の中心位は，どのようにして得られるのでしょうか．著者は，次のように考えています．

> 真の中心位とは，中心位と中心咬合位がほぼ一致した顎位で治療が行われたあとに，患者自身が，時間をかけて自然に獲得するものなのです．

　このことについて，臨床例を示して説明したいと思います．

　患者は，21歳の女性です．歯列矯正治療を受けているうちに顎関節症を発症しました．そしてある日突然，クローズドロックを発症しました．図5-6に示す写真は，翌日来院したときの状態です．最大開口は1横指半ほどで，これより開口しようとすると関節部に強い痛みを感じました．

　治療は，まずロック解除を行いました．

　著者は，顎関節症の治療は，スプリントから始め，症状が完全に消失したあとに永久補綴を行います．そして，ふたたび顎関節症を発症しないようにします．

　$\overline{765|567}$による咬合再建治療を行いました．

　永久補綴治療の終了した咬合面を，図5-7に示します．治療については，9章で詳しく解説します．永久補綴治療は，前述したように，中心位への誘導を行いながら完了させました．治療の完了した最終日には，全顎にわたり入念に咬合調整を行いました．

■**治療後の経過**

永久補綴治療の終了より1か月後

　咬合に違和感を訴えて来院しました．右側でわずかに咬み合わせが強く感じるようになったとのことです．治療は，咬合調整を行いました．

その後さらに1か月後

　再度，咬合の違和感を訴えて来院し，咬合調整を行いました．

それから2か月後

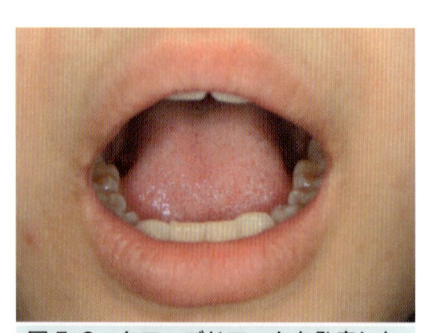

図5-6　クローズドロックを発症した患者の開口位

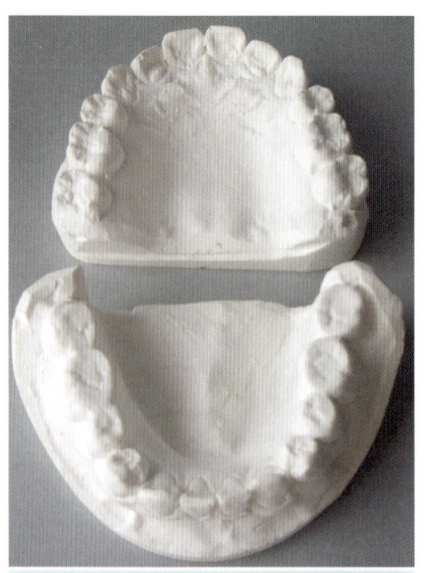

図5-7　永久補綴治療の完了した咬合面

咬合の違和感を訴えて来院し，咬合調整を行いました．その後，咬合の違和感の訴えはなくなりました．

1年後の定期検診では，咬合に違和感はありませんでした．それでも，咬合診査と咬合調整を行いました．2年後の定期検診では，咬合に問題はまったくありませんでした．現在，5年経過していますが，咬合に問題はなく，また，顎関節症の再発もみられません．

■治療後の経過と，その臨床的意味

治療後の経過をみると，治療終了から2か月にわたって，ほぼ1か月ごとに咬合に違和感を訴えて来院しました．そのつど，違和感がなくなるまで咬合調整を行いました．このような咬合の違和感は，どうして起こるのでしょうか．

著者の提唱する咬合は，図5-8 に示すように，すべての上顎臼歯の舌側咬頭が，下顎臼歯の平坦な咬合面に1点で咬合接触するリンガライズドオクルージョンです．咬合接触は，$\frac{765|567}{765|567}$の6点です．このような咬合接触の様式にすると，顎位が少しでもずれると，これまでの咬合位と異なることから，6点の咬合圧のバランスが微妙にくずれるのです．これを，患者は，咬合の違和感として自覚します．

治療が完了してから1か月ほど経過すると，顎位が少し変わり，これが違和感となったのです．このことは…

> 顎が自然に，安定する顎位に移動していることを物語っているのです．

永久補綴治療の終了から1か月のあいだに，顎はより真の中心位へ移動したため，顎位が変化したのです．その変化を咬合の違和感として自覚したのです．

2か月がすぎると，違和感を自覚するのに，ほぼ2か月以上かかっています．このことは，治療直後よりも，顎がより安定してきていることを意味しています．そして，治療終了からほぼ4か月目の調整を境に，咬合の違和感を訴えなくなりました．それは…

> 治療後ほぼ4か月を経て，中心咬合位と中心位が一致し，顎関節が安定した真の中心位の顎位に落ち着いたと考えることができるのです．

4 中心位への誘導法
Leading Method to Centric Relation

著者の行っている中心位への誘導法と，その臨床的意義について解説します．

これから紹介する誘導法は，一般的に考えられているマニピュレーションではありません．マニピュレーションとは，関節円板も含めて，顎関節を解剖学的に正しく復位すると考えられているようです．しかし，周知のように，関節円板の非可逆的な前方転位は，もとの状態に復することはありません．可逆的な転位では，一過性に戻ったようでも，結果は前方転位のままなのです．しかし，関節円板の前方転位があっても顎機能に障害が発生することはありません．

このようなわけで，本法で扱う誘導法は，関節円板とはまったく関係なく，下顎頭と下顎窩の位置関係の回復を目的とします．

1）オトガイ誘導法
Leading Method by Mentum

オトガイ誘導法は，特別なものではありません．これまで数々の著書に記述されている方法と同じです．

この誘導法は，顎関節症でない患者，また，顎位に大きな狂いのない一般の患者に行うものです．顎関節に何らかの症状のある患者には，本法は適用できないことが

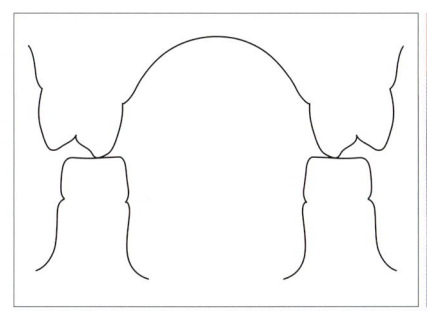

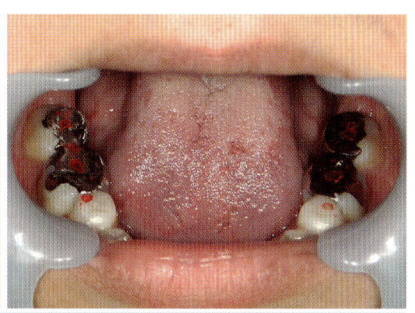

図5-8 リンガライズドオクルージョンによる咬合接触

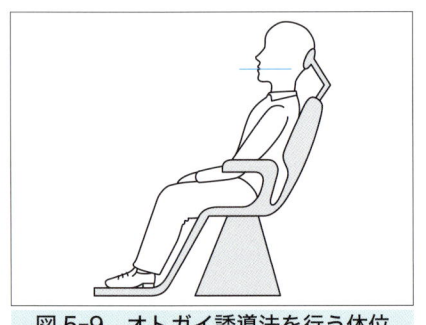

図5-9　オトガイ誘導法を行う体位

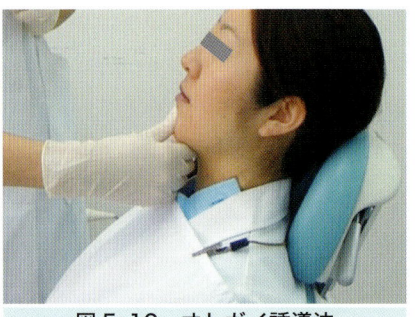

図5-10　オトガイ誘導法

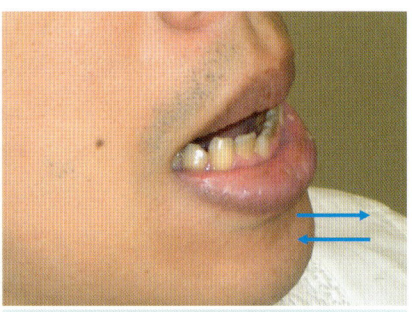

図5-11　下顎の前後運動

あります．そのようなときは，次に解説するヒポクラテス変法を用います．

　オトガイ誘導法を行う場合の患者の体位は，**図5-9**に示すように，リラックスできるように，背板の角度は70度前後とし，ヘッドレストは閉口時の咬合平面が水平になるようにします．

　図5-10に示すように，患者のオトガイ部に指を添えて，顎を最後退位まで誘導します．ただし，このオトガイ誘導法を行うにはコツがあります．そこで，そのコツを含めて手順を次に示します．

■オトガイ誘導法の手順

事前の準備運動

① 誘導する前に2〜3回，大きく開閉口運動を行ってもらいます．

② 1cmほど開口した半開口位をとらせます．

③ 半開口のまま，患者自身で，**図5-11**に示すように，下顎の前後運動を行ってもらいます．

④ 前後運動ができるようになったら，下顎を，最後退位まで，患者自身で引き戻す運動ができるようにします．

　ここまでは，患者自身が会得することです．

下顎の最後退位への誘導

⑤ **図5-12**に示すように，顎の前後運動で，下顎が後退するタイミングに合わせて，添えた指に力を入れて，顎をやさしく最後退位に誘導します．

⑥ ⑤の誘導を，2〜3回行います．

⑦ 最後に，最後退位への誘導後，指を口腔から離し，上下顎歯が触れない範囲で，数回小さく開閉口運動を行ってもらいます．

　この開閉口運動時の下顎頭と下顎窩の関係は，かぎりなく中心位の顎位に近いとするものです．

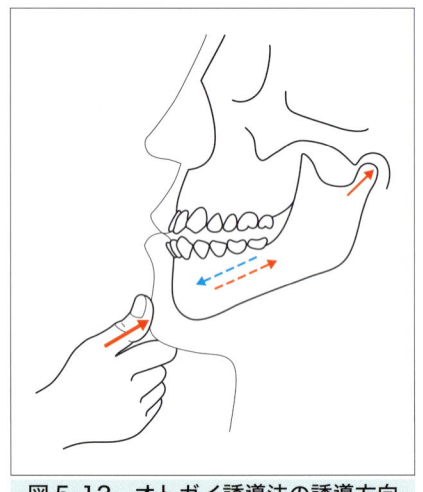

図5-12　オトガイ誘導法の誘導方向

オトガイ誘導法を成功させるコツは，患者が自分で顎を最後退位へ引き戻せるかどうかです．

2）ヒポクラテス変法
Modified Method by Hippocrates

　ヒポクラテス変法は，顎関節の脱臼時に行うヒポクラテス法からヒントを得て，著者が中心位への誘導法に改良したものです．この方法を行っているところを，**図5-13**に示します．

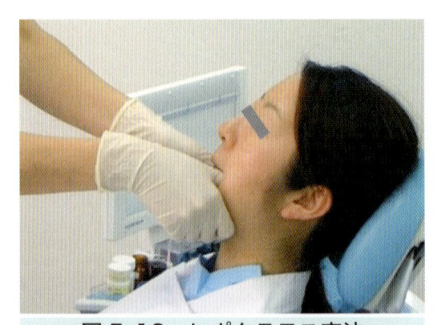

図5-13　ヒポクラテス変法

図5-14　下顎の把持の仕方

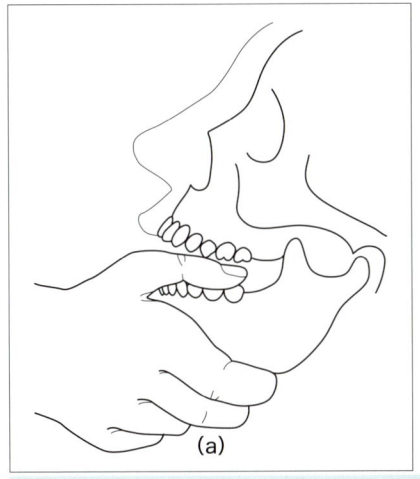

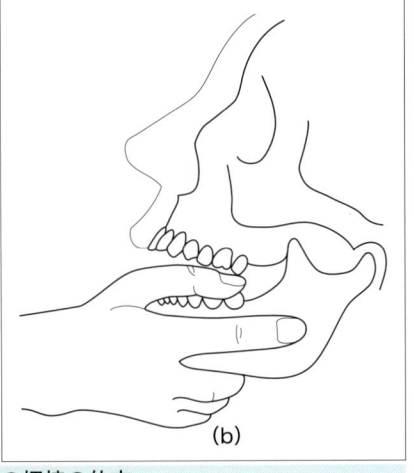

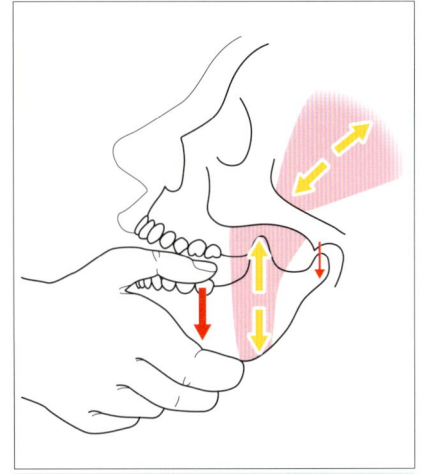

図5-15　咀嚼筋の緊張緩和のために行う顎誘導

　この誘導法は，顎関節症や頑固な前方咬み癖のある患者などに用います．また，**クローズドロックを発症した患者のロック解除法**として応用することができます．患者の体位は，オトガイ誘導法の場合と同様です．

■ヒポクラテス変法の手順
事前の準備運動
① 誘導する前に2〜3回，大きく開閉口運動を行ってもらいます．
② 下顎の把持は，図5-14(a)に示すように，両手の親指を 7|7 の咬合面に置き，ほかの指は下顎下縁に置きます．そして，親指と人差し指とで下顎をがっちりと挟みます．
※手の大きい術者は，(b)に示すように，人差し指を下顎枝側面に置き，親指と中指とで下顎を挟むようにします．
③ 7|7 の咬合面に置いた両親指に，上顎歯を軽く触れさせます．
④ 7|7 に手を添えたままで力を加えず，患者自身で下顎の前後運動を行ってもらいます．

咀嚼筋の緊張をほぐす
⑤ 最初はやさしく，図5-15に示すように，咬合平面を水平に維持しながら下方に引き下げます．
⑥ 2〜3回の引き下げの操作後は，口腔内で親指を咬合面から頬側に離し，自力で上下顎歯を閉口させます．また，うがいをさせることもあります．
⑦ ⑤〜⑥の操作を，咀嚼筋がリラックスしたことを確認できるまで繰り返します．
　咀嚼筋がリラックスしたかどうかは，最初の引き下げ時に感じた抵抗感が，引き下げを繰り返すうちになくなり，顎がすっと沈むようになることでわかります．
　ここまでが，咀嚼筋をリラックスさせる操作です．

最後退位への誘導
⑧ 筋のリラックスが確認できたら，術者の指は口腔に置いたままで，患者が自力で顎の前後運動をします．このとき，口腔内に術者の指を添えていますが，指は顎の動きに任せるようにします．決して誘導するように力は入れません．
⑨ 中心位への誘導は，図5-16に示すように，顎の

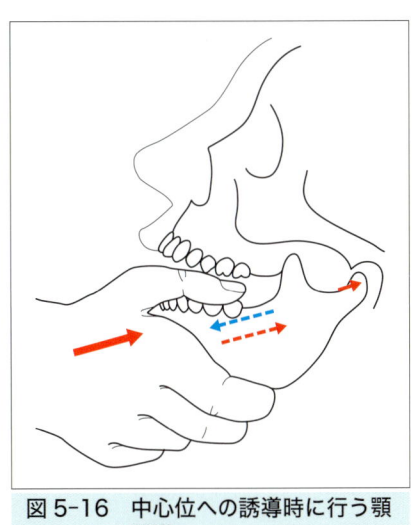

図5-16　中心位への誘導時に行う顎誘導

後退時にタイミングを合わせて，やさしく下顎頭を最後退位に押し込むようにします．
⑩ ⑧～⑨の操作を数回繰り返し，最後退位の顎位を患者が自覚できるまで行います．

■ ヒポクラテス変法のねらい
次の2つがあります．
1. 閉口筋の緊張をほぐし，関節腔を広げること．
2. 中心位へ誘導すること．

■ 咀嚼筋の緊張をほぐす
　咀嚼筋の緊張をほぐす操作は，手順の①～⑦を行います．この操作は，顎関節症の患者では特に必要で，十分時間をかけて行います．これをうまく行うには，はじめはやさしい力で行うことです．
　牽引時に顎関節に痛みを訴える場合がありますが，心配はいりません．このような症状のある場合には，特に，開始時の力が肝要です．きわめてやさしく，そして，ゆっくりと少しずつ引き下げる力を強めていきます．さらに，患者に，肩の力を抜いてリラックスするように，話しかけながら行うとうまくいきます．
　はじめは痛みを訴えても，ゆっくり牽引を繰り返すうちに痛みがとれてきます．術者がこの術式に慣れると，牽引しているうちに筋肉の緊張がほぐれてくるのがわかるようになります．
　顎が下方に抵抗なく引き下げられ，筋肉の緊張が十分ほぐれると関節腔が広がります．もし，可逆的な関節円板の前方転位があれば戻ることも考えられます．しかし，関節円板がもとの位置に戻っても，前方転位を起こした原因が除去されないかぎり，関節円板はまた転位を起こすことになるのです．
　関節腔を広げることは，顎関節に付着する靱帯や咀嚼筋の緊張をとき，安静をはかることにつながるのです．

■ 中心位への誘導
　咀嚼筋の緊張が十分ほぐれたら，次に中心位への誘導を行います．
　中心位への誘導を確実に行うには，⑦をいかにうまく行うかにかかっています．術者は，口腔に添えた指に誘導するような力を入れてはいけません．顎の動くままにすることが大切です．患者が自力で下顎の前後運動ができ

きるようになることが大切です．
　顎の前後運動ができるようになったら，術者は，下顎後退時のタイミングに合わせて，やさしく最後退位に押し込みます．このとき，誘導された顎が，最後退位であることを，患者自身が自覚することが大切です．
　患者の顎を無理やり後方に押し込もうとしても，顎は反射的にその力に抵抗し，決してうまくいきません．

■ ヒポクラテス変法の適用
1. あらゆる患者の中心位への誘導に応用できます．
　無歯顎の患者や，部分床義歯で一側の第二大臼歯がない場合でも応用することができます．
2. クローズドロックを起こした患者のロック解除に応用できます．
　本法は，クローズドロックを起こした患者に，その場で，ロック解除を行うことができる唯一の方法です．
　ロック解除後は，開口度は以前と同様となり，痛みもウソのようになくなります．
3. 開閉口時の痛みの除去に応用できます．
　顎関節症で，開閉口時に顎関節部に痛みを訴える場合で，その症状が現れた初期（2～3か月以内）ならば，本法を行うと疼痛はウソのようになくなります．また，長期にわたって症状がみられた場合でも，本法を行うことによって症状がなくなったり，軽減したりすることがあります．ただし，頭痛や圧痛はなくなりません．

3）水平位誘導法
Leading Method by Horizontal Position

　水平位誘導法は，おもに，重症の顎関節症の患者に，ヒポクラテス変法を行ったあと，つづいて行うものです．本法を行っている写真を，図5-17に示します．

■ 水平位誘導法の手順
事前の準備運動
① 患者の体位は，水平位をとらせ，咬合平面が床に対して垂直になるようにヘッドレストを調節します．
② 術者の左手の親指と人差し指を患者の口腔に入れ，それぞれの指の腹を $\frac{7|7}{7|7}$ で軽く噛ませます．
　その際，図5-18に示すように，骨を噛まないように，指の腹を噛ませるようにします．
③ 指の腹を噛んだままで，顎の前後運動ができるよ

うにします．

④ 指の腹を噛んだ状態では，下顎前方位になっています．そこで，できるだけ顎を後方に引かせるようにします．

咀嚼筋の協調性緊張のための誘導

⑤ 顎や肩をリラックスさせ，$\frac{7|7}{7|7}$ に指の腹を噛ませたまま，術者は手の平を，図 5-19 に示すように，オトガイ下部に当て，そこから頭頂方向に向かって顎を引き上げるように力を加えます．

つまり，顎は，噛ませた指を支点にして，オトガイ部は上がり，下顎角部は下がるようにします．

患者には，術者の指を噛む力が強くならないように，また，口が開かないように，指を噛んだ状態のまま維持するように指示します．

⑥ ④の操作を数回行ったら，術者は指を口腔からはずして，顎を楽にします．

そのあいだに，うがいをすることもあります．

④と⑤の操作を繰り返していると，患者の顔が紅潮してくるのがわかります．

④と⑤の操作が十分行われると，オトガイ部からのわずかな力でも，顎が上下に楽に動くようになります．

ここまでが，開閉口筋の収縮のバランスをはかる操作です．

中心位への誘導

⑦ 中心位への誘導では，図 5-20 に示すように，術者の手の平で，顎の前後運動の後退時にタイミングを合わせて，オトガイ下部から後方に力を加えます．このときの力は，頭軸方向から下顎後方に方向を変えながら加えるようにします．

右手で顎を後方へ押し込むのに合わせて，噛ませた指の腹を，誘導の力と一緒にコロのように後方に動かして，顎を最後退位に導くようにします．

⑧ ⑥の操作を，数回繰り返します．

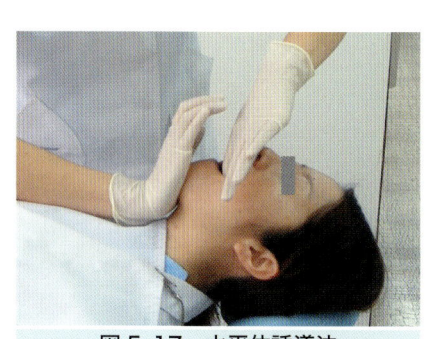

図 5-17　水平位誘導法

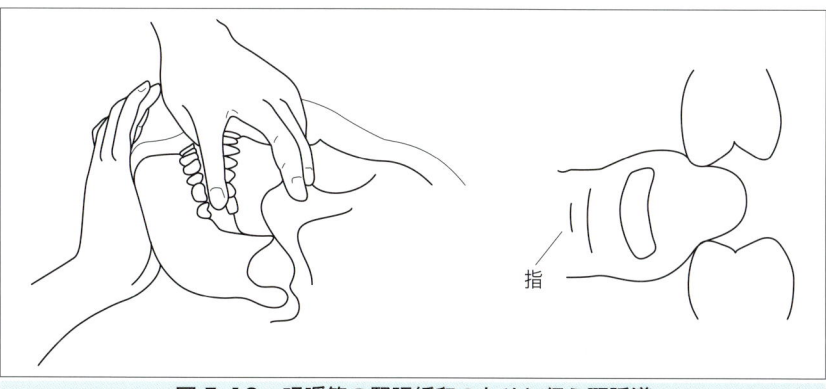

図 5-18　咀嚼筋の緊張緩和のために行う顎誘導

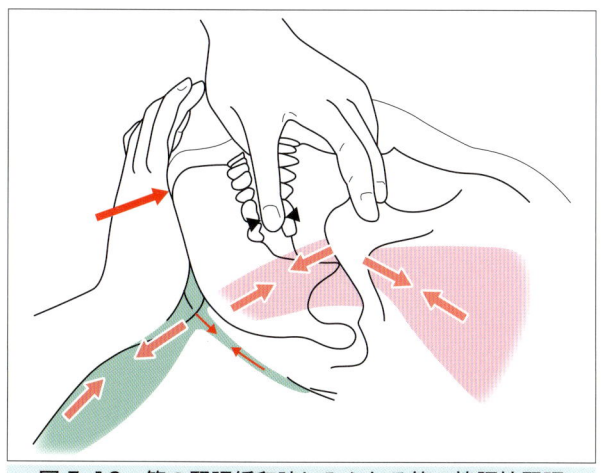

図 5-19　筋の緊張緩和時にみられる筋の協調性緊張

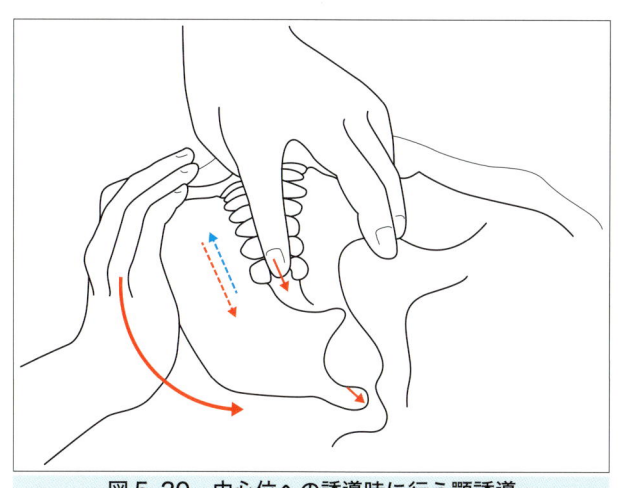

図 5-20　中心位への誘導時に行う顎誘導

■水平位誘導法のねらい

次の2つがあります．

1. 咀嚼に関与するすべての筋肉，すなわち，開口筋と閉口筋の緊張をほぐし，両筋肉の収縮力のバランスをはかること

この誘導法で指を噛んでいるあいだは，患者は一定の開口状態を維持するように指示されています．この状態では，図5-19に示すように，噛み込もうとすると，閉口筋の収縮は開口筋によって阻止されます．一方，開口しようとすると，今度は閉口筋によって開口が阻止されるのです．つまり，開口と閉口に関与するすべての筋肉は，ある一定の距離を挟んで，互いに均衡をとるように緊張させられるのです．この誘導法を終えたあとは，すべての筋活動が同じ緊張度を受けることになります．

このことで，咀嚼に関与するすべての筋肉は，開閉口運動において強調して収縮力の均衡を保つことができるようになるのです．

また，この誘導法は，関節腔の拡張をもたらします．関節腔の拡張は，外側靱帯（関節包靱帯や側頭下顎靱帯）の無用な緊張をとくことにもつながるのです．

水平位誘導法のねらいはここにあり，ヒポクラテス変法と異なるところです．

2. 中心位への誘導として，下顎を最後退位に導くこと

水平位誘導法では，オトガイ部からの力だけでなく，噛ませた指の動きによっても下顎最後退位に誘導することになります．

■水平位誘導法の適用

水平位誘導法は，重症の顎関節症の患者に，ヒポクラテス変法とともに用います．

ヒポクラテス変法によって十分に閉口筋の緊張がほぐれ，中心位への誘導によって，患者が中心位を自覚できたあとに本法を行います．

なぜなら，中心位と中心咬合位に狂いを発生させるのは，閉口筋の働きによるものだからです．したがって，閉口筋の緊張を十分ほぐすヒポクラテス変法は，最も重要な治療になります．

水平位誘導法の目的は，筋の緊張をほぐすことよりも，開口筋と閉口筋の筋活動の協調性をはかることにあります．したがって，本法は，ヒポクラテス変法のあとに行う誘導法になります．

水平位誘導法は，重症の顎関節症の患者には効果がありますが，大部分の患者では，ヒポクラテス変法で十分目的を達することができます．

5　中心位への自己誘導法
Self Leading to Centric Relation

中心位の顎位は，術者が誘導しないと得られないかといえば，そうではありません．患者が，自分自身で顎を中心位へ誘導する方法があるのです．この誘導法を患者自身が会得すれば，顎関節の安定と安静を自分自身で保つことができるようになります．それが，中心位への自己誘導のための運動です．

次に，その手順を紹介します．

■中心位への自己誘導法

① 2～3回大きく開閉口運動をします．
② 顎の前後運動ができるようにします．
③ 1cmほど半開口状態を保ったまま，図5-21に示すように，顎を左右に大きく動かします．患者のなかにはこの運動を行わせると，右か左の一方しか動かない人がいます．その場合は，鏡を見ながら，左右に動かせるように訓練します．
④ 次に，大きく開口しながら顎を円回転させます．最初は右回し，次いで，左回しに回転します．
⑤ 回転ができるようになったら，1cmほど半開口の状態で，下顎前方位から一気に最後退位に引き戻す運動をします．
⑥ ①～⑤の運動を2，3回繰り返します．

■本法のねらい

この誘導運動の成否の分かれ目は，⑤の運動ができる

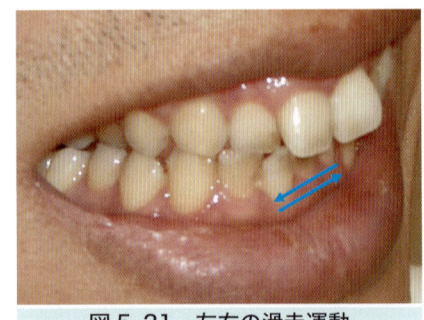

図5-21　左右の滑走運動

か否かにかかっています．それは，患者が自身で下顎を最後退位まで誘導できるか否かです．

術者が中心位へ誘導を行うと，患者は，最後退位に下顎頭が誘導された感覚がわかります．患者には，その感覚を頼りに下顎を最後退位に引き戻す運動を覚えてもらうようにします．

> 患者が，自分で下顎を最後退位へ誘導できるようになれば，顎関節の安静を，つねに維持することができます．

著者は，顎関節症の患者には，この運動を初診時に習得してもらい，日常生活のなかでも行ってもらうようにしています．

治療の完了した患者が，この運動後に咬合の違和感を感じるなら，咬合調整の必要があります．そのときは，随時来院してもらいます．

6 中心位の回復と維持
Restration and Maintenance of Centric Relation

1) 真の中心位の回復
Restration of Real Centric Relation

中心位の顎位を失った患者は，これまで説明したように，どのような誘導を行っても，また，どんなに注意して治療をしても，真の中心位を直接回復できないことが，著者の治療経験をとおしてわかってきました．

> 真の中心位とは，時間をかけて，患者自身が自然に獲得するものです．

このことは，著者の治療した多くの患者でみられます．もちろん，治療の完了とともに，中心位と中心咬合位が一致し，咬合が安定している場合もみられます．しかし，顎関節症の患者では，中心位の安定を得るまでには時間がかかるようです．

永久補綴治療のあとに，安定した中心位の顎位を獲得できるようになる咬合様式は，リンガライズドオクルージョンとグループファンクションにすることです．

2) 中心咬合位と中心位にずれの発生
Occurrence of a Gap Between Centric Occlusion and Centric Relation

ヒトは，生活するにつれて，なぜ，中心咬合位が中心位からずれて，咬合に異常がみられるようになるので

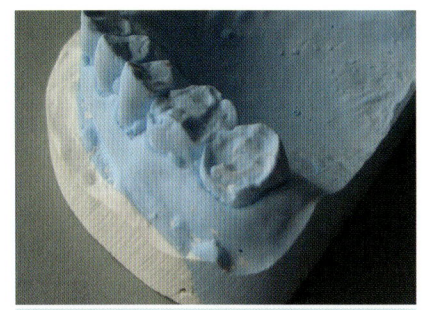

図5-22 咬耗による異常な咬合面

しょうか．本節では，このことについて考えてみます．

咬合が完成した若いころは，中心位と中心咬合位が一致し，顎関節は安定しています．ところが，日々の咀嚼で歯は咬耗します．

これらのとき，すべての歯が均一に咬耗するとはかぎらず，歯によっては咬耗の度合いに異なりを生じます．また，図5-22に示すように，咬耗によって異常な斜面になることもあります．さらに，歯の治療によって，突然，咬合面の形態や咬合接触に違いが発生するのです．

これらのことによって，中心咬合位と中心位のずれが徐々に生じてくるのです．このずれが許容限度内にあるときは，顎関節に症状は発生しません．

> 中心位と中心咬合位のずれがゆっくり起こる場合には，顎関節の順応によって顎関節症を発症をすることはありません．
>
> ところが，歯科治療などによって，突然許容限度を超える咬合の狂いが発生すると，ブラキシズムや顎関節症が発症するのです．

咬合の狂いを突然に発生させることが，顎関節にとって最大の負荷となるのです．その最大の原因は歯科治療にあるのです．

3) 中心位の維持
Maintenance of Centric Relation

歯科治療が終了して中心位の安定した患者でも，歳月の経過とともに，中心咬合位が中心位からずれて咬合に狂いが生じてきます．なぜなら，歯冠修復に用いる材料の違いによって，咬耗の程度が異なるからです．

また，歯科疾患がなく治療を受けたことのない人では，年齢とともに咬耗によって中心位と中心咬合位にず

れが生じてきます．それは，天然歯といえども咬耗に差が生じること，また，左右側のいずれかが噛みやすいと片噛みになり，咬合に狂いが生じるようになるのです．したがって…

> 歯科治療の有無にかかわらず，どのような人であっても，歳月の経過とともに咬合に狂いが発生する可能性があるのです．

そこで，一定の間隔で定期検診を行うことが必要になります．咬合の定期検診では，中心位と中心咬合位の一致の確認を行います．

咬合に異常が発見されたら，咬合調整を行い，咬合の安定をはかります．

咀嚼運動の理論
Theory of Masticatory Movement

Chapter 6

咀嚼運動
Masticatory Movement

　咀嚼運動には，破砕運動と粉砕運動（従来の臼磨運動）があることは，よく知られています．本章では，この2つの運動を含めて，咀嚼運動や咬合様式について考えてみたいと思います．

1 破砕運動
Breaking Movement

破砕運動は，咀嚼運動の最初に行われます．食品に大きな咬合力を加えて破砕し，食片にする運動です．

本節では，食品の破砕に際して，咬合力と歯に加わる咬合圧との関係について考えてみます．

1) 破砕運動時の咬合力
Occlusal Force in Breaking Foods

噛み潰すのに咬合力を要する食品，たとえば，ビーフジャーキーのような，かたい食品の破砕について考えてみます．

■食品が咬合斜面の途中にある場合

図6-1に示すように，食品を咬合斜面の途中で破砕しようとすると，これまで説明したように，斜面に垂直な咬合ベクトルが発生します．この咬合ベクトルは，歯軸方向に向かう垂直ベクトルと，歯軸に対して直角方向に発生する側方ベクトルとに分解されます．

咬合面が平坦であれば，図6-2に示すように，咬合ベクトルはそのまま垂直ベクトルになり，側方ベクトルはまったく発生しません．

この垂直ベクトルに対して，歯および周囲組織は十分耐えることができます．アボリジニの咬耗した咬合面は，まさに咬合ベクトルが垂直ベクトルと一致した状態なのです．

この事実からいえることは…

> 大臼歯に咬合力が加わったとき，その咬合ベクトルが歯軸方向で根尖に向かう場合には，その人の最大の咬合力に，歯および周囲組織は十分耐えることができます．
>
> 歯にとって障害となるのは，側方ベクトルです．一過性とはいえ大きな側方への力が歯を揺することから，歯周組織に損傷を生じさせるのです．

側方ベクトルが歯周組織に損傷を生じさせるメカニズムについては，9章で解説します．

側方ベクトルは，図6-3(a)に示すように，咀嚼中に咬合斜面に食品が置かれたときにのみ発生します．

咀嚼時に大きな側方ベクトルが発生すると，歯根膜の圧受容器からの信号によって，反射的に歯を離して側方圧がかからないようにします．そして，次の動作として，(b)に示すように，食品の位置を咬合面の中央に移動させて噛めるようにします．この食品の位置から発生する咬合力は，すべて垂直ベクトルになります．このようにして，側方ベクトルが発生しても歯周組織に障害が及ばないようにしているのです．

> この運動は，破砕運動の典型的な動きであり，反射的に行われるものです．

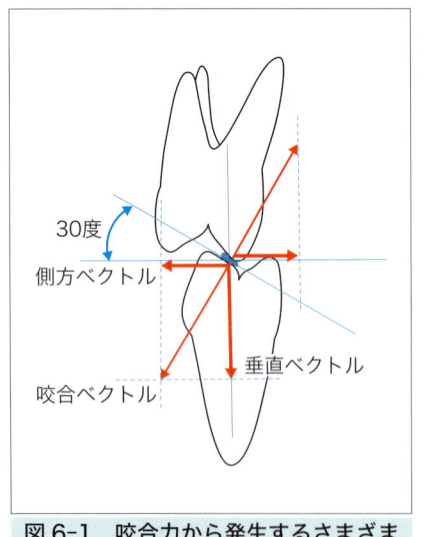

図6-1 咬合力から発生するさまざまなベクトル

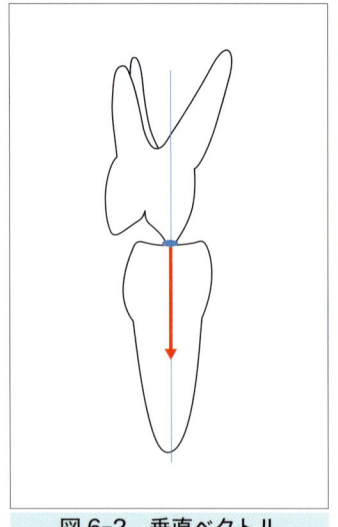

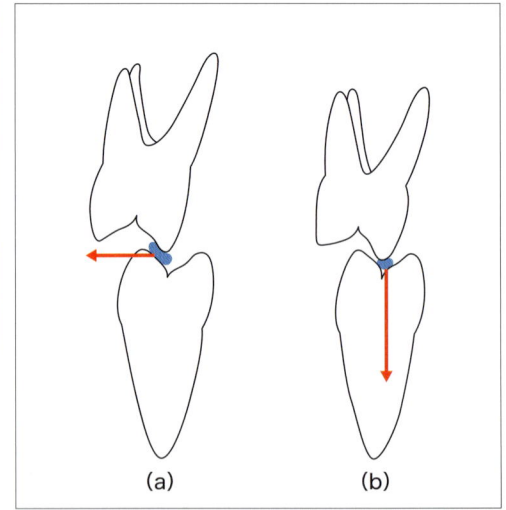

図6-2 垂直ベクトル

図6-3 側方ベクトルから垂直ベクトルへの変換

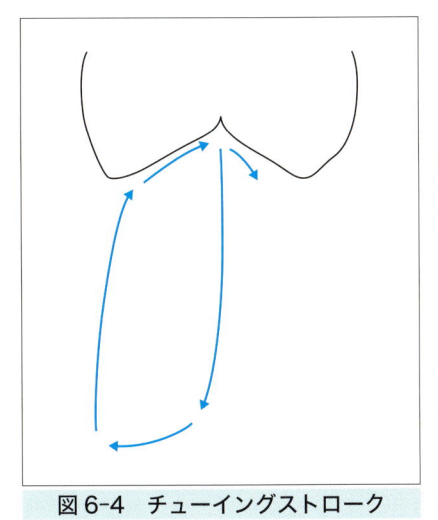

図6-4　チューイングストローク

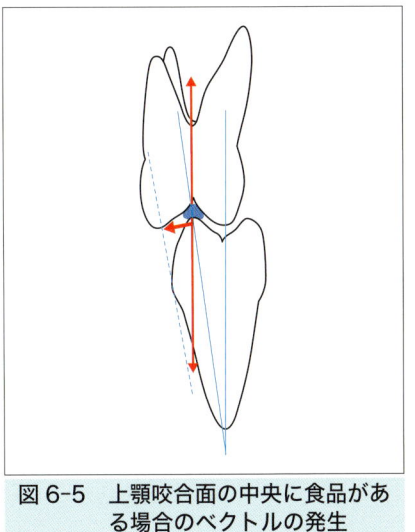

図6-5　上顎咬合面の中央に食品がある場合のベクトルの発生

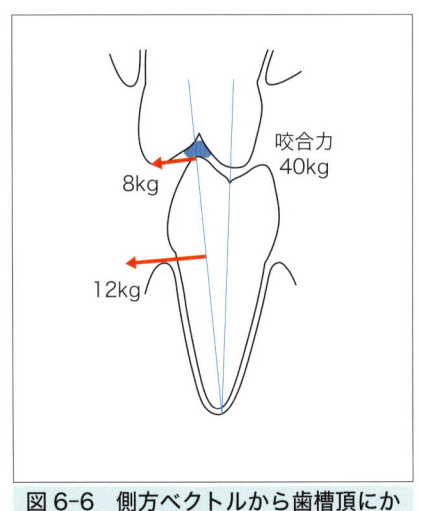

図6-6　側方ベクトルから歯槽頂にかかる咬合圧

この運動からいえることは…

破砕運動では，顎は，図6-4に示すような，チューイングストロークで表されるような動きはしない．

ということです．

■食品が上顎臼歯の咬合面中央にある場合

食品に大きな咬合力を加えることのできる位置の1つが，図6-5に示すように，上顎臼歯の咬合面の中央です．この場合の上顎歯に発生する咬合ベクトルは，図に示すように，そのまま歯軸と一致して垂直ベクトルになります．したがって，上顎臼歯は咬合圧に十分耐えることができます．しかし，下顎臼歯では，図に示すように，頬側咬頭は歯軸からわずかに（歯の中央から3～4mm）頬側にずれています．この距離はわずかですが，大きな咬合力に対しては必ず側方ベクトルが発生します．

側方ベクトルの大きさを計算してみます．

図6-6に示すように，食品に40kgの咬合力が加わると，下顎歯の頬側咬頭頂では，約8kgの側方ベクトルが発生します．この側方ベクトルを，根尖を支点にしたテコの原理で考えると，歯頸部の歯槽骨に加わる側方圧は約1.5倍となり，12kgになるのです．したがって…

上顎臼歯の咬合面中央に食品を置いた咬合では，下顎臼歯に側方ベクトルが発生することから，食品に最大の咬合力を加えることはできません．

また，上顎臼歯にウィルソン彎曲のみられる場合には，図6-7に示すように，上下顎臼歯ともに側方ベクトルが発生することになります．この場合はもちろん，食品に最大咬合力を加えることはできません．

■食品が下顎臼歯の咬合面中央にある場合

図6-8に示すように，上顎臼歯がウィルソン彎曲を呈し，その舌側咬頭が下顎臼歯の咬合面中央に噛み込む場合には…

上下顎臼歯ともに，咬合ベクトルがそのまま歯軸と一致した垂直ベクトルになり，側方ベクトルは，まったく発生しません．

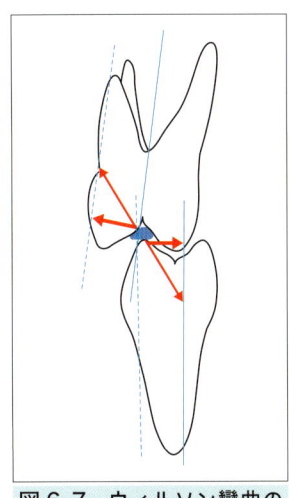

図6-7　ウィルソン彎曲のみられる場合に発生する側方ベクトル

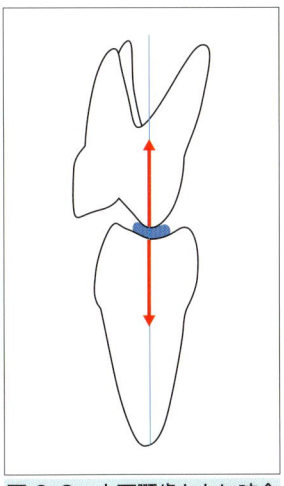

図6-8　上下顎歯ともに咬合ベクトルが垂直ベクトルとなる場合

したがって，食品に最大の咬合力を加えることができるのです．

　破砕運動は，大きな咬合力を必要とする場合があることから，食品が置かれる咬合面の位置によって，側方ベクトルが発生したり，しなかったり，また，その大きさも異なるのです．

　上顎臼歯にウィルソン彎曲が付与される咬合力学的な特徴は，上顎臼歯に加わる咬合力は，すべて舌側咬頭から入ることから，全歯根で支えることができるということです．したがって，最大の咬合力を食品に加えることができるのです．

2）破砕運動時の顎の動き
Mandibular Movement in Breaking Foods

　かたい食品の破砕運動に際して，食品に大きな咬合力を加えるための顎運動について考えてみます．

■かたくて小さい食品の破砕

　かたくて小さい食品を大臼歯で噛んだときは，図6-9(a)に示すように，蝶番運動の開口範囲内で食品を捉えます．この場合の上下顎の咬合平面は，前歯部ほど開いた状態になっています．このまま咬合力を加えても，食品には大きな力は加わりません．なぜなら，上下顎臼歯の咬合面は，互いに垂直に対向していないことから，上下顎歯で側方ベクトルが発生するからです．

　そこで，(b)に示すように…

　下顎前歯部を引き上げて，上下顎の咬合平面を平行にすると，上下顎臼歯の歯軸が垂直に対合することから，咬合ベクトルが垂直ベクトルと一致することになります．

　したがって，最大の咬合力を食品に加えることができるのです．

　食品が小さい場合にこの運動を行うと，関節腔が開き，下顎頭の引き下げの動作となって現れます．このとき，下顎頭の引き下げが許容限度内であれば，この運動によって食品の破砕が行われるのです．

■かたくて少し大きい食品の破砕

　食品が少し大きくなると，図6-10(a)に示すように，臼歯で食品を噛んだときは，食品が小さい場合と同じように，前歯部の開口度が大きくなります．したがってこの場合も，上下顎の咬合平面を平行にして，食品に大きな咬合力を加えようとします．

　しかし，食品が大きいため，下顎前歯部を引き上げる

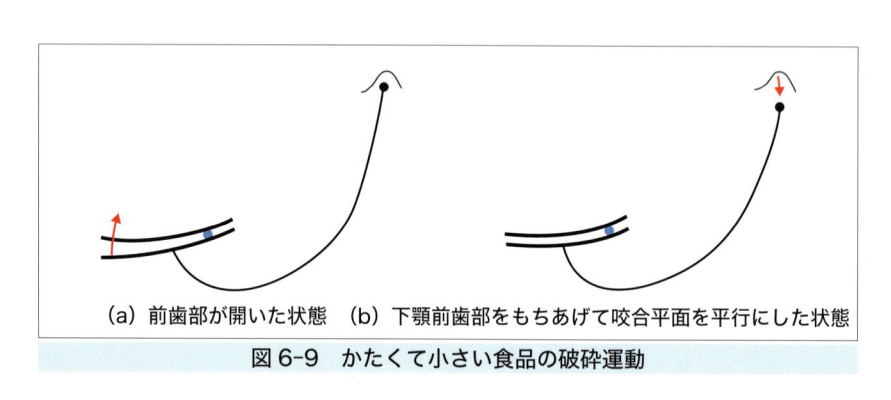

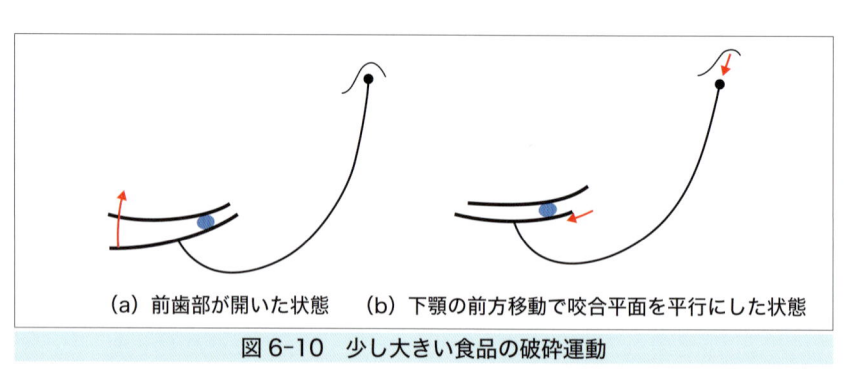

(a) 前歯部が開いた状態　　(b) 下顎前歯部をもちあげて咬合平面を平行にした状態

図6-9　かたくて小さい食品の破砕運動

(a) 前歯部が開いた状態　　(b) 下顎の前方移動で咬合平面を平行にした状態

図6-10　少し大きい食品の破砕運動

と関節腔が大きく開きます．関節腔の開きには許容限度があるため，上下顎の咬合平面を平行に保つことができません．そのときは，(b)に示すように…

> 下顎を前方に移動させて食品を捉えようとします．この動きによって，下顎頭が前下方に移動することから，上下顎の咬合平面を平行に保つ顎間距離は大きくなります．したがって，少し大きい食品でも捉えることができるようになります．
>
> しかし，関節腔は大きく開きます．関節腔の開きが許容限度内であれば，食品に大きな咬合力を加えることができるのです．

■ **大きい食品の破砕**

大きい食品の破砕では，図6-11に示すように，下顎を前方に移動させても，上下顎の咬合平面を平行にすることはできません．破砕するために咬合力を加えると，側方ベクトルが発生するのです．したがって…

> かたくて大きい食品の破砕では，どのように顎を動かしても，食品に最大の咬合力を加えることはできないのです．

これまでの説明でおわかりのように…

> 破砕運動時，下顎前歯部を引きあげる顎の動作が重要な役割を演じています．それを担っているのが側頭筋の働きです．
>
> 咀嚼運動では，咬筋や内側翼突筋，そして，外側翼突筋の働きについてはよくいわれますが，側頭筋も重要な働きをしているのです．

3) 破砕運動時の顎関節への負荷
Load to TMJ in Breaking Foods

食品の破砕運動において，下顎頭の動きについて考えてみます．

咀嚼運動を開始すると，図6-12に示すように，下顎頭は前下方に移動しています．破砕運動は，この状態から咬筋，内側翼突筋，そして，側頭筋の均衡のとれた収縮力によって，上下顎の咬合平面を平行に保ちながら食品を破砕します．

食品が破砕されるにつれて，下顎頭の動きは，図に示すように後上方に戻り，最終的には中心位の顎位になります．

破砕運動時の筋肉の収縮方向と下顎頭の動きを，図6-13に，ベクトルで表しました．ただし，このベクトルは，それぞれの筋肉の収縮力を測定し，その値にもとづいたものではなく，あくまでも観念的な表示です．

それぞれの筋肉の平均的な収縮方向をベクトルで表し，これらのベクトルの内積から推測すると，赤矢印で示すように，下顎頭の動きは後上方に向かうことがわかります．

この内積が意味するものは，破砕運動での下顎頭の動きは，下顎窩の前壁を圧迫しながら戻るものではないということです．つまり，下顎頭は，下顎窩の前壁を圧迫することなく，前壁に沿って中心位の顎位に戻る動きを意味しているのです．このことは…

> 破砕運動時の顎の動きは，顎関節には咬合圧がからないことを表しているのです．

破砕運動で顎関節に負荷がかからないことは，1級のテコの原理でも説明することができます．

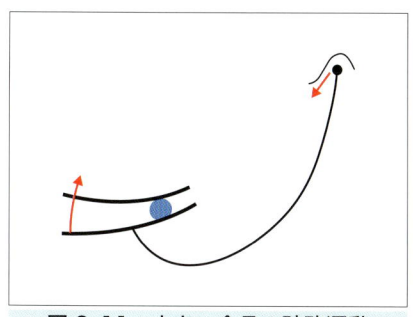

図6-11　大きい食品の破砕運動

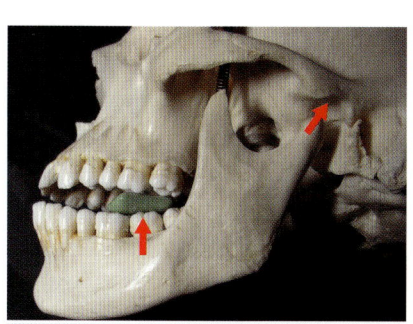

図6-12　咀嚼運動の開始

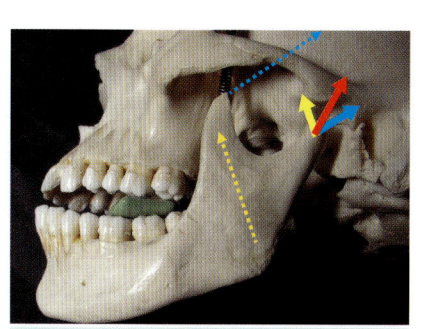

図6-13　破砕運動時の筋肉の収縮方向と下顎頭の移動方向

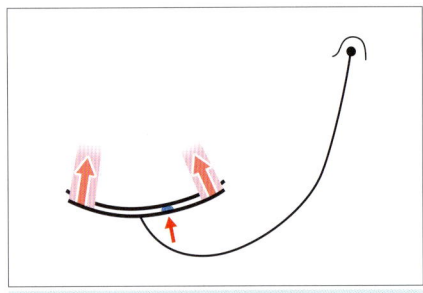

図6-14 1級のテコの原理による破砕運動時の咬合安定

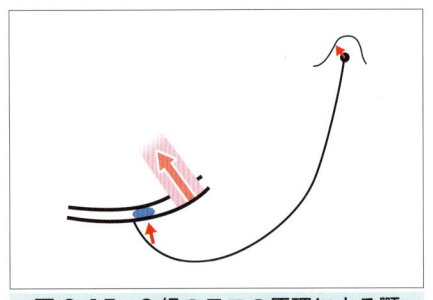

図6-15 3級のテコの原理による顎関節への咬合力の負荷

1級のテコの原理による破砕運動では，図6-14に示すように，咬合力はすべて食品にかかり，顎関節への負荷はまったくないのです．もし，破砕運動に3級のテコの原理を適用すると，図6-15に示すように，顎関節には咬合力と同じ大きさの力がかかることがあるのです．そのような咬合力に耐えるには，顎関節は膝関節くらいの大きさが必要になります．

> 顎関節が小さくできているのは，下顎が自由で微妙な動きができること，そして，顎関節に咬合圧による負荷がかからないためです．

4）破砕運動の特徴
Characteristics of Breaking Movement

破砕運動の特徴をまとめると，次のようになります．
1. 食品の咀嚼運動で，口腔内では最初に行われる運動である．
2. 1級のテコの原理によって，食塊を挟んで咬合平面に垂直な咬合力を加えて破砕する運動である．
3. 食塊が破砕されて小さくなるにしたがって，下顎頭が後方に引き戻される運動である．
4. 顎関節には，咬合力からの物理的な負荷はかからない運動である．
5. 閉唇安静位を超える大きい食品，また，かたい食品では，小さくても破砕運動となる．
6. 顎運動の範囲は，中心咬合位から最大開口位までのあいだである．
7. 意識下で行われる運動である．
8. 開口筋と閉口筋が交互に活動する運動である．

2　粉砕運動（臼磨運動）
Crashing Movement

粉砕運動とは，従来の臼磨運動をいいます．のちに説明しますが，著者は，咀嚼運動には臼磨運動は存在しないと考えています．しかし，臼磨運動の動きとは異なるものの，この運動に近い咀嚼運動があります．これを，粉砕運動としました．本節では，粉砕運動について考えてみたいと思います．

1）チューイングストロークで表される臼磨運動
Crashing Movement Represented by Chewing Stroke

臼磨運動で説明されるのは，図6-16に示すようなチューイングストロークです．小谷野ほか編『目でみる咬合の基礎知識』によるチューイングストロークの説明では，第Ⅰ相で開口し，第Ⅱ相でワーキングサイドにシフトし，第Ⅲで噛み込み，第Ⅳ相では上下顎臼歯で食品を挟んですり潰し，そして，第Ⅴ相の開口運動では，第Ⅰ相と同じ軌道をとらないことがあると記述されてい

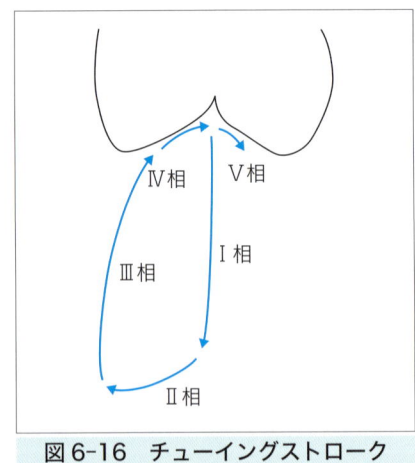

図6-16 チューイングストローク

100　Chapter 6　咀嚼運動

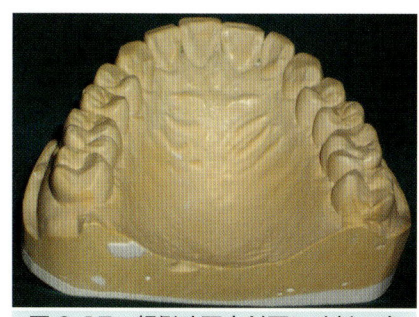

図6-17 頬側咬頭内斜面に咬耗の痕跡がみられない症例

ます．

　臼磨運動とは，チューイングストロークの第Ⅳ相で表される，上顎臼歯の頬側咬頭内斜面を下顎の頬側咬頭外斜面が滑走して食品をすり潰す運動です．この運動によって食品がすり潰されるのであれば，上顎臼歯の頬側咬頭内斜面には，かなりの咬耗が生じるはずです．

　図6-17に示す模型は，71歳の男性のものです．この年まで，まったくう蝕はなくすごしてきました．この模型で注目すべきことは…

> 上顎臼歯の頬側咬頭内斜面には，咬耗の痕跡がまったくみられないのです．

　このことは，この患者の粉砕運動は，チューイングストロークで表されるような動きはしていないということになります．

　咀嚼運動パターンには，図6-18に示すように，グラインディングタイプとチョッピングタイプがあるといわれています．そこで，考えてみてください．

　咀嚼運動が，グラインディングタイプでも，チョッピングタイプでも成り立つということは，咀嚼運動を2つのタイプに分けることは意味がないのです．

　もし，咀嚼運動パターンが，咀嚼運動上で重要な意味をもつのであれば，天然歯のときチョッピングタイプであった患者の歯冠修復治療では，咬合面を天然歯と同じ形状にしなければならなくなります．さらにいえば，その患者が無歯顎になったとき，全部床義歯をグラインディングタイプにすると，咀嚼できなくなるのです．

　天然歯ではチョッピングタイプであった患者でも，全部床義歯ではグラインディングタイプにして，咬合の安定をはかっているのではないでしょうか．このことは…

> 咀嚼運動パターンが，グラインディングタイプとチョッピングタイプのどちらでもよいということは，咀嚼運動上，咀嚼運動パターンは考慮する必要がない．

ということです．

　では，咀嚼運動パターンを決定するのは何か．この問題に関しては，次の7章で詳しく解説します．

2）相補下顎位でみたチューイングストローク
Chewing Stroke Supported by Complementary Mandibular Position

　咀嚼運動について，どうしてチューイングストロークの考え方がなされるようになったのでしょうか．そのことから考えてみます．

　従来のチューイングストロークで表される咀嚼運動の軌跡は，まさに生体の動きと同じように，下顎臼歯の頬側咬頭の動きから求めたものです．

　この軌跡は，図6-19に示すように，下顎臼歯の頬側

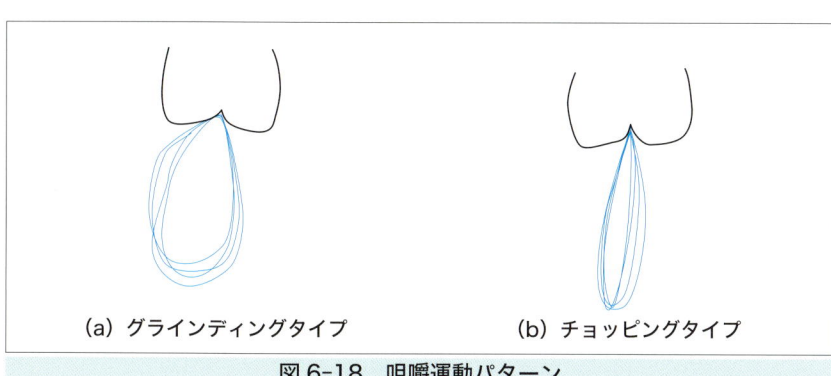

(a) グラインディングタイプ　　(b) チョッピングタイプ

図6-18　咀嚼運動パターン

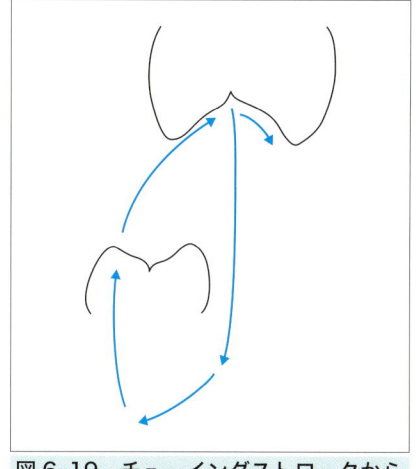

図6-19　チューイングストロークから連想される機能咬頭と斜面

101

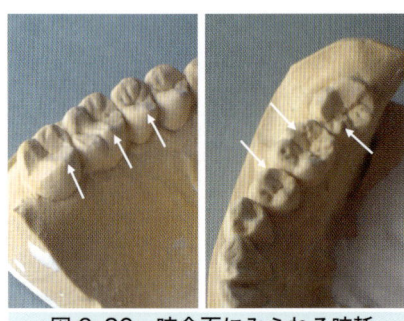

図6-20 咬合面にみられる咬耗

咬頭を機能咬頭と考えさせるような動きになります．この運動軌跡をもとにすると，上顎臼歯の頰側咬頭内斜面を下顎頰側咬頭が滑走する，つまり，グラインディングタイプが描き出されるのです．

そこで，図6-17に示した模型で，咬耗は咬合面のどこにみられるかをみてみます．

図6-20に示すように，下顎臼歯の咬合面では中央にすり鉢状に咬耗した部分がみられます．上顎臼歯では，舌側咬頭頂が三角形を呈した咬耗状態としてみられます．

このことは，この患者の咀嚼運動は，上顎臼歯の舌側咬頭が，下顎臼歯の咬合面中央に直接咬合していることを表しています．

そこで，この患者のチューイングストロークを相補下顎位でみる，つまり，上顎臼歯の動きとしてみると，図6-21に示すようなパターンになります．

相補下顎位とは，下顎を基準にして，上顎臼歯がどう動くかをみたもので，咬合器と同じ動きとして捉えたものです．図6-19と21は，まったく同じものです．

この軌跡をみると，今度は，上顎臼歯の舌側咬頭が機能咬頭を演じるように思えるのです．上顎舌側咬頭が機能咬頭であることは，図6-20に示した咬耗状態からも明らかです．

そして，この舌側咬頭の破砕運動への寄与は，これまで説明したように，最も大きな咬合力を食品に加えることのできる咬合様式だということです．その咬合様式は，リンガライズドオクルージョンです．

3）粉砕運動の筋活動
Muscle Action of Crashing Movement

粉砕運動は，おもに，閉唇空隙内で行われます．その運動をとおして咀嚼筋はどのように働くかについて解説します．

下顎安静位の顎位では，図6-22(a)に示すように，咀嚼運動に関与する筋肉は，開口筋と閉口筋が閉唇空隙を介してリラックスしています．すなわち，両筋肉は閉唇空隙を挟んで，伸びもしなければ縮みもしない状態です．

この状態から，食品を粉砕しながら中心咬合位に嚙み込むと，(b)に示すように，閉口筋は収縮し，わずかですが開口筋は引き伸ばされます．

次いで，開口運動に移りますが，開口に際しては閉口筋を弛緩させるだけで，引き伸ばされていた開口筋の復元力によって自然に閉唇安静位に戻り，閉唇空隙が開くのです．そして，次の粉砕運動を行います．

粉砕運動は，大きな咬合力を必要としません．おもな作用は，食片を粉砕して細かくするとともに，唾液と混和し攪拌することです．

したがって，粉砕運動で大事なことは，いかに嚙み込

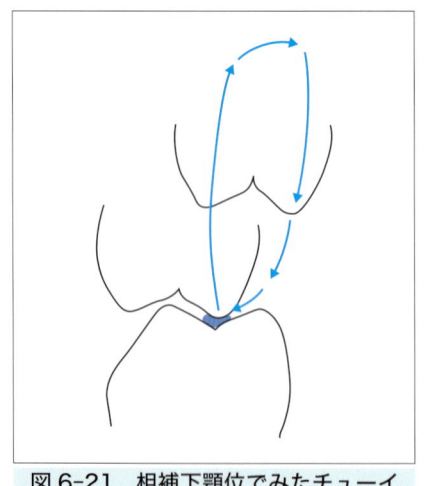

図6-21 相補下顎位でみたチューイングストローク

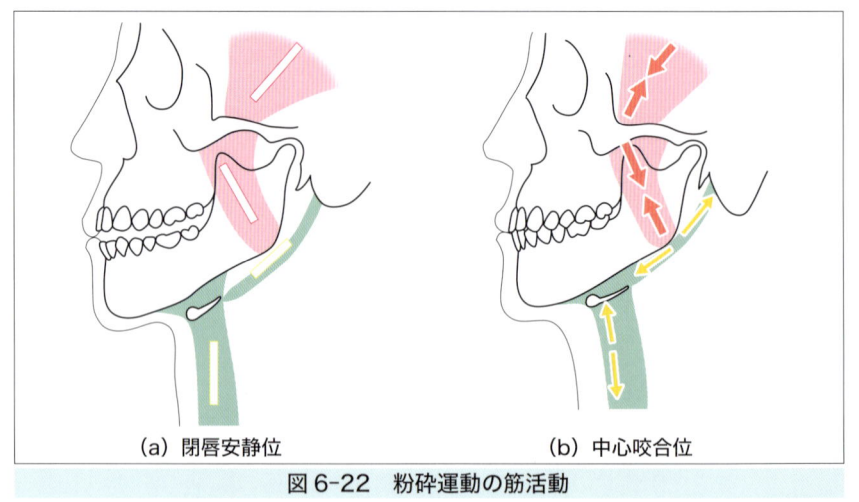

図6-22 粉砕運動の筋活動

(a) 閉唇安静位　　(b) 中心咬合位

102　Chapter 6　咀嚼運動

む回数を多くすることができるかです．その意味で，閉口筋の収縮と弛緩によって成り立つ粉砕運動は，筋活動の省エネ化に寄与するだけでなく，開閉口運動の高速化をはかることになり，きわめて合理的にできているといえます．

4）粉砕運動の特徴
Characteristics of Crashing Movement

粉砕運動の特徴をまとめると，次のようになります．
1. 食品が，破砕運動によって閉唇空隙内に入るくらい小さい食片になったあとにつづく運動である．
2. 破砕された食品を，さらに細かく粉砕する運動である．
3. 食片と唾液を混和し撹拌する運動である．
4. ほとんど無意識下で行われる運動である．
5. 顎運動は，おもに，閉唇空隙内で行われる．
6. 筋活動は，おもに閉口筋の働きによるもので，開口の際には開口筋の活動がなくても，閉口筋を弛緩させるだけで開口に移ることができる．
7. 粉砕運動は，筋活動の省エネ化がはかられるとともに，開閉口運動の高速化にも対応できる．

3　咀嚼運動
Masticatory Movement

ここでもう一度，咀嚼運動について考えてみます．

1）咀嚼運動時の顎の動き
Mandibular Movement in Chewing

咀嚼運動では，図6-23に示すように，食品が咬合斜面の途中にあるとき，その食品がやわらかいと，そのまま噛み込みます．しかし，かたい場合には，側方ベクトルが発生することから，それを歯根膜の圧受容器によって感知し，噛む位置を変えて破砕します．したがって，咀嚼運動中の顎は，まったく自由な動きをするのです．

また，粉砕運動での顎の動きは，チョッピングタイプとグラインディングタイプに分けられています．しかし，これまで説明したように，このようなタイプ分けはまったく意味がないのです．

これらのことからいえることは，咀嚼時の顎の動きを3次元的な軌跡として求めても，咀嚼運動を解析することにはならないのです．最も大切なことは…

> 最終的に，上下顎の臼歯が，どのような咬合接触をするかが重要です．
> 咬合接触の異常は，咬合性外傷をはじめとする咀嚼機能に障害をきたす疾患を発症させる可能性があるのです．

2）咀嚼運動中の破砕運動と粉砕運動の関係
Relationship between Breaking Movement and Crashing Movement in Chewing

破砕運動と粉砕運動の関係は，次のように表すことができます．
1. 咀嚼運動は，破砕運動と粉砕運動からなる運動である．
2. いずれも，すべて上下動による圧砕運動である．
3. 咀嚼運動は，破砕運動から始まり，食品が小さく砕かれると，粉砕運動につづく運動である．
4. しかし，咀嚼中は，破砕と粉砕がランダムに繰り返される運動である．

すなわち，粉砕運動中に，かたい食片を歯で感知すると，瞬時に破砕運動に切り替えて破砕し，破砕したら，また粉砕運動に戻る運動である．

4　咬合調整—その臨床的意味
Occlusal Adjustment—Its Clinical Meaning

上下顎の顎堤から歯が萌出し，最初に咬合接触した状態では，かなりの頻度で早期接触や滑走干渉が起きていると思われます．しかし，そこに人為的な調整が加わることはありません．それは，これまで説明したように，咬合異常に対しては，ブラキシズムの症状を起こすことによって，咬合面は修正されて，正しい咬頭嵌合位に導かれるからです．

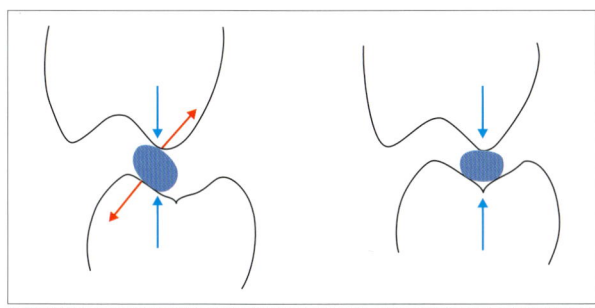

図6-23　破砕運動時の食品の移動

新しい歯冠修復物を装着するときは，必ず咬合調整が行われます．咬合調整では，中心咬合位での早期接触を調整するだけでなく，前方や側方運動時の滑走干渉部も調整します．本節では，新しい歯冠修復物の装着に際して行われる咬合調整，つまり，なぜ，厳密に咬合調整をしなければならないのか，ということの臨床的意味について考えてみたいと思います．

1) 破砕運動での食品の圧砕
Compression and Break of Foods in Breaking Movement

繰り返しになりますが，破砕運動では，図6-24に示すように，食品を上顎臼歯の咬合面に置くか，下顎臼歯の咬合面に置いて破砕します．

もし，食品を上顎臼歯の咬合面に置いて破砕できなければ，噛み直して，下顎臼歯の咬合面に食品を移動させなければなりません．そして，下顎臼歯の咬合面に食品が移動したことを，歯根膜の圧受容器からの感覚を頼りに感知し，最大咬合力を加えて破砕します．

この噛み直しの運動には，開口に合わせて舌と頬の筋肉が作用します．しかし，食品が下顎臼歯の咬合面にあるという感覚は，全臼歯の咬合圧が一定でなければ感知することができません．たとえば，ある歯に早期接触があれば，かたくて小さい食品を噛んだときと同じ感覚となり，早期接触か食品かの区別ができなくなるのです．したがって，スムーズな破砕運動に支障をきたすことになります．そこで，厳密な咬合調整が必要になるのです．

2) 粉砕運動での食品の圧砕
Compression and Break of Foods in Crashing Movement

粉砕運動は，これまで説明したように，大きな咬合力は必要としません．小さくなった食片をさらに粉砕する運動です．

粉砕運動の特徴の1つは，たとえば，数の子のような小さい粒を，臼歯で捉えて圧砕する行為です．図6-25に示すように，歯根膜からの信号を頼りに，粒が側方に滑らないようにします．

この運動は，粉砕運動全体からみれば微々たるものです．しかし，食品の風味を感じ，食事の豊かさを醸し出す点では，大きな働きをしているのです．

この運動は，歯根膜からの信号が唯一の頼りです．したがって，全臼歯の咬合圧がバラバラでは，粉砕運動をスムーズに行うことはできません．そのため，厳密な咬合調整の必要があるのです．

乳歯から永久歯への交換期の児童では，よく魚の小骨が喉に刺さることがあります．これは，未萌出の歯があるためです．しかしそれ以外に，萌出した永久歯の咬合が完成していないことも原因があるのではないでしょうか．

歯に欠損のみられる大人で，魚の小骨が喉に刺さったということはあまり聞きません．少ない臼歯でも，咬合が完成していれば，小骨を咬合面で感知できるのです．

永久歯の萌出が完了し，少しずつ咬耗が進んで咬合の完成に至るころには，すべての臼歯に咬合接触が存在し，その咬合圧は厳密に一致がみられるようになります．この咬合状態になってはじめて，安定した咀嚼運動を行うことができるのです．

このような歯列にあって，1個の歯冠修復物の装着が，それまでの咀嚼運動を障害するものであってはならないのです．ここに，新規の歯冠修復物を厳密に咬合調整する必要があるのです．

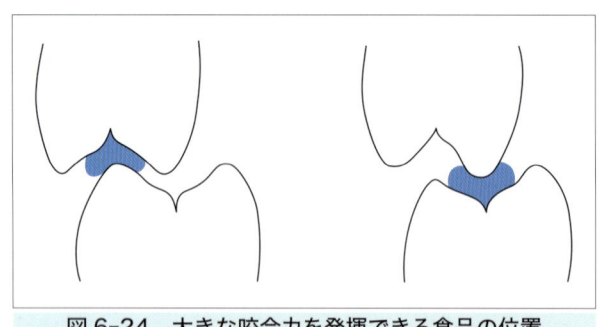

図6-24　大きな咬合力を発揮できる食品の位置

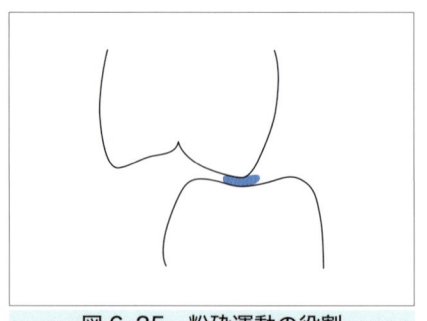

図6-25　粉砕運動の役割

5　前歯の役割
Function of Anterior Teeth

1）アンテリアガイダンス
Anterior Guidance

アンテリアガイダンスについて，西川は，『臨床咬合学事典』で，「滑走運動時における歯牙誘導を，アンテリアガイダンスという」そして，その解説で，「一般的にアンテリアガイダンスは，前方滑走運動時ならびに側方滑走運動時の歯牙誘導として注目され，特に側方滑走運動時の歯牙接触部位は，咬合様式として重要視されている」と記述しています．

また，Dawsonは，「アンテリアガイダンスは，ポステリアガイダンスとともに，下顎の運動路に影響し，また，臼歯部の咬合面形態，咬頭傾斜角，歯の接触状態にも影響する．そして，アンテリアガイダンスは，臼歯咬合治療の基本的な目標である」と記述しています．

このように，アンテリアガイダンスは，その重要性が強調される一方で，「アンテリアガイダンスが役割をはたせない症例として，オーバージェット，オープンバイト，アングル3級，切端咬合がある」と述べています．

この記述に対して，1つの疑問が浮かびます．それは，アンテリアガイダンスの成立しない症例では，咀嚼運動に際し，どのような障害が発生するのかということです．そのことについて，唯一回答になるであろうと思われる記述があります．

河野は，『臨床咬合学事典』の「咬合の要件」の項で，「滑走運動時には，適正な歯のガイドをもっていること，歯のガイドによる顎運動の誘導方向が顆頭運動と協調できるものであって，全運動軸の逆回転現象など，顎口腔系にとって不都合な状態が生じないこと」と記述しています．

では，全運動軸の逆回転現象が起こると，どのように咀嚼運動が障害されるのか，疑問は尽きません．

そこで次に，アンテリアガイダンスを設定する咬合器の切歯路について考えてみたいと思います．

■矢状切歯路角と顆路角の関係

西川は，矢状切歯路角について，『臨床咬合学事典』で，「矢状切歯路角とは，矢状面に投影した前方滑走運動時の切歯路が，水平面（咬合平面など）とのあいだに作る角度をいう」と定義しています．

河野は，矢状切歯路角と顆路角との関係について，「切歯路角は，図6-26に示すように，顆路角と等角度か，または，顆路角より＋25度以内の急傾斜度において，審美的条件や発音機能を考慮して決定する」と述べています．

つまり，矢状切歯路角を，顆路の傾斜角より大きくするように指示しているのです．

図6-27に，すでに提示したオーバージェットの模型を示します．この患者のアンテリアガイダンスは成立していません．おそらく，滑走運動時の顆頭の動きをみれば，逆回転現象が起こっているのではないでしょうか．しかし，この患者は，何不自由なく咀嚼を行っているのです．

海部は，『歯科に役立つ人類学』のなかで，前歯の咬合について，「図6-28は，縄文人の一般的な歯列形態だが，上下の前歯が切端で咬み合っており，鉗子状咬合とよばれている．（現代の歯科学では，不正咬合とみなされる）（中略）このような縄文人の特徴も，彼らに特異的な

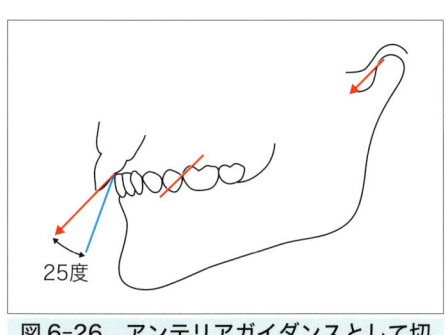

図6-26　アンテリアガイダンスとして切歯路角の付与

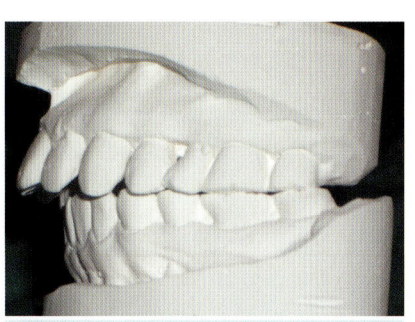

図6-27　アンテリアガイダンスの成立しない症例

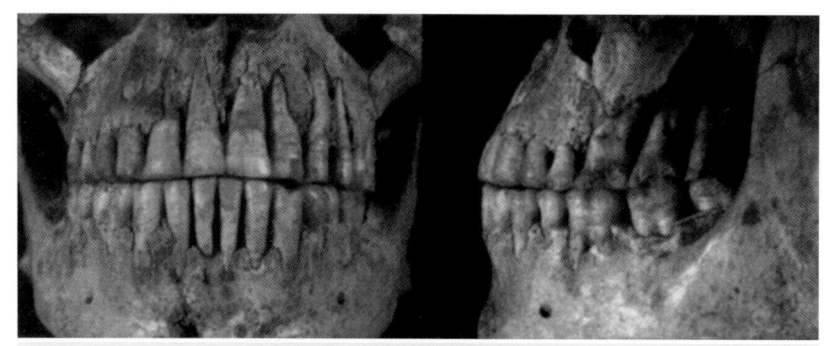

図6-28 縄文時代の正常咬合
（金澤英作，葛西一貴 編：歯科に役立つ人類学―進化からさぐる歯科疾患―，わかば出版，2010より）

ものではなく，世界各地の先史時代人に共通してみられるものであった．現代人のような歯列の形態が優勢になったのは，地域によって違いがあるが，古くても数千年前，たいていは数百年前ころからのようである」と述べています．

切端咬合（鉗子状咬合）は，先史時代人の前歯には一般的にみられた咬合様式であったというのです．プロローグで示したアボリジニの前歯も，この切端咬合になっています．人類は，この切端咬合で咀嚼し，営々として今日まで生きながらえてきたのです．

アンテリアガイダンスの概念は，人類の歴史からみれば，ごく近年になってみられるようになった咬合状態から意味づけされたものであることがわかります．

■側方切歯路角とゴシックアーチの関係

西川は，側方切歯路角について，『臨床咬合学事典』で，「側方切歯路角とは，側方滑走運動時の切歯路が基準面との間に作る角であり，特に水平面に描記した側方滑走運動路の矢状面に対する角は，ゴシックアーチの展開角として知られている．

ギージーは，側方切歯路角を側方滑走運動時の下顎の回転中心の位置を示すものとして意義付け，切歯路における被蓋との関係から，その大きさが人工歯の咬頭傾斜角に関係すると主張している．

すなわち，ゴシックアーチの角度が小さい場合には側方滑走運動時における下顎の前方移動量は大きくなり，臼歯部における咬頭傾斜は前歯部の被蓋関係の影響を大きく受け，その結果，急な咬頭傾斜の人工歯が必要となるとし，ゴシックアーチの角度が大きければ，この逆に咬頭傾斜の角度は緩くなると述べている」と解説してい

ます．つまり，ゴシックアーチの展開角は，前歯被蓋と人工歯の咬頭傾斜角に関係するというのです．

また，Dawson は，「実際には，アンテリアガイダンスは，咬合面形態に対してポステリアガイダンスより大きな影響を与える．なぜなら，アンテリアガイダンスは，作業側の運動において第一の離開要素だからである．アンテリアガイダンスは，顆路とは関係のない別の存在として決定されるので，アンテリアガイダンスが効果的に臼歯部を離開できる場合には，ポステリアガイダンスの重要性は減少する」と述べています．

Dawson は，アンテリアガイダンスは咬合構成の要であるとし，ポステリアガイダンスをそれほど重要視していないのです．

Gysi の提言は古い時代のものであることから，今日の咬合学では，Dawson のいうように，アンテリアガイダンスが重要視されているのではないでしょうか．

そこで本節では，ゴシックアーチの展開角のもつ臨床的意味について考えてみたいと思います．

2）ゴシックアーチの臨床的意味
Clinical Significance of Gothic Arch

ゴシックアーチは，今日では，上下顎の水平的な顎位の決定に用いられています．そのほかに，顎関節の機能診断として考えられているようです．

そこで，Gysi の提言も含めて，ゴシックアーチの臨床的意味を探ってみたいと思います．

ゴシックアーチは，実験的には咬合器を利用して求めることができます．咬合器の切歯指導板上に現れるゴシックアーチから，その本質を探ってみます．

図 6-29　ゴシックアーチの描記

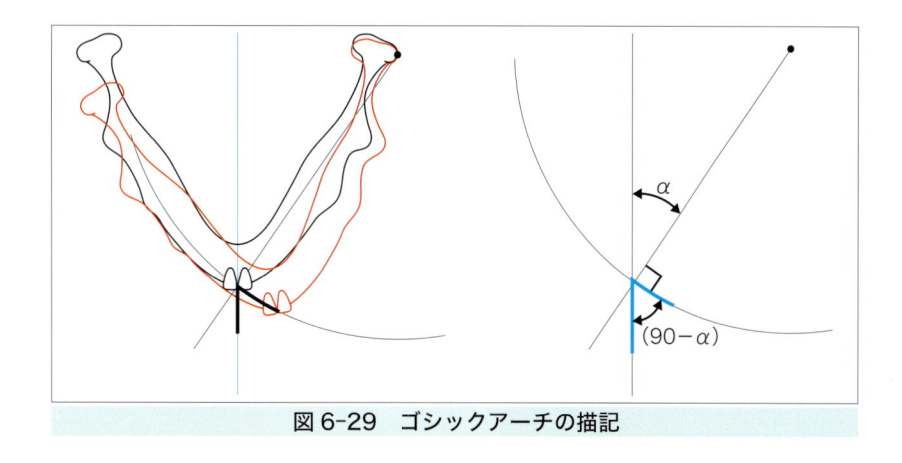

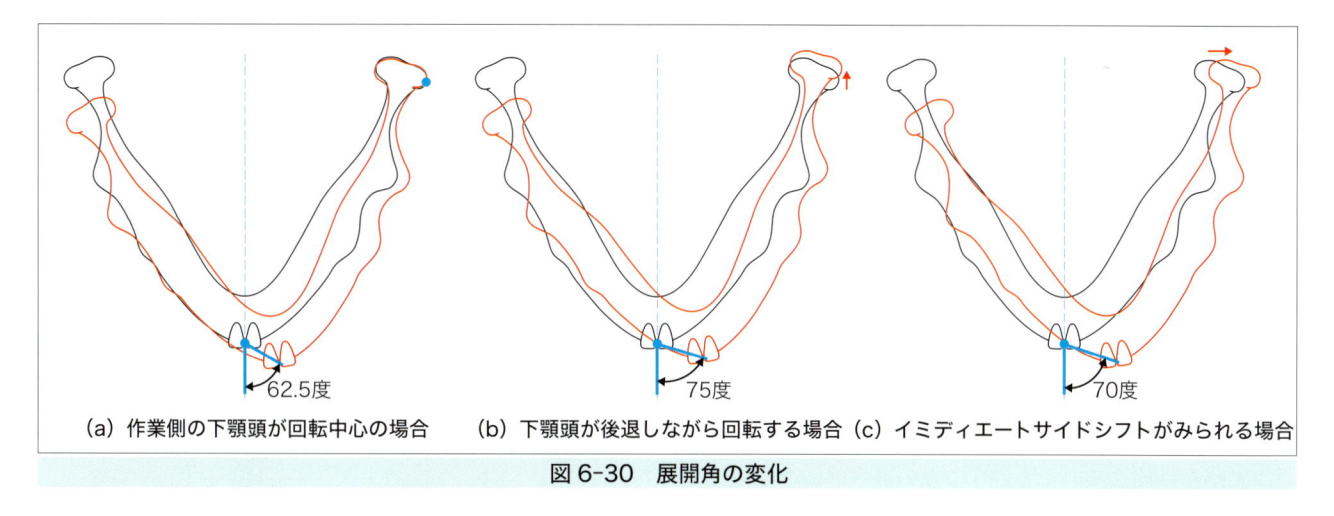

(a) 作業側の下顎頭が回転中心の場合　62.5度
(b) 下顎頭が後退しながら回転する場合　75度
(c) イミディエートサイドシフトがみられる場合　70度

図 6-30　展開角の変化

■ゴシックアーチの展開角と顎運動の関係

側方滑走運動を，図 6-29 に示すように，作業側の下顎頭を中心とした回転運動と仮定します．すると，ゴシックアーチの側方切歯路は，図に示すように，下顎頭の回転中心とゴシックアーチの頂点までの距離を半径とする円弧上の接線として近似することができます．

ここで，回転中心と頂点を結ぶ直線と正中矢状平面との角度を（α）とすると，ゴシックアーチの展開角は，（$90-\alpha$）で決まることになります．

このことから明らかなことは，口腔内と口腔外で測定されたゴシックアーチを比較すると，口腔内の展開角は口腔外より小さく（鋭角）なります．なぜなら，口腔内では（α）が大きくなるからです．また成人では，同じゴシックアーチの採取法であれば，個人差はほとんどみられず，展開角はほぼ同じになります．それは，成人では，左右の下顎頭間距離に大きな差が存在しないからです．

では，なぜ同じゴシックアーチの採取法で，展開角に個人差が発生するのでしょうか．

■展開角に個人差がみられる理由

展開角に個人差がみられる理由は，図 6-30 に示すように，側方滑走運動時に作業側の下顎頭が，後方や側方にわずかに移動するためです．この移動は，これまで述べたように，中心位の水平的自由度に相当するものです．したがって，移動量は，個人によって異なります．

ゴシックアーチ採取に際して下顎頭に動きがない場合は，(a)に示すように，展開角は 62.5 度であったのに対して，下顎頭がわずかに後退すると，(b)に示すように，75 度になります．また，イミディエートサイドシフトがみられる場合では，(c)に示すように，展開角は 70 度になります．この展開角は，後退や側方の距離量が大きくなれば，より大きくなるのです．

特に，図 6-31 に示すように，変形性顎関節症などで下顎頭に変形をきたした場合には，下顎頭の移動量はさらに大きくなるのではないでしょうか．

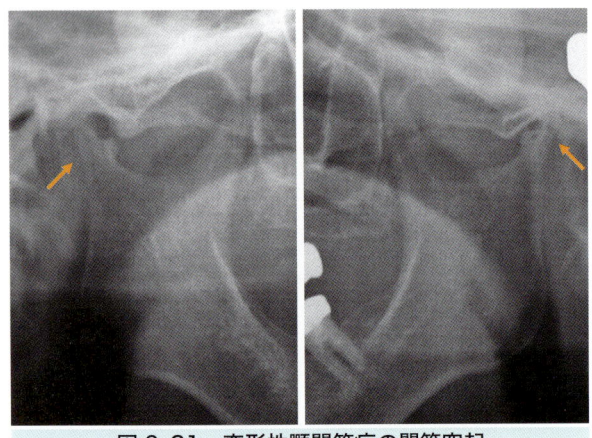

図6-31 変形性顎関節症の関節突起

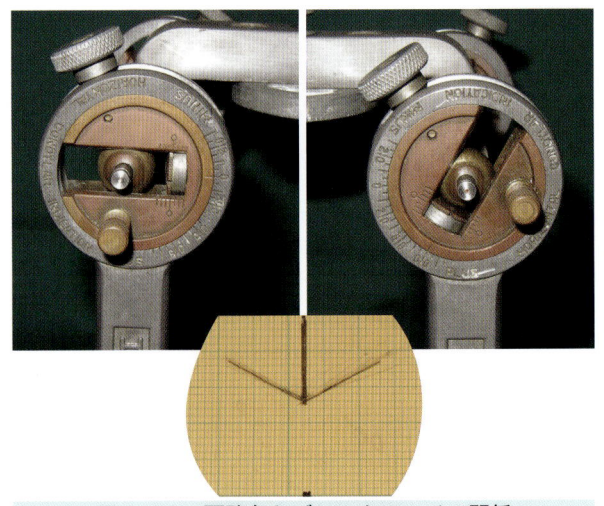

図6-32 顆路角とゴシックアーチの関係

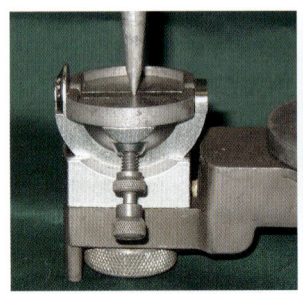

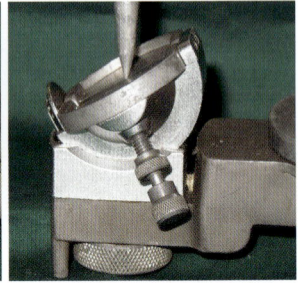

■顆路角とゴシックアーチの関係

顆路角とゴシックアーチの関係について考えてみます.

図6-32に示すように，右側の顆路角を0度，左側の顆路角を60度とします．この状態でゴシックアーチを描記すると，図に示すように，左右の展開角はまったく同じで，差は生じないのです．

このことから，ゴシックアーチは，顆路角を反映するものではないことがわかります．

この事実は，Dawsonのいう，「アンテリアガイダンスは，顆路とは関係ない」ということの裏づけになるのではないでしょうか．

■矢状切歯路角と展開角の関係

矢状切歯路角と展開角の関係について実験してみました．切歯路角を設定して，描記した運動路は，もはやゴシックアーチとはよべないかもしれません．なぜなら，描記板が水平ではないからです．しかし，これもゴシックアーチとよぶとすれば，切歯路角を変えることによって，咬合平面に投影されたゴシックアーチの展開角は変化するのです．そこで，単純に切歯路角と展開角との関係を探ってみました．

図6-33に，矢状切歯路角を，0度と25度にして求めたゴシックアーチを示します．

これをみると，矢状切歯路角が0度の場合の展開角は62.5度であるのに対して，25度になると，展開角は65度になり，2.5度ほど大きくなっています．

つまり，展開角は，咬合器上で設定した矢状切歯路角の影響を受けることがわかります．

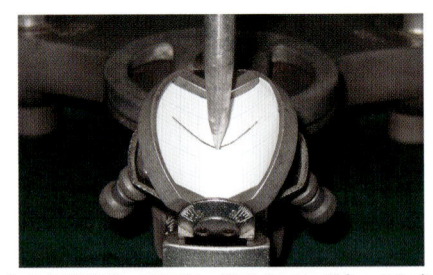

矢状切歯路角　0度，　矢状切歯路角　25度
展開角　62.5度　　　展開角　65度

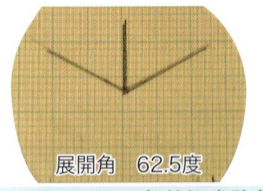

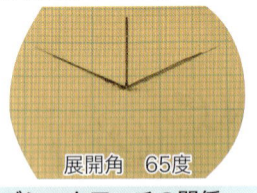

図6-33 矢状切歯路角とゴシックアーチの関係

矢状切歯路角　25度，側方ウイング角　30度
展開角　72.5度

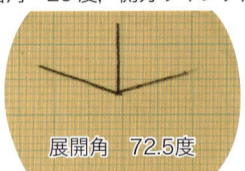

図6-34 切歯路角の設定とゴシックアーチの展開角

図 6-35　顎関節と顆路の関係

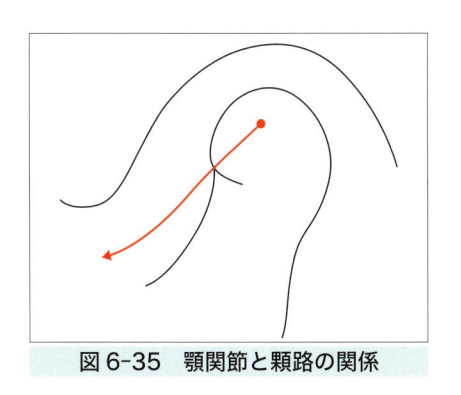

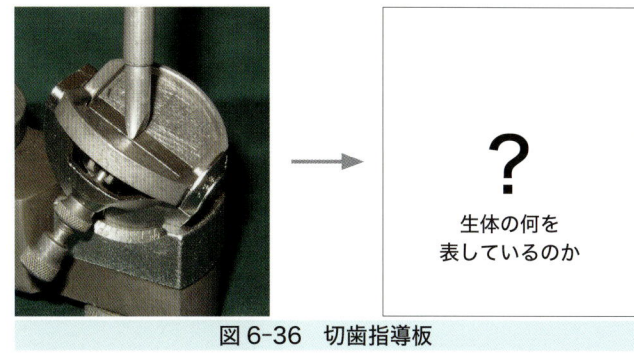

図 6-36　切歯指導板

■展開角を変化させる因子

矢状切歯路角が展開角に影響することがわかりましたが，切歯指導板では，さらに側方ウイング角を変化させることができます．

そこで，図 6-34 に示すように，矢状切歯路角を 25 度，側方ウイング角を 30 度に設定してゴシックアーチを描記しました．展開角は，図に示すように，72.5 度まで大きくなりました．極端な例をあげれば，側方ウイング角を垂直近くにすると展開角は 90 度近くになります．

しかし，実験からおわかりのように，矢状切歯路角や側方ウイング角を設定した咬合器による側方滑走運動は，開口運動を伴います．これに対して，ゴシックアーチは，顎の動きを，描記板で水平面上（咬合平面と平行）の動きとして捉えたものです．そこには，上下方向の情報はまったく入っていないのです．したがって…

患者から得られるゴシックアーチは，生体の顎運動を反映していることにはならないのです．

3）アンテリアガイダンスを決定する生体の指標
Bio-Indexes Determined by Anterior Guidance

まず，ポステリアガイダンスについて考えてみます．ポステリアガイダンスは，図 6-35 に示すように，下顎窩の中に下顎頭が存在することから，滑走運動を行うと下顎頭は前下方に移動します．

したがって，下顎頭の動きを測定した顆路は，歯の有無に関係なく必ず存在します．つまり，ポステリアガイダンスは，その臨床的意味は別として，生体に指標となるべき解剖学的形態が存在するのです．

一方，アンテリアガイダンスは，図 6-36 に示すように，生体に指標となるべきものが何も存在しないのです．アンテリアガイダンスは，咬合器上で便宜的に設定されるものです．そして，咬合器上で切歯路角の設定の根拠となっているのが，顆頭の逆回転現象という，パントグラフで測定しなければわからない動きです．

臨床上で大事なことは，逆回転現象が起こると，顎関節や咀嚼運動に障害が発生するのであれば，アンテリアガイダンスを設定する必要性があります．

顎関節の構造は，きわめていい加減なものです．下顎前方運動で顆頭が前下方に移動するのであれば，後方へもわずかながら動きます．後方から中心位に戻るときに，逆回転現象のような動きをするのではないでしょうか．

しかし，逆回転現象によって咀嚼運動に支障をきたすことはないのです．その動きは，これまで述べたように，中心位のあそびの概念で説明できるのです．さらに，切歯路角を何度に設定しても，咬合器上で咬合を構築することができるのです．

これらのことから，次の結論を導くことができます．

アンテリアガイダンスの概念は，咀嚼運動にはまったく不要のものです．
咬合は，臼歯の咬頭と咬合面の接触状態がすべてであって，前歯は関係しないのです．

前歯が咬合に関係しないとすれば，前歯の役割は何でしょうか．それは，発音や会話の機能です．また，口腔機能とは関係がないものの，審美性が要求されるのです．

4）正しい発音
Accurate Pronunciation

正しい発音とは，何を基準にいうのでしょうか．
先に示したオーバージェットの患者では，特有の言葉の漏れるような発音になります．また，アングル 3 級の

患者も，特有の発音になります．たしかに，このような人と，いわゆる正常咬合といわれる人の発音は違います．しかし，会話は成り立つのです．

これを，異常として治療する必要があるのでしょうか．

とはいうものの，テレビなどで，オーバージェットやアングル3級のアナウンサーを拝見したことがありません．それは，アナウンサーの採用要件に歯並びがあるのかもしれません．

発音と歯並びを含めた咬合には，関係のあることはたしかです．しかし，本書は，咀嚼機能と咬合に的を絞っていること，また，発音や会話に関しては，著者の専門外の領域になります．この問題については，ほかの専門書をご参照ください．

5）審美的要素
Cosmetic Factors

前歯を新しく補綴する場合，メタルボンドや義歯では，前歯の形態，萌出角度や萌出位置を変えることができます．特に，義歯による前歯補綴では，歯科医師の思うように排列することができます．せっかく人工歯を排列するなら，患者の口元に最もマッチし，しかも発音や会話のしやすい義歯をつくることが大切です．顔貌や口元にマッチした前歯排列に関しては，さまざまな専門書に記述されていますので，ご参照ください．

著者が強調したいのは，患者の顔貌とマッチした前歯排列は，患者の口腔内で，仮の歯を排列しながら探るのが最もよい方法だということです．図6-37(a)は従来の義歯を装着した状態，(b)は技工所から届いたワックス義歯を試適しながら，前歯排列を口腔内で直して完成させたものです．歯並びは，品性まで変える効果があります．口元がよくなると患者の気持ちまで変わるのです．

6 咬合様式
Occlusal Contact Pattern

咬合様式には，カスピッドプロテクティッドオクルージョン（いわゆる犬歯誘導咬合），バランスドオクルージョン，そして，グループファンクションオクルージョン（グループファンクション）があるといわれています．本節では，これらの咬合様式と咀嚼運動の関係について考えてみたいと思います．

1）犬歯誘導咬合
Cuspid Protected Occlusion

犬歯誘導咬合とは，『臨床咬合学事典』に，「**側方滑走運動時の作業側犬歯の咬合接触によって下顎を誘導する咬合様式を，カスピッドプロテクティッドオクルージョン（犬歯誘導咬合）という**」と定義されています．

犬歯誘導という言葉の語源は，D'Amicoの『The canine teeth』という論文を，**保母須弥也** 監訳で『犬歯誘導の起源』と題したことではないでしょうか．語源は別にして，訳文によると，犬歯誘導咬合とは，「**犬歯が咀嚼中にはたす役割は，下顎を内上方の中心位に誘導し，下顎が中心咬合位で咬み合うまで犬歯以外の歯が接触しないようにすることである**」と記述されています．さらにこの考えは，ミューチュアリープロテクティッドオクルージョンに発展しています．

たしかに，図6-38に示すような患者の中心咬合位では，上下顎の犬歯は咬合接触し，側方運動をすれば，犬歯が誘導するようにみえます．しかし，そのことが本当に咀嚼運動と関係するのでしょうか．

図6-39に示す模型は，34歳の男性のもので，ディープオーバーバイトです．中心咬合位では，臼歯はしっか

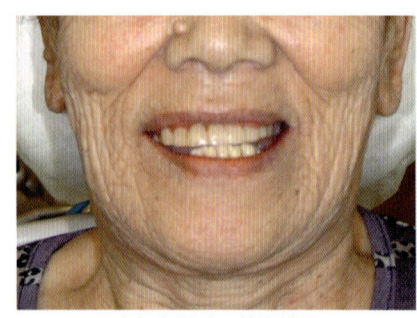

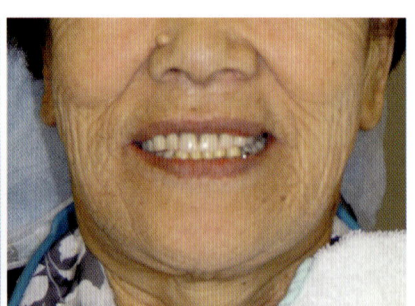

(a) 初診時の前歯排列　　(b) 顔貌とマッチした前歯排列

図6-37　前歯排列と顔貌

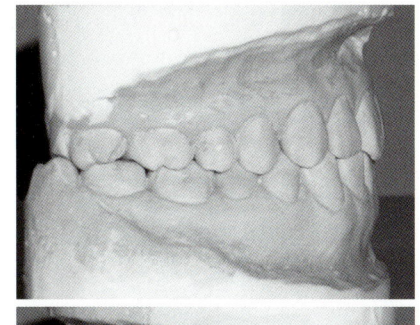

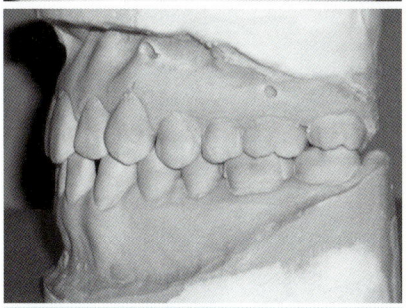

図6-38　犬歯誘導咬合になると思われる咬合

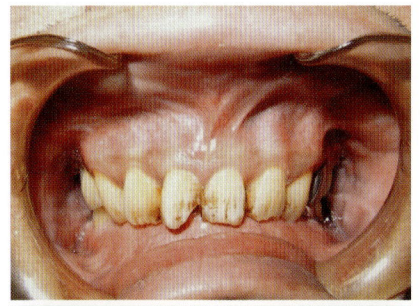

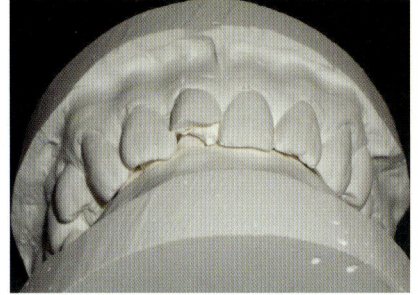

図6-39　ディープオーバーバイト

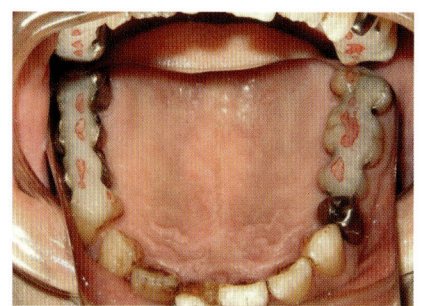

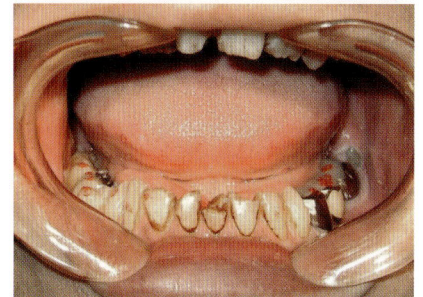

図6-40　光重合レジンによる咬合高径の挙上

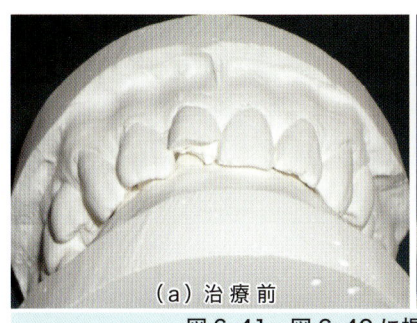

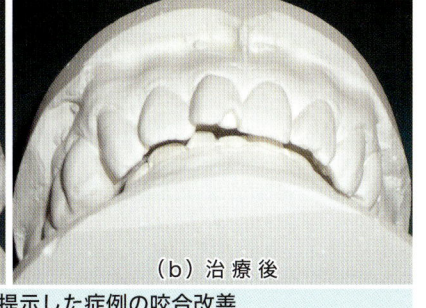

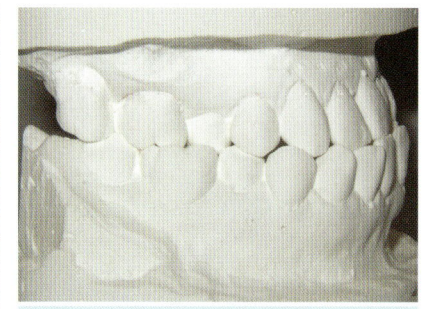

（a）治療前　　（b）治療後

図6-41　図6-40に提示した症例の咬合改善

図6-42　反対咬合

り咬合接触しています．顎は，左右に動かすことはまったくできず，完全にロックされた状態になっています．

患者は，食事がしにくいとの主訴で来院しました．治療は，図6-40に示すように，わずかな咬合高径の挙上を光重合レジンによって行い，咀嚼がしやすいように改善をはかりました．写真は，$\frac{765|567}{765|567}$の咬合面に光重合レジンを添加して咬合を整えたものです．

その咬合状態の模型を，図6-41に示します．（a）は初診時，（b）は咬合高径の挙上によって，中心咬合位から顎がわずかに左右に移動できるようになった咬合です．この咬合状態になって，患者は，「食事が楽にできるようになった」と感想を漏らしました．

この咬合の意味するものは…

咀嚼運動では，犬歯は何の働きもしない．

ということです．

わずかな咬合高径の挙上によって顎を自由に動けるようにすることで，窮屈感がなくなり，咀嚼が楽にできるようになるのです．このことは，閉口時にも犬歯はまったく触れないことを意味しているのです．

図6-42に示すのは，反対咬合の模型です．この患者の咀嚼運動を，犬歯誘導咬合の理論で説明することはできません．もし，咀嚼運動が上下顎犬歯によって誘導される運動であるとしたら，反対咬合の患者は咀嚼ができなくなるはずです．

さらに，著者が強調したいことがあります．

それは，犬歯が咀嚼運動にとって重要な役割を担うのであれば，第一大臼歯のように早期に萌出し，咬合の確たる位置を確保しなければならないということです．ヒ

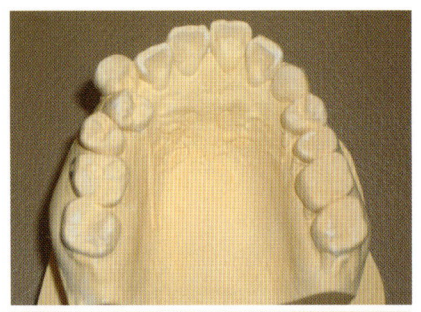

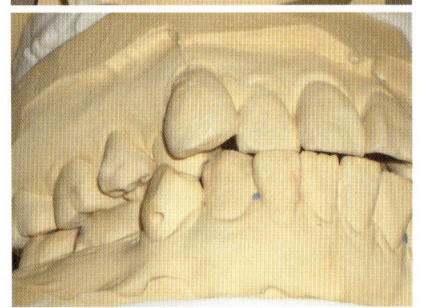

図6-43 八重歯

トの犬歯は，第二大臼歯を除けば，最も晩期に萌出してきます．そのため，図6-43に示すように，萌出スペースがなくなり八重歯になることがあるのです．このことは，犬歯は咀嚼運動にとって，重要な役割を担っていないことを意味しているのです．結論をいえば…

犬歯誘導咬合とは，単なる歯並びの形式を表しているにすぎず，咀嚼運動とはまったく関係がないのです．

2）バランスドオクルージョン
Balanced Occlusion

バランスドオクルージョン（両側性均衡咬合）とは，『臨床咬合学事典』に，図6-44に示すように，「**側方滑走運動時に，作業側の歯だけでなく，非作業側の歯および前歯も円滑に接触滑走している咬合様式である**」と記述されています．

バランスドオクルージョンの考えは，全部床義歯の安定のために考え出された理論です．これを，ナソロジー学派は，天然歯の咬合に取り入れましたが，のちになって顎機能障害の原因となることが明らかになりました．

バランスドオクルージョンの咬合様式では，図に示すように，側方滑走運動において，作業側では上顎臼歯の頰側咬頭内斜面と下顎頰側咬頭外斜面，また，上顎舌側咬頭外斜面と下顎舌側咬頭内斜面が接触滑走します．

一方，非作業側では，上顎舌側咬頭内斜面と下顎頰側咬頭内斜面が接触滑走します．

両側性均衡咬合という言葉がつくられた理由は，左右に咬合接触があるので，均衡が保たれる，との考えからでしょう．

図6-45に，咬合接触から発生する咬合ベクトルを示します．ここで注目すべきことは，左右側で発生するベクトルは，すべて同じ方向の左側に向いていることです．このベクトルの意味するものは，顎を右方向に移動すると，下顎歯には，左方向に押される力が発生するということです．

これを全部床義歯にあてはめると，側方滑走運動の際，下顎義歯には，顎の移動方向とは反対に動かそうとする力が必ず発生します．したがって，顎堤の悪い場合には，義歯が動くため痛みが発生するのです．

バランスドオクルージョンで滑走運動を行うと，安定した咬合を維持することはできません．

真に均衡のとれた咬合とは，図6-46に示すように，

図6-44 バランスドオクルージョン

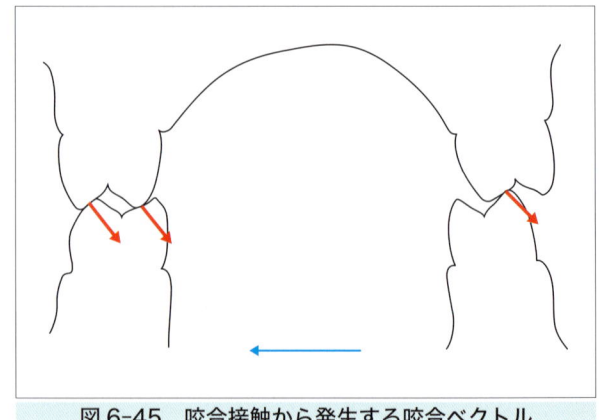

図6-45 咬合接触から発生する咬合ベクトル

Masticatory Movement

図6-46 真に均衡のとれる咬合ベクトル

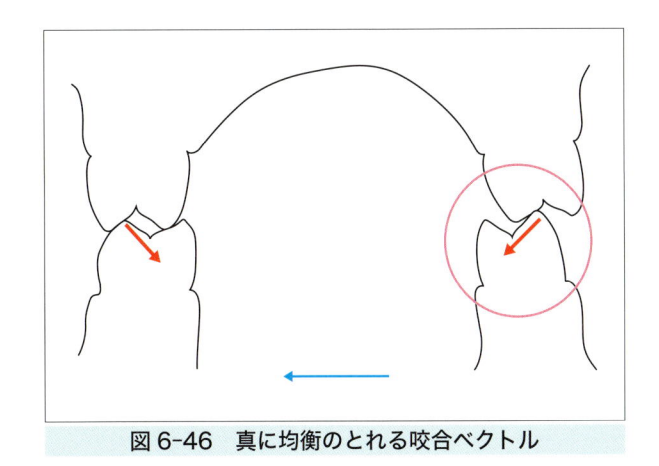

側方滑走運動を行うと，左右側で咬合ベクトルが逆方向に発生しなければなりません．このような咬合ベクトルを咬合接触でつくり出すことは絶対にできないのです．

ある専門書に，次のような記述があります．
「全部床義歯による咀嚼で，小さな食品ではバランスドオクルージョンが成り立っている」
このことが真実なら，食品の大きさによって，バランスドオクルージョンが成り立つ場合と，成り立たない場合があるということになります．

バランスドオクルージョンが成り立つようにみえるのは，次のような理由によるのです．

右側で小さい食品を咀嚼するときの義歯の動きを，図6-47に示します．作業側の上下顎臼には，食品を介して咬合圧が加わります．すると，作業側の義歯床は，粘膜に厚さがあるためわずかに沈下します．

この現象は，反対の非作業側では義歯の浮上として現れます．そこで食品が小さければ，非作業側の上下顎臼歯は接触することになります．つまり，食品が，かたくて小さければ小さいほど，咬合圧が加わったときに反対側の歯は接触するのです．

しかしこの現象は，義歯が顎堤上でガタガタ動いている状態です．とても，バランスドオクルージョンといえるものではありません．とはいうものの，この現象は，全部床義歯特有の破砕運動の1つなのです．

咀嚼運動では，天然歯であれ義歯であれ，図6-48に示すように，食品を咀嚼しようとすると，片側のみで咬合が安定しなければならないのです．

結論をいうと…

バランスドオクルージョンは，机上で考えられた咬合様式であって，臨床に適用できるものではありません．
天然歯の咬合のみならず，全部床義歯の咬合にも用いてはならないのです．

3) グループファンクション
Group Function

グループファンクションとは，『臨床咬合学事典』には，図6-49に示すように，「**側方滑走運動時，作業側の全臼歯が一定の距離を接触滑走する咬合様式である**」と記述されています．

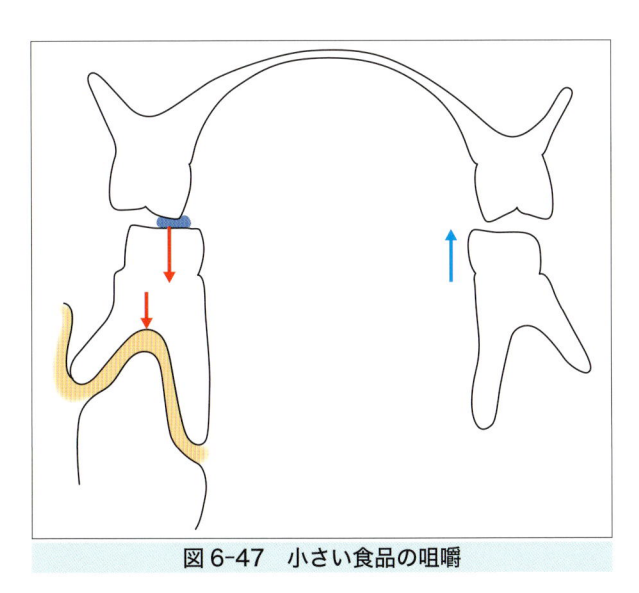

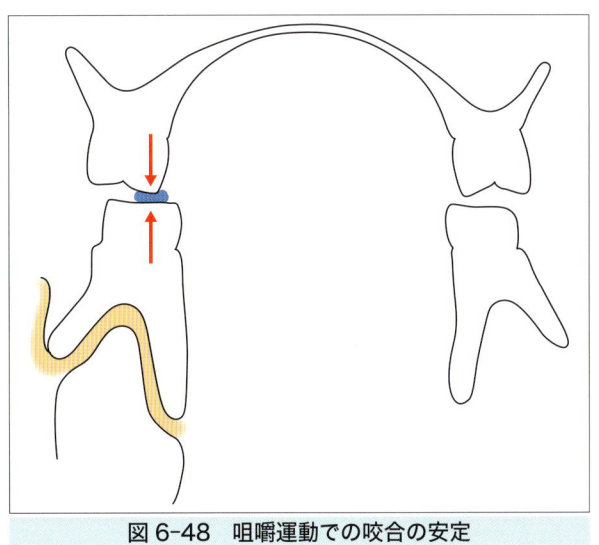

図6-47 小さい食品の咀嚼

図6-48 咀嚼運動での咬合の安定

113

この咬合様式で重要なことは，接触滑走するのは，作業側の臼歯だけであって，非作業側の臼歯は，(b)に示すように，滑走とともに離開することです．もし，非作業側の臼歯が接触滑走すれば，バランスドオクルージョンになります．

現実的に，グループファンクションを，上下顎の全臼歯で接触滑走させることは至難の業ですが，なんとか口腔内で，また，咬合器上で構築することは可能です．

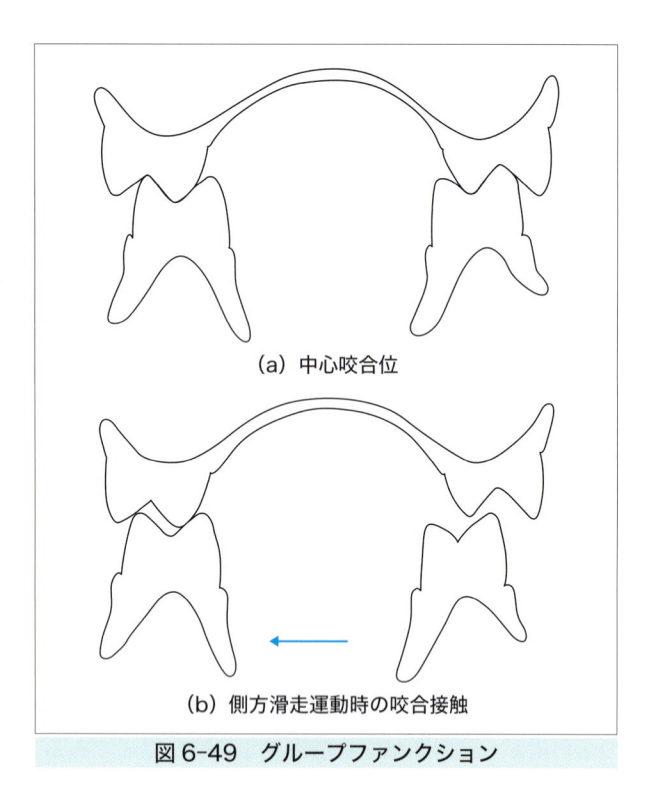

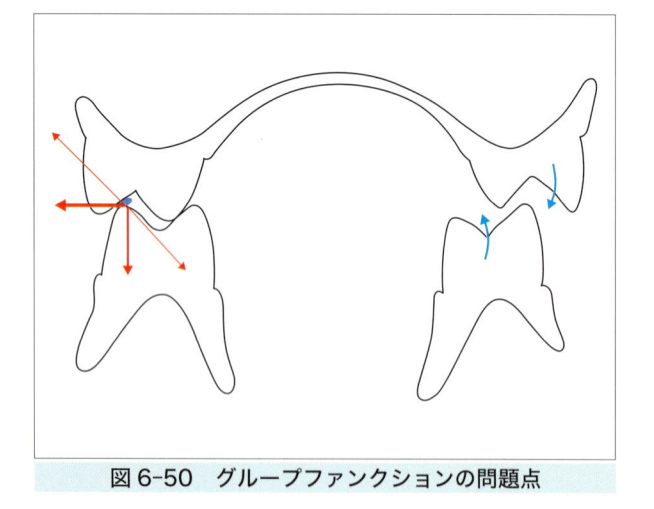

しかし，この咬合様式を，咬頭傾斜角を有する人工歯を用いた全部床義歯で成立させることはできません．

さらに，グループファンクションの問題点について考えてみたいと思います．

中心咬合位から側方滑走して，図6-50に示す咬合位まで移動したとします．この時点での非作業側の上下顎臼歯は，離れた状態になっています．

この咬合状態で，食品を介して咬合圧が加わると，図に示すように，全部床義歯では作業側に側方圧が発生することから，非作業側の下顎義歯では動きが起こります．すなわち，義歯が動揺するため吸着が悪くなったり，痛みが発生するのです．

天然歯では，図6-51に示すように，上下顎歯に側方ベクトルが発生します．何かを噛んだ瞬間に，一過性とはいえ大きな咬合力が，歯を揺する力として発生するのです．この咬合状態では，食品に大きな咬合力を加えることはできません．また，このような咬合から発症するのが咬合性外傷です．これがグループファンクションの弊害です．詳しくは，9章で解説します．

しかし著者は，これまでとは異なるグループファンクションに変えることで，咀嚼運動時に咬合の安定をはかることができると考えています．

その咬合様式は，アボリジニの咬合面が示しているのです．次の4)で説明します．

図6-49　グループファンクション

図6-50　グループファンクションの問題点

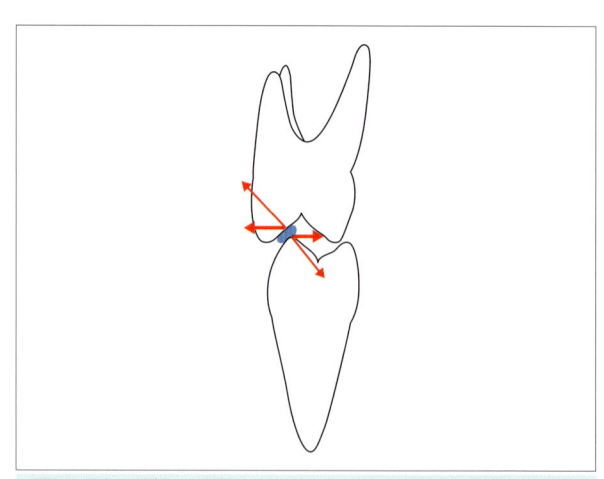

図6-51　グループファンクションにおける側方ベクトルの発生

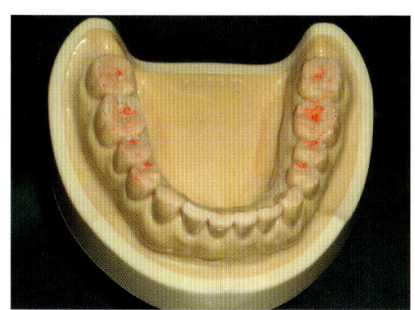

図6-52 著者の提唱するグループファンクション

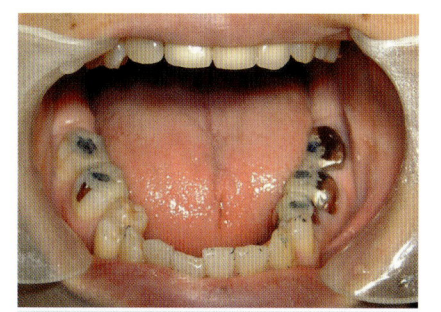

図6-53 グループファンクションの咬合接触

4) 咀嚼運動に関与する真の咬合様式
Real Occlusal Contact Pattern Related with Masticatory Movement

　咀嚼運動に関与する真の咬合様式を，図6-52に示します．この咬合様式は，下顎臼歯を平坦な咬合面とし，ここに上顎臼歯の舌側咬頭を1点で咬合させるリンガライズドオクルージョンです．

　そして，どのように滑走運動を行っても，図6-53に示すように，直径2〜3mmの円形の範囲に接触滑走するように下顎臼歯の咬合面を整えます．

　この様式を，著者の提唱するグループファンクションとします．この咬合様式と咀嚼運動の関係については，8章で解説します．

7　片側性均衡咬合
Unilateral Balanced Occlusion

　長谷川は，『臨床咬合学事典』に，「片側性均衡咬合は，1970年に全部床義歯の安定のためにリンガライズドオクルージョンの理論を発表したPoundから発している」と記述しています．

　この咬合様式は，両側性均衡咬合に対比するものです．結論からいうと…

　ヒトの咀嚼運動では，自然に片側性均衡咬合が成立しているのです．

　本項では，このことについて解説したいと思います．

1) 咀嚼運動に関与する顎の動き
Mandibular Movement Related with Masticatory Movement

　片側性均衡咬合を説明するまえに，咀嚼運動に関与する顎の運動について整理しておきたいと思います．

　咀嚼運動に関与する顎の動きには，3つあります．それらは，クリステンセン現象，ベネット運動，そして，本書で提示した中心位の垂直的・水平的自由度です．

　クリステンセン現象は，図6-54に示すように，矢状断からみて下顎を前方移動すると，前方の前歯部のみが触れ，臼歯部後方が離開する現象です．これを，矢状クリステンセン現象といいます．

　一方，正面からみて顎を側方に移動すると，図6-55に示すように，移動側と反対の臼歯部に離開が起こります．これを側方クリステンセン現象といいます．この側方クリステンセン現象がどうして起こるかというと，図6-56に示すベネット運動に由来します．

　ベネット運動とは，図6-57に示すように，顎を左側

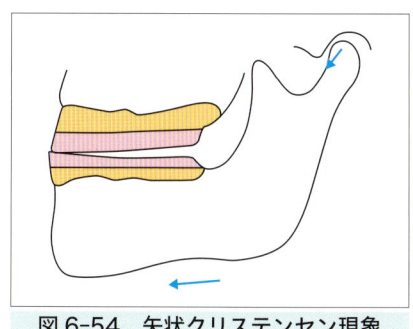

図6-54　矢状クリステンセン現象

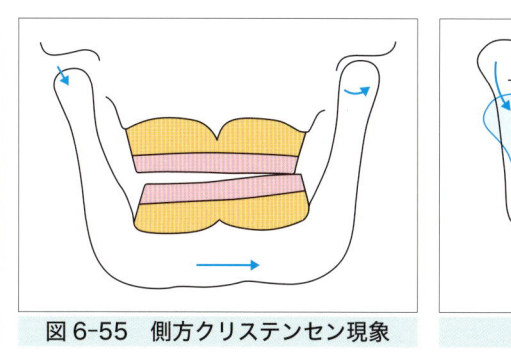

図6-55　側方クリステンセン現象

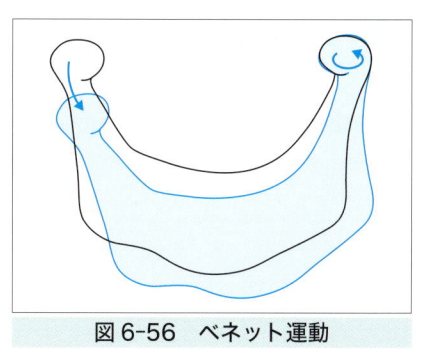

図6-56　ベネット運動

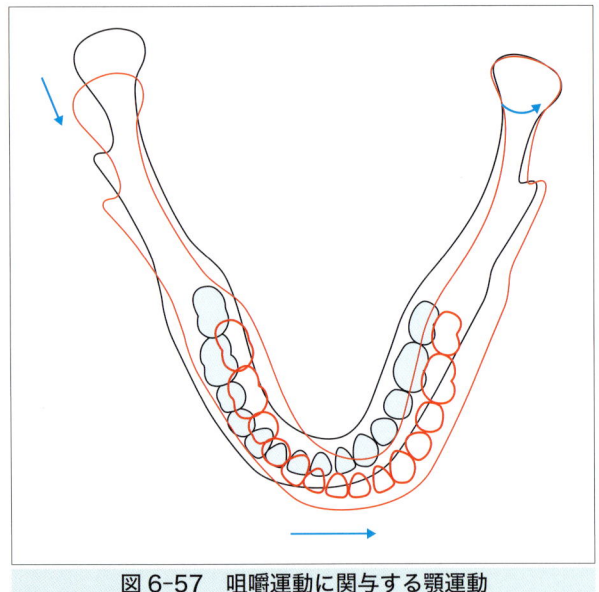

図6-57 咀嚼運動に関与する顎運動

(a) 矢状断の自由度

(b) 冠状断の自由度

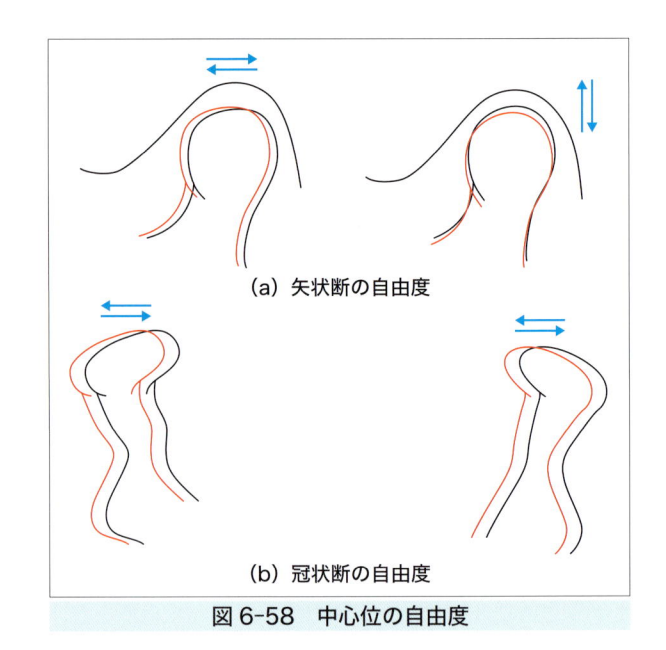

図6-58 中心位の自由度

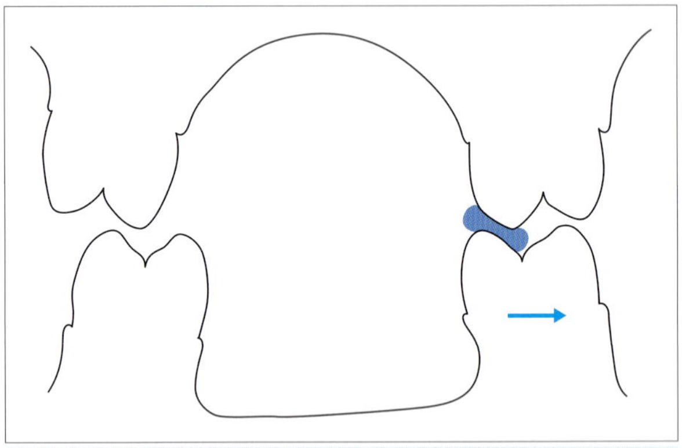

図6-59 咀嚼運動時の顎の移動量

に滑走させると，左側の下顎頭は，回転とわずかな後方移動を行うことをいいます．

一方，反対の右側の下顎頭は，前下方に移動します．つまり，側方に滑走運動を行うと，移動とは反対側の下顎頭が前下方に移動することで，側方クリステンセン現象を起こすのです．

したがって，咀嚼運動に関与する顎運動は，矢状クリステンセン現象とベネット運動であるということができます．

咀嚼運動を円滑に行うには，もう1つの重要な動きがあります．それは，中心位の自由度です．

中心位の自由度とは，4章でも解説しましたが，顎関節の下顎窩に対する下顎頭の位置のあそびです．図6-58に示すように，矢状断でみると，下顎頭は，前後や上下に，また，冠状断でみると，左右に移動できる微小範囲があります．そして，この範囲内で下顎頭は，自由に位置することができるとする考え方です．

次に，これらの動きをもとに，片側性均衡咬合の成立について解説します．

2) 咀嚼運動時の片側性均衡咬合の成立
Establishment of Unilateral Balanced Occlusion in Masticatory Movement

咀嚼運動では，顎が大きく左右に動くことはありません．咀嚼時の顎の移動量は，図6-59に示すように，作業側に半咬頭も移動すれば十分です．ここから咀嚼運動が始まるのです．このとき，上下顎臼歯は，どのように咬合接触をしながら咀嚼運動を行っているのでしょうか．

まず，図6-60(a)に示すように，顎が作業側の左側に半咬頭の移動をします．すると，非作業側である右側の下顎頭は，わずかながら前下方に移動します．下顎頭の前下方への移動により，右側の上下顎臼歯は，(b)に示すようにわずかに離開します．

一方，作業側である左側の下顎頭は，わずかに回転をします．この回転が機械的に蝶番のような動きだとすると，(c)に示すように，左側の上下顎臼歯のうちで，接触するのは第一小臼歯だけになります．しかし，ここに中心位の垂直的な水平的な自由度の動きが介在します．顎のわずかな自由な動きによって，作業側の上下顎の全臼歯は咬合接触するようになるのです．

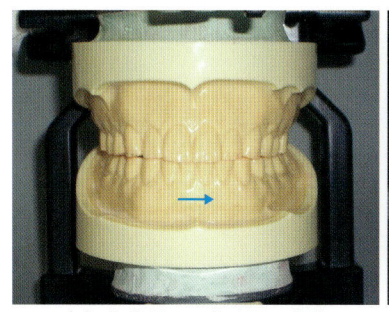

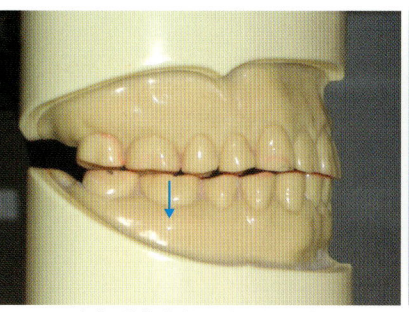

(a) 作業側への半咬頭の移動　　(b) 非作業側の上下顎臼歯　　(c) 作業側の咬合接触

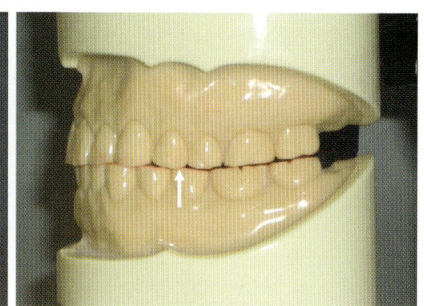

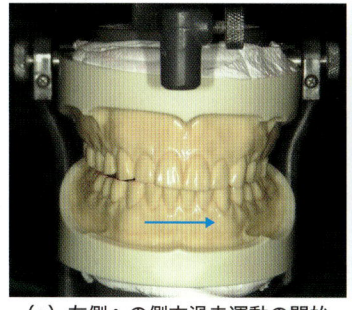

図 6-60　片側性均衡咬合

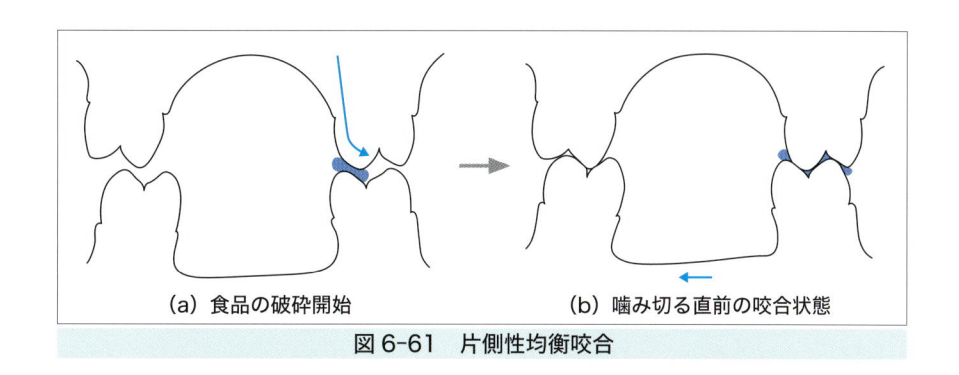

(a) 食品の破砕開始　　(b) 噛み切る直前の咬合状態

図 6-61　片側性均衡咬合

(a) 左側への側方滑走運動の開始　　(b) 右側の上下顎臼歯の離開　　(c) 左側の咬合接触位置

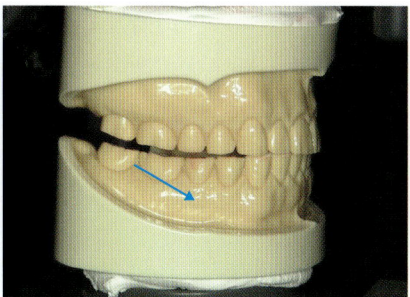

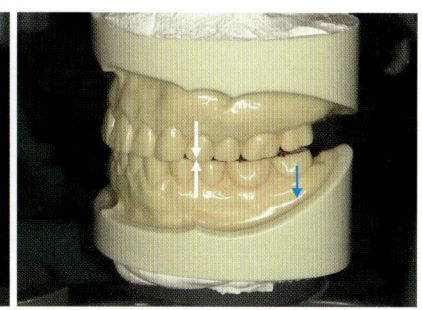

図 6-62　限界滑走運動

食品の破砕で噛み切る際には，図6-61の(a)から(b)に移動します．このとき左側の全上顎臼歯の舌側咬頭は，下顎臼歯の咬合面に咬合することになります．

この咬合位になると，反対の非作業側の上下顎臼歯も中心咬合位に入り込んでくるのです．すなわち，咀嚼運動では，自然に片側性均衡咬合が成立しているのです．

3) 限界滑走運動での片側性均衡からの逸脱
Escape from Unilateral Balanced Occlusion in Limited Sliding Movement

顎が左右に大きく滑走した場合には，咬合接触はどのようになるかについて考えてみます．

図6-62に示すように，顎を左側に大きく滑走させます．非作業側の下顎頭は，前下方に大きく移動します．すると，上下顎右側臼歯は，(b)に示すように，大きく離開します．

一方，作業側の下顎頭は，ベネット運動から回転だけでなく，わずかに自由度の範囲内で後方移動をします．すると，(c)に示すように，左側大臼歯の後方もわずかながら離開するのです．したがって，限界滑走運動では，上下顎臼歯で最後まで接触しているのは，図に示すように，第一小臼歯だけになります．

この状態は，片側性均衡咬合からはずれ，咬合は不安定になっているのです．すなわち，限界滑走運動では，

117

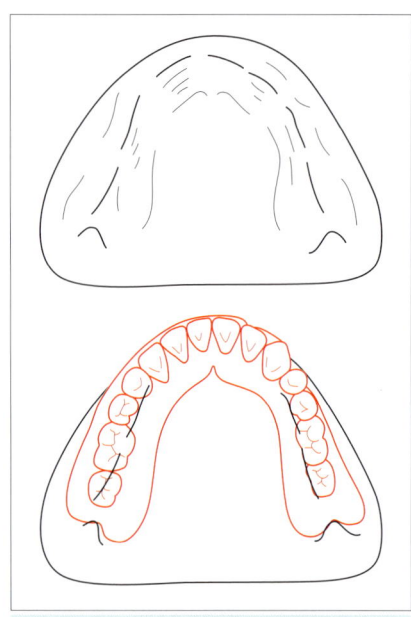

図 6-63　全部床義歯で歯槽頂から外側に排列された第一小臼歯

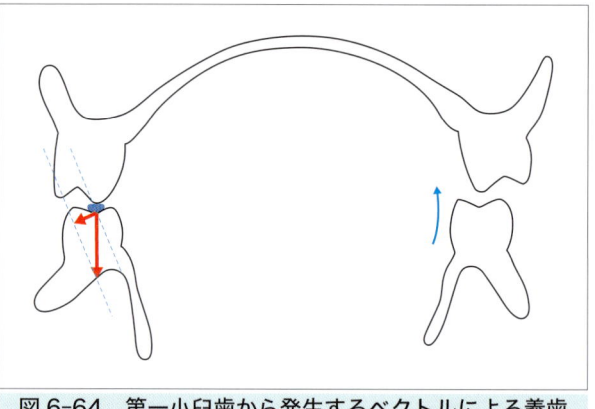

図 6-64　第一小臼歯から発生するベクトルによる義歯の転覆

咬合は片側性均衡から逸脱するのです．

この限界滑走運動から，義歯の咬合安定に関する重要な示唆を得ることができます．次に，そのことについて解説します．

4）限界滑走運動における全部床義歯の咬合の安定
Occlusal Stability of Complete Denture in Limited Sliding Movement

限界滑走運動は，咀嚼運動とは直接関係ないものの，重要な顎の動きです．その動きの最終咬合は，第一小臼歯によって支えられるのです．このことは，全部床義歯の安定に重要な示唆を与えています．

全部床義歯の人工歯排列では，舌房を広くする意図からと思われますが，図 6-63 に示すように，下顎第一小臼歯が歯槽頂から外側に排列されることがあります．

このような排列状態で限界滑走運動を行うと，下顎義歯は，小臼歯のみが咬合するため，図 6-64 に示すように，転覆することになります．

このように人工歯排列に誤りがあると，どんなに粘膜面を調整しても，痛みはとれません．全部床義歯の小臼歯は，大臼歯と同じように咬合力に配慮して歯槽頂上に排列しなければならないのです．

5）咀嚼筋の付着から片側性均衡咬合の成立
Establishment of Unilateral Balanced Occlusion Caused by Adhision of Masticatory Muscles

これまで，顎の動きと咬合から片側性均衡咬合の成立について解説してきました．片側性均衡咬合は，咀嚼筋の付着位置からも成立することがわかります．本項では，そのことについて説明します．

周知のように，閉口筋には咬筋，内側翼突筋，そして，側頭筋があります．それらの筋肉の付着を矢状面からみると，図 6-65 に示すように，咬筋と内側翼突筋の収縮方向はやや前上方です．側頭筋の収縮方向は後上方です．この3つの筋肉の収縮力が合わさると，図に示すように，食品を介して咬合面に対して垂直力が働きます．

さらに，図 6-66 に示すように，3つの筋肉の付着位置は，食品を3点で支えている状態になっています．

この筋肉の付着と食品への咬合力の加わる方向は，片側性均衡咬合が成立することを示しているのです．

これまでの説明でおわかりのように，片側性均衡咬合は，人類の誕生以来，自然に成立している咬合様式です．

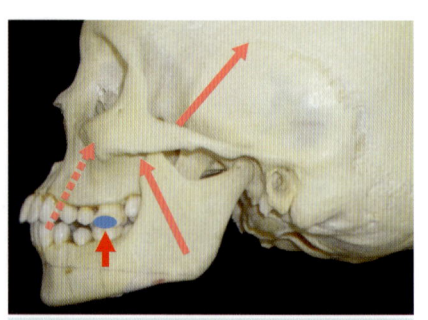

図 6-65　矢状面からみた閉口筋の収縮方向

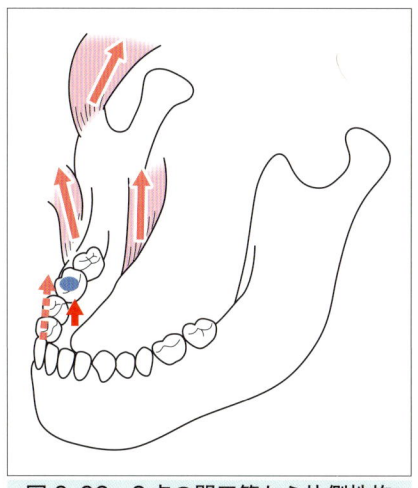

図6-66 3点の閉口筋から片側性均衡咬合の成立

　これまで，咀嚼運動に関して，従来の理論をふまえて考えてきました．われわれが咬合理論を解明しようとするのは，プロローグでも述べたように，新しく歯冠修復治療された歯で咀嚼が十分にできること，そして，治療された歯が生涯にわたって機能を全うするためです．

　咬合理論を一言で表すならば，「上顎臼歯の舌側咬頭と下顎臼歯の平坦な咬合面の静的な接触状態に尽きる」といっても過言ではありません．

　次章では，これまでのまとめとして，理想的な咬合様式とは，どのような咬合かについて考えてみます．

咀嚼運動の理論
Theory of Masticatory Movement

Chapter 7
理想的な咬合様式
Formula for Perfect Occlusion

1 咀嚼運動パターン
Pattern of Masticatory Movement

咀嚼運動パターンには，チョッピングタイプとグラインディングタイプがあると成書にあります．

平場は，『臨床咬合学事典』に，「咀嚼運動のリズムは，基本的には脳幹網様体に存在するリズムジェネレータと称せられる一群の神経顆路網により形成される」と記述しています．

では，チョッピングタイプとグラインディングタイプの咀嚼運動パターンは，中枢からの指令によって決定されるのでしょうか．もし，そうであれば，チョッピングタイプの患者が無歯顎になり，全部床義歯を装着した場合の咀嚼運動パターンは，チョッピングタイプにしなければならないのではないでしょうか．

今日まで全部床義歯の作製に，咀嚼運動パターンを適用したということは聞いたことがありません．そこで本節では，咀嚼運動パターンのできる理由について考えてみたいと思います．

■咀嚼運動パターンを決定するもの

図7-1に示す模型は，26歳の女性のものです．主訴は，くいしばりでした．咬合状態をみると，5 4 3|3 4 5の頬側咬頭内斜面が，下顎臼歯の外斜面を覆っています．このことによって，顎が左右に滑走するのを妨げているのです．

このような咬合状態での側方運動は，上顎臼歯の頬側咬頭内斜面に沿って下顎臼歯の咬頭が滑走することになります．つまり，この患者の咀嚼運動パターンは，チョッピングタイプとなるのです．

この患者のくいしばりの治療のために，スプリントを装着したところ，今度は，歯ぎしりの症状が出現しました．つまり，グラインディングタイプの運動をするようになったのです．

このことは，咬合面形態が変わると咀嚼運動パターンが変わることを意味しているのです．この患者のブラキシズムの治療に関しての詳細は，9章で説明します．

図7-2に示す模型は，62歳の男性のものです．写真でわかるように，オーバーバイトです．(b)の矢印に示す|4の舌側咬頭と，|4の外斜面をみると，急斜面になった咬耗面がみられます．このような咬耗を形成する咀嚼運動は，チョッピングタイプの動きをしていることは明らかです．

一方，図7-3に示す模型は，80歳の女性のものです．下顎臼歯の咬合面は咬耗によってまったく平坦になっています．このような咬合面による咀嚼運動は，グラインディングタイプであることがわかります．

このように，咀嚼運動パターンは，前歯の被蓋やジェットの状態，さらには咬合面の形態によって左右されるのです．同一人であっても，咬合面の形態を変えると，パターンが変化するのはこのためです．

咀嚼運動パターンを変えるもう1つの理由があります．それは，食品のかたさや物性です．やわらかい食品，たとえば，ミルクに浸したパンを咀嚼するのに，グラインディングタイプの運動をすることはありません．では，ゴムのような食品はどうでしょうか．グラインディングタイプの運動をしなければ，粉砕効率が悪いのです．

食品のかたさや大きさ，さらには弾性や粘性といった食品の物性によって，咀嚼運動のパターンは変化するのです．

しかし，先に示した犬歯誘導咬合のような咬合様式では，グラインディングタイプの咀嚼運動をすることができません．それに反して，80歳の咬合面のように平坦で

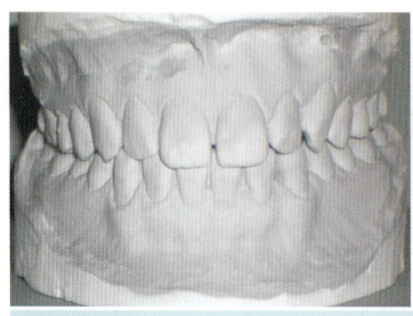

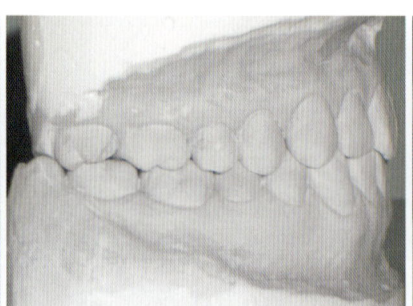

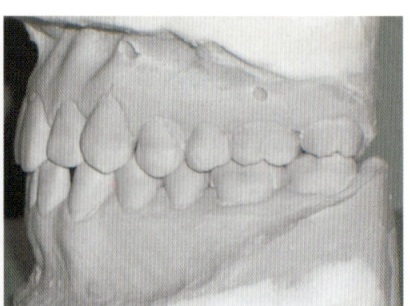

図7-1 チョッピングタイプの咬合状態

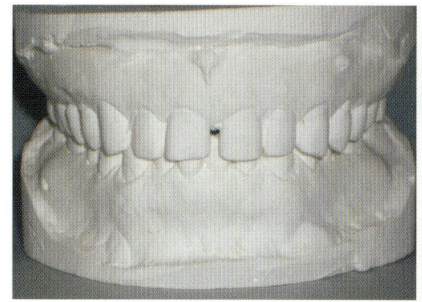

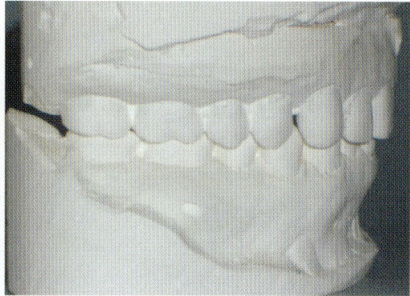

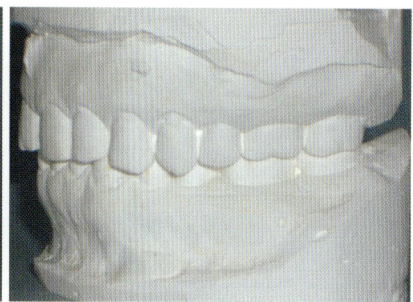

(a) 咬合状態

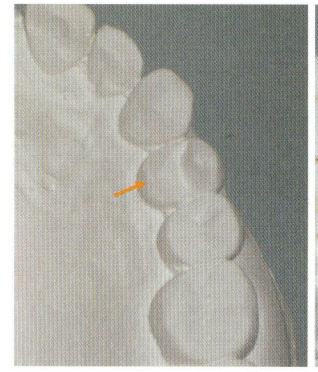

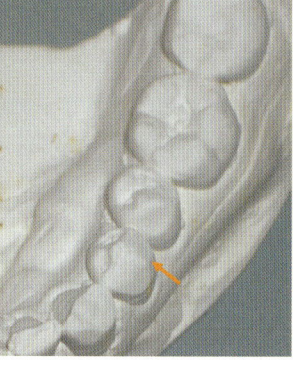

(b) $\frac{4}{4}$ にみられる咬耗

図7-2 チョッピングタイプの咬合面

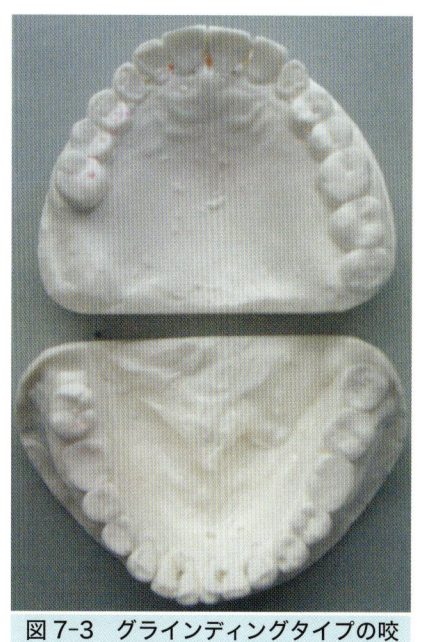

図7-3 グラインディングタイプの咬合面

あれば，食品の種類によって咀嚼運動パターンは自由に変化することができるのです．

> 咀嚼運動パターンは，中枢からの指令によるものではなく，咬合面に由来するものであるということがわかります．
>
> チョッピングタイプでもグラインディングタイプでも咀嚼ができるということは，咀嚼運動パターンをタイプ別に分ける必要がないということです．

さらに重要なことは...

> アボリジニの咬耗した咬合面は，咀嚼運動にとって，より完成度が高いということです．つまり，咬耗によって平坦になった咬合面による咬合は，食品によって，2つの咀嚼運動パターンを行うことができる，つまり，完成度の高い状態であるといえます．

新しく咬合を構築する場合には，グラインディングタイプにするほうが，生涯にわたって安定した咀嚼ができるのです．

2　理想的な咬合
Perfect Occlusion

本節では，これまでの咬合理論の総まとめとして，著者の推奨する理想的な咬合様式について述べたいと思います．

1) 咬合接触はリンガライズドオクルージョンにする
Occlusal Contact must be Lingualized Occlusion

リンガライズドオクルージョンは，1970年に，Poundが全部床義歯の咬合様式として発表したものです．リンガライズドオクルージョンとは，図7-4に示すように，上顎臼歯の舌側咬頭が下顎臼歯の咬合面に咬合する様式です．下顎臼歯の咬合面は，図に示すように，傾斜角度があっても，また，まったく平坦であっても，上顎舌側

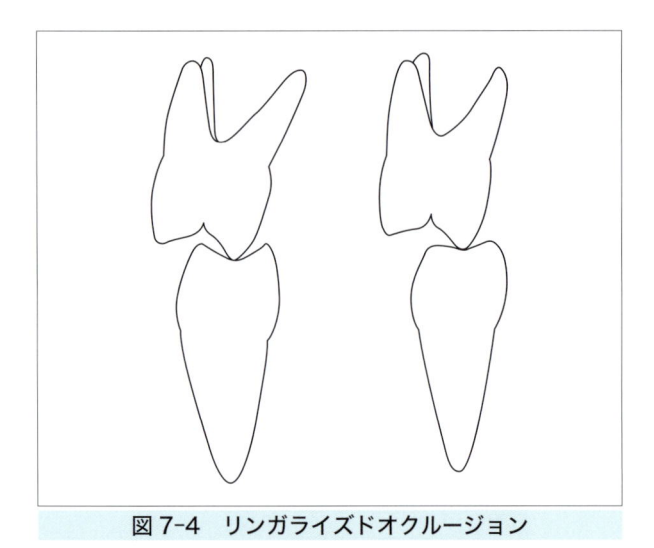

図7-4 リンガライズドオクルージョン

咬頭が咬合していればリンガライズドオクルージョンの咬合様式になります．

本節では，Poundと著者の提唱するリンガライズドオクルージョンについて解説したいと思います．

■ Poundの提唱するリンガライズドオクルージョン

Poundの提示するリンガライズドオクルージョンは，全部床義歯の咬合に適用するもので，図7-5(a)に示すように，上顎臼歯には33度，下顎臼歯には20度の人工歯を用います．そして，図に示すように，下顎臼歯の頬側咬頭を含む頬側面を削除して，上顎臼歯に下顎臼歯の頬側咬頭を咬合させないようにします．

咬合接触は，(b)に示すように，片顎で5点，全顎では10点とします．

上下顎歯における咬合接触は，1歯対1歯とします．

前方滑走運動時には，図7-6に示すように，前歯部と最後臼歯だけの咬合接触を求めて安定をはかります．

■ 著者の提唱するリンガライズドオクルージョン

著者の提唱するリンガライズドオクルージョンは，義歯だけでなく，あらゆる咬合に適用できます．

その様式は，図7-7に示すように…

下顎臼歯の咬合面は，水平な面を呈するようにします．そして，この咬合面の中央に，上顎臼歯の舌側咬頭を1点で咬合させます．

上下顎臼歯の咬合面傾斜角度は，0度以外であれば何度でもかまいません．滑走運動で咬合斜面に接触する部はすべて削除して，咬合接触させないようにします．このように咬合調整すると，下顎臼歯に33度の人工歯を

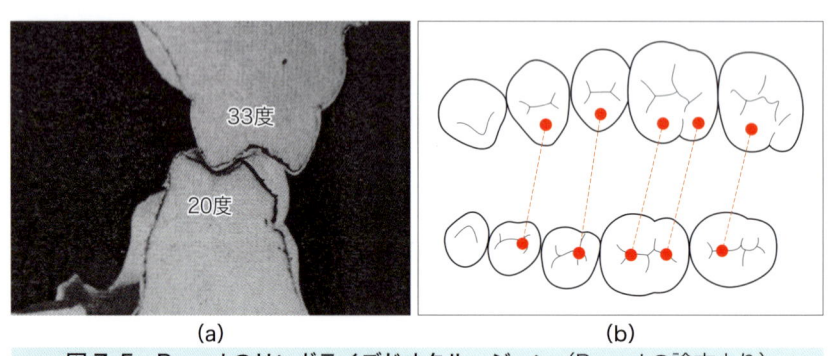

図7-5 Poundのリンガライズドオクルージョン（Poundの論文より）

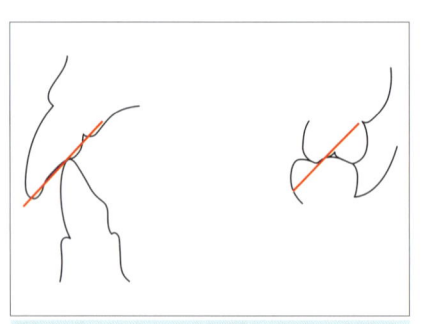

図7-6 Poundの理論による咬合安定

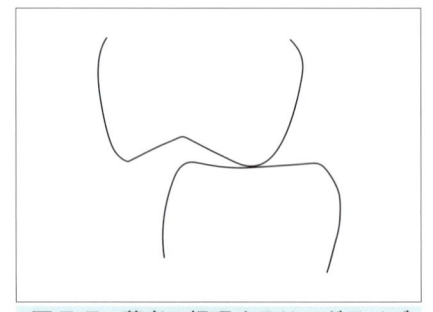

図7-7 著者の提唱するリンガライズドオクルージョン

124　Chapter 7　理想的な咬合様式

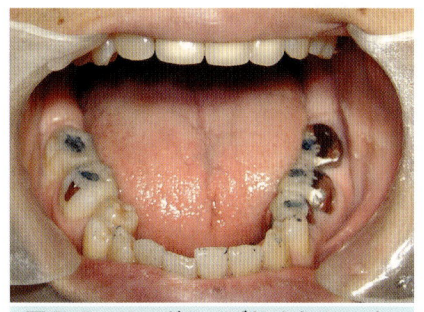

図7-8　リンガライズドオクルージョンとグループファンクションに調整した咬合面

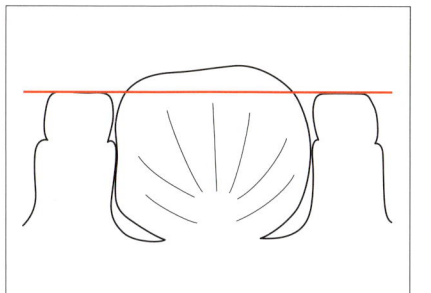

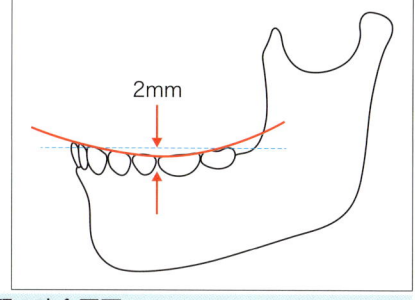

図7-9　下顎の咬合平面

用いても，削合によって咬合面は平坦な面となります．

> 咬合接触は，片顎で4点，全顎で8点とします．そして，すべての咬合接触点における咬合圧は，厳密に同一に調整します

咬合圧を一致させるには，図7-8に示すように，すべての咬合接触の違いを，10μm以下に抑えるようにします．このように咬合調整すると，患者は，個々の歯の咬合圧の違いを区別することができなくなります．

> 上下顎歯の前後的な排列は，1歯対2歯咬合にします．
> 下顎の咬合平面は，図7-9に示すように，冠状断でみると，左右の咬合面は水平に，矢状断でみると，スピーの彎曲を呈するようにします．

■歯に加わる側方ベクトルの比較

図7-10に示すように，咬合面傾斜角度が30度の場合，側方ベクトルの大きさは，これまでも述べたように，咬合力を40kgとすると，20kgになります．

歯にとって障害を及ぼす20kgの側方圧は，瞬時とはいえ歯を揺する力として働くのです．

咀嚼中に，このような側方ベクトルが発生すると，その圧は，歯根膜の圧受容器からの信号として伝達され，フィードバック機構が働き，反射的に開口して運動は中止されます．そして，食品の位置を噛み変えて，再度破砕運動が行われるのです．

しかし，ここで留意しなければならないことがあります．それは，歯根膜内の圧受容器の分布は，歯根1/2より根尖部で密に分布しています．このことは，垂直圧に対して敏感に反応しても，側方圧に対する反応は鈍いこ

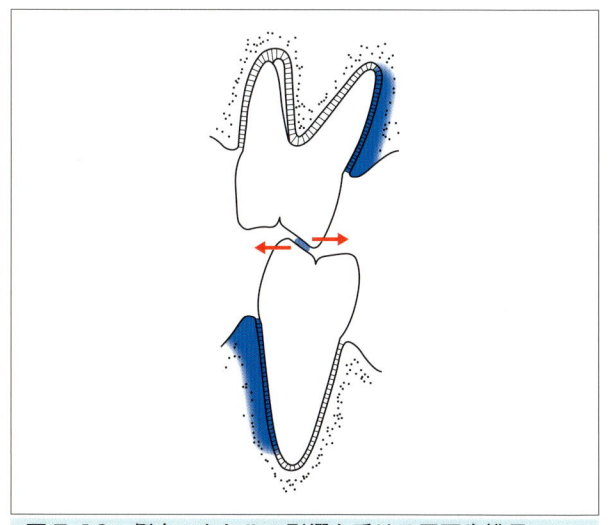

図7-10　側方ベクトルの影響を受ける周囲歯槽骨の吸収

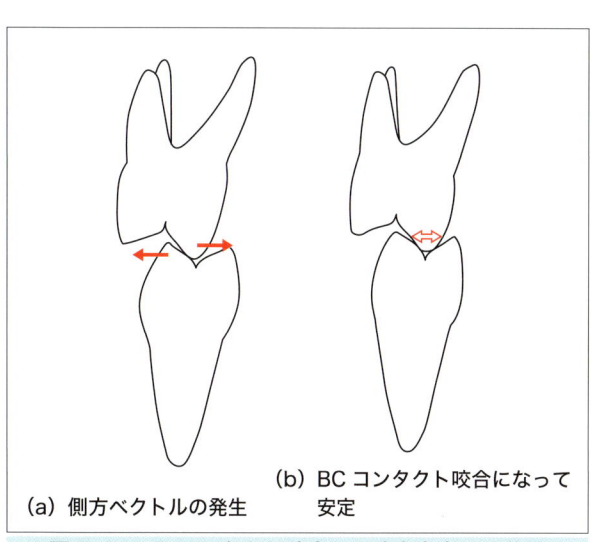

(a) 側方ベクトルの発生
(b) BCコンタクト咬合になって安定

図7-11　Bコンタクト咬合から咬合安定への移動

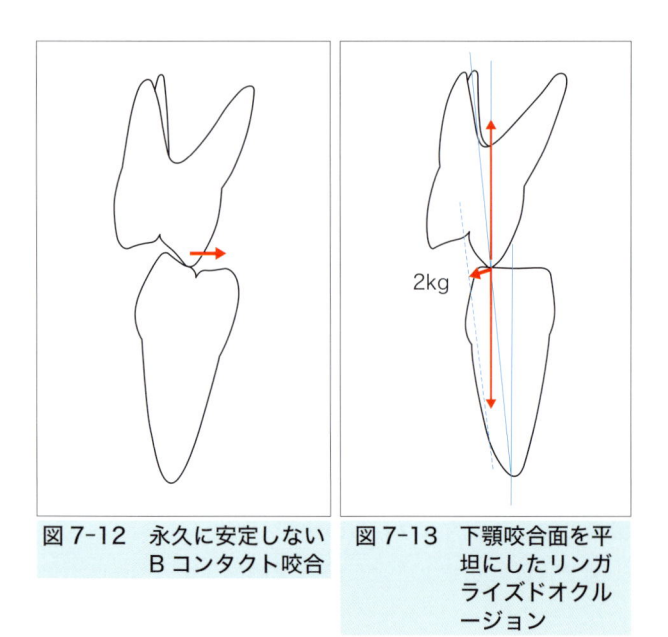

図 7-12 永久に安定しない B コンタクト咬合

図 7-13 下顎咬合面を平坦にしたリンガライズドオクルージョン

とを意味しているのです．したがって，一過性とはいえ側方圧が発生し，これが度重なると，気づかないうちに歯周組織が，図に示すように，ダメージを受けることになるのです．

特に，治療によって新しく咬合面が修復された場合に，図 7-11(a)に示すような咬合になることがあります．このような B コンタクト咬合では，咀嚼のたびに側方ベクトルが歯に働くことになります．つねに一定方向から大きな圧が歯に働くのです．そこで，上下顎歯は矢印の方向に移動して，(b)に示すように，BC コンタクト咬合といわれる状態になれば，それ以後の咬合は安定します．

しかし，図 7-12 に示すように，どこまで移動しても接触する斜面がない場合には，周囲歯槽骨の破壊を起こすことになるのです．このことは，9 章で詳しく解説します．

著者の提唱するリンガライズドオクルージョンは，図 7-13 に示すように，下顎の咬合面は平坦です．咬合面が水平で平坦な場合の側方ベクトルは，図に示すように，咬合面の辺縁に食品が置かれても，2 kg 程度の側方ベクトルしか発生しないのです．

この側方ベクトルは，咬合斜面が 30 度の場合の 1/10 です．咬合力のほとんどは，垂直ベクトルとして根尖方向に向かうのです．

したがって，天然歯では，歯周囲の骨を破壊することなく，安定した咀嚼機能が長期にわたって維持されます．また，全部床義歯では，咀嚼時に下顎義歯が動かないことから，義歯の安定を保つことができるのです．

2）人工歯排列は 1 歯対 2 歯咬合とする
Arrangement of Artificial Teeth must be Occlusion of One to Two Teeth

Pound によるリンガライズドオクルージョンの人工歯の近遠心排列は，1 歯対 1 歯咬合です．この 1 歯対 1 歯咬合は，1 歯対 2 歯咬合よりも食品をグリップする能力に劣るのです．

食品のグリップには，咬合面の傾斜角度，裂溝，隣接面などが作用します．咬合面の傾斜角度による食品のグリップは，図 7-14 に示すように，咬合斜面で食品を挟むことによって確実に行われるのです．さらに，咬合面の裂溝も，グリップの効果をあげることになります．

しかし，咬耗によって咬合面が平坦になると，これらの効果はなくなります．そのとき，最後まで食品の把持のために作用するのが，図 7-15 に示すように…

> 下顎第二小臼歯と第一大臼歯のあいだの隣接面と，ここに咬合する上顎第二小臼歯の舌側咬頭は，食品のグリップに重要な働きをします．

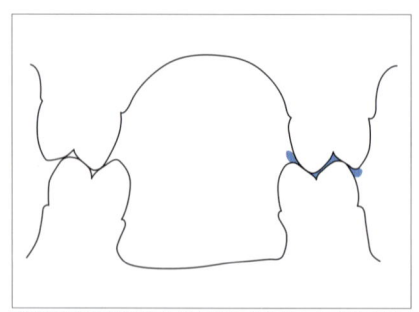

図 7-14 咬頭傾斜角による食品の把持

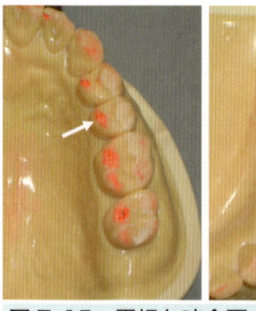

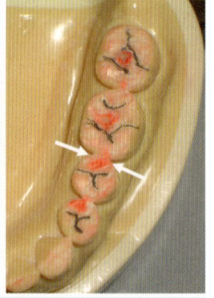

図 7-15 平坦な咬合面での食品の把持

食品は，この隣接面間に入り込み，ここに上顎歯の舌側咬頭が咬合することによって，食品は確実にグリップされ，効率よく破砕されることになります．また，この56は，スピー彎曲の最下点にあたり，咀嚼運動の主役となる部位でもあるのです．

3) 側方滑走運動はグループファンクションにする
Lateral Sliding Movement must be Group Function

■従来のグループファンクション

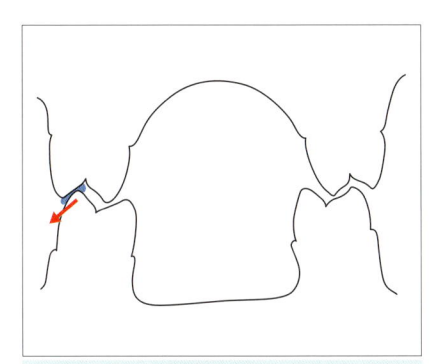

従来のグループファンクションは，図7-16に示すように，中心咬合位から側方滑走運動を行うと，斜面の全面にわたって接触滑走するように調整します．さらに問題は，図に示すように，側方滑走を行うと，非作業側の全臼歯がすべて離開することです．

このように調整されたグループファンクションで，もし，図7-17に示すような咬合面に食品が置かれたら，大きな側方ベクトルが発生し，その力は歯を揺することになります．全部床義歯であれば，大きな側方ベクトルによって下顎義歯が動かされ，痛みが発生するようになるのです．

成書に記されているようなグループファンクションにするために咬合斜面に長い接触滑走域をつくることは，歯の安定にとって決して好ましいことではありません．

■著者の提唱するグループファンクション

咀嚼時の咬合が安定するには，片側性均衡咬合でも述べたように，咀嚼運動の終末位である中心咬合位に噛み込むとき，作業側の全臼歯が同時に咬合接触することです．

咀嚼時に咬合の安定の得られるグループファンクションとは，図7-18に示すように，どのような滑走運動を行っても，直径2〜3 mmの円形の接触範囲に収まることです．

このような咬合様式に調整するには，中心咬合位から滑走運動を行い，咬合紙を用いて下顎臼歯の咬合斜面についた余分な滑走印記部を削除することです．咬合調整の詳細は，『全部床義歯の痛み』（学建書院，2011）をご参照ください．

図7-16 従来のグループファンクション

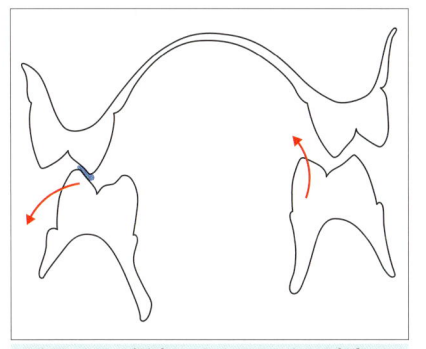

図7-17 側方ベクトルによる咬合の不安定

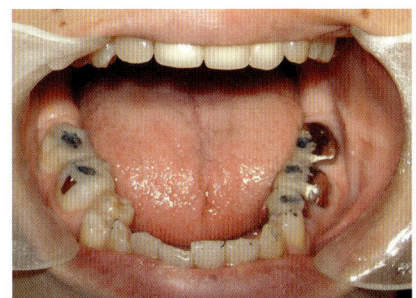

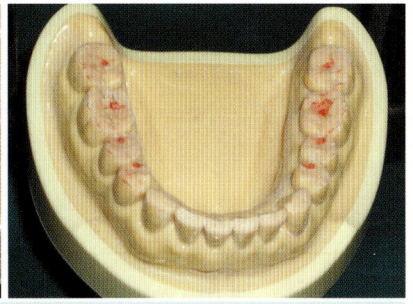

図7-18 咬合の安定が得られるグループファンクション

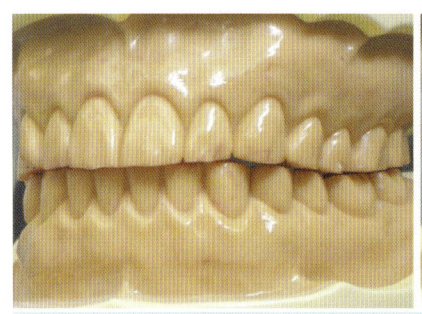

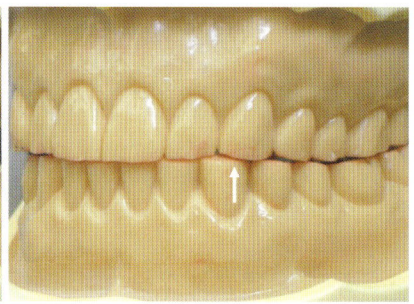

図 7-19　前歯被蓋が浅い場合の側方滑走運動

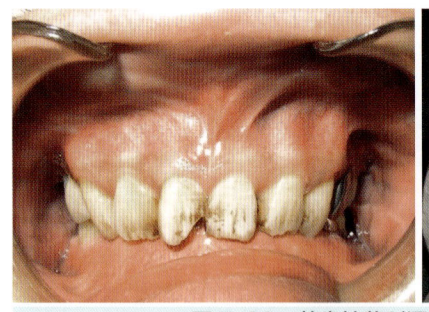

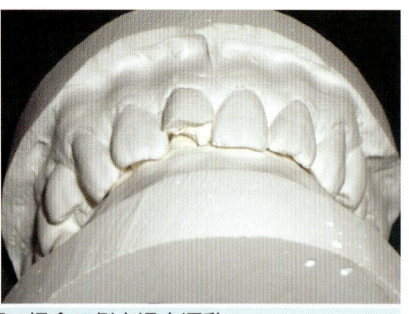

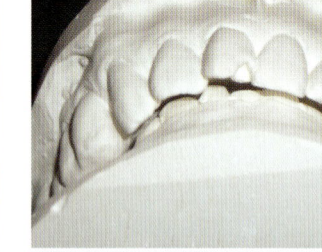

図 7-20　前歯被蓋が深い場合の側方滑走運動

図 7-21　咬合高径の挙上により前後左右に動ける空間をつくる

4) アンテリアガイダンスは必要ない
Anterior Guidance is Unneccessary

アンテリアガイダンスについては，6章で解説したので詳細は省略します．著者の理論では，咬合は咀嚼機能をつかさどるものであって，$\frac{7-4|4-7}{7-4|4-7}$ の咬合平面で成り立つのです．したがって，咀嚼機能は，アングル3級の咬合であっても成立するのです．前歯は，咀嚼機能よりも発音や会話機能に関与するのです．

前歯被蓋が浅い場合には，前歯部は，図7-19 に示すように，側方滑走時，干渉しないように咬合調整します．

図7-20 に示すように前歯被蓋が深い場合には，図7-21 に示すように，閉唇空隙を埋めない範囲内で咬合高径の挙上を行い，中心位の水平的自由度をもたせた咬合，すなわち，前後左右に自由に動ける空間をつくるように咬合調整します．このような咬合に整えることによって，咀嚼が自由に行えるようになるのです．

咀嚼運動は，アンテリアガイダンスによって誘導されるものではありません．
アンテリアガイダンスを付与することによって，前歯には無用な側方ベクトルが発生し，咀嚼をするときに窮屈さを感じます．また，咬合に原因する疾患の発症を招くことがあるのです．

5) スピー彎曲を必ず付与する
Spee Curve must be Added

スピー彎曲は，図7-22 に示すように，56部を最下点とした彎曲で，咬合の安定のためにはきわめて大切です．

スピー彎曲は，クリステンセン現象やベネット運動とマッチし，顆路に通じるのです．

スピー彎曲については，1章で詳しく解説しました．スピー彎曲は，天然歯だけでなく全部床義歯においても必要で，咬合平面には必ず付与するようにします．

6) 上下顎左右側第一小臼歯の咬合接触を重要視する
$\frac{4|4}{4|4}$ Occlusal Contact are Very Important

第一小臼歯の働きについては，これまでも説明しましたが，まず，歯の萌出時に咬合平面の確立に関与することです．次いで，スピー彎曲とともに咬合の安定に寄与します．

さらに，側方滑走の限界運動では，この部のみが接触して運動の支えとなる重要な歯です．したがって，

$\frac{4|4}{4|4}$ の咬合接触をおろそかにすると，咬合の安定にとって支障をきたすことになります．

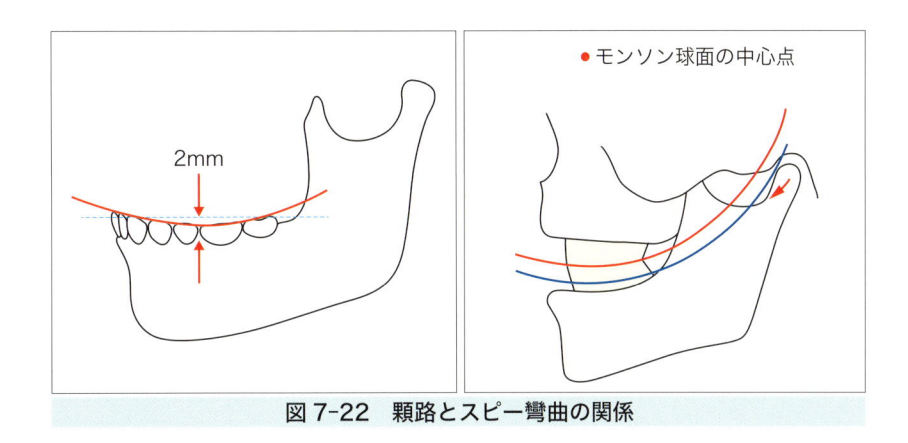

図 7-22　顆路とスピー彎曲の関係

$\frac{4|4}{4|4}$ の咬合接触の不安定な患者は，「顎が，右または左に落ちる」と訴えることがあります．すなわち，咬合接触の不完全さから顎がずれ，咬合の安定が得られなくなるのです．もし，$\frac{4|4}{4|4}$ がない場合には，$\frac{765|567}{765|567}$ で咬合が成立することから，$\frac{5|5}{5|5}$ の咬合接触を確実に付与することによって，咬合の安定を保つことができます．

7) 第二大臼歯の咬合接触は近心半部にする
Area of Occlusal Contact of Second Molar Tooth must be Proximal Harf-Portion

ヒトの歯の喪失についての統計調査をみると，最も早く喪失する歯は，上下顎第二大臼歯です．次いで，第一大臼歯と，後方から順次喪失するようです．

そこで，第二大臼歯を最も多く喪失する理由について，咬合の立場から考えてみたいと思います．喪失に至る理由を考えてみると…

1. 最後臼歯のために清掃性が悪く，う蝕や歯周疾患になりやすいこと．
2. 第三大臼歯の萌出状態によっては，う蝕になりやすいこと．
3. 大きな咬合圧がかかる歯であるのに，歯根形状が第一大臼歯より劣勢であることから歯周疾患になりやすいこと．
4. スピー彎曲の後方にあるため，萌出に際して前方傾斜になりやすく，側方ベクトルが生じやすいこと．

などが思い浮かびます．

しかし著者は，上記以外にもう1つ，咬合学的に大きな理由があると考えています．

ヒトの歯は，萌出が完了すると，咬耗によって徐々に平坦になります．これに際し，図 7-23 に示すように，第三大臼歯が正常に萌出している場合には，第二大臼歯の咬合面は全面にわたって咬耗が進みます．しかし…

> 第二大臼歯が最後臼歯の場合には，図 7-24 に示すように，滑走運動において，上顎第二大臼歯の遠心半部は咬耗不全，すなわち，咬耗が不完全となるのです．

したがって，中年以降になると，第二大臼歯の咬耗不全から側方ベクトルが発生するようになり，咬合性外傷や歯周疾患を発症して歯を失うことになるのです．

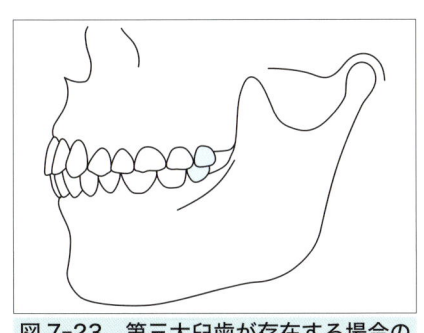

図 7-23　第三大臼歯が存在する場合の第二大臼歯の咬耗

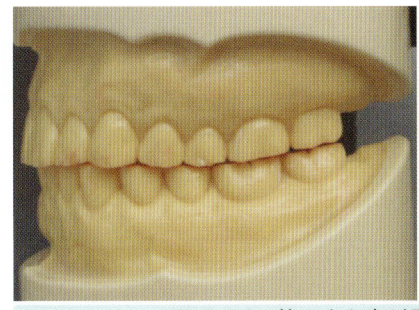

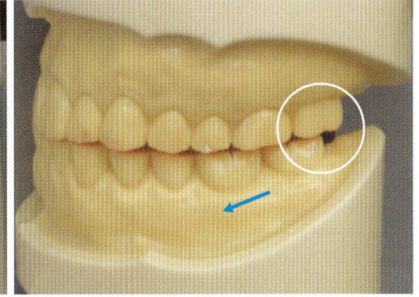

図 7-24　第二大臼歯が最後臼歯となる場合の咬耗

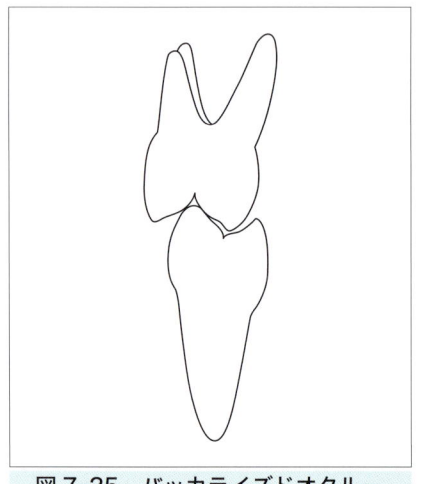

図 7-25　バッカライズドオクルージョン

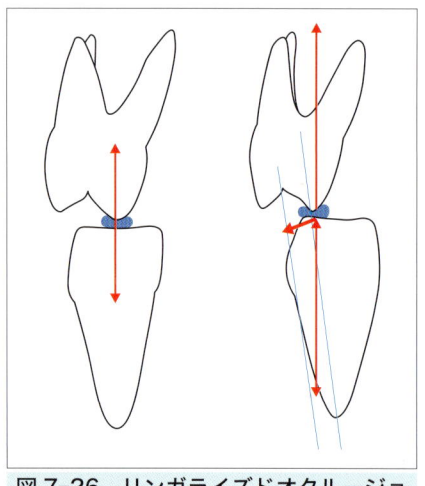

図 7-26　リンガライズドオクルージョン

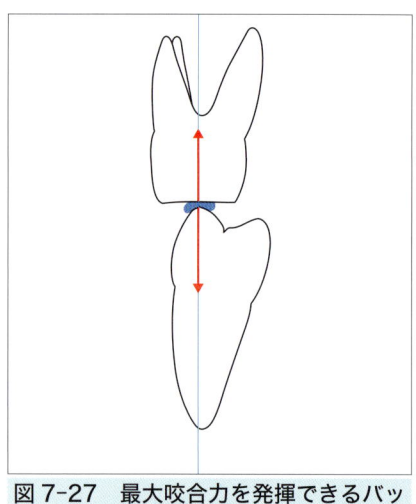

図 7-27　最大咬合力を発揮できるバッカライズドオクルージョン

そこで，咬合構築では，第二大臼歯の遠心半部を咬合させないことが，咬合を安定させることになるのです．

第二大臼歯の遠心半部を咬合させなくても，歯の近心移動を促す作用は，近心半部の咬合から起こります．また，スピー彎曲が成り立つことから，咬合の安定が得られるのです．これは，天然歯だけでなく全部床義歯の咬合にもあてはまります．

これまで記した7つの要件をみたした咬合が，著者の推奨する理想的な咬合様式です．

3　バッカライズドオクルージョン
Buccalized Occlusion

リンガライズドオクルージョンと似た咬合様式に，バッカライズドオクルージョン（下顎頬側咬頭咬合とよぶ）があります．バッカライズドオクルージョンとは，図 7-25 に示すように，咬合面の傾斜角度にかかわりなく，下顎臼歯の頬側咬頭が上顎臼歯の咬合面に咬合する咬合様式です．

本項では，バッカライズドオクルージョンとリンガライズドオクルージョンの違いについて考えてみます．

1) 側方ベクトルの比較
Comparison among Lateral Vectors

リンガライズドオクルージョンでは，図 7-26 に示すように，上顎臼歯では側方ベクトルの発生はまったくありません．下顎臼歯では，咬合面の歯軸上に食品が存在する場合には，側方ベクトルの発生はありません．歯軸からはずれた位置に食品がある場合にのみ，側方ベクトルが発生します．しかし，その大きさは，非常に小さいのです．

一方，バッカライズドオクルージョンで，上下顎臼歯に側方ベクトルがまったく発生しないのは，図 7-27 に示すように，下顎臼歯が内側傾斜して，咬頭から加わる咬合ベクトルが，根尖を通過するような萌出状態を呈する場合です．一般的には，図 7-28 に示すような咬合状態です．上顎臼歯の咬合面の中央に食品がある場合には，(a)に示すように，上顎臼歯には側方ベクトルは発生しませんが，下顎臼歯には，(b)に示すように，側方ベクトルが発生します．

食品の位置が上顎臼歯の咬合面中央からずれると，上下顎臼歯ともに側方ベクトルが発生するようになります．

最大咬合力を比較すると，バッカライズドオクルージョンの場合には，つねに下顎臼歯に側方ベクトルが発生するため，リンガライズドオクルージョンより劣るのです．

全部床義歯の咬合様式をバッカライズドオクルージョンにすると側方ベクトルが発生し，義歯の安定が悪くなります．このように，2つの咬合様式は，似ているようで，実はまったく異なる咬合様式なのです．

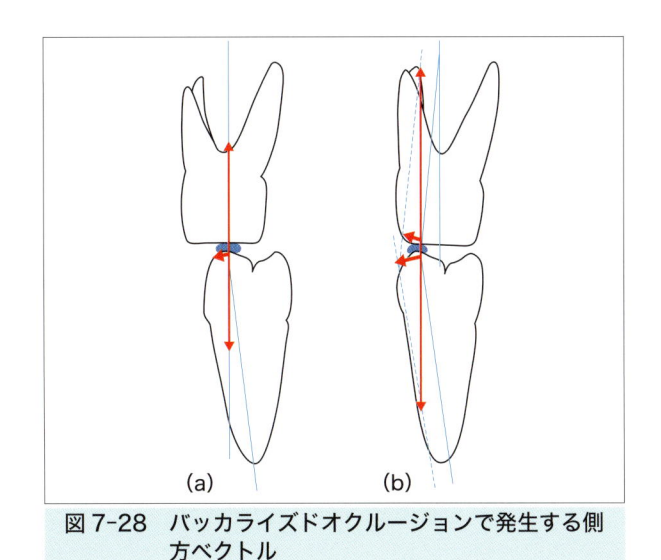

図 7-28　バッカライズドオクルージョンで発生する側方ベクトル

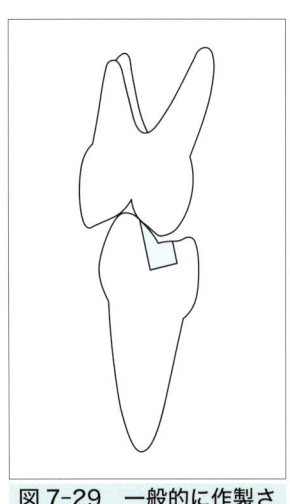

図 7-29　一般的に作製される下顎臼歯のインレー

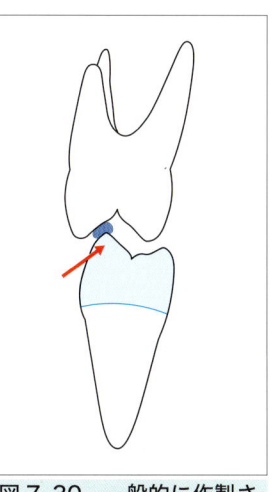

図 7-30　一般的に作製されるクラウン

2) バッカライズドオクルージョンの臨床的背景
Clinical Reason of Buccalized Occlusion

　バッカライズドオクルージョンの咬合様式は，今日では一般的に技工物にみることができます．

　歯科医師や技工士のなかには，たとえば，図 7-29 に示すように，下顎臼歯のインレーに，上顎臼歯の舌側咬頭が咬合しなくても，下顎頰側咬頭が咬合していればよいと考えている人がいます．そのため，下顎臼歯の咬合面の裂溝を深く形成し，ここに上顎臼歯の舌側咬頭を咬合させていないことが多いのです．

　それは，咬合器上でのワックス操作が楽であるとともに，下顎臼歯の咬合面の裂溝を深くすると見栄えがよくなるためです．

　また，図 7-30 に示すように，下顎臼歯に装着するクラウンなどの作製では，頰側咬頭のみを上顎歯の咬合面に咬合させます．なぜなら，従来の咬合理論による臼磨（すり潰し）運動は，上顎臼歯の頰側咬頭内斜面を利用する運動だと教えられていることから，この斜面への咬合接触を重要視するのです．ここにも，上顎臼歯の舌側咬頭を，下顎臼歯に咬合させるという考えはないのです．

　さらに問題は，ある技工士から聞いた話ですが，歯科医師のなかには，補綴物を装着する際に，咬合調整のわずらわしさから，技工士に，修復物をわずかに咬合させないように要求するとのことです．

　ここに，現在の歯科治療によって咬合異常が発生する真の原因があるのです．

> バッカライズドオクルージョンは，咬合の安定をはかるうえで，咬合力学的に成り立つ咬合様式ではありません．

正常咬合の臨床的基準
Clinical Difinition of Normal Occlusion

　これまで，7章にわたって，咬合の完成から変化，咀嚼運動の理論，そして，理想的な咬合様式について解説してきました．
　それらの総まとめとして，「正常咬合の臨床的基準」について，著者の考えをまとめてみました．

I 正しい顎位と咬合様式
Normal Mandibular Position and Occlusal Contact Pattern

1. 正しい顎位とは
   - 中心位と中心咬合位が一致していること．
   - 中心位という顎関節の顎位は，口腔内では，下顎安静位から中心咬合位までをいう．
   - 中心咬合位という口腔の顎位は，顎関節では中心位の顎位にある．
   - 中心咬合位の咬合高径は，上下顎56部の歯槽堤が平行になる顎間距離にある．
   - 下顎安静位と中心咬合位の間は，安静空隙とよばれ，口腔機能を維持するために必要不可欠な空隙である．

2. 下顎安静位には，2つの顎位がある．
   - それぞれを，閉唇安静位と開唇安静位とする．
   - 閉唇安静位と中心咬合位の間の空隙を，閉唇空隙とする．
   - 開唇安静位と閉唇安静位の間の空隙を，開唇空隙とする．

3. 2つの安静空隙のもつ臨床的意義とは
   - 閉唇空隙は，粉砕運動に関与する．
   - 開唇空隙は，会話機能に関与する．

4. 中心位には，垂直的・水平的自由度が必要である．
   - 中心位の垂直的自由度は，閉唇空隙内に存在する．
   - 中心位の水平的自由度は，中心咬合位からの自由な滑走域に存在する．

5. 中心位の自由度の臨床的意義とは
   - 顎関節にあそびをもたらし，このあそびは，顎関節ならびに咀嚼筋や靭帯の安定と安静につながる．

6. 正しい咬合平面とは
   - 咬合平面は，上下顎の歯槽堤の中間で，歯槽堤と平行に存在する．
   - 咬合平面は，$\frac{7-4|4-7}{7-4|4-7}$ で成り立つ．
   - 咬合平面は，65部を最下点としたスピー彎曲を呈し，ウィルソン彎曲は，上顎のみに付与する彎曲である．

7. 正しい咬合様式とは，リンガライズドオクルージョンとグループファンクションである．
   - リンガライズドオクルージョンとは，上顎臼歯の舌側咬頭を，下顎臼歯の咬合面中央に1点で咬合させる様式である．
   - グループファンクションとは，全臼歯の咬合接触点が，どのような滑走運動を行っても，直径2～3 mmの円形接触となる滑走様式である．

8. 咬合接触点は，全顎の臼歯で8点（片顎4点）とする．
   - 各接触点において，咬合圧は厳密に同一にする．

9. 咬耗した咬合面では，自然に片側性均衡咬合が成立している．

10. 前歯は，咬合には関係せず，会話機能や審美に関係する．

II 口腔機能と顎運動
Oral Function and Mandibular Movement

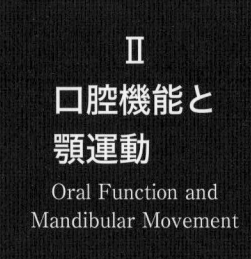

咀嚼機能と顎運動
Masticatory Movement and Mandibular Movement

1. 咀嚼運動は，破砕運動と粉砕運動からなり，これらの運動は，すべて上下動による圧砕運動である．
2. 破砕運動とは
    - 大きい食品やかたい食品を噛み砕き，食片にする運動である．
    - 開口筋と閉口筋の双方の働きによる運動である．
    - 運動範囲は，最大開口位から中心咬合位までのあいだである．
3. 粉砕運動とは
    - 食片をさらに粉砕し，唾液と混合する運動である．
    - おもに，閉口筋の働きによる運動である．
    - 運動範囲は，おもに，閉唇空隙内である．
    - 閉口筋の咬合力で食片を圧砕し，唾液と混合したあと，筋の緊張をとくだけで即座に閉唇空隙が開くことから，粉砕運動の高速化と省エネがはかられている．
4. 咀嚼運動は，破砕運動から始まり，粉砕運動につづくが，咀嚼中は，破砕運動と粉砕運動がランダムに繰り返される．
5. 咀嚼運動は，その最終末位で上下顎臼歯の咬合接触した状態がすべてであって，チューイングストロークについて議論することは意味がない．
6. 咀嚼運動時の顎の動きは，咬合面によって誘導され，ポステリアガイダンスやアンテリアガイダンスによって導かれるものではない．
7. 正常な口腔機能を維持するためには，安静空隙の存在は絶対条件である．

発音・会話機能と顎運動
Function of Pronunciation and Conversation and Mandibular Movement

1. 大きな声や遠くまで声を伝えようとする場合は，大きな開口で発声する．
    - このときの顎運動は，開口筋と閉口筋の双方の働きによる．
2. 日常の会話は，大きな開口度は必要とせず，わずかな開閉口運動で行われる．
    - 開閉口運動は，おもに開唇空隙内で行われる．
    - 開閉口運動は，閉口筋のわずかな収縮と，その収縮をとくと即座に開唇空隙が開くことから，会話の高速化と筋活動の省エネをはかりながら行われる．
3. 前歯のオーバーバイト，オーバージェット，オープンバイトなどの程度は，発音の明瞭さに影響するが，会話機能は成り立つ．
    - したがって，発音や会話にとってアンテリアガイダンスは必要ない．
4. 発音・会話機能を維持するためには，咬合高径と安静空隙（開唇・閉唇空隙）の存在は，絶対条件である．

III 生涯をとおした咬合の維持
Maintenance of Occlusion Throughout Life

1. 治療の完了した患者では，歳月の経過とともに，中心咬合位と中心位の不一致が生じ，咬合に狂いが発生することがある．なぜなら，歯冠修復材の違いによって咬耗の程度が異なるからである．
2. 歯科治療を受けたことのない人でも，年齢とともに咬耗不全に陥る歯が生じ，咬合に狂いが発生することがある．
   そこで，どのような人であっても，一定の間隔で定期検診を行うことが必要である．
3. 定期検診では，う蝕や歯周疾患の診査だけでなく，中心位と中心咬合位の一致の確認と，咬合診査を行うことが必要である．
4. 中心位と中心咬合位に大きな不一致や，咬合に異常がみられたら，咬合調整が必要である．

咬合病
Occlusal Disease

Chapter 8
咬合病の定義と分類
Definition and Classification of Occlusal Disease

1 咬合病の概念
Concept of Occlusal Disease

咬合病（Occlusal Disease）という用語は，1963年に，Guichetによって提唱されました．古谷野　潔ほか著，『入門咬合学』に，「Guichetによれば，咬合病とは，咬合の不調和に起因して生じる咬耗，ブラキシズム，歯周組織の損傷，咀嚼筋の疼痛や痙攣，顎関節機能障害，肩こり，慢性頭痛などを症状とする症候群とされる．（中略）このような咬合病の治療には，原因の除去すなわち咬合改善以外には考えられないとして，パントグラフでヒンジアキシスから下顎運動を測定し，咬合再構成にあるとした．しかし，このような治療が有効でない症例も多いことから，この考えは支持されなくなった」と記述されています．

この記述で注目されることは，咬合の不調和から引き起こされる歯周組織の損傷を伴う疾患といえば，咬合性外傷や歯周疾患であり，咀嚼筋の疼痛や痙攣，肩こりや慢性頭痛は，顎関節症に伴う症状になります．

すなわち，咬合病としての疾患には，咬合性外傷，歯周疾患，ブラキシズム，顎関節症があり，これらの疾患は咬合の不調和から発症することを示唆しているのです．

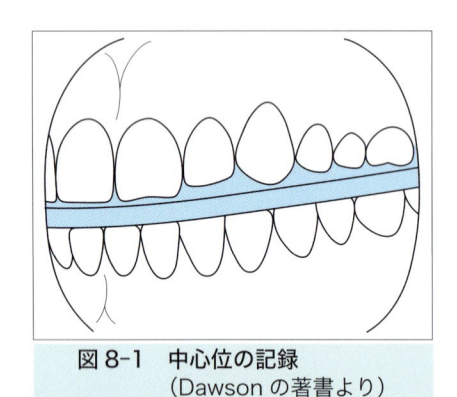

図8-1　中心位の記録
（Dawsonの著書より）

ではなぜ，パントグラフによる咬合再構成治療が効果をあげることができなかったのでしょうか．著者なりに解釈すると，そこには2つの理由が考えられます．

第1は，パントグラフを用いて咬合を構築しようとしたことです．

パントグラフは，下顎運動を測定するために，一般的には，上下顎の歯列にクラッチをつけ，上下のクラッチはセントラルベアリングによって接触しないようになっています．

問題は，その咬合した顎位です．有歯顎にクラッチを用いた閉口位の咬合高径は，生来の中心咬合位の顎位よりかなり高くなります．この顎位は，中心咬合位ではなく，開口位になっているのです．

著者は，パントグラフでは，中心位と中心咬合位の一致は得られないと考えています．これに対して，蝶番運動の範囲内であれば，中心位と中心咬合位が一致しているという意見もあるかと思います．しかし，真の中心位に一致する中心咬合位の顎位は，1章や4章で説明したように，全臼歯が直接咬合接触した状態でしか得ることはできないのです．それは，きわめて厳密なものです．

このことは，次のような実験をするとよくわかります．まず，Dawsonの報告にあるように，図8-1に示すようなシートワックスによって中心位の顎位を記録します．

次いで，図8-2に示すように，上顎模型を咬合器にフェースボウトランスファーし，さらに，シートワックスを介して下顎の模型を咬合器にマウントします．

最後に，シートワックスをはずして，咬合器の蝶番運動を利用して，上下顎の模型を咬合させます．すると，上下顎の咬合面は，中心咬合位に咬合しないのです．図8-3に示すように，上下顎歯に，かなりの前後的なずれがみられます．このずれは，LauritzenのいうMiopの

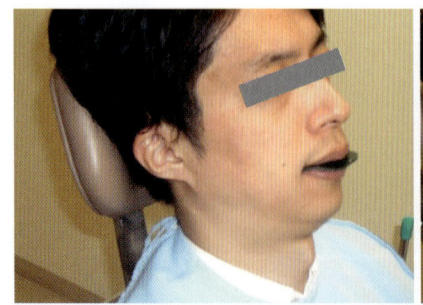

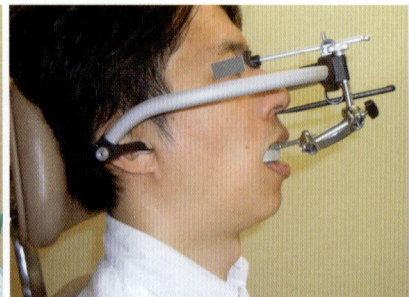

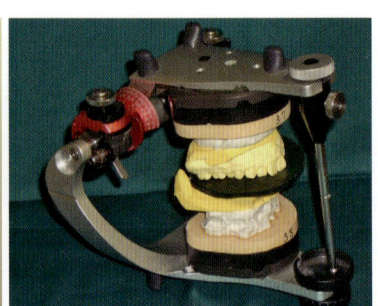

図8-2　中心位の記録と咬合器へのマウンティング

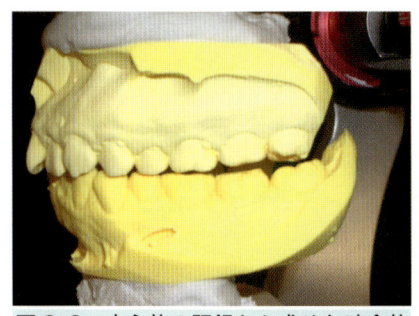

図8-3 中心位の記録から求めた咬合位

ずれより，はるかに大きく，中心位の顎位とは異なるのです．このことは，中心位に一致する中心咬合位は，わずかでも開口した顎位からは得ることができない，ということを表しているのです．

第2は，咬合再構成に用いられた咬合接触の様式です．

もし仮に，パントグラフで中心位とほぼ一致した中心咬合位の顎位が得られ，咬合再構成がなされたとします．しかし，治療は，ナソロジーの理論にもとづいて行われたのです．そのため，顎関節症の症状は改善しなかったのです．

これまで，4章で説明したように，顎関節の安静につながる真の中心位は，治療後に患者自身が獲得するものです．顎は，真の中心位に収まるように，治療後も微妙に移動するのです．また，中心位を獲得するのに，かなりの歳月を要することもあります．このあいだに，患者は微妙な咬合異常を訴えます．それを，ミクロの精度で咬合調整することが必要になります．

ABCコンタクト咬合では，ポイントセントリックになります．この咬合接触様式では，真の中心位に向かって微妙に移動することはできません．したがって，中心位の獲得に至ることはないのです．つまり，顎関節症の不快な症状がいつまでもつづくことになります．

このような理由から，咬合再構成の治療を行っても効果をあげることができなかったと考えています．

しかし，Guichetが咬合病として提示した症状は，著者も，同じように咬合異常が原因となって現れたものと考えています．

本章では，咬合病という新しい概念について解説したいと思います．

2 咬合病の定義
Definition of Occlusal Disease

1) 正常咬合
Normal Occlusion

咬合病を定義する前に，正常咬合について考えてみます．正常咬合について，今日の歯科学では，どのように考えられているのでしょうか．

真柳は，『臨床咬合学事典』の「正常咬合」の論点で，「**正常咬合の定義が解剖学的，形態学的な基準だけで決定されていることである．形態学的に正常な咬合が機能的に正常であるかという問題もあり，形態と機能の関係をさらに追及し，個々の形態のもつ意味を機能という観点から立証する必要があろう**」と述べています．

また，古谷野 潔ほか著，『入門咬合学』の「咬合と顎関節症」の項では，「**我々は，顎関節症と咬合の関係どころか，よく噛める咬合の具体的基準も現在のところ十分には持ち合わせていない．顎関節症に限らず，歯周病と咬合，矯正治療と咬合についてのデータも不十分である**」と締めくくられています．

これらのことを一言でいえば，今日においても，正常咬合の基準は，何も定まっていないということです．にもかかわらず，日常の臨床では，クラウンやインレーが装着され，咬合調整が行われているのです．

2) 咬 合 病
Occlusal Disease

Dawsonは，著書『Functional Occlusion』の「Occlusal disease」で，「**咬合病とは，咀嚼系において顎関節や咀嚼筋，そして咬合面の調和に不均衡を呈するような，なんらかの構成上や機能上の不具合や障害をいう**」と述べています．

そして，咬合病の例として，磨耗，知覚過敏，歯の過度な動揺，歯の破折などをあげています．そのなかで，特に著者が注目するのは，歯の過度な動揺として，図8-4に示すような，歯根膜の拡張のみられる症例をあげ，「**咬合病の初期のサインは，歯の過剰な動揺にある．それは，歯根膜腔の拡張から起こるもので，歯周疾患に感染しやすくなる**」といっていることです．

すなわち，何らかの原因によって歯が動揺するようになると，歯周疾患の発症につながると述べています．歯

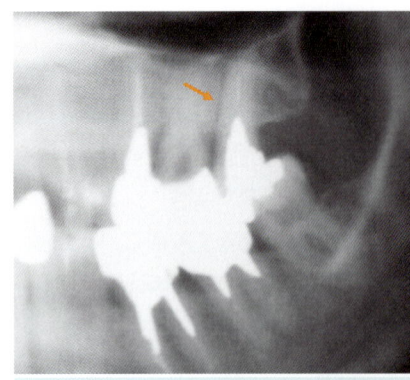

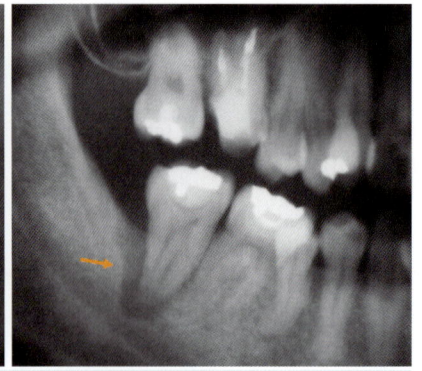

図8-4　歯の動揺を伴う歯根膜腔の拡張

根膜の拡張により歯槽骨の吸収破壊をきたしたり，歯を動揺させる原因は，これまで述べたように，咬合異常から発生する側方ベクトルしかありません．

咬合病とは，Dawsonのいう咀嚼機能上の不具合や障害を発生させる疾患をいいます．その疾患として，Guichetの提示した症状から，咬合性外傷，歯周疾患，ブラキシズム，顎関節症があげられます．そして，咬合病は，咬合異常が原因であるといえるのです．

これらのことから，咬合病は，次のように定義することができます．

咬合病とは，咬合異常が原因となって，咀嚼機能に不具合や障害を発生させる疾患の総称名である．

3）咬合異常
Malocclusion

これまでの説明をもとにすると，正常咬合の基準が確立していなくても，咬合異常を定義することはできます．
咬合異常を，次のように定義します．

咬合異常とは，ある咬合状態を放置すると，顎口腔系の機能障害が発生する可能性を含んでいる咬合をいいます．
顎口腔系の機能障害とは，咀嚼機能障害です．
咀嚼機能障害を発生する疾患は，咬合性外傷，歯周疾患，ブラキシズム，そして，顎関節症です．

3　咬合異常の原因
Cause of Malocclusion

咬合は，これまで述べたように，咬合高径，咬合平面，咬合接触から成り立ちます．咬合異常とは，これらの構成要素の異常になります．そこで本節では，咬合病の説明に入る前に，咬合異常を発生させる原因について考えてみたいと思います．

1）自然に発生する咬合異常
Spontaneous Malocclusion

■歯の萌出

萌出した上下顎の臼歯は，必ずしもすんなりと咬頭嵌合位に咬合するとはかぎりません．これまで述べたように，最初の接触は，図8-5に示すように，斜面と斜面の衝突になります．なぜなら，上下顎の顎堤は，それぞれ独立していること，また，歯の萌出する方向も対合歯に規制されるものではないからです．

しかし，上下顎歯がいったん接触すると，萌出方向は斜面に沿って誘導され，正しい咬頭嵌合位に咬合します．
しかし，初期の段階でうまく咬合接触できなかった場合には，図8-6に示すような咬合異常を呈することになります．

上下顎臼歯が咬合斜面に咬合しても，最初の段階では早期接触や滑走干渉などの咬合異常がみられるのです．これらは，個々の歯にみられる咬合接触の異常，すなわち「咬合面の咬合異常」です．

咬合面の咬合異常により発症する疾患は，一般的に，成人では咬合性外傷です．しかし，学童期では，歯が萌出途上にあること，そして，歯槽骨の再生力がきわめて

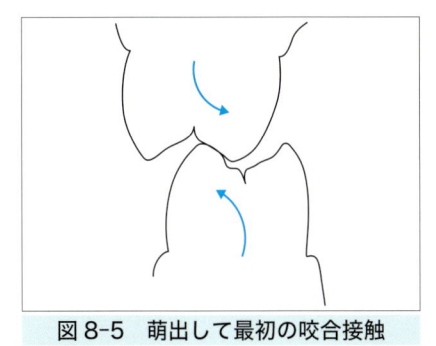

図8-5 萌出して最初の咬合接触

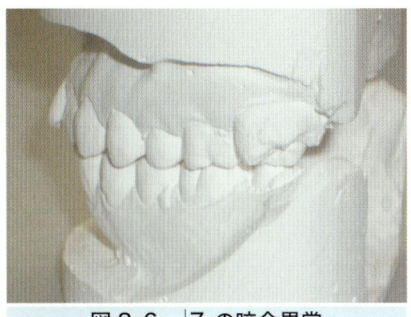

図8-6 7| の咬合異常

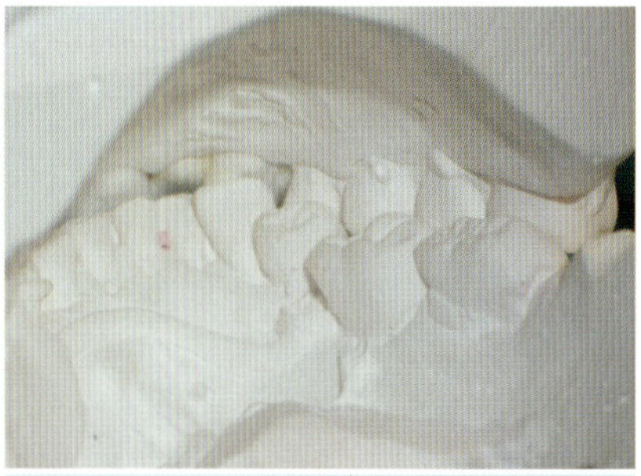

図8-7 765/765 の咬合異常

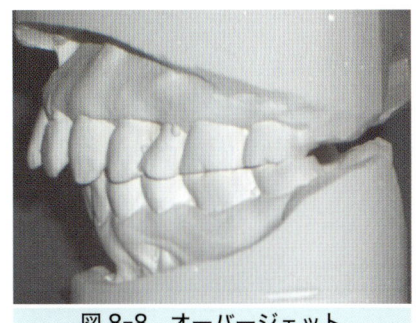

図8-8 オーバージェット

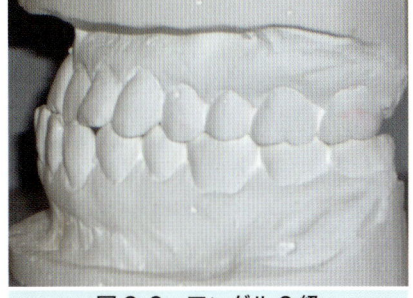

図8-9 アングル3級

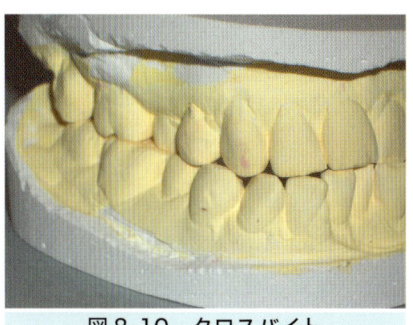

図8-10 クロスバイト

旺盛であることから，咬合性外傷の発症はみられません．乳児期を含めて，学童期の咬合異常では，一過性のブラキシズムを発症するようです．

また，萌出の状態によって咬合のずれが大きくなると，図8-7に示すように，個々の歯というより，上下顎の多数歯にわたる咬合異常から，中心位と中心咬合位にずれが生じるようになります．これは，「**咬合平面の咬合異常**」です．

■顎骨の発育

上下顎骨の発育の違い，つまり，上下顎骨の発育バランスの違いによって発生する歯の萌出異常があります．図8-8に示すのは，上顎前歯部歯槽骨の発育が旺盛なためにオーバージェットを呈した症例です．また，図8-9に示す模型は，よくみられるアングル3級を呈しています．この患者は，下顎の発育の旺盛な症例になります．しかし，これらの症例の発育異常は，前歯の異常であって咬合異常ではありません．

上下顎骨の発育バランスの違いから発生する咬合異常は，図8-10に示すように，臼歯部がクロスバイトを呈

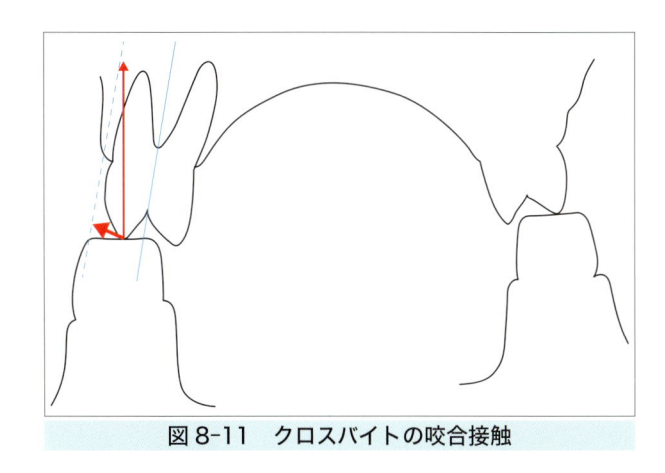

図8-11 クロスバイトの咬合接触

するような症例です．この場合は，リンガライズドオクルージョンにすることはできないため，図8-11に示すように，上顎臼歯の頬側咬頭と下顎臼歯咬合面を咬合させるようになります．しかし，このような咬合様式では，図に示すように，側方ベクトルが発生して，大きな咬合力を発揮することはできません．上下顎臼歯の多数にこのような異常がみられる場合は，「**咬合平面の咬合異常**」です．

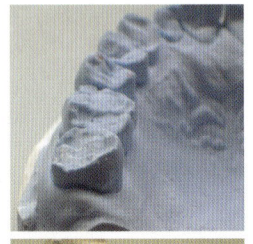

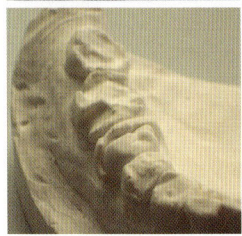

図8-12 斜面をなす咬耗

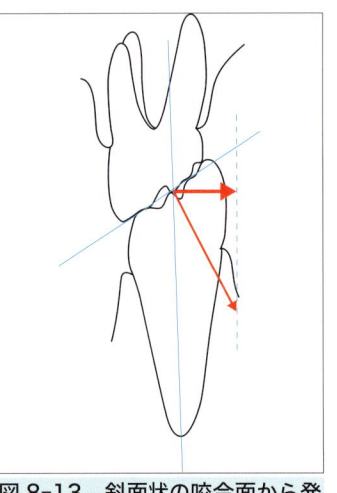

図8-13 斜面状の咬合面から発生する側方ベクトル

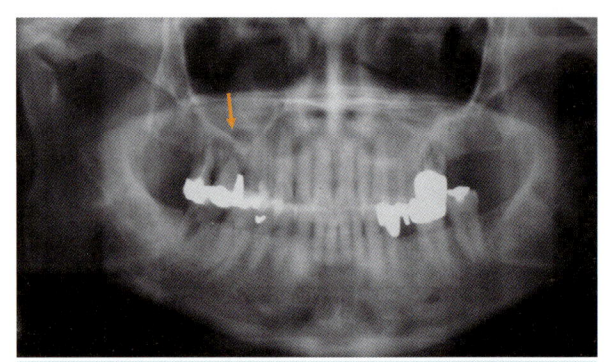

図8-14 咬合不全から発症した歯周疾患

図8-14に示すパノラマX線写真は，別の患者のものですが，$\frac{7\;6}{7\;6}$の咬耗不全から$\overline{7\;6}$に歯周疾患を発症した症例で，連結冠による治療直後のものです．これは，**「咬合面の咬合異常」**です．

2）人為的に発生する咬合異常
Artificial Malocclusion

■クラウンやインレーの装着

図8-15に示すパノラマX線写真では，$\overline{7}|$の周囲歯槽骨に吸収像がみられます．この$\overline{7}|$のクラウンは，半年前に装着されたばかりです．装着からまもなくして咀嚼時に咬合痛を自覚するようになり，左側では痛みが強くてとても噛めなくなりました．

咬合状態を口腔内からみたものと，模型を近遠心的に咬合面の中央で切断したものを，図8-16に示します．$\frac{6}{6}|$には咬合接触はみられず，また，$\overline{7}|$は$\overline{7}|$の遠心に咬合しています．

このような咬合状態で咀嚼をすると，図8-17に示すように，$\overline{7}|$には，遠心方向に振られる側方ベクトルが発生します．この力によって，$\overline{7}|$の周囲歯槽骨が破壊されたのです．この咬合状態は，個々の歯の咬合異常，

■咬耗

咬合面は，日々の咀嚼によって咬耗しますが，必ずしも理想的な状態に咬耗されるとはかぎりません．図8-12に示す模型では，$\frac{7\;6}{7\;6}$が極端に片寄って咬耗した状態がみられます．

咬耗した歯の咬合では，図8-13に示すように，斜面と斜面の接触になることがあります．かたい食品を咀嚼しようとすると，大きな側方ベクトルが発生します．

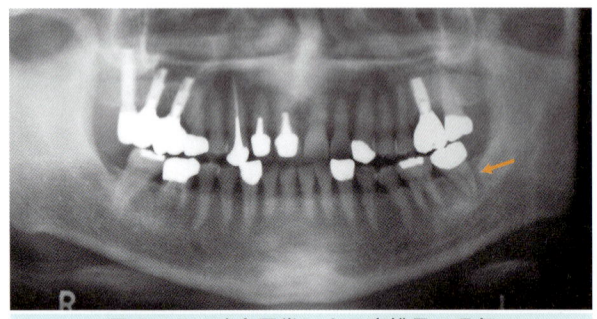

図8-15 咬合異常による歯槽骨の吸収

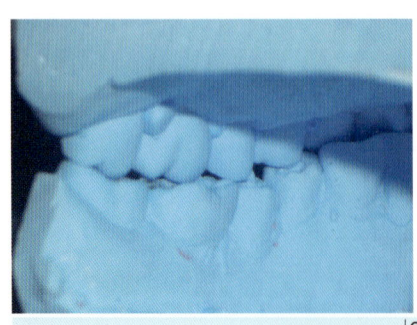

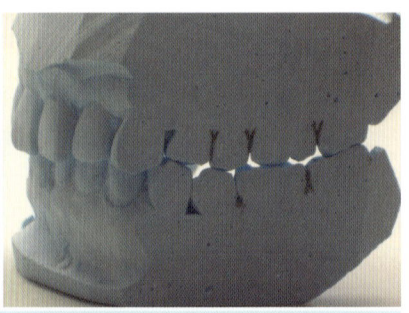

図8-16 $\frac{6}{6}|$の咬合状態

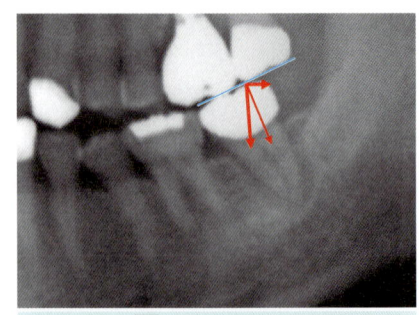

図8-17 $\overline{7}|$の咬合異常により発生する垂直ベクトルと側方ベクトル

Definition and Classification of Occlusal Disease

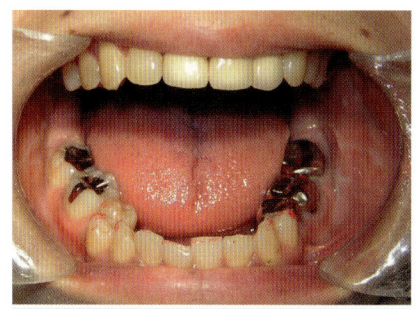

図 8-18 咬合平面の咬合異常

すなわち、「咬合面の咬合異常」です．この咬合異常によって発症するのが，パノラマX線写真でおわかりのように咬合性外傷です．

図 8-18 は，これまでにも提示した患者ですが，7 6| にインレーの装着による治療を受けました．装着直後に，患者はインレーがまったく触れていないことを感じたそうです．半年ほどしたころから，右側の顎関節に異常を感じるようになりました．これは，中心位と中心咬合位のずれによるもので，「咬合平面の咬合異常」です．

■ 中心位の水平的顎位のずれ

下顎安静位から噛み込んだ場合には，図 8-19 に示すように，直接中心咬合位に咬合せずに，いったん，斜面に接触してから中心咬合位に噛み込む場合があります．多数歯の治療をすると，歯科医師も気づかないうちに，このような咬合異常に陥っていることがあります．これは，中心位と中心咬合位の不一致，すなわち，「咬合平面の咬合異常」です．

■ 咬合高径の挙上

咬合高径の挙上は，自然に起こる現象ではなく，歯科治療によってもたらされるものです．図 8-20 に示すのは，3 章で解説した，咬合高径の挙上によってブラキシズムの症状を起こした患者の模型です．これは，咬合高径の異常，すなわち，「咬合平面の咬合異常」です．

これまで述べたように，咬合異常を発生する原因は多岐にわたります．咬合面の咬合異常から発症するおもな疾患は，咬合性外傷や歯周疾患です．一方，咬合平面の咬合異常から発症するおもな疾患は，ブラキシズムと顎関節症です．

歯科治療では，咬合面の咬合異常だけでなく，咬合平面の咬合異常や，それらが混在した異常を招くことがあるのです．

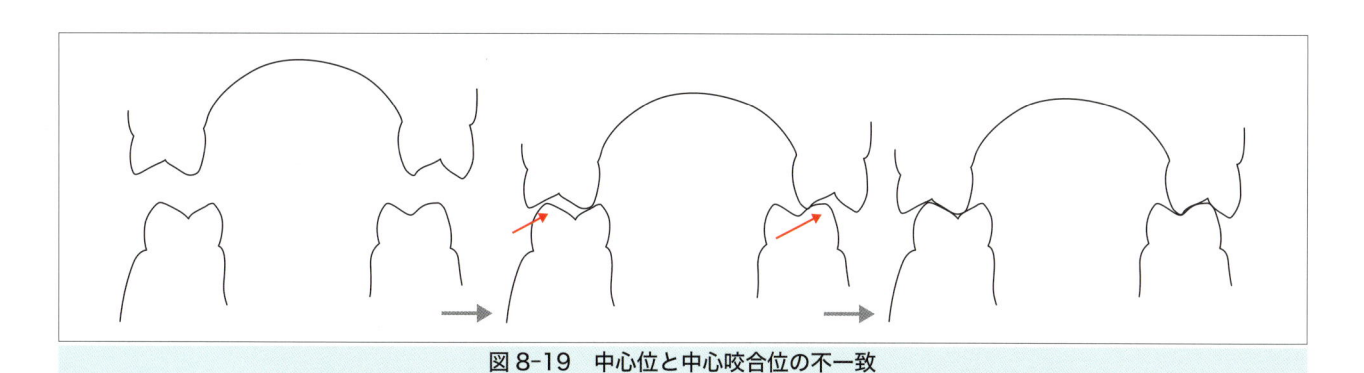

図 8-19 中心位と中心咬合位の不一致

図 8-20 咬合平面の咬合異常
咬合高径を 2.7 mm 挙上したところブラキシズムの症状が出現

143

4　咬合病の分類
Classification of Occlusal Disease

これまで説明した咬合異常をもとにすると，咬合病は，次のように分類することができます．

■Ⅰ型　咬合面の咬合異常に由来する疾患

この型の咬合病は，個々の歯の咬合接触の異常が病因となるものです．この咬合異常は，咀嚼時に発生する側方ベクトルによって歯が揺すられることから，歯周組織に障害を及ぼします．

この型に属するおもな疾患は，**咬合性外傷**と**歯周疾患**です．

■Ⅱ型　咬合平面の咬合異常に由来する疾患

この型の咬合病は，咬合高径を含めた，咬合平面を構成する多数歯の臼歯の咬合異常から，中心位と中心咬合位のずれが病因となるものです．この咬合異常は，顎関節に負荷がかかり，顎関節に障害をもたらします．

この型に属するおもな疾患は，**ブラキシズム**と**顎関節症**です．

■Ⅲ型　Ⅰ型とⅡ型の混在した咬合異常に由来する疾患

咬合面と咬合平面の咬合異常の両方が，同時に存在する場合があります．このような咬合異常から発症する疾患は，Ⅰ型，Ⅱ型のいずれかです．また，患者によっては，すべての疾患が発症することもあります．

5　咬合診査
Occlusal Examination

咬合診査には，2つの方法があります．

第1の診査は，中心位と中心咬合位の一致をみるものです．つまり，咬合平面のどこに不一致があるかを診査します．これを，「**咬合平面の診査**」とよびます．

第2の診査は，個々の歯の咬合接触の状態をみるものです．個々の歯の咬合状態から，発生するベクトルを診査します．これを「**咬合面の診査**」とよびます．

本節では，それぞれの咬合診査の方法，ならびに診断の要点について解説します．

1）咬合平面の咬合診査
Occlusal Examination of Occlusal Plane

咬合平面の咬合診査は，先にも述べたように，中心咬合位と中心位の一致をみるものです．咬合診査のなかで最初に行います．

■咀嚼筋のリラックスと中心位への誘導

咀嚼筋の緊張は，おもに閉口筋にみられます．そこで，まず，図8-21に示すように，ヒポクラテス変法によって，閉口筋の緊張を十分にほぐしておきます．咬合診査にかぎっていえば，重症の顎関節症の患者でも，このヒポクラテス変法で十分目的を達することができます．

咀嚼筋のリラックスがはかれたか否かは，次のようにして判定します．

図8-22に示すように，わずかな半開口状態（約1cm程度の開口）を維持してもらい，次いで，下顎前方位をとらせます．この状態で，そのままじっと維持できるか否かを観察します．咀嚼筋が緊張（スパズム）している場合は，半開口のままで静止していることはできません．顎は，つねに小さくブルブル震えます．咀嚼筋がリラックスすると震えはなくなります．

咀嚼筋の緊張がほぐれたら，ヒポクラテス変法によって顎を中心位へ誘導します．中心位への誘導は数回行います．ここで大事なことは，患者が，中心位の顎位を自

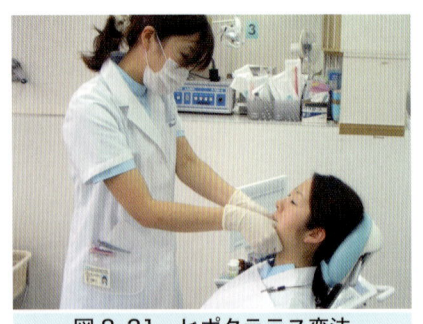

図8-21　ヒポクラテス変法

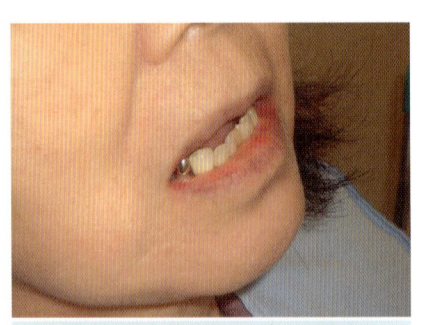

図8-22　筋のスパズムの診査

覚することです．

次いで，半開口を保ったままで，蝶番運動の範囲内で開閉口運動を行ってもらいます．この運動は，歯が触れない範囲で行います．「アウアウ」と言葉に出して開閉口運動を行うとうまくいきます．顎がスムーズに蝶番運動を行っていれば，ほぼ中心位の顎位になっていると判断できます．

■咬合診査

咬合診査の要点は，「アウアウ運動」によって中心位へ誘導された顎位から，軽く口を閉じて，最初に咬合接触する歯を患者自身が発見することです．

歯の接触位置を確認するときに大事なことは，「噛んでください」といわないことです．「噛んでください」というと，患者は瞬時に習慣的な中心咬合位に噛んでしまいます．そうなると，中心位と中心咬合位の診査はできません．

そこで，「ゆっくり口を閉じて，左右いずれかの歯が最初に軽く触れたところで，顎を止めてください」というように指示します．

そして，「最初に触れる歯はどこですか」と尋ねます．すると，ほとんどの患者は，左右のどちらかで接触すると訴えます．

それは，中心位と中心咬合位にずれのある状態です．両者が一致していることはほとんどありません．

中心位と中心咬合位にずれがみられても，ほとんどの患者は，臨床的にはまったく異常を訴えることはありません．しかし，顎関節症の患者にこの診査を行うと，必ずずれが存在します．

顎関節症の患者にみられるずれは，大きいかといえばそうではありません．小さなずれであっても，患者にとっては顎関節の負荷となっているのです．それを見抜くことが必要です．

■咬合状態の明視化と記録

咬合異常を明視化するために，咬合紙で咬合面に咬合接触状態を印記します．その方法は，最初に上下顎歯が接触した顎位を維持したままわずかに開口させ，上下顎歯の隙間から咬合紙を挿入します．そして，最初に咬合接触した位置で，再度咬合紙を噛んでもらって咬合面に印記します．

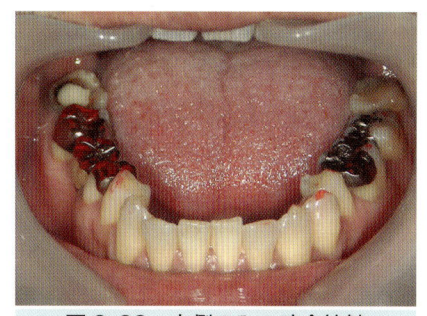

図 8-23　右側のみの咬合接触

最初の咬合接触が，歯列のどの歯にみられるかを，咬合紙によって視覚的に診査するのが，咬合平面の咬合診査です．

中心位と中心咬合位のずれを確認するだけなら，咬合紙を噛ませる必要はありません．

図 8-23 に示すのは，顎関節症の患者の中心位と中心咬合位のずれを印記したものです．この患者は，中心位へ誘導したあとに閉口すると，最初に接触するのが右側だと訴えました．中心位の顎位で咬合接触しているのは $\frac{765}{765}$ で，$\overline{4}$ は頰側咬頭が咬合接触していますが，$\frac{567}{567}$ はまったく接触してないことがわかります．このことから，中心位と中心咬合位の不一致が診断できるのです．

2) 咬合面の咬合診査
Occlusal Examination of Occlusal Surface

咬合面の咬合診査では，習慣的な中心咬合位において，個々の歯の咬合接触をみます．その要点は…

1. 上下顎歯が，対合歯のどこに接触しているかを診査します．
2. 咬合接触点の咬合圧を診査します．

咬合面の咬合診査では，この２つを必ず行うことが必要です．

■方　法

咬合紙による咬合診査で大切なことは，咬合紙を噛ませて，側方滑走運動をさせて，咬合接触点を咬合面に印記し，顎が左右に滑走していることを必ず確認することです．患者のなかには，顎が右側へは滑走できても，左側へは動かない場合や，その反対の動きしかできない場合がときどきみられます．これを見抜いて，顎が左右に

図8-24　ベネット運動

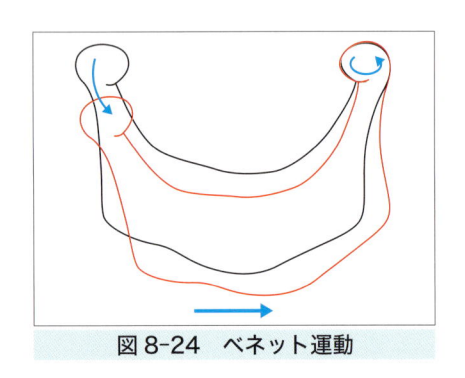

動くように訓練してから，咬合紙による診査を行います．

なぜ，左右に滑走しながら診査することが大切かというと，たとえば，顎が左方向にしか滑走できないとします．すると，図8-24に示すように，右側の下顎頭は，ベネット運動によって前下方向に移動します．つまり，右側の歯間距離は，つねに左側より大きくなるのです．

したがって，一方向だけの滑走運動で咬合診査をすると，左側は右側より強く咬合接触することになり，真の咬合圧の違いが診査できないのです．

また，このような状態で咬合調整をつづけると，中心位の顎位では，右側の咬合高径は左側より高くなります．その差は，咬合調整をすればするほど大きくなります．そして，中心位と中心咬合位にずれが生じることになるのです．

■咬合接触点の診査

咬合接触点の診査では，図8-25に示すように，全臼歯の咬頭が，咬合面のどこに接触しているかを観察します．この咬合診査では，最初は，表と裏で色の異なる咬合紙を用いると便利です．

上顎の咬合接触点をみると，７６５|４５６７ が，一見同じように咬合しているようにみえます．しかし，７６５|の舌側咬頭の印記は赤点であるのに対して，|６７では青点がみえます．これは，咬合紙の裏面の青が印記されているためです．つまり，|６７は，右側より咬合圧が強いことがわかります．

一方，下顎の印記点をみると， ̄ ̄ ̄ ̄ ̄ ̄ ̄ ̄ ̄ ̄ ̄ ̄ ̄ ̄ ̄ ̄ ̄４３|４　　６７ に青点がみられます．|６７には，裏面の赤色が混在しているのがわかります．しかし，右側にはそれがみられません．

これらのことから，この患者の咬合は，|６７／６７|で咬合圧の強いことが大まかにわかります．

■咬合圧の最終診査

咬合圧の最終診査では，咬合紙に現れる圧痕の状態で判断します．図8-26に示すように，咬合紙に穴のあく状態は，その部がとりわけ咬合圧が強いことを示しています．咬合圧が均一になれば，穴はあかなくなります．さらに，咬合圧が均一になると，図8-27に示すように，薄くなる部位が，すべて同じ白さになります．

35μm厚さの咬合紙を用いて，このような咬合状態になれば，個々の歯の咬合接触の精度は，10μm以内に収まっています．咬合紙は，薄ければよいというものではありません．肝心なことは，どのように使用するかです．

このように，咬合診査は，咬合面と咬合平面の双方の咬合異常について観察する必要があります．さらに，できれば，咬合紙によって印記された咬合面の状態を，カメラ撮影によって記録して残しておくことをお勧めします．将来この記録は，医療情報データとして重要な意味をもつようになります．

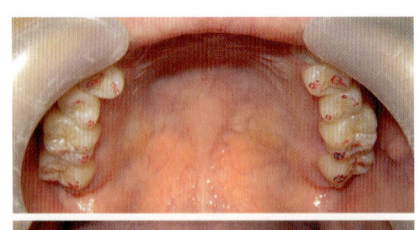

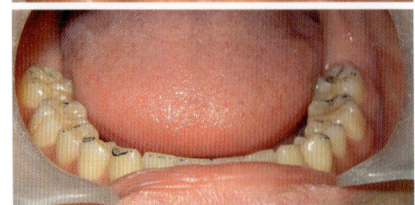

図8-25　咬合紙による咬合圧の診査

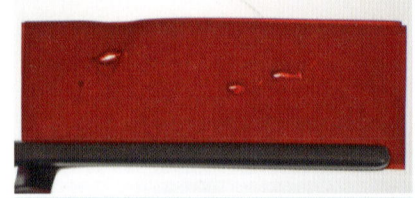

図8-26　35μm厚の咬合紙2枚を用いた咬合圧の精査

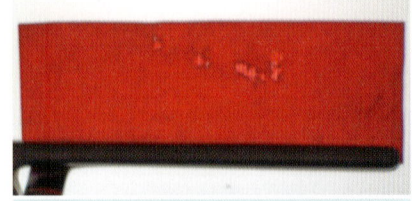

図8-27　咬合紙1枚で，咬合圧が同じになった圧痕状態

咬合病
Occlusal Disease

Chapter 9
咬合病の診断と治療
Diagnosis and Treatment of Occlusal Disease

　本章は，著者が咬合病として提示した咬合性外傷，歯周疾患，ブラキシズム，そして，顎関節症，これら4つの疾患の病因，診断ならびに治療について解説します．
　特に，疾患の発症に，咬合がどのようにかかわっているかについて解説することに重きをおきました．発症のメカニズムがわかれば，おのずと治療法が導かれます．

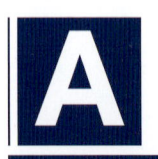

A 咬合性外傷 Occlusal Traumatism

1 咬合性外傷の病因
Etiology of Occlusal Traumatism

　Lindhe 著，岡本 浩 監訳，『臨床歯周病学』によれば，咬合性外傷は，1917年，Stillman によって「**顎閉口により歯の支持組織の損傷をもたらす状態**」と定義されたと記述されています．

　また，**長谷川成男** ほか監修の，『臨床咬合学事典』によれば，咬合性外傷は，一次性と二次性に分けられ，「**一次性咬合性外傷とは，健全な歯周組織に対して異常な咬合力が作用して引き起こされる場合，二次性咬合性外傷とは，歯周炎などによって歯周組織の抵抗力が低下した結果，正常な咬合力で生じる場合である**」と記述されています．この分類は，1958年に Orban らの定義したものと同じで，今日では，これが一般的に受け入れられているようです．

　この定義から明らかなことは，咬合性外傷と歯周疾患は，異なる疾患として扱われているということです．

　さらに，定義の解説では，「**異常な咬合力とは，咬頭嵌合位付近での早期接触や非作業側での咬合干渉は歯に側方圧を与えやすく，咬合性外傷になりやすい．また，不正咬合，歯の喪失，過高な補綴物の装着などによって正常な咬合接触が失われることもある**」と記述されています．

　この記述は，病因に関するものですが，これで咬合性外傷のすべてが説明できるとは思われません．結論からいえば，今日の歯科学では，咬合性外傷の病因は解明されていないのです．

　図 9-1 に示すのは，69歳男性のパノラマ X 線写真で

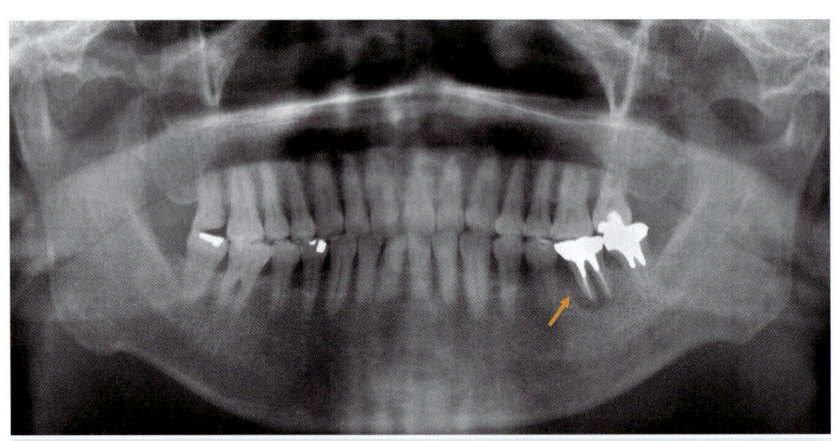

図 9-1　⎿6 の近心根にみられた歯槽骨の吸収像

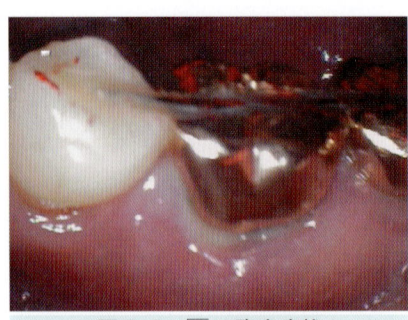

図 9-2　⎿6 の臨床症状

図 9-3　プロービング所見

す．6⏌の近心根の歯槽骨に吸収像がみられます．このような場合，一般的には，咬合性外傷と診断されます．

6⏌の臨床症状は，動揺度は頰舌的に約 2 mm で，上下動もみられました．また，頰側歯肉は，図 9-2 に示すように，発赤や腫脹に加えて出血や排膿もみられました．プロービングの所見では，図 9-3 に示すように，6⏌の頰側近心は 8 mm，遠心は 3 mm でした．一方，6⏌の舌側遠心は 6 mm，7⏌の舌側近心は 9 mm でした．

この 6⏌について，咬合性外傷の発症に至る過程を考えてみたいと思います．

図 9-4 に示すパノラマ X 線写真は，咬合性外傷が発症する 3 年前に撮影されたものです．ここには，咬合性外傷の像はみられません．

初診時の咬合状態をチェックバイト用シリコン印象材によって記録したものを，図 9-5 に示します．この方法は，通常口腔内で行いますが，今回は模型で行いました．

6⏌の咬合接触部は，図でわかるように 1 点のみです．それを模型でみると，図 9-6 に示すように，6⏌は頰側咬頭の内斜面，⏌6 は舌側咬頭内斜面が咬合しています．

印象材を，咬合接触点で切断し，断面像をトレースしたものを，図 9-7 に示します．断面像でわかるように，この咬合は，ABC コンタクト咬合でいうところの，B コンタクト咬合になっています．

このような咬合で，かたい食品を破砕しようとすると，図 9-8 に示すように，側方ベクトルの発生によって，6⏌は頰側に，⏌6 は舌側に押されます．側方圧は，咬合力を 40 kg とすると，図のような斜面では約 20 kg になります．この力によって，歯は食事のたびに揺すられることになるのです．

この咬合が異常といえるのは，図 9-9(a)に示すように，下顎歯が頰側に移動しても，上顎歯の舌側咬頭を受け止める下顎歯の内斜面が，(b)に示すようにないのです．したがって，6/6 は，その移動が止まることがないのです．

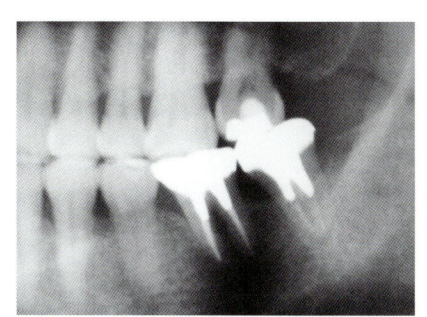

図 9-4 咬合性外傷発症 3 年前のパノラマ X 線写真

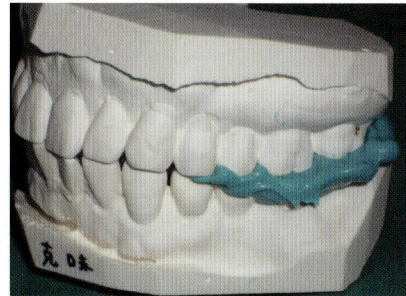

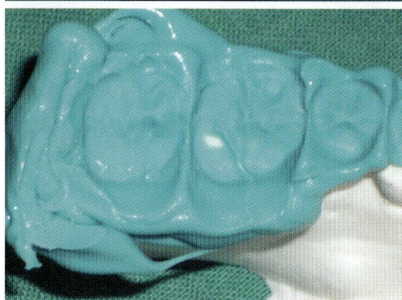

図 9-5 咬合診査

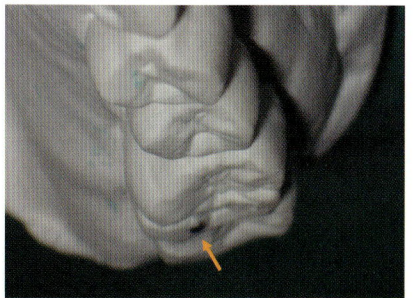

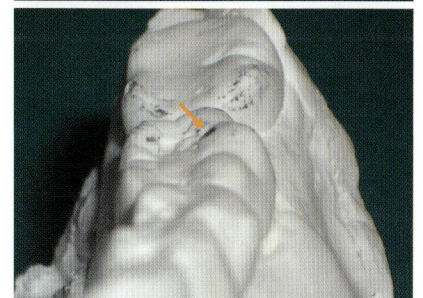

図 9-6 咬合接触点

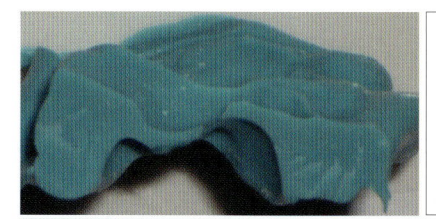

図 9-7 咬合接触点での断面像

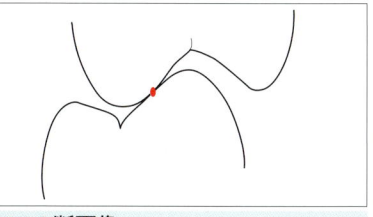

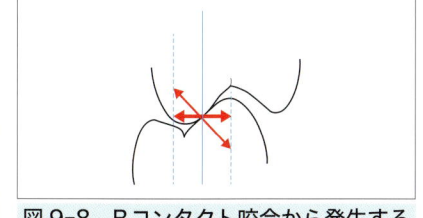

図 9-8 B コンタクト咬合から発生する側方ベクトル

(a) 咬合の安定が得られるBコンタクト咬合
(b) 咬合の安定が得られないBコンタクト咬合

図9-9　Bコンタクト咬合

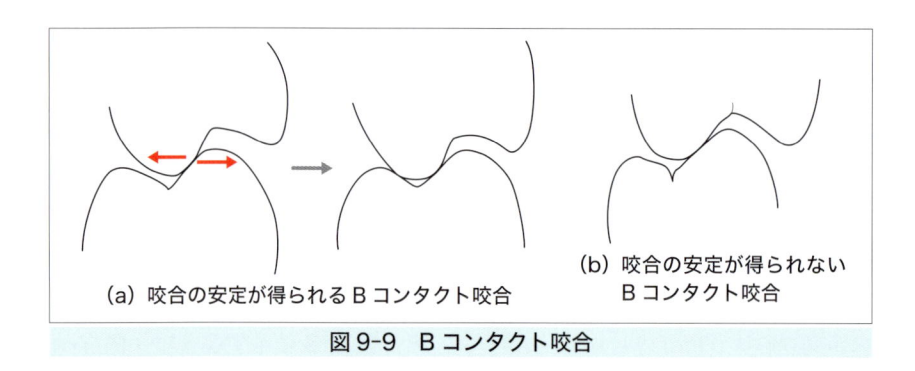

このような咬合異常から，6⏌では圧の向かう頬側に，⏌6や⏌7では舌側の歯槽骨に，つねに大きな側方圧がかかることになります．すると，歯槽骨に吸収破壊の現象，つまり，咬合性外傷が発症するのです．

1）咬合性外傷の発症までの経緯
History of Onset of Occlusal Traumatism

⏌6は，21年間にわたって咀嚼機能には何の異常もありませんでした．それがなぜ，咬合性外傷を突然発症したのか考えてみます．

■ ⏌6の治療経過

初診時の診断は，根尖病巣で，最終治療はクラウンを装着しました．クラウンの装着によって咀嚼機能は回復しました．

クラウン装着から6年後，左側の耳に**突発性難聴**を発症しました．しかし，咀嚼機能に異常はありませんでした．

突発性難聴の発症から13年後，⏌6の咬合面にコンポジットレジンを充填して咬合高径の挙上をはかりました．

コンポジットレジンの充填から2年後，**咬合性外傷**が発症しました．

初診時の根尖病巣は，図9-10に示すように，根分岐部から根尖部を含む大きなものでした．また，頬側歯肉に瘻孔を形成していました．歯内療法のあとにクラウンが装着されました．

そして，6年後のある日，突然，何の前ぶれもなく，左耳に水の詰まったような異変を感じました．患者は，耳鼻科を受診し，突発性難聴と診断されました．また，周波数で2,000 Hz前後の耳鳴りを伴っていました．耳鼻科で投薬を受けたものの，回復はまったくみられませんでした．患者の健康状態はきわめて良好で，当時の血液検査では，異常はみられませんでした．

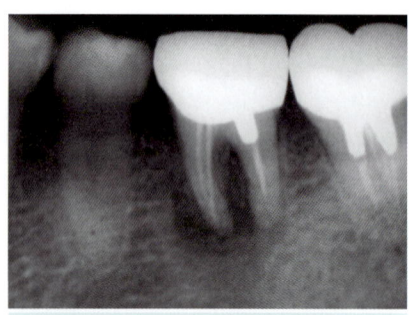

図9-10　大きな根尖病巣

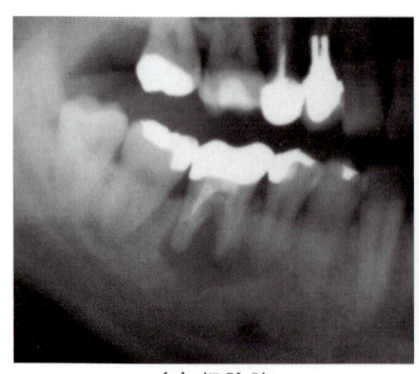

(a) 初診時　　　(b) 2年後

図9-11　根尖病巣内が骨組織に換わるまでの期間

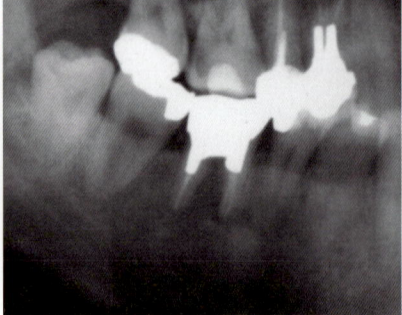

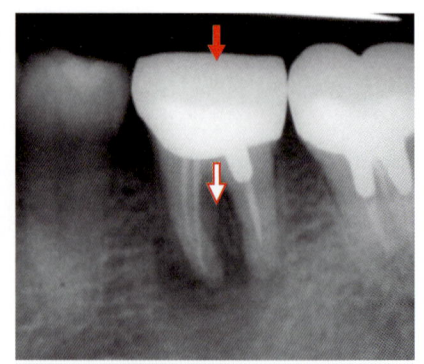

図9-12　病巣内が骨に換わる前に加わる咬合圧

150　Chapter 9　咬合病の診断と治療

2）突発性難聴の発症仮説
Hypothesis of Onset of Idiopathic Deafiness

突発性難聴の発症について考察してみたいと思います．

根尖病巣は，図 9-10 に示したように，根管中隔を破壊するような大きさで，歯内療法が終わったからといっても，病巣内がすぐに骨に置き換わっているわけではありません．別の患者の例ですが，病巣内が，図 9-11(a) に示す状態から，(b) に示すように完全に骨に換わるまでには，相当な年月を要します．たとえば，抜歯後に歯槽硬線が消失し，抜歯窩が骨に置き換わるには，年齢にもよりますが 2 年近くかかるのです．

根管充填から時間をおかずに歯冠修復物が装着され，咀嚼機能が回復したものとして咀嚼を行うと，6| には，その時点から大きな咬合圧が加わることになります．この咬合圧に，病巣内が骨に置き換わっていない歯は耐えられるでしょうか．

たとえば，ぬかるみに立てられた杭は，上から力が加わると沈むように，歯は，図 9-12 に示すように，咬合圧によって圧下することが想像されます．この現象によって，6| が 30 μm も圧下すると咬合異常になります．

6| が圧下すると，今度は咬合圧のかかる歯は，7| と 5| になります．特に，7| には大きな咬合圧負担がかかることになります．この状態が長くつづくと，7|7 も徐々に圧下し，5| も圧下します．その結果，左側の咬合高径が右側より低くなります．

左側の咬合高径の低下は，顎関節腔の縮小をきたし，その結果，図 9-13 にこの患者の MRI 画像で示すように，左側の関節円板の前方転位を招いたと想像されます．

図 9-14 に示す模型からも，歯の圧下の現象を推測することができます．

|6 は，両隣在歯より圧下しているようにみえます．この圧下の状態は，反対側の |6 の萌出状態と比べると明瞭です．

また，|7 は，反対側の |7 より圧下していることがわかります．|5 も，隣の |6 の隣接面レベルから判断すると，圧下が推測されるのです．

左側の咬合高径は，図に示すように，まず，|6 の圧下が起こり，次いで，|7，|5 の順に圧下したと思われます．|6 にクラウンを装着してから，突発性難聴を発症するまでに 6 年かかっています．

左側の咬合高径の低下は，顎関節に物理的な負荷として働き，その結果発症するのが，突発性難聴と考えられます．このことは，1934 年に Costen が指摘した顎関節症の症状と同じなのです．

3）咬合性外傷の発症仮説
Hypothesis of Onset of Occlusal Traumatism

次に，咬合性外傷の発症について考えてみたいと思います．突発性難聴の発症から 13 年がたって，突発性難

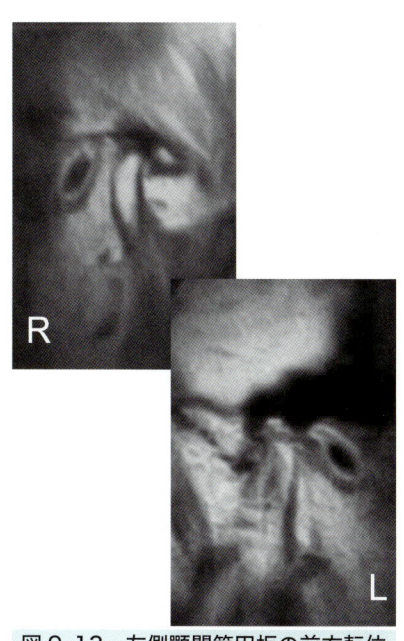

図 9-13　左側顎関節円板の前方転位

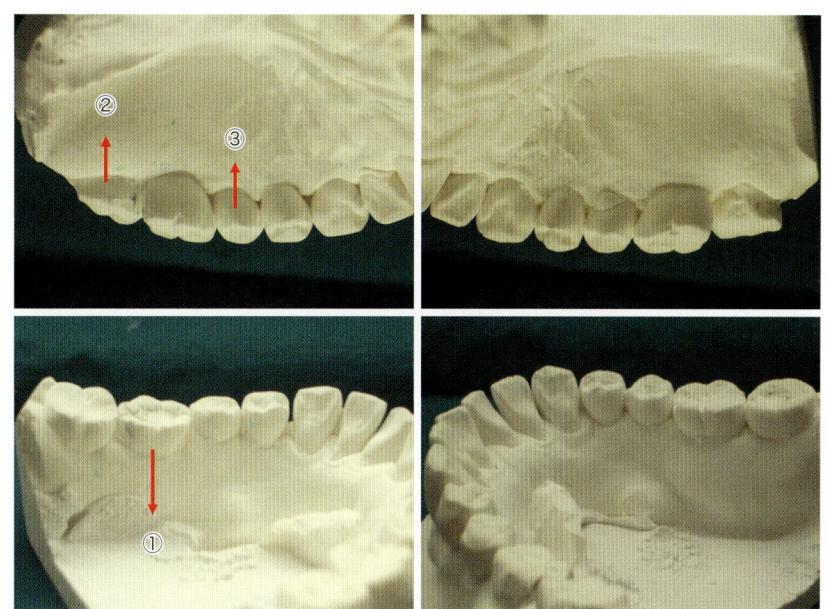

図 9-14　歯の圧下

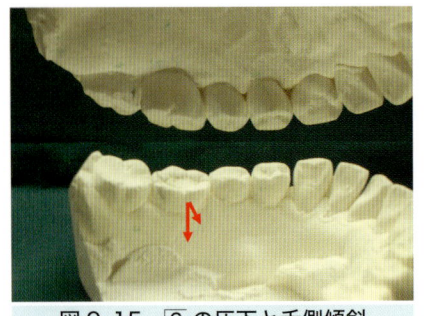

図9-15 |6の圧下と舌側傾斜

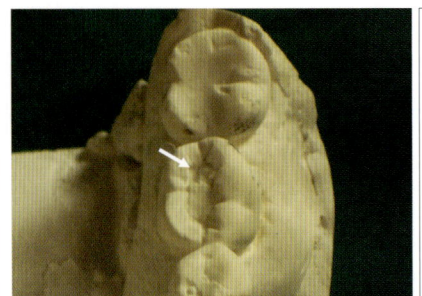

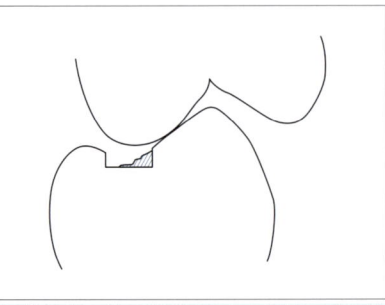

図9-16 咬合性外傷発症の原因となった咬合面

聴の原因が咬合高径の低下にあることが，MRIの検査から想定されました．

そこで，|6の咬合面にコンポジットレジンを充填することによって，咬合高径の挙上をはかりました．咬合高径の挙上は，|6だけで行いました．

|6の咬合高径挙上後のたどる道は，これまでの経過を考えれば明らかです．図9-15に示すように，|6はさらなる圧下と，わずかな舌側傾斜を招いたと考えられます．そして，咀嚼を行っているうちにコンポジットレジンの磨耗や破折が起こりました．

これが，咬合性外傷を発症する決定的な原因になったのです．その咬合面を，図9-16に矢印で示します．レジンの磨耗と破折によって，それまでのBCコンタクト咬合からBコンタクト咬合になったのです．

その結果，咀嚼時に側方ベクトルが発生し，歯は揺すられつづけることから，歯の周囲骨は破壊され，咬合性外傷の発症に至ったと推理することができます．

2　治療からみた咬合性外傷の病因
Etiology of Occlusal Traumatism in View of Dental Treatment

片岩は，『臨床咬合学事典』で，「咬合性外傷に罹患した歯の歯根膜の組織学的変化は，可逆的なもので，外傷の原因が除去されれば正常に戻り，歯の動揺も減少する」と述べています．

そこで，|6の治療経過をみながら，咬合性外傷の病因について治療面から探ってみたいと思います．

|6の咬合性外傷の進行度は，著者の分類（p.156参照）によると第3期です．歯に動揺がみられることから，治療は，暫間的連結固定から始めました．

■暫間的連結固定（暫間固定）

暫間的な連結固定に際しては，図9-17に示すよう

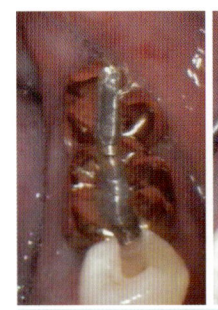

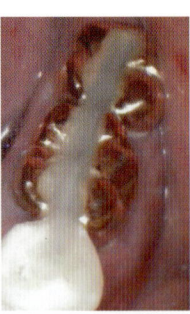

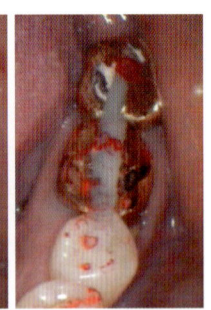

図9-17 暫間的連結固定

に，|6を挟んで|567の中央に除去用バーでクラスプ線が入るように溝を掘ります．この溝に0.9mmのクラスプ線を入れ，コンポジットレジンで図に示すように固定し，最後に咬合を調整します．

咬合接触点は，|567に1点ずつ存在するのがわかります．咬合様式は，リンガライズドオクルージョンとグループファンクションです．

暫間固定と咬合調整のあとは，左側での咀嚼を禁止することなく，普段どおりに行ってもらいました．患者によれば，固定後の咬合はこれまでと異なり，噛めるという感覚を自覚しています．暫間固定直後のパノラマX線写真を，図9-18に示します．

■歯槽骨の回復

図9-19(a)に示すパノラマX線写真は，暫間固定から5か月後のものです．この像では，暫間固定直後と比べてほとんど変化はみられません．(b)に示す写真は，11か月後のものです．|6の近心歯槽骨にみられた吸収像に回復の兆しがみられます．

■歯肉の回復

歯肉の変化の様相を示します．図9-20(a)に示すのは暫間固定直後，(b)に示すのは3か月後の歯肉の写真

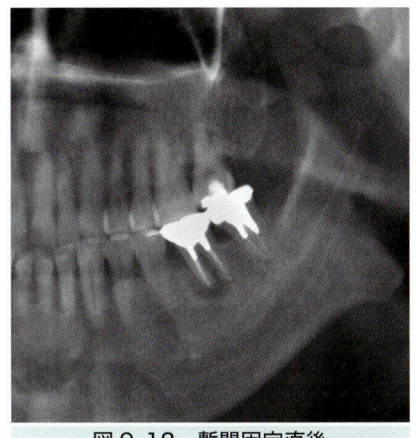

図 9-18　暫間固定直後

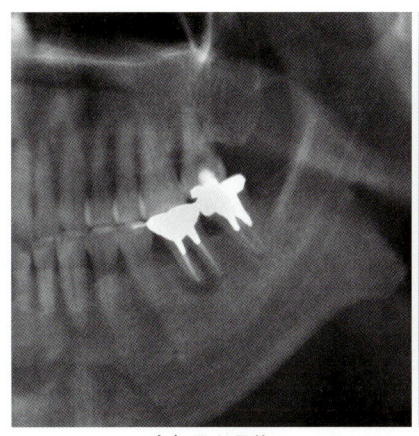

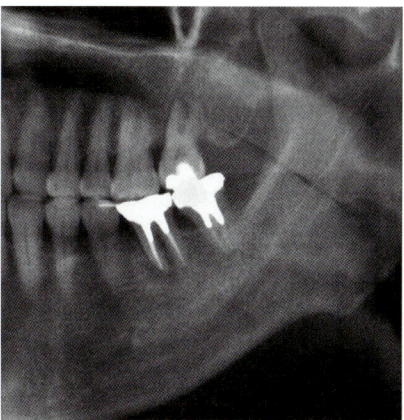

(a) 5 か月後　　(b) 11 か月後
図 9-19　歯槽骨の回復

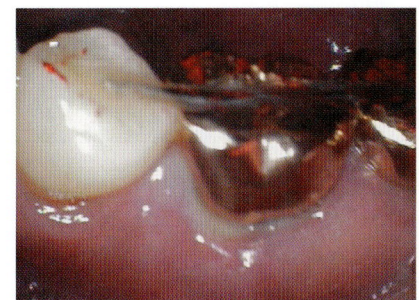

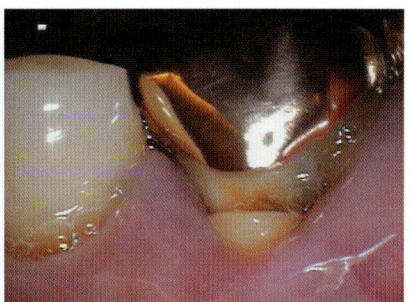

(a) 暫間固定直後　　(b) 3 か月後
図 9-20　歯肉の回復

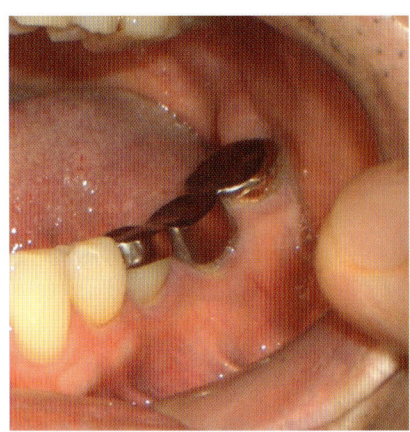

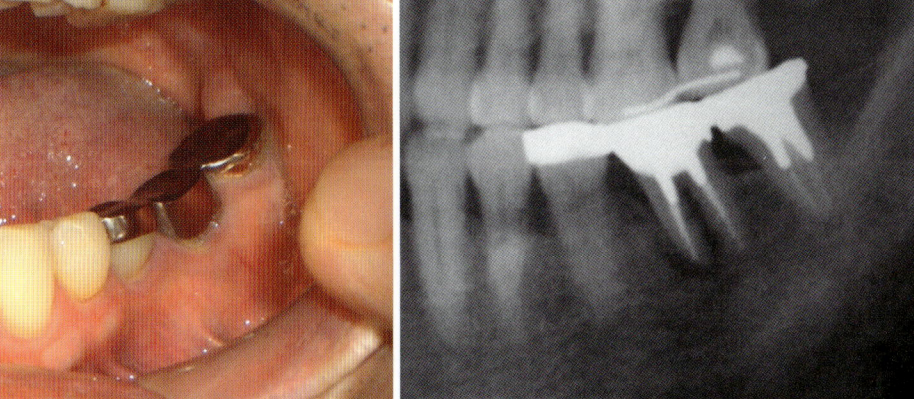

図 9-21　4 年後の歯肉と歯槽骨の状態

です．歯肉の回復は歯槽骨より早く，暫間固定から 3 か月後には，写真に示すように，歯肉の発赤や腫脹は消退し，出血や排膿も完全に止まっています．そして，歯肉は健康色をとり戻しています．

図 9-21 に，4 年後の歯肉の状態とパノラマ X 線写真を示します．歯肉の回復後は安定した状態がつづいています．パノラマ X 線写真でも歯槽骨に変化はありません．

歯槽骨の回復が確認されたあと，暫間固定から 1 年後に $\overline{567}$ を永久補綴物に変えました．患者は，4 年後の今日でも何不自由なく咀嚼できています．

咬合性外傷の治療では，初診時から永久補綴物の装着後も，歯周治療はいっさい行っていません．日常のブラッシングだけですごしています．したがって，前述した歯槽骨ならびに歯肉の臨床症状の変化は，暫間固定と

咬合性外傷 Occlusal Traumatism　153

咬合改善の治療効果とみることができます．

この結果から，片岩が指摘するように，歯の動揺を止め，咬合調整をすることによって，歯槽骨ならびに歯肉の症状は回復することがわかります．

これまでの結果をもとにすると…

> 咬合性外傷の病因は，咬合異常であるといえます．

3　咬合性外傷発症のメカニズム
Mechanism of Occlusal Traumatism

図9-22に示すのは，先に示したBコンタクト咬合の断面像です．このような咬合で食品を咀嚼すると，発生する側方ベクトルによって，歯頸部歯槽骨に大きな圧が加わることになります．

歯を揺する力が歯槽骨に加わると，図中の丸印で示す歯槽骨では，どんな変化が起こるのでしょうか．

図9-23に示すように，結晶構造物（骨ではカルシウムアパタイト結晶）に一方から力が加わると，結晶内ではピエゾ電位が発生します．骨破壊の一連の過程は，ピエゾ電位から始まるといわれています．ピエゾ電位の発生から，いくつもの過程を経て，最終的には破骨細胞が出現します．そして，骨の吸収破壊へとつながるのです．

骨破壊の現象について，Dawsonは，『Functional Occlusion』で，「インターロイキン1βは，骨吸収の強力な刺激物であり，歯周病の鍵としてのメディエータとして知られている．現在，インターロイキン1βは，機械的刺激に反応してヒトの歯根膜細胞より産生されることが確定している．古い歯根膜細胞は，機械的な力に応答してより多くのインターロイキン1βを産生することがわかっており，歯槽骨吸収の加速に明確に関連していると思われる」と述べています．

つまり，ピエゾ電位の大小は，歯根膜細胞からのインターロイキン1βの産生量を左右することになると思われます．

ピエゾ電位の大きさは，加わる圧に左右されます．このことは，成人の歯列矯正治療では，大きな牽引力を加えなければ歯が移動しないことからもうなずけます．

歯列矯正治療では，移動が終わった歯は，その位置で固定します．すると今度は，骨芽細胞の出現によって骨の再生が行われるのです．

咬合性外傷は，原因が除去されれば正常に戻り，歯の動揺も減少するのです．つまり，Bコンタクトという咬合状態が改善されて，側方圧が加わらなくなれば，破骨細胞の出現はなくなります．すると，それまでに破壊された骨は，骨芽細胞の出現によって修復されることになるのです．

この修復しようとする再生能力は，年齢に左右されます．このことから，咬合性外傷の発症は，次のように考えることができます．

> ヒトは，加齢に伴い，歯の治療や咬耗によって咬合異常を発生しやすくなります．また，再生力が衰えてきます．
> その結果，歯槽骨の破壊と再生のバランスがくずれ，破壊が再生よりも優勢になります．このバランスの崩れから発症するのが咬合性外傷です

もちろん若い人でも咬合性外傷はみられます．それは，かなり大きな側方圧がかかる場合です．

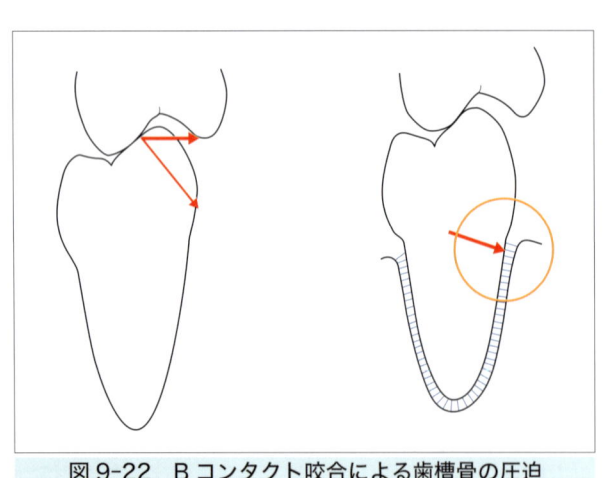

図9-22　Bコンタクト咬合による歯槽骨の圧迫

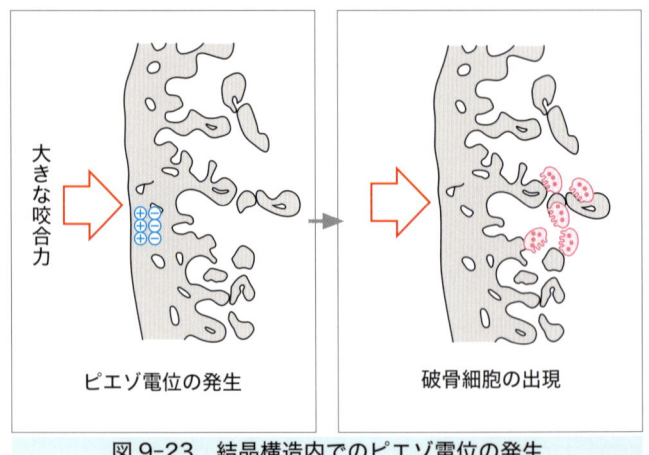

図9-23　結晶構造内でのピエゾ電位の発生

4 咬合性外傷の病態像と臨床的意義
Pathologic Findings and Clinical Significance of Occlusal Traumatism

1）咬合性外傷の病態像
Pathologic Findings of Occlusal Traumatism

これまでの説明から明らかなように…

> 咬合性外傷の病態像は，図9-24 に示すように，歯列矯正治療で移動中の歯の周囲歯槽骨にみられる変化と同じです．
> したがって，非感染性です．

しかし，患者にみられた，図9-25 に示す臨床像は，歯周疾患といえるものです．では，なぜ発赤や腫脹，そして，排膿がみられたのでしょうか．それは，咬合性外傷が長期にわたったために歯周疾患に移行したのです．

このことは，Dawson が指摘しているように，「**咬合病の初期のサインは歯の過剰な動揺にある．それは，歯根膜腔の拡張から起こるもので，歯周疾患に感染しやすくなる**」ということです．

2）咬合性外傷の臨床的意義
Clinical Significance of Occlusal Traumatism

歯に側方圧が加わると，周囲歯槽骨の吸収破壊を起こす現象が，なぜ，生体に存在するのでしょうか．

その答えの1つは，咬合の完成のためには，歯には微妙な移動が必要なのです（p.38，萌出完了と咬合完成の項参照）．図9-26 に示すように，萌出直後の歯の咬合は，一時的に咬合異常になっています．咬合異常から発生する側方ベクトルによって，歯は必要とする方向にわずかに移動し，正しい咬合を構築するのです．

また，咀嚼をとおして歯の咬耗や破折によって，咬合に変化をきたすことがあります．咬合異常をきたした場合に，正常な咬合をとり戻すには，歯は，咬耗と微小に移動する生理的機能を備えている必要があるのです．これが咬合性外傷を発症させるメカニズムと同じなのです．したがって…

> 咬合性外傷とは，歯の微小移動という生理的現象が，疾患として現れた状態である．

といえるのです．

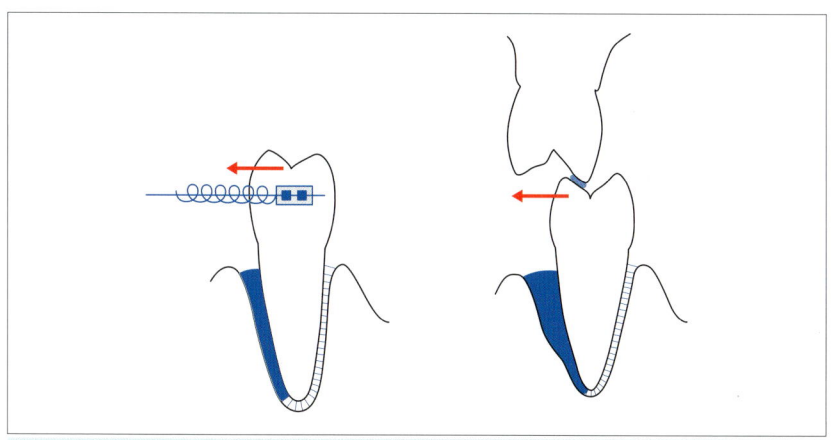

図9-24　歯列矯正治療と咬合性外傷の骨吸収メカニズム

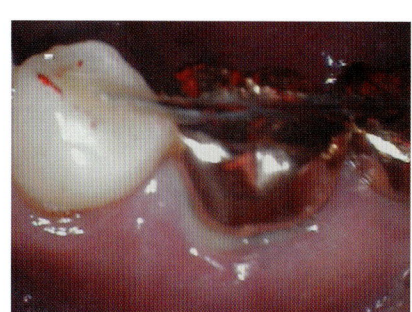

図9-25　歯周疾患の臨床像

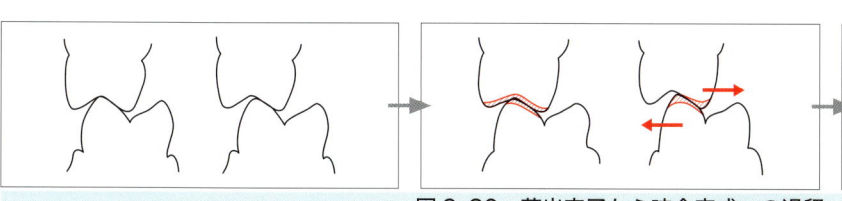

図9-26　萌出完了から咬合完成への過程

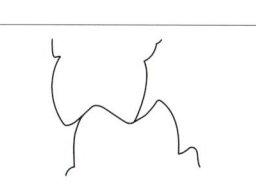

5 咬合性外傷の分類
Classification of Occlusal Traumatism

咬合性外傷は，水平的障害と垂直的障害の2つに分類することができます．

1) 咬合性外傷の水平的障害
Horizontal Damage of Occlusal Traumatism

■第1期（極初期）

「エックス線写真に歯槽骨の吸収破壊像の所見がみられない時期」です．

図9-27に示すのは，24歳女性のX線写真です．「何かを嚙んだときに，右側の臼歯部に"ズキッ"という痛みを感じることがある」と訴えて来院しました．

X線写真では，周囲歯槽骨に吸収像はみられません．咀嚼時以外は，まったく違和感はありません．しかも，咀嚼のたびに痛みを感じるわけでもないのです．咀嚼中，何かの拍子に一過性に痛みを感じるのです．

患者に，痛みを上下顎のいずれで感じるか，また，奥からどの辺に感じるかを，注意して探ってもらいました．すると，右側の下顎であること，また一番奥ではない，ということがわかりました．

そこで，咬合診査を行いました．図9-28に，咬合紙で咬合接触を印記したものを示します． 7̄6̄ の充塡物のうち， 6̄ の舌側咬頭内斜面が急斜面を呈し，この斜面の途中（矢印）に咬合接触点がみられます．この咬合はBコンタクトです．

このような咬合になると，なぜ痛みを感じるのでしょうか．

歯根膜内には痛覚をつかさどる神経終末が分布していま

す．大きな側方圧が加わると，この神経が刺激され，痛みとして感じるのです．すなわち，痛みは，側方圧に耐えきれないという生体からの黄色信号なのです．

第1期の咬合性外傷のサインには，咬合痛以外に，知覚過敏，また，図9-29に示すようなエナメルクラックや小臼歯の歯頸部にみられるアブフラクションなどがあります．

■第2期（初期）

第1期の状態を放置していると，咬合性外傷は第2期に入ります．この時期になると，X線写真に所見がみられるようになります．

図9-30に示すように，「X線写真で，歯槽骨の歯頸部にクサビ状の吸収像がみられる時期」です．

この時期になると，歯肉は歯肉炎の状態を呈し，歯石やプラークの沈着がみられることがあります．また，歯には，わずかな動揺がみられることがあります．

■第3期（中期）

図9-31に示すように，「エックス線写真で，根の1側，すなわち近心側や遠心側の歯根膜の拡張や，歯槽骨の吸収像のみられる時期」です．ただし，「骨吸収像が根尖を越えない時期」です．

歯はかなり動揺するようになります．また，歯肉に発赤や腫脹は多少みられるものの，出血や排膿はみられません．すなわち，非感染性の状態です．

この状態を放置すると，歯肉に発赤や腫脹，出血や排膿がみられるようになります．それは，歯頸部歯肉が細菌感染を起こしたためです．

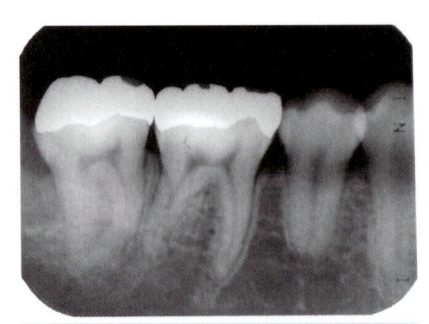

図9-27 咬合性外傷の第1期

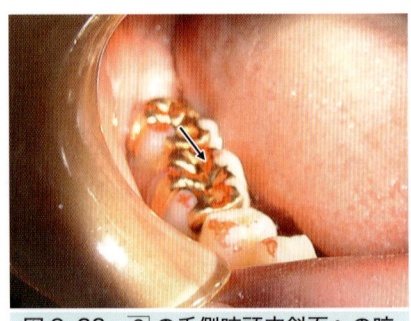

図9-28 6̄ の舌側咬頭内斜面への咬合接触

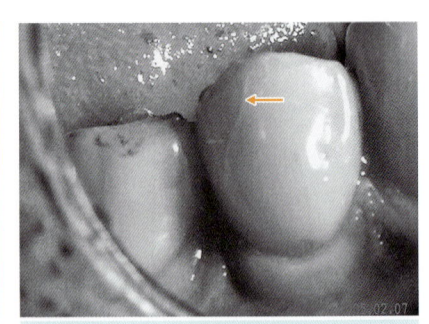

図9-29 エナメルクラック

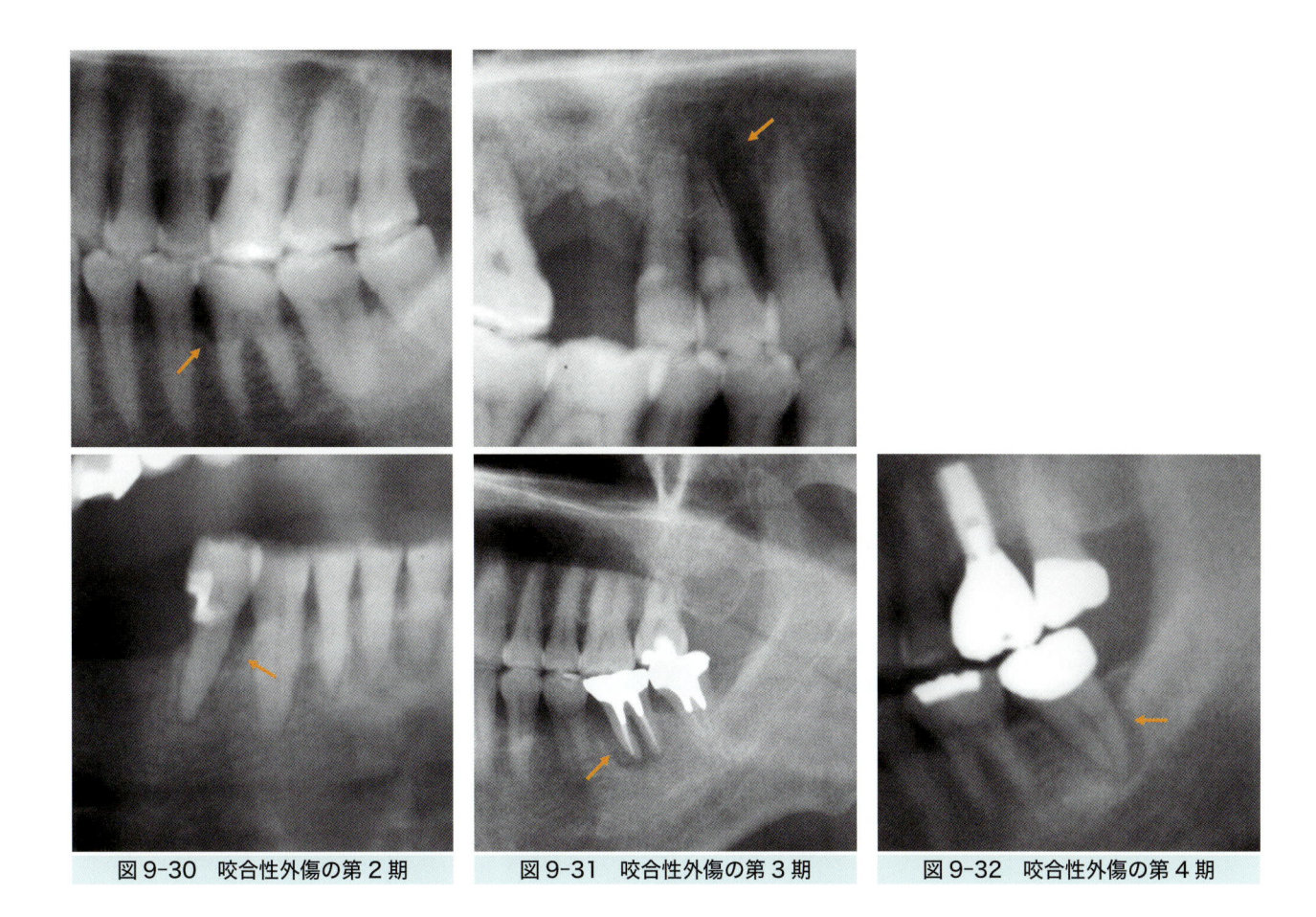

図 9-30　咬合性外傷の第 2 期　　　図 9-31　咬合性外傷の第 3 期　　　図 9-32　咬合性外傷の第 4 期

■第 4 期（末期）
　図 9-32 に示すように，「X 線写真では，根尖を含んで根の全周にわたって骨の吸収破壊像のみられる時期」です．

　咬合性外傷による骨の吸収破壊の特徴は，図 9-33 に示すように，6 の近心根では根尖を含んで歯槽骨の吸収破壊像がみられるのに対して，遠心根では吸収破壊像はみられないのです．遠心根周囲の歯槽骨は，図に示すように，根分岐部近くまで残っています．さらに，|6 7 にも歯槽骨に吸収破壊像がみられます．これは，力の作用反作用の法則から，咬合している双方の歯に咬合力が加わっていることを表しています．
　咬合する上下顎歯で，弱いほうの歯槽骨が大きなダメージを受けるのです．これが第 3 期〜第 4 期にみられる咬合性外傷の骨吸収像の特徴です．
　歯の動揺は，前後左右だけでなく，進行すると上下動もみられるようになります．また，前歯に咬合性外傷が

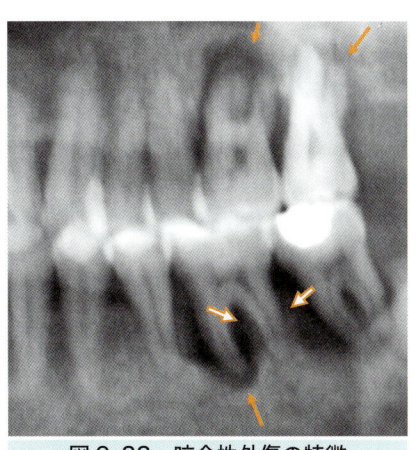

図 9-33　咬合性外傷の特徴

発症すると挺出することがあります．
　第 4 期の口腔内は，ほとんどの歯肉に発赤や腫脹，出血や排膿がみられます．そして，ときどき急性発作を伴うようになります．この状態は，咬合性外傷から歯周疾患に移行したことを表しています．

咬合性外傷　Occlusal Traumatism

2）咬合性外傷の垂直的障害
Vertical Damage of Occlusal Traumatism

咬合性外傷の垂直的障害とは，図9-34に示すように，咬合力から発生する垂直ベクトルによって，臼歯の根尖や周囲歯槽骨にみられる現象や症状です．

■ X線所見

次のような現象や症状がみられます．

- 大臼歯根分岐部の歯槽硬線の消失や，骨の吸収像
- 臼歯根尖部の歯槽硬線の消失や歯根膜腔の拡大
- 臼歯根尖の吸収
- 歯根吸収された部分への新生骨による再生

図9-35に，垂直的障害による歯槽骨の吸収像を示します．(a)では，垂直圧による根分岐部の歯槽骨に吸収像がみられます．これは，垂直方向に大きな咬合圧が加わっていることを表しています．(b)では，根分岐部以外に近心根の根側に沿った吸収像と，遠心歯頸部にクサビ状の歯槽骨吸収像がみられます．これは，大きな垂直圧に加えて側方からの圧が加わっていることを表しています．

図9-36に示す症例では，6̄の近心根と5̄の根尖，また，6̄の近心根の根尖と5̄に歯根吸収がみられます．6̄5̄|5̄6̄の咬合面は，図9-37に示すように，すり鉢状に咬耗しています．この部分が咀嚼運動の主役をなしていることがうかがえます．その強烈な咬合力が，垂直

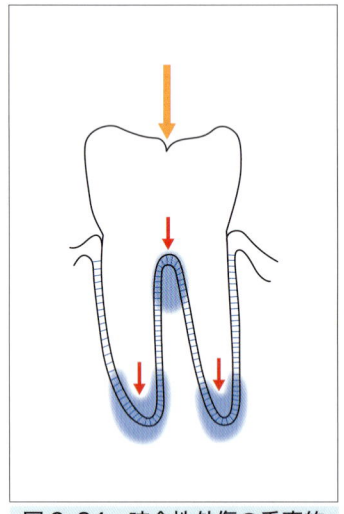

図9-34　咬合性外傷の垂直的障害

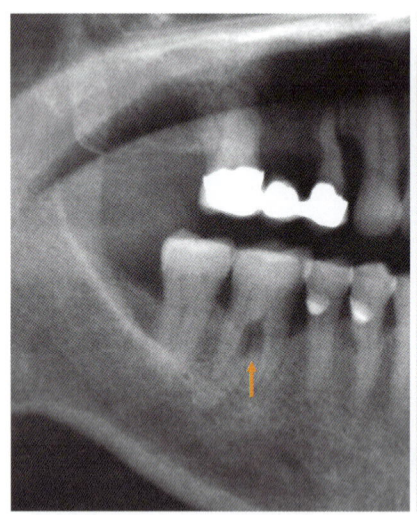

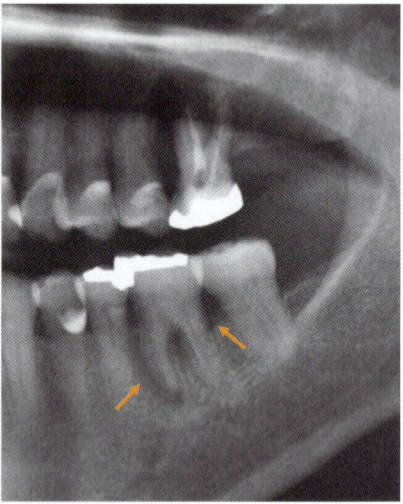

(a) 根分岐部歯槽骨の吸収　　(b) 垂直圧と側方圧による歯槽骨の吸収
図9-35　垂直的障害による歯槽骨の吸収

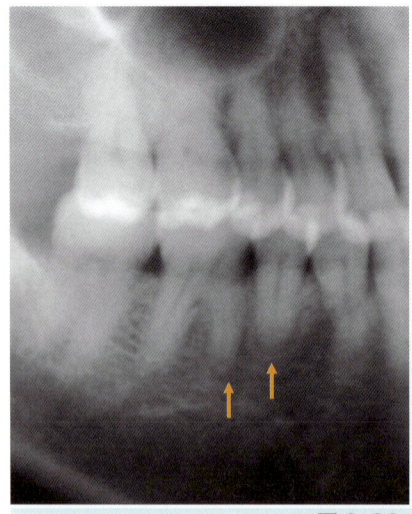

図9-36　歯根吸収

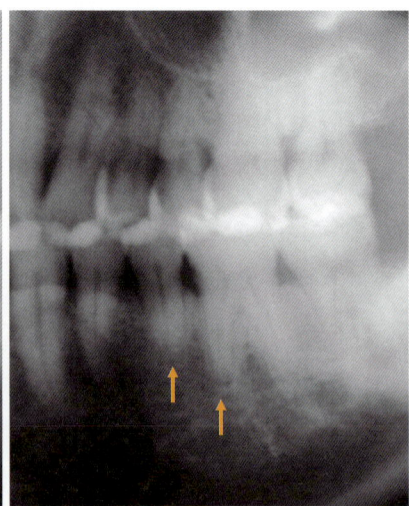

Diagnosis and Treatment of Occlusal Disease

図9-37　すり鉢状になった咬合面の咬耗

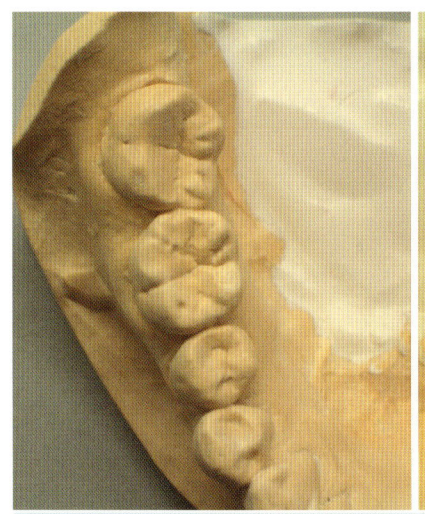

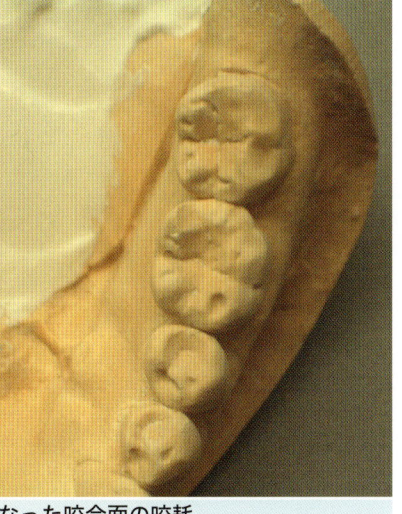

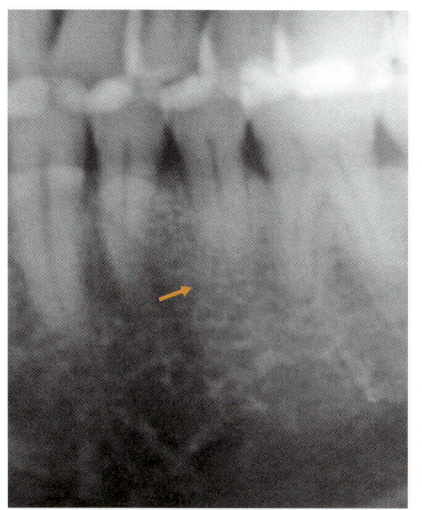

図9-38　歯根吸収部に再生した新生骨

的に根尖に加わっていることから，根尖吸収を起こしたものと考えられるのです．

図9-38に示す写真は，「5の根尖吸収された部分が，新しい骨によって再生された像を示しています．

■臨床所見

咬合性外傷の垂直的障害だけでは，特に，臨床的に大きな問題となることはありません．歯根吸収を起こした歯でも動揺はまったくみられず，歯肉の病的な変化もありません．

しかし，歯冠・歯根比が変わるため，ブリッジの支台歯や部分床義歯の支台歯に用いる場合には，注意が必要になります．この垂直的障害に水平的障害が加わると，その症状は重症になることは想像にかたくありません．

6　咬合性外傷の診断
Diagnosis of Occlusal Traumatism

咬合性外傷は，臨床症状とともに，病因である咬合異常と進行度の診査によって診断されます．

■咬合診査

歯が咬合性外傷に罹患すると，これまで記述したように，「咬合面の咬合診査」を行って咬合異常を見出すことになります．

診査は，咬合紙によって印記された接触部位を観察します．図9-39(a)に示すCコンタクトや，(b)に示すBコンタクトの咬合接触を，斜面上に見出すことです．この診査は，咬頭の印記部ではなく，対合歯の咬合斜面上

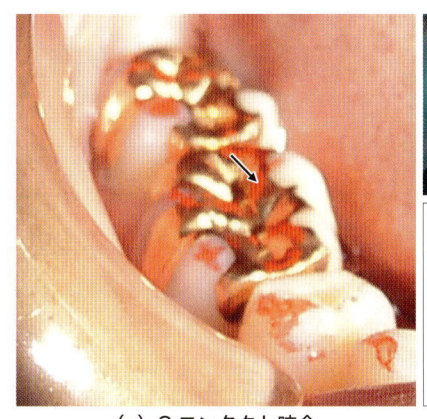

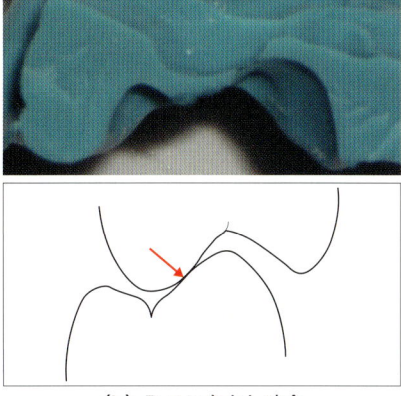

(a) Cコンタクト咬合　　　(b) Bコンタクト咬合
図9-39　1点の咬合接触

咬合性外傷　Occlusal Traumatism　159

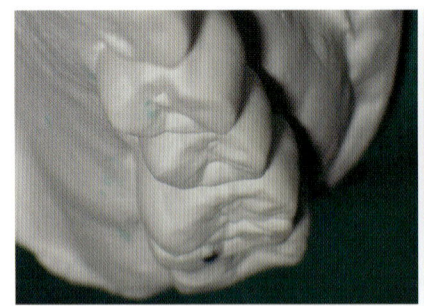

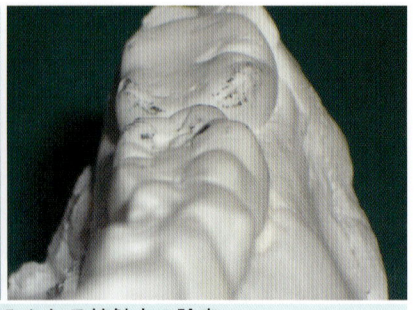

図9-40 咬合斜面にみられる接触点の診査

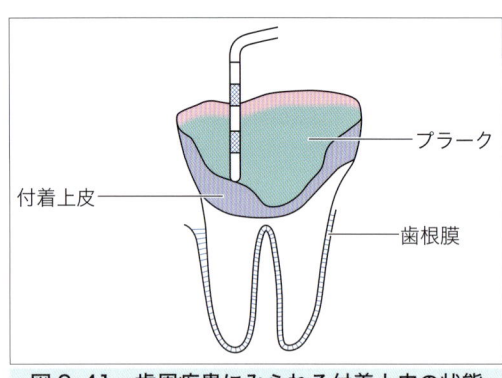

図9-41 歯周疾患にみられる付着上皮の状態

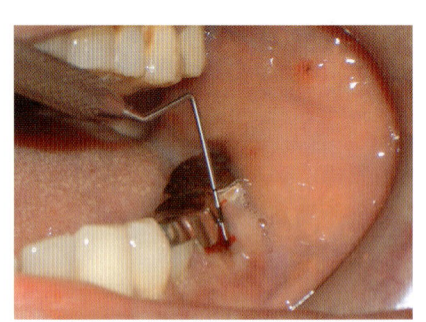

図9-42 プローブによる測定

の印記部をみることによって確実に診断できます．

これまでにも提示しましたが，図9-40に示すように，咬合接触点が咬合斜面上にあるかないかを診査します．斜面上の咬合接触点を発見することで，咬合圧の方向と骨吸収像との因果関係を明らかにすることができます．

■進行度の診断

進行度の診査には，X線写真が撮影されます．第2期以降の状態は，X線写真に所見が現れることから診断ができます．しかし，ここで最も苦慮するのは，歯槽骨の吸収破壊が根尖を越えているか否かを診断することです．つまり，歯が保存できるか否かの判断です．

歯槽骨の破壊が根の全周にわたっているようなら保存不可能で，暫間固定をするまでもなく抜歯の可能性が高くなります．

その判断は，付着上皮や線維性付着が根周囲に存在するか否か，つまり，根周囲に健康な歯根膜が存在するか否かによって決まります．

この診査は，歯周疾患の診査と重なりますが，一般的には，プロービングによって行われます．しかし，付着上皮の状態は，図9-41に示すように非常に複雑なため，プロービングで全周にわたって明らかにすることは不可能です．また，プローブによる測定では，図9-42に示すように，ポケットの深さが根側のどこに位置しているかを判断することはできません．

付着上皮の状態を，根の全周にわたって診査する方法として，著者は，ポケット造影撮影法（仮称）を行っています．この方法は，歯周疾患の診断とも絡むことから，のちの歯周疾患の項で紹介します．

7　咬合性外傷の治療
Treatment of Occlusal Traumatism

咬合性外傷に罹患した歯は，原因が除去されれば正常に戻り，動揺も減少します．したがって，この疾患の治療は，まず原因を除去することであり，その処置は，咬合時に発生する側方ベクトルの発生を防ぐことです．

その方法は，動揺歯であれば動揺を止めるための処置から始まります．この処置は，第3期以上であれば，暫間固定に頼らざるを得ません．咬合の改善は，7章で解説した理想的な咬合様式をもとに行います．

1) 暫間固定
Temporary Splint

■罹患歯の前後に歯がある場合

罹患歯の前後に健全歯が存在する場合の暫間固定は，先に記述したように，罹患歯を挟んで，前後の歯を用いて行います（p.152参照）．

■罹患歯が最後臼歯の場合

咬合性外傷が，図9-43に示すように，最後臼歯にみられる場合には，歯の固定がむずかしくなります．

図に示す患者は，71歳の男性です．7̄は，半年前にエナメル破折が起こり，歯冠が崩壊したためクラウンを装着しました．したがって，生活歯です．クラウンの装着後，まもなく咀嚼時に咬合痛が発生しました．

咬合性外傷による骨吸収が根の全周にわたっているものの，発症から半年あまりと短いことから，治療は，暫間固定を試みることにしました．

暫間固定は，6̄7̄の2歯で行いました．方法は，先に示したのと同じように，6̄7̄の咬合面に保持溝を形成して，0.9 mmのクラスプ線を用いて固定しました．しかし，咀嚼のたびに咬合痛がとれないことから，3か月後には抜歯になりました．

治療が失敗した理由として次のことが考えられます．

6̄7̄の暫間固定は，図9-44に示すように，片持ち梁と同じ形式です．このような維持では，7̄に加わる咬合力は，6̄の連結部にそのまま加わるのです．この力に対して，0.9 mmのワイヤーとコンポジットレジンでは耐えることはできません．連結部は破壊されることになったのです．さらに，根周囲の骨吸収が全周にわたるため，歯の上下動を骨で支えることができないのです．

したがって，最後臼歯の暫間固定には十分な配慮，すなわち，最初から永久補綴治療として4̄5̄6̄7̄，または，骨植が良好であれば5̄6̄7̄の連結冠を装着する必要があると思います．ただ，この治療を行うには，罹患歯が保存可能か否かの確実な診断が求められるのです．その診断は，のちの歯周疾患の項で説明します．

2) 咬合調整
Occlusal Adjustment

咬合調整とは，早期接触部や滑走干渉部を単に削除することではありません．咬合力が根尖に向かうように，咬合面に光重合レジンを添加して，咬合を整えることです．

■BコンタクトやCコンタクト咬合の場合

図9-45(a)に示すように，1点で咬合接触をしている場合に，咬合調整のために接触点を削除すると，咬合を低くしてしまいます．このような場合には，(b)に示すように，下顎臼歯の咬合面に光重合レジンを添加し，咬合を整えます．

■咬頭嵌合位に咬合していない場合

たとえば，図9-46(a)に示すように，上下顎の臼歯は，咬頭嵌合位ではなく，咬頭対咬頭の咬合になっている場合があります．特に，小臼歯部でよくみかけます．

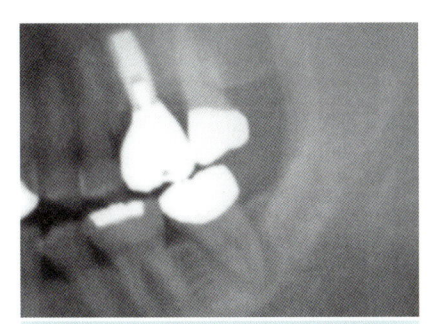

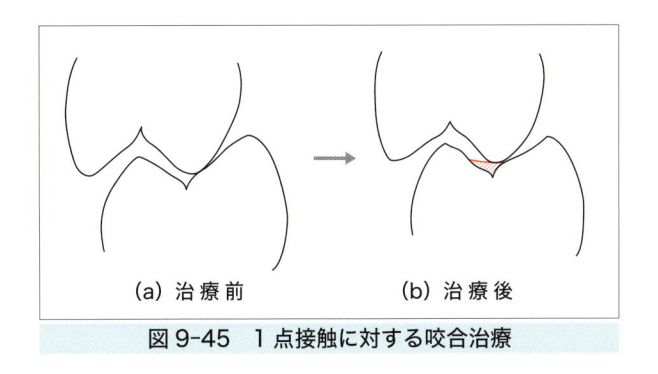

図9-43　最後臼歯の咬合性外傷

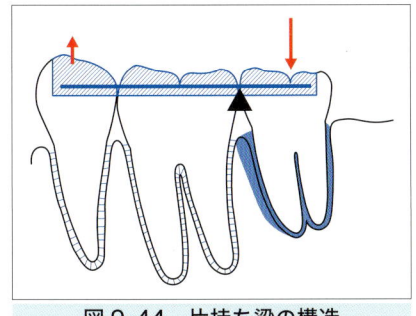

図9-44　片持ち梁の構造

図9-45　1点接触に対する咬合治療
(a) 治療前　　(b) 治療後

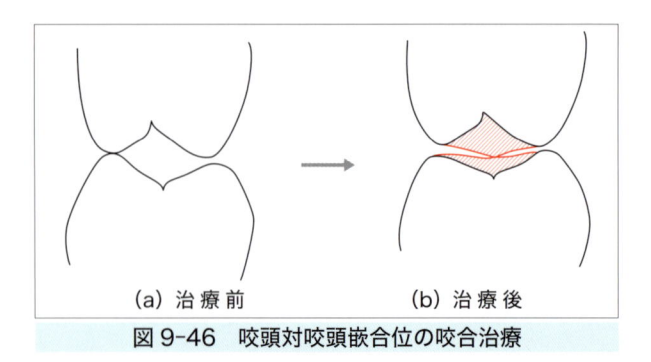

(a) 治療前　　　(b) 治療後
図 9-46　咬頭対咬頭嵌合位の咬合治療

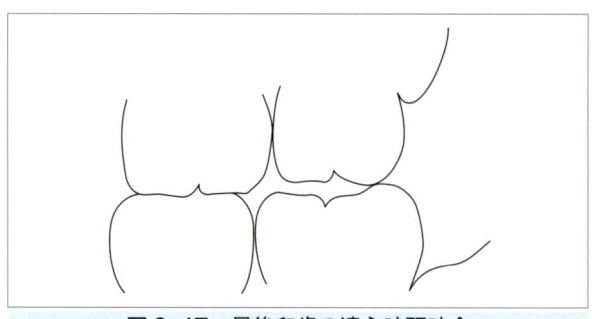

図 9-47　最後臼歯の遠心咬頭咬合

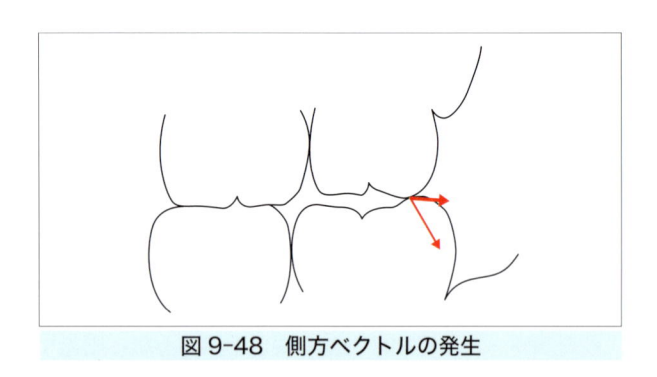

図 9-48　側方ベクトルの発生

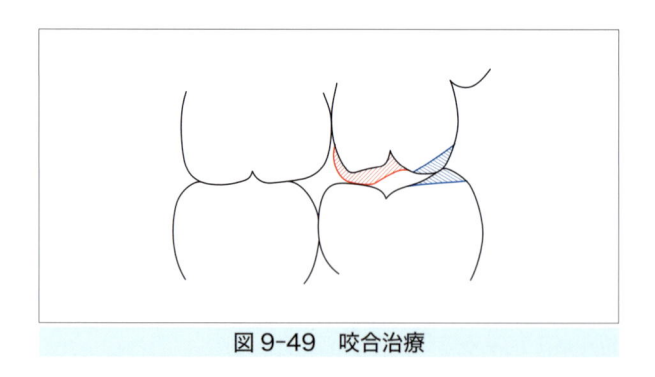

図 9-49　咬合治療

　このような場合の咬合調整は，(b) に示すように，上顎臼歯の咬合面に光重合レジンを添加して，咬合面の中央に咬頭をつくります．
　一方，下顎の咬合面には光重合レジンを添加して，平坦な咬合面とします．そして，下顎の咬合面の中央に，上顎臼歯の咬頭を1点で接触させます．
　上顎臼歯の咬合面の中央に咬頭をつくることに疑問をもたれるかもしれません．しかし，咬合力学的に，また，咀嚼運動上からも，何の問題もありません．

■近遠心的に咬合異常がみられる場合
　図 9-47 に示すように，7̲ の遠心咬頭が 7̲ の遠心咬合面に咬合する場合がよくみられます．このまま咬合させると，咬合性外傷の発症もしくは，6̲ と 7̲ の隣接面に隙間をつくり，食片圧入を起こすことになります．
　インレーを装着したあと，しばらくして食片圧入が起こるようになるのは，このような咬合が原因しています．その理由は，図 9-48 に示すように，下顎歯には遠心方向に側方ベクトルが発生するからです．
　咬合治療は，図 9-49 に示すように，7̲ の咬合面の近心に光重合レジンで一時的に咬頭をつくり，7̲ の近心咬合面に咬合させます．次いで，|7̲ の遠心部を削合して，

接触しないようにします．すなわち，咬合接触を，7̲ の近心咬合面に移動させることが必要です．

3）暫間固定後の永久補綴への切り換え
Replacement of Permanent Prothodontic Treatment after Temporary Splint

　これまで説明したような暫間的な処置，たとえば，暫間固定によって咬合の安定をはかったとします．その結果，歯肉の症状や歯槽骨に回復がみられたら，次は，暫間固定を金属に置き換えることが必要になります．
　その場合，永久補綴治療によって連結する歯は，暫間固定と同じにすることです．
　また，光重合レジンによって咬合を整えた場合にも，レジン部を金属に置き換えることが必要です．この治療によって，半永久的に咬合を安定させることができます．
　著者は，このようなコンポジットレジンを用いた咬合の改善，そして，それにつづく永久補綴治療を，「咬合治療」とよんでいます．
　今日使用されているコンポジットレジンは，耐圧性や耐磨耗性の点で十分とはいえません．咬合の長期安定には，色の点を除けば金属がベストだと考えています．

8　咬合性外傷の治療と予後
Treatment and Prognosis of Occlusal Traumatism

咬合性外傷の各時期の治療法と予後について，述べてみたいと思います．

■第1期（極初期）

この時期の臨床所見は，咬合痛や知覚過敏などの症状を呈するだけで，X線写真に所見はみられません．
治療は，咬合治療を行います．
予後は，完全に治癒します．

■第2期（初期）

歯槽骨にクサビ状の骨吸収像がみられる時期です．
治療は，咬合治療を行います．
予後は，完全に治癒します．

■第3期（中期）

歯の根側に骨吸収像がみられる時期です．
治療は，歯に動揺がみられるときは暫間固定をします．罹患歯が中間歯の場合には，前後の歯を結んだ3歯を連結します．動揺がみられないときは，咬合調整で経過をみます．
最後臼歯の第二大臼歯が罹患歯の場合には，第二小臼歯，第一大臼歯を支えの歯として，固定を確実に行います．第二大臼歯には咬合圧が大きくかかるため固定が破壊されるので，ときどき注意して診査することが必要です．また，この時期は，いきなり永久補綴治療を行ったほうがよいと思います．
咬合性外傷に罹患して経過の長い場合には，歯周疾患に移行している場合があります．歯肉に発赤や腫脹，出血や排膿を伴っている場合には，歯周疾患の治療が必要になります．歯周治療を行う場合には，暫間固定を行い，経過をみたあとに必要な治療を行います．
というのは，暫間固定によって歯肉周囲の炎症が軽減してくるので，それを待ってから治療に入ったほうが，外科的侵襲が少なくすむからです．
予後は，暫間固定が完全に行われ，経過中に固定がはずれることがなければ，ほとんど治癒します．

■第4期（末期）

歯槽骨の全周にわたり吸収破壊像のみられる時期です．また，歯周疾患に進行している場合が多くみられます．
したがって，咬合性外傷に罹患してからの経過にもよりますが，患者には，治療を試みるものの，抜歯もあることを話しておく必要があります．
咬合性外傷の病態像は，先にも述べたように，歯列矯正治療による移動中の歯周囲の歯槽骨と同じで，本来は非感染性です．
X線所見で，根尖を含んだ歯槽骨の吸収破壊像がみられたからといって，根側に付着上皮がないとはかぎりません．したがって，いったん歯の動きを固定し，歯槽骨や歯肉の炎症が回復するか否かをみることが必要です．
治療は，第3期とまったく同じです．暫間固定と咬合調整を行います．歯肉の炎症症状が2～3か月を経ても改善しないときは，抜歯します．

9　咬合性外傷と歯根破折の鑑別診断
Differential Diagnosis of Occlusal Traumatism and Root Fracture

咬合性外傷とよく似たX線像を呈する疾患に，歯根破折があります．
そこで，本題から少しはずれますが，ここでは，両疾患の鑑別診断についてふれておきたいと思います．
歯根破折で，破折線が根に沿って縦にみられる場合のX線像は，咬合性外傷の水平的障害の第3期像に酷似することがあります．
図9-50(a)に示すX線写真は，歯根破折です．この画像と，(b)に示した咬合性外傷の写真を比較すると，明らかな違いがあるようにみえます．
図9-51に示すX線写真は，52歳女性の 5 4| です． 5 4| は，5～6年前にメタルボンド冠を装着しました．最近， 5 4| 間の歯根中央にあたる歯肉に瘻孔ができていることに気づき，来院しました．
(a)に示すのは，初診時のパノラマX線写真の拡大像，(b)に示すのは口内法X線写真です．パノラマX線写真では， 4| の遠心歯根膜腔（矢印）にやや拡張像がみられます．しかし，口内法X線写真には特別の所見はありません．
2か月後の写真を，(c)に示します．明らかに 4| の遠心歯根膜に拡張像をみとめ，歯根破折が疑われます．抜歯によって歯根破折が確かめられました．

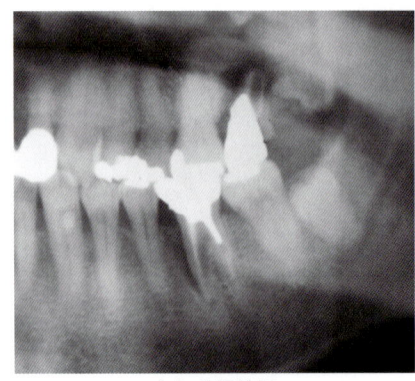

(a) 歯根破折　　　　　　　　　(b) 咬合性外傷
図 9-50　歯根破折と咬合性外傷の鑑別診断

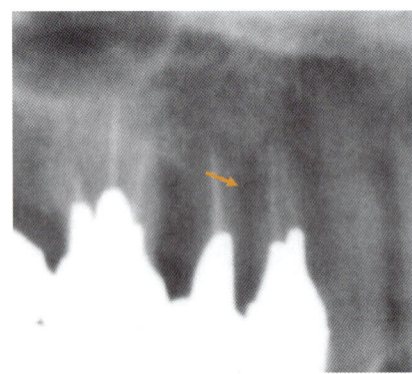

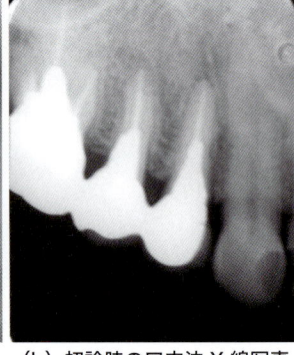

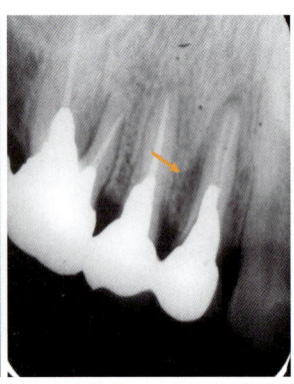

(a) 初診時のパノラマX線写真　　(b) 初診時の口内法X線写真　　(c) 2か月後の口内法X線写真
図 9-51　|4 に発生した歯根破折

　この画像のように，咬合性外傷と歯根破折が区別しにくい像を呈することがあります．しかし，(c)の画像には，歯頸部歯根膜に咬合性外傷の第2期に現れるクサビ状の吸収像がみられないのです．両疾患を鑑別診断する要点を，**表 9-1** に示します．

表 9-1　咬合性外傷と歯根破折の鑑別診断

1	歯根破折では，歯頸部歯槽骨に初期のクサビ状の骨吸収像がみられない．
2	破折歯に隣接する歯には，咬合性外傷の像がみられない．
3	歯根破折では，対合歯の骨破壊像がみられない．
4	歯根破折では，いきなり（急性の）化膿性炎症として現れる．

B 歯周疾患 Periodontal Disease

1 歯周疾患の病因
Etiology of Periodontal Disease

Lindhe著，岡本 浩 監訳，『臨床歯周病学』には，「Glickmanが1965年と1967年に発表した論文の要旨は，歯肉縁下プラークが付着している歯に異常に大きな力が作用すれば，プラークに起因する歯肉の病変の波及経路は変化すると唱えた．つまり，このことは咬合性外傷を受けた歯の歯周組織において進行性組織破壊のパターンが，外傷を受けていない歯のそれと明らかに異なっていることを意味している．Glickmanは，単にプラークに起因する病変では，歯周組織と歯槽骨の水平破壊（骨縁上ポケットと水平的吸収）が起こるが，さらに異常な咬合力が加わる場合には，くさび状骨欠損や骨縁下ポケットが形成されるとした」と記述されています．

Glickmanの論文（1965年）によると，「咬合性外傷は，歯周疾患の炎症や歯周ポケットの原因にはならない．しかし，咬合性外傷が炎症と合わさると，周囲組織の破壊につながり，そのことは歯周疾患の最も重要な特徴である」と締めくくっています．つまり，咬合性外傷は，歯周疾患の増悪因子であるというのです．

これに対して，1979年に，Waerhaugは，論文で，「咬合性外傷の加わっていない歯の歯周組織でも，くさび状骨欠損や骨縁下ポケットが，外傷の加わっている歯と同じ頻度で形成される」そして，「支持組織の消失パターンは，歯槽骨の形態および量と，細菌性プラークの隣接歯根面に沿った根尖への広がりとの相互作用の結果にすぎない」と述べています．

Waerhaugは，Glickmanの説を否定しているのです．GlickmanとWaerhaugの仮説は，いずれも死体の解剖所見から立てられたものです．この点について，Lindheは，「咬合性外傷と歯周囲炎の因果関係を解明しようとした場合，解剖所見はかぎられた価値しかもたない」と指摘しています．

今日では，Glickmanの説を支持する研究者と，Waerhaugの説を支持する研究者に分かれているようです．

著者は，この混乱のもとには，Lindheの指摘する解剖所見以上に，もっと大きな問題があると思います．

それは，咬合性外傷を判定するための基準になる正常咬合が，まったく解明されていないということです．さらに，咬合性外傷の定義では，病因が未解決なのに，咬合性外傷と歯周疾患は異なる疾患として扱われているのです．

これまでも説明したように，咬合を真に診断するには，生体において上下顎臼歯が直接咬合した状態でないとできません．解剖所見からでは，咬合を診断することはまったく不可能なのです．

図9-52に示す写真は，Waerhaugの論文に掲載されたものです．掲載されている8枚のX線写真は，著者の目からみれば，すべて咬合性外傷による骨の吸収破壊像と思われるのです．したがって，正常咬合の定義が確立しないままでは，咬合性外傷と歯周疾患の因果関係を結論づけることはできないのです．

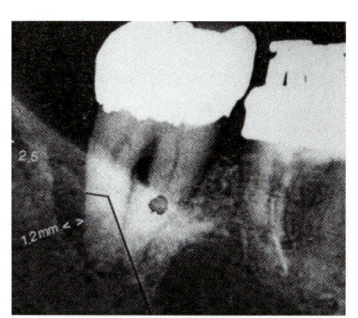

図9-52 咬合性外傷による骨吸収像（Waerhaugの論文より）

1）従来の歯周疾患の発症仮説
Conventional Hypothesis about Onset of Periodontal Disease

歯周疾患の病理像は，歯周囲歯肉にみられる慢性化膿性炎です．その発症過程は，歯頸部にプラークが付着することから始まります．プラークのもつ発炎性により，歯頸部に歯肉炎が発症し，歯肉炎をとおして化膿菌が歯肉に侵入し感染します．歯周疾患とは，この炎症が慢性化したものです．

従来の歯周疾患の発症から進行の過程は，周知のように，次のように考えられています．

1. 歯の周りにプラークが沈着する．
2. プラークの沈着から歯肉炎を起こし，歯周病菌が歯肉に感染する．
3. 歯周病菌の産生物が歯槽骨の脱灰を促す．
4. 炎症は，歯肉限局から，歯槽骨を含む範囲に拡大する．
5. 歯槽骨の吸収から，歯は動揺をきたすようになる．
6. 歯槽骨の吸収破壊が進むと，歯は自然脱落する．

この発症過程で重要なことは，プラークの付着から歯肉に歯周病菌が感染する過程と，歯周病菌の感染から歯槽骨の吸収破壊が起こる過程の2点です．

この2点について考えてみたいと思います．

第1点は，歯周病菌の歯肉への感染は，歯肉の辺縁にプラークや歯石の付着が原因と考えられていることです．

図9-53に示すX線写真は，Stafne著，『Oral Roentgenographic Diagnosis』から引用したものです．この写真の，7654の歯頸部には，かなりの歯石の沈着がみられます．ということは，プラークも相当付着していることになります．したがって，このような患者の歯肉には，歯肉炎が発症していると思われます．しかし写真には，歯周疾患としての歯槽骨の吸収破壊像がみられないのです．

図9-54に示す写真は，咬合性外傷の第4期として提示したものです．6の近心根では，根尖まで骨の吸収破壊が進んでいます．しかし，同じ根間中隔にある5の根側遠心には，歯槽骨が存在しているのです．このような骨破壊の様相を，前述したプラークの付着による発症仮説では，どのように説明するのでしょうか．

歯周疾患の予防には，プラークコントロールが重要といわれています．では，丹念にブラッシングをしてプラークをコントロールすれば，生涯にわたって歯周疾患に罹患せずにすごせるのでしょうか．

著者の知り合いの歯科衛生士で，ブラッシング指導を熱心に行っていた本人が，中年になったころから歯周疾患に罹患したのです．

第2点は，歯周病菌の感染による炎症から，骨の吸収破壊が始まるという過程です．

もし，骨吸収が，Lindheが指摘するように化膿性炎症によって起こったものとすると，図9-55に示すような吸収像は，病巣を完全に除去すれば完治するのではないでしょうか．

McGuireは，「**プラークに起因する歯周囲炎に咬合性外傷が合併している歯は，咬合性外傷のない歯より結合組織付着が高度に破壊される**」と述べています．

また，Lindheは，「**Fletzerは，臨床的に動揺のみられる歯のポケットは，歯周治療を行っても，それと同程度の病状をもつ動揺のみられない歯のポケットと同じようには改善されないと述べている**」と記述しています．

著者の経験では，歯周外科手術で病巣を除去すると，歯肉は一時的に健康になります．しかし，骨縁下にみられる垂直性の歯槽骨吸収は，ほとんど改善しないのです．

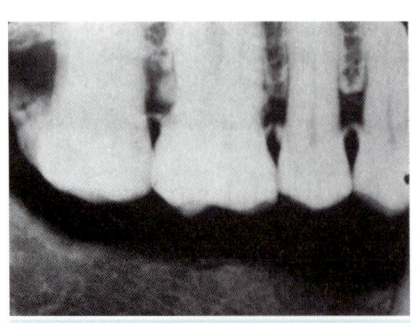

図9-53 歯石沈着のX線写真（Stafneの著書より）

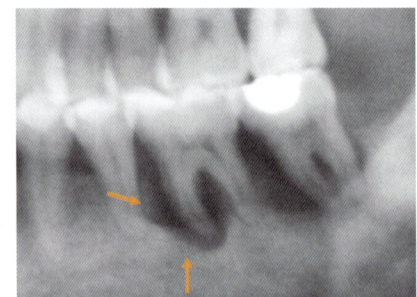

図9-54 咬合性外傷の第4期

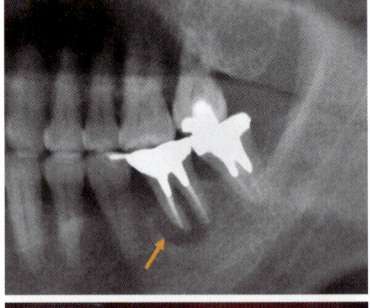

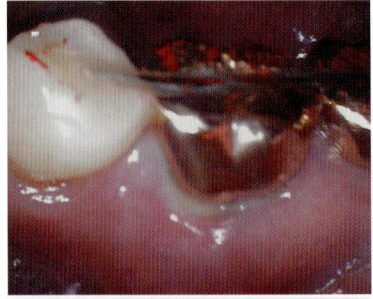

図9-55 歯周疾患に移行した咬合性外傷

> 歯周外科手術によって慢性炎症を取り除いても，歯周疾患が完治しないということは，歯周疾患の真の病因は，ほかにあるということになるのです．

つまり，従来の歯周治療は，歯肉にみられる炎症に対する治療であって，真の原因除去としての治療ではないのです．

ここに記述したことは，著者だけでなく，本書を読んでいただいている先生方も同じように感じられるのではないでしょうか．従来の仮説では，歯周疾患のすべての病態や病状，そして，病因を説明するには無理があるようです．

2) 著者による発症仮説
Author's Hypothesis about Onset of Periodontal Disease

歯周疾患の病因解明のための重要な点は，歯肉への歯周病菌の感染に至る過程です．

今日，加工食品を多く食するようになった現代人は，プラークがつきやすいことは想像にかたくありません．しかし，冒頭で紹介したアボリジニのような先住民は，歯にプラークがまったくつかなかったのでしょうか．量は少ないながらも存在していたと思われるのです．このことは，何を物語っているのでしょうか．それは，歯周囲にプラークが少し付着したからといって，即，歯周疾患の発症につながるものではないということです．

従来は，プラークの付着によって歯周病菌に感染し，これによって歯槽骨の吸収破壊が生じるとしています．もしそうであれば，先に図9-54で示したパノラマX線写真の⑤と⑥の吸収破壊像が，明らかな違いを呈することの説明がつきません．

そこで著者は，次のような歯周疾患の発症仮説を提唱しています．

> 1. 歯に何らかの原因で咬合異常が発生します．
> 2. すると，歯に咬合性外傷が発症します．
> 3. 咬合性外傷によって根周囲の歯槽骨が破壊されると，歯は動揺するようになります．
> 4. 歯の動揺は，付着上皮の剥離や歯根膜線維の断裂などの損傷を起こします．
> 5. この損傷とは，歯と周囲組織の間に生じた傷です．すると，この傷より歯周組織内に細菌が侵入します．
> 6. 歯の周囲にプラークや歯石などが付着していると，より細菌感染が起こりやすくなります．
> 7. 歯の動揺がつづくと，恒常的に細菌が侵入し，病巣は慢性化した化膿性炎となります．

この発症過程をもとにすると…

> 咬合性外傷は，歯周疾患（垂直性の骨吸収を伴う歯周疾患）の前駆疾患である，という仮説が成立します．

この仮説から，次の事項の説明が容易になるのです．

歯周疾患による歯槽骨の吸収破壊は，これまでの仮説では歯周病菌の感染によるとしていますが，著者は，まず咬合性外傷による骨の破壊から始まるとしています．このことによって，歯周疾患でクサビ状の骨吸収や，根の1側にみられる骨縁下ポケットの形成過程の説明ができるのです．

Dawsonは，「咬合性外傷とポケットの形成」の項で，「**骨は，歯根から骨への圧縮力の方向に，吸収が関係する特有の様式で破壊される**」と指摘しています．

さらに，「**これまでに何人かの権威は，ポケットの深さを増加させる本質的な因子は炎症とすることから，咬合因子は歯周組織の破壊に関与しないと論じてきた．**

しかし，このような意見は，何が歯周疾患の原因であるかという観点からすると視野の狭いものである．

歯根膜の健康な総合像，それは歯科治療のゴールでもあるが，それは歯をサポートする構造のすべてを含むもので，単に歯肉付着だけの問題ではない」とまでいっています．このことは，歯周疾患に咬合が深くかかわっていることを語っているのです．

次に，歯肉への歯周病菌の感染は，咬合性外傷による歯の動揺により，付着上皮の剥離や歯根膜線維が断裂することで起こるとしました．この断裂は，歯と歯周組織の間にできた傷とみることができます．この傷から歯周病菌が歯肉内に侵入するのです．

たとえば，農作業中，泥の付いた鎌で指を切ったとします．泥の中に破傷風菌がいれば，菌は傷をとおして体内に侵入し，発病することがあります．しかし，傷がなければ感染には至らないのです．

付着上皮や歯根膜線維の破壊で傷ができても，一度の歯周病菌の侵入では発病に至らないでしょう．ところが，咬合性外傷に罹患した歯は，つねに揺らいでいることから，傷は回復することがないのです．したがって，細菌は恒常的に歯肉に侵入することになります．そして，歯周病菌の感染の病態像は，慢性経過をたどるようになるのです．これが，歯周疾患の発症です．

1本の歯に発症した咬合性外傷は，その歯だけにとどまらず，歯の動揺は隣在歯の咬合異常を引き起こし，これらの歯の周囲歯槽骨の吸収を起こすようになります．

また，歯周疾患に移行した歯が抜去されると，隣接歯が移動し，さらなる咬合異常を起こします．1本の歯の咬合異常が，やがて，全顎にわたる咬合面の咬合異常を招き，歯周疾患は全歯に波及するのです．

3）プラーク由来の歯周疾患
Periodontal Disease Caused by Dental Plaque

ここでは，発炎性因子であるプラークによる歯周疾患の発症について考えてみたいと思います．

柏は，「**プラークは最も重要な発炎性因子である．歯面に付着する白色あるいは黄白色の粘着性の沈着物で，細菌およびその産生物から構成され，デキストランやレバンなどの細胞外多糖をマトリックスとして歯面に付着している．プラークは歯面に強く付着し，歯ブラシ等の清掃用具で機械的に除去しなければならない**」

また，歯石に関しては，「**歯石はプラークの石灰化物であり，表面が粗造であるためにプラークの保持因子として働く**」と述べています．

現代人のプラークや歯石の沈着は，縄文時代の人々より多いであろうことは想像できます．

歯石やプラークが付着すると，歯肉には，まず，**歯肉炎**が発症して出血がみられるようになります．さらに進行すると，炎症は歯根膜や歯槽骨にまで波及し，周囲組織を破壊する歯周疾患に移行します．

したがって，著者は，プラーク由来の歯周疾患を否定しているのではありません．

ただ，Glickmanをはじめ多数の研究者が指摘するように，プラーク由来の歯周疾患の特徴は，**図9-56**に示すように，水平的な骨吸収はみられても，垂直的な骨吸収はほとんどみられません．また，図に示すように相当

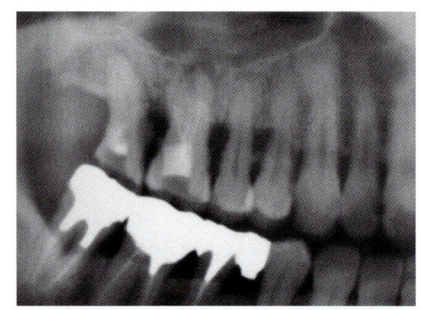

図9-56　プラーク由来の歯周疾患

に骨吸収が進んだ状態であっても，歯の動揺はまったくみられないのです．

プラーク由来の歯周疾患は，全身疾患を伴わなければ急激に重症化することはなく，歯石除去とプラークコントロールによって完全に治癒するのです．著者は，ここに咬合性外傷由来とプラーク由来の歯周疾患の違いがあると考えています．

2　歯周疾患の特徴
Characteristics of Periodontal Disease

歯周疾患は，インフルエンザのように人から人に伝染するものではありません．また，歯周疾患の病原菌は特定の細菌でなく，**表9-2**に示すように，少なくとも数種，厳密には200〜300種あると報告されています．このことは，歯周疾患には，ワクチンによる予防手段が成り立たないことを物語っています．本節では，改めて，歯周疾患の特徴から病因について考えてみたいと思います．

■歯周疾患の特徴

1. Glickmanが指摘するように，咬合性外傷に罹患した歯の歯周疾患が重症化することは，日常著者も経験します．
2. McGuireやFletzerが指摘するように，動揺のみられる歯とみられない歯では，病状の回復が異なる

表9-2　歯周病菌の種類

Porphyromonas gingivalis
Aggregatibacter actinomycetemcomitans
Prevotella intermedia
Campylobacter rectus
Fusobacterium nucleatum
Bacteroides forsythus
Spirochaetes

図9-57　歯槽骨の吸収像

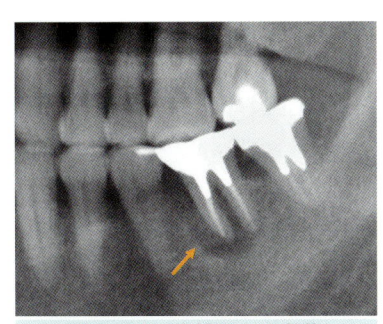

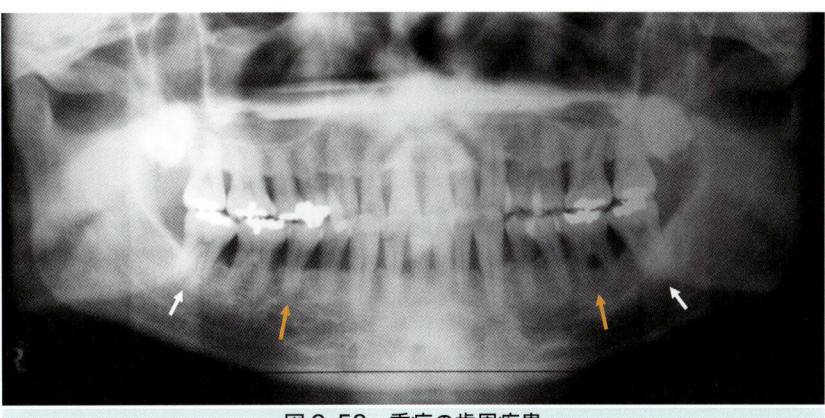

図9-58　重症の歯周疾患

のです．
　図9-57に示すように，歯槽骨の吸収がいったん発生すると，歯の動揺を止めないかぎり，歯周疾患の治療を行っても治癒しないことがあります．
3. 全顎にわたる歯周疾患では，重症部とそうでない部が混在し，重症部には咬合異常が存在するのです．
　図9-58に示すパノラマX線写真の歯周疾患は，全体的にみるとかなり重症です．しかしよくみると，オレンジの矢印で示す歯槽骨の吸収破壊は重症ですが，白矢印で示す歯には，ほとんど吸収像はみられないのです．同一人でありながら，歯周疾患は，部位によって重症度が異なるのです．
4. 歯周疾患は，咬合治療を行うと，それだけで病状が劇的に改善するのです．

　これらのことをもとにすると，「歯周疾患の病因の1つは，咬合である」ことが明らかになります．

3　歯周疾患の分類
Classification of Periodontal Disease

　これまでに示した歯周疾患は，病因をもとにすると次のように分類することができます．

1. 咬合性外傷型：咬合性外傷由来の歯周疾患
2. プラーク型　：プラーク由来の歯周疾患
3. 混合型　　　：プラーク由来の歯周疾患が発症したあとに咬合性外傷が加わる

　1と2の歯周疾患は，まったく異なる病理学的な過程から発症します．その発症のメカニズムの違いは，これまで説明したとおりです．3に示す混合型の歯周疾患は，発症はプラークに由来します．しかし，歯周疾患が進行すると，細菌の産生物によって歯槽骨の吸収が促されたり，歯根膜の炎症性浮腫などによって，歯はわずかにゆるみます．すると，わずかな咬合異常からでも咬合性外傷が発症し，歯周疾患が悪化するタイプです．

　しかし，いずれの発症過程であっても，歯周疾患としての最終病態像は，慢性化膿性の歯周囲炎となります．

　治療法に関しては，咬合性外傷型とプラーク型では，発症過程の違いから，まったく異なってきます．治療法については，のちに説明します．

4　咬合性外傷由来の歯周疾患の診断
Diagnosis of Periodontal Disease Caused by Occlusal Traumatism

　歯周疾患の病態像は，先にも述べたように，歯頸部歯肉の慢性化膿性炎症です．したがって，歯肉に慢性の化膿性炎症が存在するか否かを確認することで，歯周疾患の病名診断はそれほどむずかしいものではありません．

　今日，歯周疾患の診断では，さらに進行度（重症度）の診査が行われています．それは，ポケットの測定やX線写真による歯槽骨の吸収度の診査です．

　図9-59に示すのは，先に提示した68歳男性の咬合性外傷です．⌊6の歯肉は，発赤や腫脹に加えて，出血や排膿もみられます．この病状は，咬合性外傷というより歯周疾患です．これまでも説明したように，咬合性外傷は咬合異常から発症し，その経過が長引くと歯周疾患に移行するのです．咬合性外傷では，咬合診断が必要になります．

　そこで本項では，咬合性外傷由来の歯周疾患の診断について，咬合診断を含めて説明したいと思います．

歯周疾患 Periodontal Disease　169

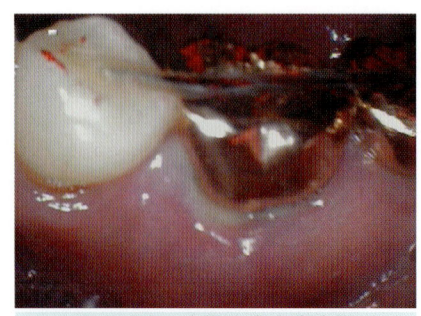

図 9-59　歯周疾患の臨床像

1）歯周疾患の咬合診断
Diagnosis of Occlusion in Patients with Periodontal Disease

図 9-60に示すパノラマX線写真と模型は，44歳の男性のものです．重症の歯周疾患で，何度も大学病院で歯周外科手術を受けました．「手術後は，一時的に歯肉は健康になりますが，しばらくすると，また歯肉がただれ，腫れるようになる」とのことでした．そして，「何よりもスルメを肴にビールを愉しみたいが，今はまったく噛めない」とのことでした．

そこで，(b)に矢印で示す $\frac{7}{7}$ と $\frac{5}{5}$ の咬合状態を，チェックバイト用シリコン印象材によって診査しました．

図 9-61(a)に示すのは，咬合接触してシリコンが薄くなった点を鉛筆でマークしたものです．

(b)に示す咬合面の接触点は，歯槽骨の吸収破壊像のみられない $\overline{7|}$ では，上顎歯の舌側咬頭が下顎臼歯に咬合しています．これは，著者が提唱する正常咬合です．

一方，(c)に示すのは，歯槽骨の破壊の進んだ $\overline{5|}$ の咬合状態です．これは，Bコンタクト咬合であり，咬合異常であることがわかります．

これまででおわかりのように，歯周疾患の病因は咬合であり，また，歯周疾患の進行度にも咬合が関与してい

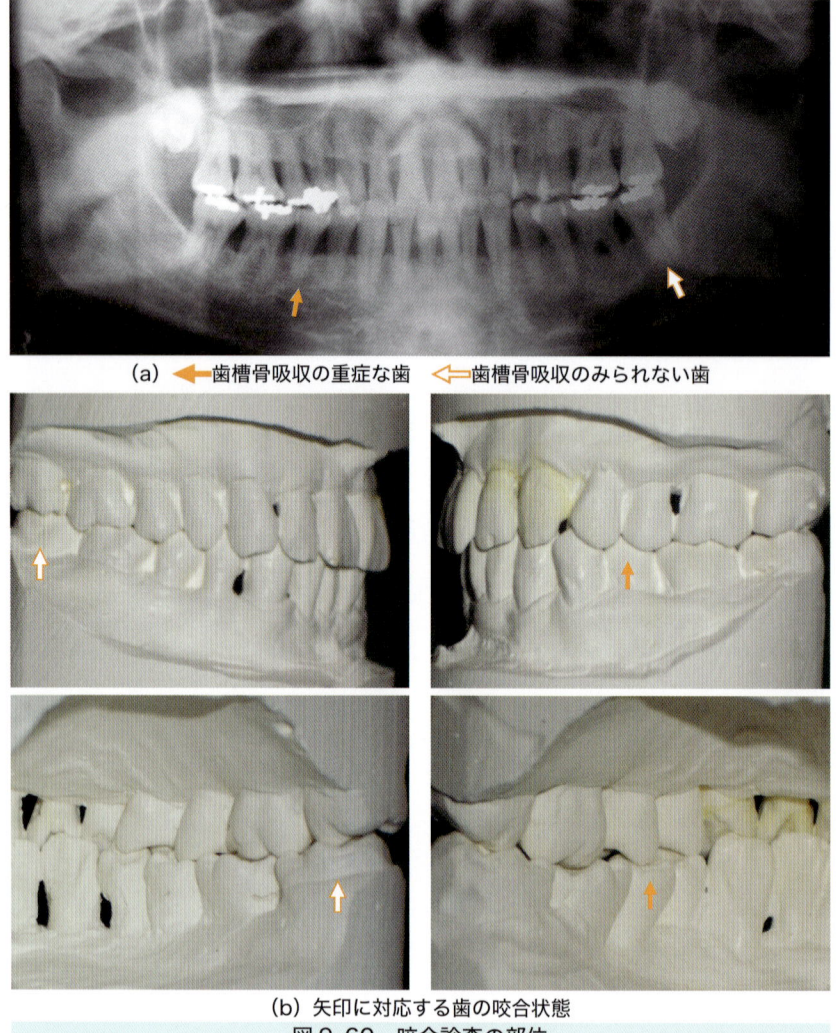

(a) ⟵歯槽骨吸収の重症な歯　⟸歯槽骨吸収のみられない歯

(b) 矢印に対応する歯の咬合状態

図 9-60　咬合診査の部位

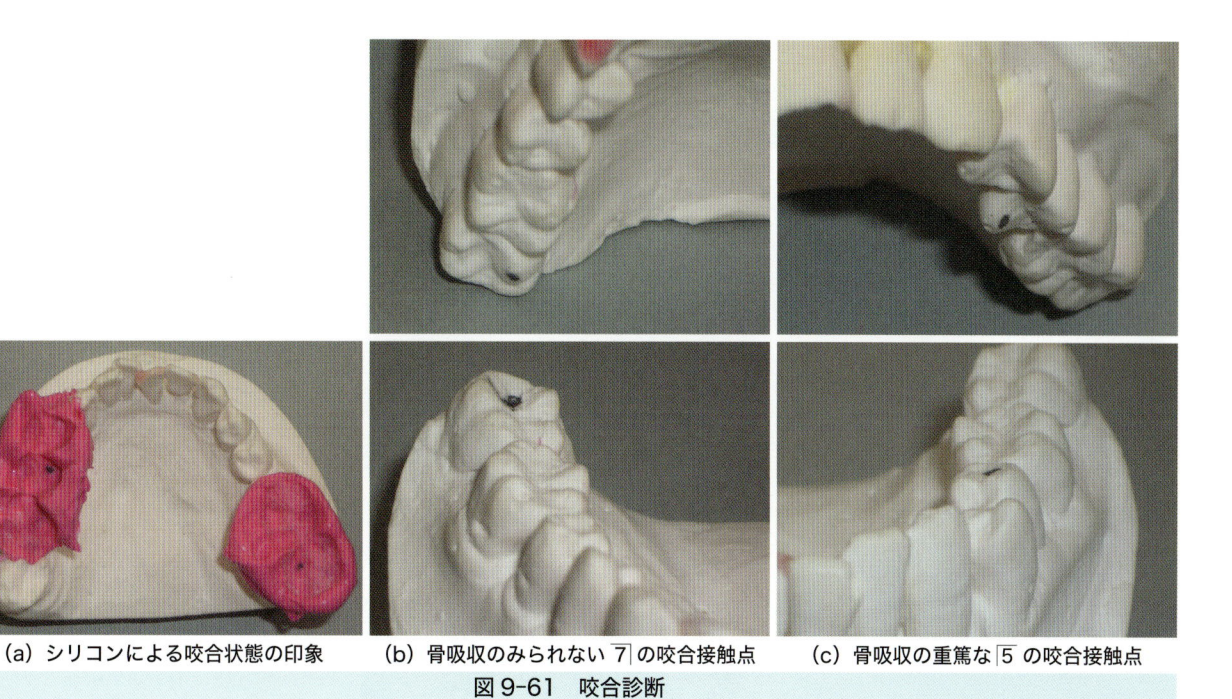

Diagnosis and Treatment of Occlusal Disease

(a) シリコンによる咬合状態の印象　(b) 骨吸収のみられない 7| の咬合接触点　(c) 骨吸収の重篤な |5 の咬合接触点

図 9-61　咬合診断

るということです．
　したがって，診断には，これまで行われているプロービングやX線写真による進行度の診査だけでなく，咬合診査が必要になるのです．

2) 歯周疾患罹患歯の保存可否の診断
Differential Diagnosis of Conservative Treatment in Patients with Periodontal Disease

　歯周疾患の診断では，歯槽骨の吸収破壊が根尖近くまで進行し，プロービングで 10 mm を呈するような歯に遭遇すると，保存できるか否か迷うことがあります．
　歯周疾患の病巣の範囲は，X線写真で歯槽骨が吸収破壊された部分のすべてでないことは，これまで説明したとおりです．X線写真上で，根の全周囲にわたって歯槽骨吸収像がみられても，治る可能性がゼロではないのです．
　Waerhaug の論文では，X線写真で根尖近くまで歯槽骨の吸収破壊像がみられても，図 9-62 に示すように，付着上皮は，歯根面で非常に複雑な形状をして存在し，根尖部には正常な歯根膜が残存していることがあります．
　ここで重要なことは…

> 歯は，その根周囲にわたって付着上皮が存在すれば，歯槽骨の破壊が根尖近くであっても，保存可能である．

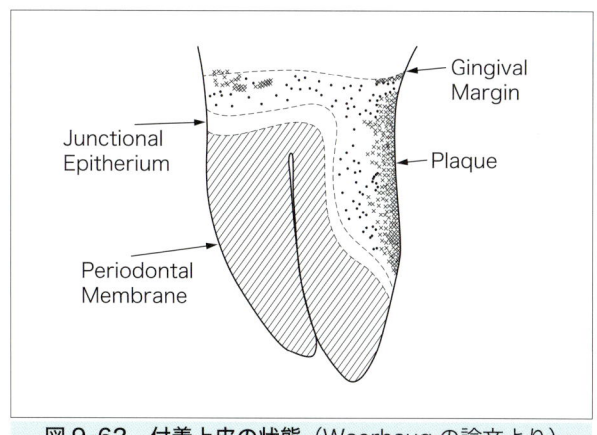

図 9-62　付着上皮の状態（Waerhaug の論文より）

ということです．
　図 9-63(a) に示すパノラマX線写真は，59歳の女性のものです．一見しただけで歯周疾患と診断されますが，重症部とそうでない部分が混在しています．
　ここで注目したいのは，(b) に示す |4 5 です．これらの歯は，重症の歯周疾患で動揺が激しく，ときどき急性発作を起こしています．特に |4 は，根尖近くまで歯槽骨が吸収され，また，歯根膜は，根尖を含んで拡張しています．
　治療は，この |4 5 を含めて，図 9-64(a) に示すような，⑥⑤④③②① | ①②③④⑤ のブリッジを装着しました．その後，9年経過した写真を，(b) に示します．|4 5

歯周疾患 Periodontal Disease　171

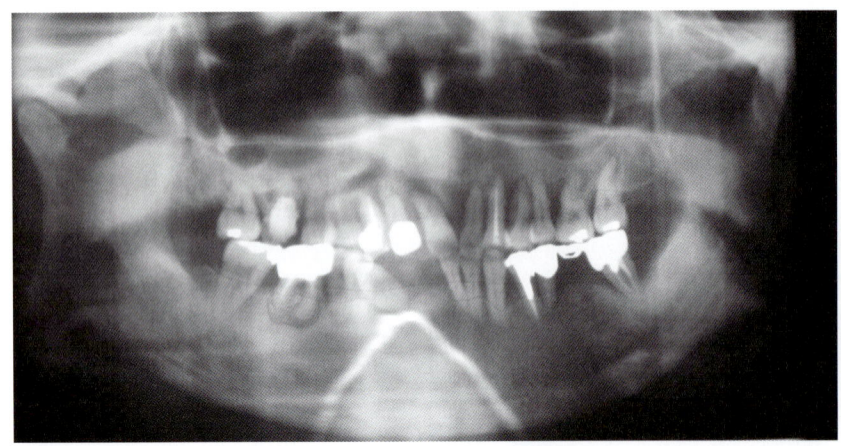

(a) 初診時のパノラマX線写真　　　　　　　　　　　　　　　　(b) |4 5 の拡大像

図9-63　重症の歯周疾患

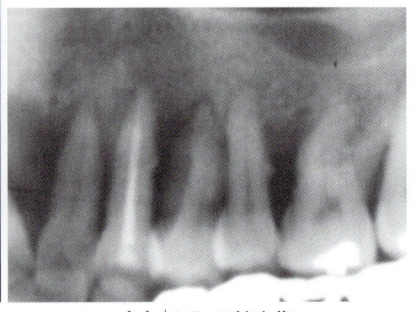

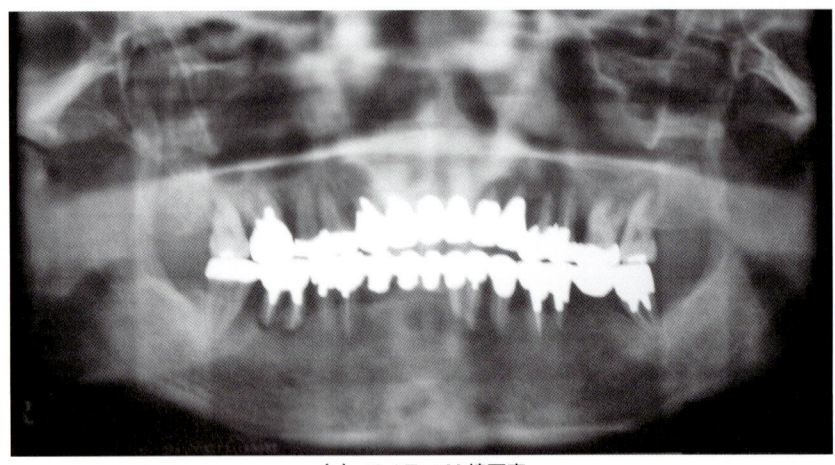

(a) パノラマX線写真　　　　　　　　　　　　　　　　　　　　(b) |4 5 の拡大像

図9-64　ブリッジによる治療から9年後

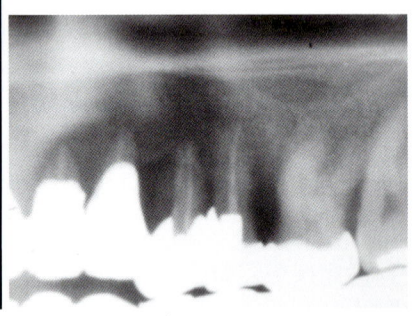

の根尖に存在していたわずかな歯槽骨は，それより吸収は進行せず，そのレベルで回復しています．つまり，歯が動揺しなければ，周囲歯槽骨の吸収破壊は進行しないのです．

これまでの説明から…

> 歯周疾患の診断で必要なことは，歯槽骨の吸収破壊の重症な歯では，根周囲に付着上皮や歯根膜組織が存在するか否かです．それが，歯の保存可否を決定する重要な情報になるのです．

歯が保存できるか否かの診断は，これまで述べたように，プロービングとX線写真によって行います．しかし，今日行われているプロービングの6点法でも完全に診断できるとはかぎらないのです．それは，付着上皮や線維性付着は，非常に複雑な形状を呈するからです．

著者は，歯周疾患や咬合性外傷の診断で，歯の保存の可否に迷うような場合には，「**ポケット造影撮影法**」（仮称）によるX線撮影を行います．この方法は，既存の材料を用いて簡単に行うことができます．

次に，その方法を紹介します．

■**ポケット造影撮影法**　Pocket Contrast Radiography (PCR)

図9-65に示すのは，前述した67歳男性の口内法撮影のX線写真です．この歯に対して，ポケット造影撮影によって付着上皮の状態を診査しました．

撮影には，ビタペックス®（ネオ製薬工業製）を造影剤として使用しました．この製品は，本来は根管充填剤として開発されたものです．しかし，造影性をもたせるためにヨード製剤が混入されています．このために，本法の目的にも使用できるのです．

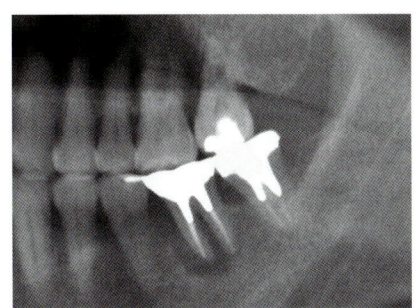

図 9-65 ポケット造影撮影法を行った歯周疾患

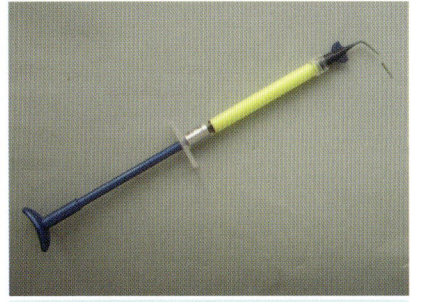

図 9-66 ビタペックス®

方法は，図 9-66 に示すように，撮影前に，シリンダーのノズルを少し太くなるように切断します．ノズルをポケット内に深く挿入し，歯根の近心隣接面から遠心隣接面にわたって頬側か舌側の一方に造影剤を注入します．いずれに注入するかは，ポケットの深いほうにします．造影剤の余剰部分が歯頸部から少しあふれる程度に注入します．大きくあふれた場合は，ふき取ります．

注入が終わったら，すぐにX線撮影を行います．撮影が終わったら，歯肉を軽く圧迫してポケット内の造影剤を排出し，軽く水洗しておきます．ポケット内を水洗する必要はありません．

ただし，急性炎症がみられるときは，注入は行わないでください．

造影撮影された口内法X線写真を，図 9-67(a) に示します．(b) は，造影剤の入っている部を斜線で示しました．「6 の根分岐部には，かなり深くまで造影剤が入っていますが，根尖にまで達していないことがわかります．したがって，「6 は保存可能であることが診断できるのです．

図 9-68 に示すのは，|7 の口内法X線写真と，ポケット造影X線写真です．|7 は，咬合性外傷から歯周疾患に移行し，出血や排膿がみられます．患者の話では，うっかり同側で咀嚼すると，歯の浮上とともに強烈な知覚過敏と，それにつづく歯髄炎様の自発痛を起こし，鎮痛剤を服用しなければならなくなるとのことです．

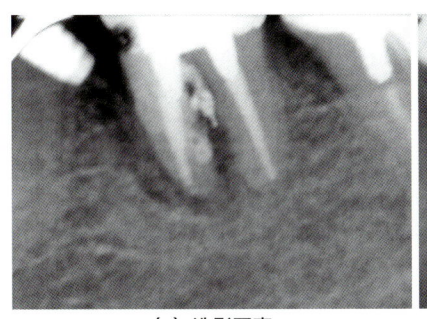

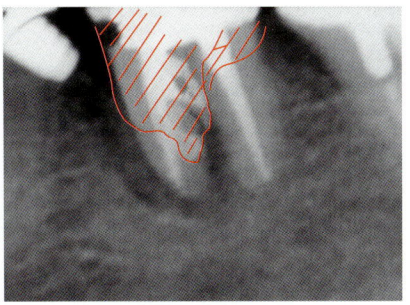

(a) 造影写真 　　(b) 造影剤注入部のトレース
図 9-67 「6 のポケット造影X線写真

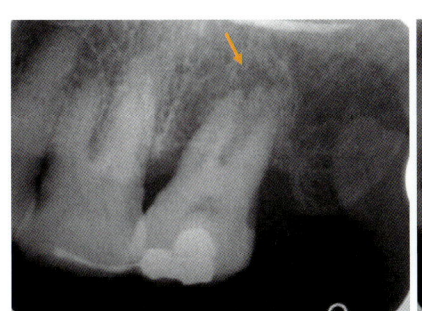

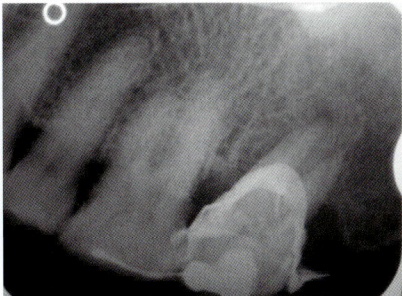

(a) 近心歯根膜の拡張 　　(b) 舌側ポケットに造影剤を注入 　　(c) 頬側ポケットに造影剤を注入
図 9-68 |7 のポケット造影X線写真

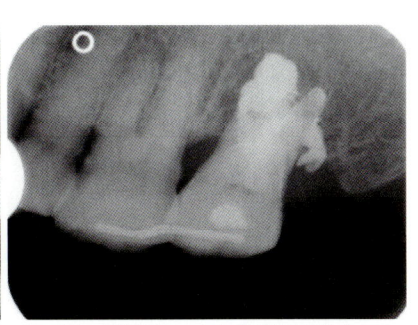

歯周疾患 Periodontal Disease

(a)の写真では，|7 の近心側には歯槽骨の吸収像がみられ，根尖周囲まで吸収されているようにみえます．(b)に示す造影像は，舌側に注入されたものです．3根ともに健全な歯根膜であることがわかります．しかし，(c)に示す造影像は，頰側に注入されたもので，病巣は根尖を含んでいることがわかります．治療は，暫間固定を行いましたが，症状の改善がみられず抜歯になりました．

5 歯周疾患の治療
Treatment of Periodontal Disease

歯周疾患の治療では，プラーク由来の場合には，歯肉の縁上，縁下にかかわらず，プラークや歯石の除去を行います．

咬合性外傷由来の場合には，咬合性外傷の治療とまったく同じです．動揺歯であれば，動揺や歯槽骨の吸収破壊の程度から，歯冠・歯根比を考慮して，暫間固定をするか否かを判断します．次に，咬合調整としてリンガライズドオクルージョンとグループファンクションに整えます．

歯周疾患の症状は，まず，咬合治療を行うことによって劇的に改善します．そして，歯肉や周囲歯槽骨の改善を待って永久補綴治療を行います．その方法も，咬合性外傷の治療とまったく同じです．

今日一般に行われている歯周疾患の治療は，まず，プロービングを行い，ブラッシングによるプラークコントロールと歯石除去を行います．これらの治療で改善しない場合には，歯周外科手術が行われます．この一連の治療過程は，病因がプラークの付着であるとするところから出発しています．

著者の治療法は，歯周疾患の病因は咬合であるとするところから出発しています．したがって，歯周疾患で動揺のみられる場合に最初に行うのは，原因除去としての暫間固定と咬合調整，すなわち咬合治療です．

咬合治療により歯の動揺を止めるだけで，歯肉や破壊された歯槽骨は改善するのです．これが自然治癒力です．自然治癒力によって病状は改善し，病巣は小さくなります．しかし，完治しない慢性の炎症が残れば，これを，従来のスケーリングから始まる一連の治療法で治すことになります．

咬合治療を行ったあとは，GTRやエムドゲインの治療が効果をあげることになります．これまで行われているこれらの治療をたとえれば，図 9-69 に示すように，動揺して土のはだけた杭の周りに，一生懸命に土を入れて，杭の動きを止めようとしているようなものです．

まず，杭の動きを止めてこそ，入れる土の意味があるのです．同じように，歯の動揺を止める治療こそ，歯周疾患治療の第一歩です．その後に，これらの治療を行えば，歯周疾患は確実に，そして，劇的に治癒に向かうことになるのです．

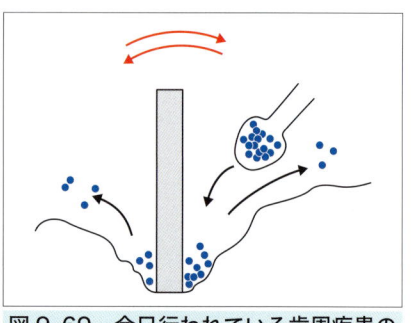

図 9-69 今日行われている歯周疾患の組織誘導治療のイメージ

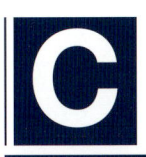

C ブラキシズム Bruxism

『GPT-8』に，ブラキシズムには「歯ぎしり」と「くいしばり」があると記述されています．つまり，両者は表裏一体のものです．このことは，くいしばりの治療のためにスプリントを装着すると，今度は歯ぎしりをするようになることからもわかります．ブラキシズムの病因については，今日でも判明しているわけではありません．

1 ブラキシズムの誘因
Cause of Bruxism

本節では，まずブラキシズムを誘発する因子について考えてみたいと思います．ブラキシズムについては，中枢性と末梢性があるといわれています．中枢性の原因はストレスが関与するといわれていますが，末梢性についてはまったくわかっていません．

佐藤ほかは，『日本歯科評論』の「特集ストレスと咬合」で，ブラキシズムについて，「現代人は，理性能が極端に発達し，脳機能の優先順位が逆転した動物である．すなわち本来動物がもっている本能・情動最優先の機能が，現代人では理性を優先するために本能・情動を抑制するというきわめて特殊な機能を獲得するに至った．(中略)

Slavicekによると，慢性的にクレンチング，ブラキシズムを行っている患者は咀嚼器官を精神的なストレスの調節弁として使用しているとともに，精神的ストレスを意識下で解決することができないという問題を抱えており，結果として遅延性の情動ストレス発散を肉体的な器官のレベルに求めることになる」と述べています．

平たくいえば，精神的ストレスを意識下で解決できないことから，ストレスの発散として遅延性に現れるのがブラキシズムである，ということになるのでしょう．ここに，ブラキシズムの中枢性の原因があるというのです．

さらに最後に，「睡眠ブラキシズムは基本的には中枢性に誘発される現象であるが，そのときの咀嚼筋活動の強さは咬合様式に依存している．つまり，ブラキシズム運動時に臼歯が接触するタイプの咬合では強大な筋活動が誘発され，結果として歯や歯周組織，顎関節などに破壊的影響を及ぼすことになる．それゆえ，生理的なブラキシズムによってアロスタシス（動的適応変化による生体の安定）を維持し健康な生活を送る上で正しい咬合様式の付与が重要となる」と述べています．

著者は，この記述にいくつかの疑問を感じます．まず，ストレスを病因とする疾患という事項です．ストレスを病因と確定するには，非常にむずかしい問題をかかえています．というのは，ある人には耐えがたいストレスでも，別の人ではそれほどでない場合が多々あるのです．

ストレスが，ある疾患の真の病因であるということを解明するには，ストレスを定量化し，疾患との因果関係を医学的に証明する必要があります．今日の医学では，ストレスは，ある意味で医師の言い訳の材料にされている面がないとはいえません．

次に，睡眠ブラキシズムが中枢性であるとすれば，日中に無意識に発症するブラキシズムは，何に誘発されるのでしょうか．そもそも，ブラキシズムを中枢性と末梢性に区別できるのでしょうか．もしできるとすれば，どのような違いになるのでしょうか．

このような疑問は，著者のみならず，どなたもいだかれると思います．結論をいえば，ブラキシズムの病因は，何も解明されていないのです．

2 ブラキシズムの病因
Etiology of Bruxism

1) Dawsonの示唆
Dawson's Suggestion

ブラキシズムの病因として，Dawsonは，著書『Functional Occlusion』で，「ブラキシズムをなくしたり，減少させたりするのに効果のある単一の治療法はないというのが，ほぼ明らかになっていることである．

しかし，ブラキシズムを減少させるのに信頼すべき方法がある．私の経験では，大部分の患者において注意深い咬合調整をすると，ブラキシズムのサインや症状が完全に消失するようにみえることである．

私は，患者からブラキシズムのサインや兆候があるか

どうかを報告してもらうほど，この事実に確固たる信頼を置いている．なぜなら，患者の咬合を改善する必要があるか否かを判断できるからである」と述べています．

この記述は，ブラキシズムの病因に，末梢性の因子が関与しているという大きな示唆を与えているのです．すなわち，ブラキシズムの病因の1つは，咬合の異常であるといっているのです．

2) Dawsonの示唆の裏づけ
Proof of Dawson's Suggestion

Dawsonの示唆を裏づける事実があります．それは，1章で示した小学校児童の疫学調査（p.40参照）でみられたブラキシズムです．ブラキシズムを誘発する原因は，萌出した永久歯の一過性の咬合異常であることは容易に診断できます．なぜなら，咬合が完成して咬合異常でなくなる青年期以降はブラキシズムが消失するのです．

また，著者の治療経験では，ブラキシズムを訴える大部分の患者に咬合治療を行うと，症状が消失するのです．このことからも，ブラキシズムは，咬合異常が原因の場合がある，ということができるのです．

ではなぜ，Dawsonは，ブラキシズムの病因は咬合異常である，と言い切ることができなかったのでしょうか．それは，正しい咬合が判明していないからです．

著者の提示した正しい咬合の定義にしたがって，ブラキシズムを訴える患者の模型から咬合を診査してみてください．そこには，咬合の何が異常でブラキシズムを発症するようになったかがみえてきます．

3　ブラキシズムの診断と治療
Diagnosis and Treatment of Bruxism

ブラキシズムの咬合診断ならびに治療例をとおして，ブラキシズムの病因を考えてみたいと思います．

1) ブラキシズムの診断
Diagnosis of Bruxism

患者は，26歳の女性で，歯科衛生士です．クレンチングの症状が強く，毎朝目覚めると頬がつっぱり，開閉口運動をしてほぐしているとのことでした．

図9-70に示す模型は，初診時のものです．$\overline{6\,5\,|\,5\,6}$と，$\overline{6\,|\,5\,6\,7}$にインレーが装着されています．

模型からまず気づくのは，正中離開がみられることです．患者によれば，この正中離開は以前にはなかったとのことでした．「いつからかはっきりしないが，気がついたら正中離開になっていた．ただ時期的に，臼歯の治療を始めてからのような気がする」とのことでした．

このことが事実とすると，臼歯を治療するうちに咬合

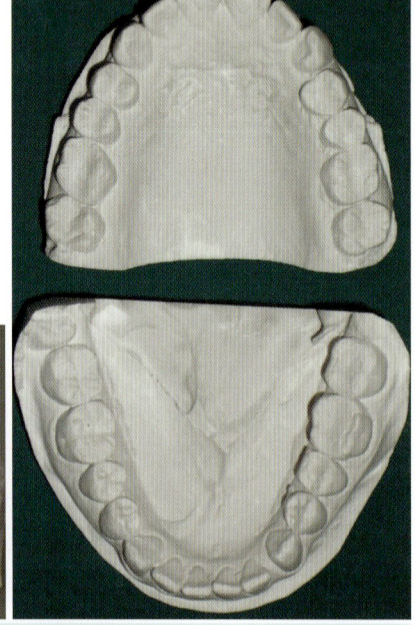

図9-70　クレンチングを発症した症例

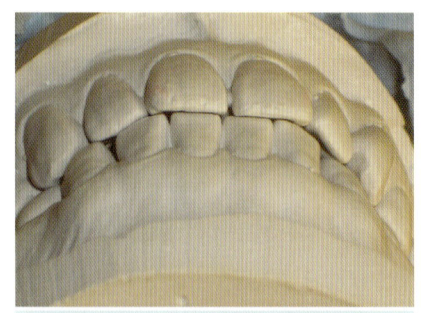

図9-71　正中離開と被蓋状態

Diagnosis and Treatment of Occlusal Disease

を低くしてしまったのです．その結果，図9-71に示すように，下顎前歯が上顎前歯を突き上げたことからフレアアウトを起こし，正中離開につながったものと考えることができます．

■クレンチングが出現する理由

患者の症状は，クレンチングであって，グラインディングではありません．なぜクレンチングを起こすかは，模型をみると推測できます．

図9-72に側面から撮影した写真を示します．これをみると，明らかに $\overline{5\ 4\ 3|3\ 4\ 5}$ の頬側咬頭内斜面は，下顎歯の頬側咬頭を深く覆った咬合状態をしています．つまり，左右に滑走しようとしても，上顎歯の頬側咬頭内斜面がブロックして動けないようにしているのです．したがって，クレンチングを起こすことになるのです．

■グラインディングの治療法

図9-73に示すのは，グラインディングの患者に対し，歯科医院において治療された模型です．グラインディングを止めるために，$\overline{3|3}$ の舌面に舌面板を装着し，$\overline{3|3}$ は咬頭を回復して $\frac{3|3}{3|3}$ を緊密に咬合させ，中心咬合位から左右に滑走できないようにしています．つまり，下顎の側方運動を犬歯の咬合接触によって止め，グラインディングを抑えようとしたものです．

しかし，この治療は非常に危険を伴います．それは，上顎犬歯に咬合性外傷を発症させる危険があること，さらに，グラインディングが止まっても，今度はクレンチングを起こす可能性があるからです．

この咬合は，犬歯誘導咬合といわれるかもしれません．しかし，犬歯誘導咬合は，これまでも述べたように，咀嚼運動とはまったく関係がないのです．このような考

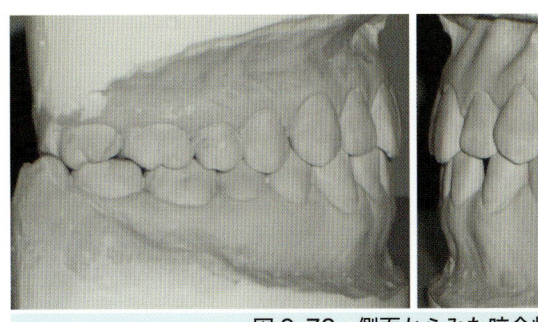

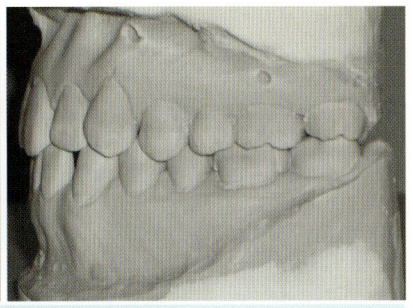

図9-72 側面からみた咬合状態

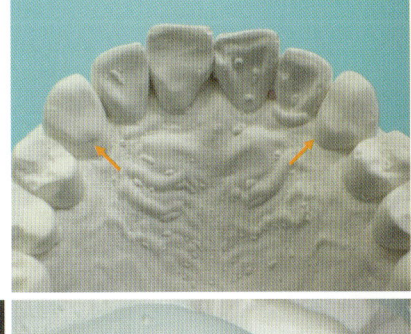

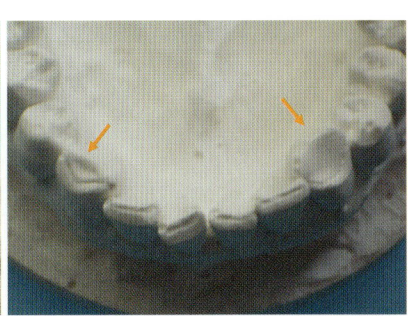

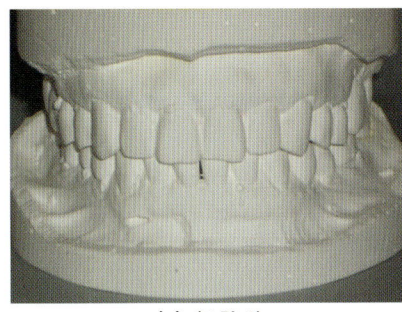

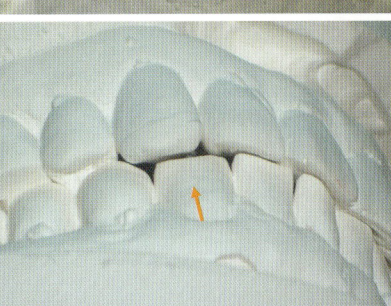

(a) 初診時　(b) 治療後
図9-73 グラインディングの治療

ブラキシズム Bruxism

え方で，グラインディングを止めようとするのは危険であり，絶対に行ってはいけない治療です．

先の女性患者は，このような咬合によって自然に顎の動きが止められ，クレンチングを起こすようになったのです．

■ 前述した女性患者が過去に受けたクレンチングの治療

患者の話によれば，過去にスプリント治療を受けたことがあったとのことでした．スプリントを装着して就寝すると，今度は歯ぎしりの症状が出現するようになりました．そして，スプリントは，1か月もしないうちに穴があいてしまいました．スプリントは2回作製したのですが，2個とも穴があいてしまったので，それ以来は放置していたそうです．

■ 咬合診断

咬合接触の診断では，図9-74に示すように，中心咬合位に噛ませた状態で，口腔内から観察します．そして，上顎臼歯の舌側咬頭が下顎臼歯咬合面に確実に咬合しているか否かを診査します．この患者は，7 6|5 6 7の舌側咬頭と下顎咬合面の接触が不完全なことがわかります．

次に，チェックバイト印象材によって，模型から上下顎歯の咬合接触状態を診査します．図9-75(a)に示すのは，臼歯部の咬合状態を，チェックバイトの印象面からみたものです．咬合接触点を模型上に鉛筆でマークしたものを，(b)に示します．これをみると，上顎臼歯の舌側咬頭が下顎咬合面に接触しているのは，7|7/7|7にしかみられません．ほかの歯は，下顎頬側咬頭が，上顎咬合面に咬合接触する，いわゆるバッカライズドオクルージョンになっています．そして，咬合圧の不均一もみられます．

ブラキシズムの病因は，全顎にわたる咬合接触の異常，つまり，「**咬合平面の咬合異常**」であると診断することができます．

■ ブラキシズムの治療的診断

著者は，ブラキシズムの永久補綴治療を行う前に，咬合再建処置による診断を行います．この咬合再建処置は，ブラキシズムを咬合治療によって完治できるか否かを判定するために行うものです．いわば，治療的診断といえるものです．

方法を，図9-76を用いて説明します．

① まず，(a)に示すような咬合であったとします．これを咬合調整によって治そうとして，下顎の頬側咬

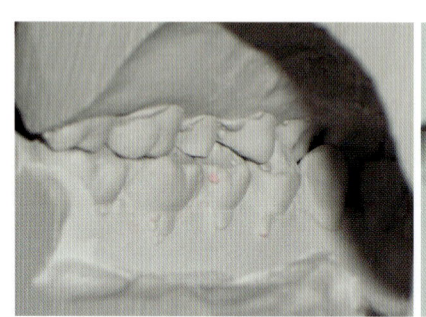

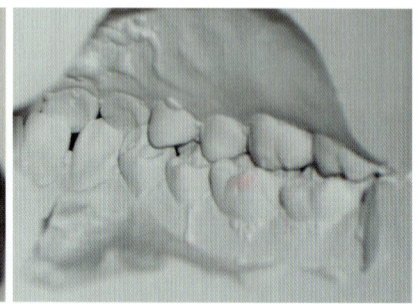

図9-74 クレンチングの咬合状態

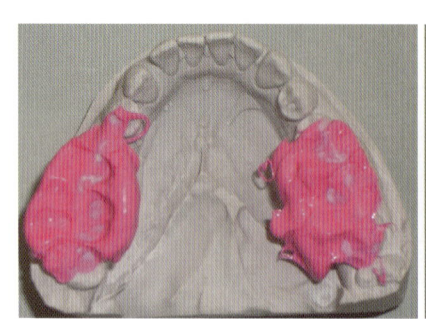

(a) シリコン印象材による咬合印象　　(b) 咬合接触点

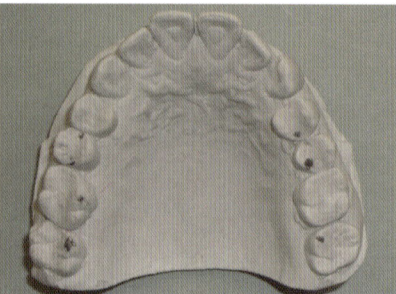

図9-75 咬合接触の診査

頭を削合すると，咬合が低くなってしまいます．そこで，(b)に示すように，下顎臼歯の咬合面に，窩洞形成をすることなく光重合レジンを添加します．

この処置は，天然歯では，エッチングとボンディングからコンポジットレジンを添加します．また，インレーなどの金属面は，ダイヤモンドバーで軽く粗造面にして，ボンディングからレジンを添加します

咬合調整後のレジンの厚さは，0.1〜0.2 mmと非常に薄くなります．したがって，金属面では，レジンが咬合調整中に取れることがあります．そこで，裂溝内面には粗造面を必ず付与します（p.192，図9-96参照）．
② 咬合様式は，リンガライズドオクルージョンとグループファンクションに整え，咬合圧が同一になるように厳密に調整します．
③ 1週間後に来院してもらい，再度綿密な咬合調整を行います．

ブラキシズムの判定は，さらに1週間後の来院時に行います．
④ ブラキシズムが治まっていれば，(c)に示すように，咬頭を削除して理想的な咬合面を形成します．

⑤ コンポジットレジンの咬合面を，永久補綴によって金属に置き換えます．

図9-77に示す写真は，前述したブラキシズムのみられる女性患者とは異なりますが，光重合レジンを咬合面に添加して，咬合調整を行った状態です．

咬合調整で大切なことは，各歯の咬合圧を厳密に均一にすることです．同一人ではありませんが，咬合調整で，すべての咬合接触点を，(a)の咬合面から(b)になるように丹念に調整します．すると，咬合接触点は，大きさがそろってきます．また，咬合紙は同じ圧痕状態になります．

ブラキシズムの判定によって，症状が改善または消失していれば，永久補綴治療を行います．

もし，ブラキシズムの改善がみられない場合には，レジンはそのままにしておきます．レジンは，まもなくはがれたり，すり減るなどして，もとの咬合面に戻ります．

レジンが欠けて，エッジが舌に引っかかる場合は，来院してもらい，角を丸めます．

先の女性患者では，レジンを添加した翌日の来院時，「昨夜はブラキシズムがありませんでした」とのことでした．そこで，永久補綴治療を行いました．

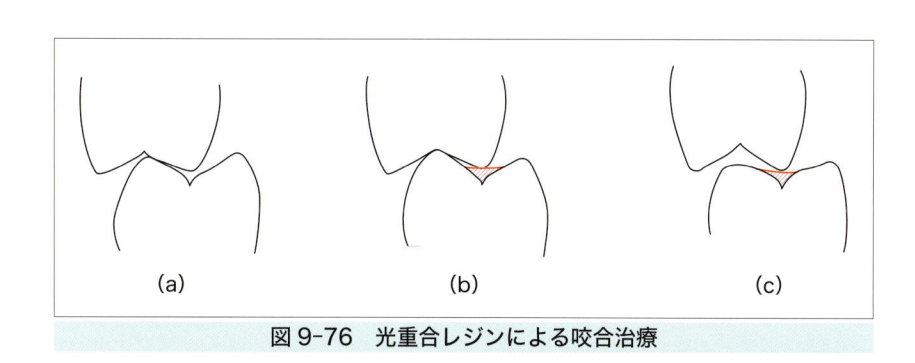

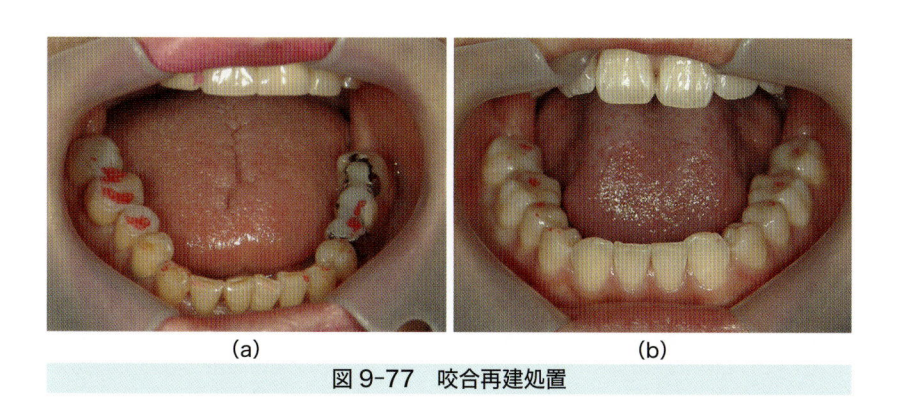

図9-76　光重合レジンによる咬合治療

図9-77　咬合再建処置

2) ブラキシズムの永久補綴治療
Permanent Prothodontic Treatment for Bruxism

咬合再建治療としての永久補綴治療は，$\overline{7\,6\,5\,|\,5\,6\,7}$ の咬合面で咬合の改善をします．インレーなどが充填されている歯では，それをはずすことなく，う蝕のない天然歯に見立てて窩洞形成します．そして，咬合面板やインレーなどの充填物を合着します．

先の女性患者の最終治療後の咬合面の模型を，図9-78(b)に示します．(a)は，初診時の模型です．参考までに提示しました．(b)の拡大写真を，(c)に示します．咬合面板が，インレーの上に合着されているのがわかります．

この治療法は，それまでの補綴物を除去することなく，咬合面のみで咬合を改善することができることから，患者の負担が少なく，また治療時間の短縮にもつながるのです．

今日，ブラキシズムに対して行われるのは，一般的にはスプリント治療です．では，スプリントでブラキシズムの何を治療するのでしょうか．スプリントの目的が，単に歯の磨耗防止であるとしたら，それは治療ではありません．

著者の治療は，ブラキシズムの病因を，咬合異常，すなわち，咬合平面の異常であるとして，その原因の除去を根底においたものです．その根拠は，Dawsonの示唆や児童の疫学調査などから明らかです．さらに現実に，この咬合治療によりブラキシズムが治るのです．

ただ残念ながら，著者には，すべてのブラキシズムの病因が，咬合異常であると断言することはできません．

その理由は，中枢性に起因するブラキシズムが解決できていないことによります．この問題に関しては，今後の研究にゆだねることにします．

しかし，現実には，歯ぎしりやくいしばりで苦しんでいる患者がいるのです．ブラキシズムの治療法がまったく確立していない現状では，本法は，ブラキシズムの治療的診断法として試みるのも意味のあることと思います．

4　ブラキシズムの臨床的意義
Clinical Significance of Bruxism

そもそも歯ぎしりやくいしばりが，なぜ，ヒトに存在するのでしょうか．この行為がなければ，無用な咬耗は生じないし，また，咬耗異常から咬合性外傷などの発症を招くことも少なくなるのです．しかし，この考えは，ブラキシズムを単に害作用を及ぼす疾患として捉えた見方です．ブラキシズムを，角度を変えてみると，別の側面がみえてきます．

ヒトの歯は外界にさらされています．また，咀嚼において，つねに歯は使用されています．したがって，歯は，図9-79に示すように，外力によって損傷が生じたり，咬耗によってすり減ると，形態に偏りが発生します．すなわち，咬合異常が発生することがあるのです．

個々の歯の石灰化密度は，微妙に異なっています．なぜなら，それぞれの歯の形成時期にずれがあり，その時期の栄養状態や健康状態に違いがあるからです．個々の歯の石灰化密度の違いは，微妙に咬耗の度合いを異にするのです．また，噛み癖によって，左右側で咬耗の状態が異なってくるのです．

長い年月にわたる咀嚼によって歯が咬耗すると，図9-80に示すように，左右で咬耗の状態が微妙に異なり，ミクロ単位で咬合異常が発生するようになります．

発生した咬合異常は，どのように修正するのでしょうか．自然界では，自力で修正するしか方法はありません．

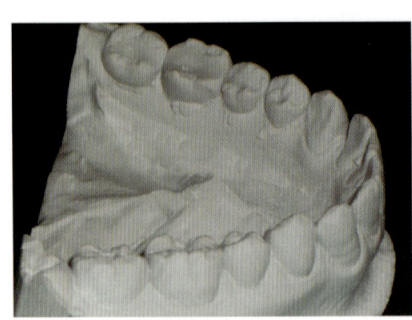

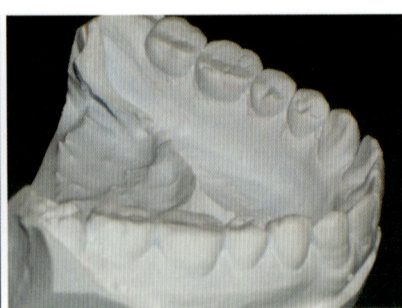

(a) 初診時　　(b) 治療後　　(c) 咬合面の拡大像

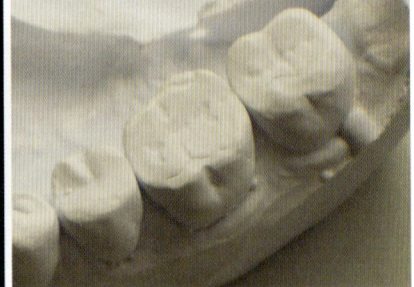

図9-78　ブラキシズムの永久補綴治療

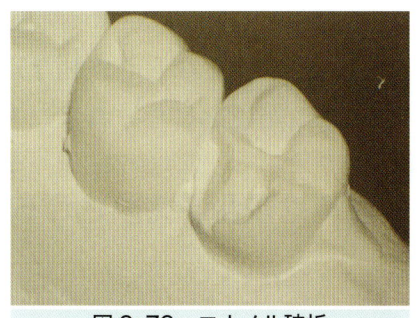

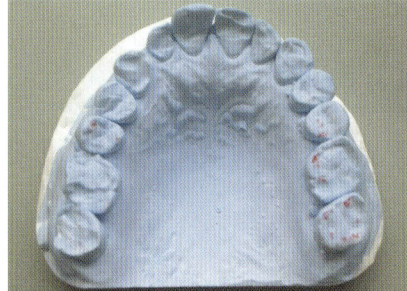

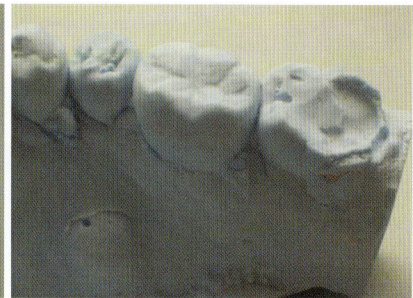

図9-79　エナメル破折

図9-80　咬耗による咬合面の異常形態

　その1つが，ブラキシズムであると考えることができるのです．

　すり減りの少ない歯には，より咬合圧が強くかかるようになります．この咬合異常を，歯ぎしりによってすり減らしたり，噛みしめによって歯を圧下させて咬合を安定に保とうとする行為，これがブラキシズムと考えることができるのです．

　ブラキシズムとは，咬合異常を解消するために有しているい自然の行為，すなわち…

> ブラキシズムは，異常な咬合に対する修復機能としての行為である．

と考えることができるのです．このことを裏返していえば，「咬合異常を発信しているサインが，ブラキシズムである」という，Dawsonの示唆が意味をもってくるのです．

D 顎関節症 Temporomandibular Disorders (TMD)

1 顎関節症の病因
Etiology of TMD

　顎関節症と咬合の関係については，1996年に，NIH（アメリカ国立衛生研究所）で顎関節症のシンポジウムがあり，議論されました．だいぶ昔のことになりますが，そのときに出された結論は，「咬合を，顎関節症の原因や増悪因子とする明確な根拠はない」というものでした．

　この結論は，咬合は顎関節症に関係していない，ということではないのです．なぜ，このようなあいまいな表現しかできないのでしょうか．その原因は明らかです．それは，正しい咬合が確立していないことから咬合異常も定義できず，あいまいな結論にならざるを得なかったのだと思います．

　Okesonは，著書『TEMPOROMANDIBULAR Disorders and Occlusion』のなかで，顎関節症の病因について，「顎関節症と結びつく因子は，大きく5因子がある．それらは，**咬合条件，外傷，精神的ストレス，強い痛み，異常機能行為，**である．（中略）**咬合条件は，顎関節症には役割をなさないか，関与してもほんのわずかである，**ということが近年の多くの研究から検証されている．（中略）**TMDと咬合の議論は，歯科医師にとって咬合の重要性を軽視するものにはならない，ということに臨床医は心しなければならない．健全な咬合関係とその安定は，正常な咀嚼機能の基本である**」と述べています．

　しかし，最後の文にある，健全な咬合とはどのような咬合かに関しては，明確な説明がありません．このことについては，次のような記述からうかがうことができます．

　「咀嚼機構において，上下顎の間で最も安定した関係は次のようになる．下顎が閉口するとき，下顎頭が前上方に位置し（いい換えれば，関節円板を正しくはさんで関節結節の後壁スロープに対して安定する位置），すべての歯が均等に同時に咬合し，咬合力の方向がこれらの歯の長軸方向に発生する．その位置から側方に滑走するとき，前歯が接触し臼歯は離開する．これらの状態が存在するときは，咀嚼機構は局所的にまた全体的に，よく安定した状態にある」

　この記述は，これまで本書で紹介したように，従来の咬合を表現したまでで，決して正しい咬合をいっているのではないのです．したがって，Okesonも顎関節症の病因については，明確にしていないのです．

　森本敏文ほか監修の『顎関節症入門』によれば，顎関節症の病因因子として，**咬合異常，関節円板の形態や位置異常，外傷，異常習癖，関節の過伸展性，精神心理学的因子，情動ストレス，疼痛を伝達する神経系の異常，全身性因子**などが列記されています．しかし，「**顎関節症は，いずれの因子も単独で働いて発病にいたるのではなく，複数の因子が顎関節症のさまざまな病期において，他の因子と影響しあいながら，さまざまな役割をはたしていると考えられる**」と結んでいます．

　また，**大西正俊**ほか監修の『顎関節症』では，顎関節症の病因として独立した章はなく，それぞれの歯科治療のなかで個別に解説されています．そのほか，多くの顎関節症に関する専門書がありますが，著者の知るかぎり，そのすべてが病因に関してはあいまいな記述にとどまっています．

　これまでの説明でおわかりのように，現在でも，顎関節症の病因はまったく解明されていないのです．

2 咬合異常による顎関節への負荷
Load to TMJ Caused by Malocclusion

　本節では，まず，咬合異常が顎関節に負荷をかけるメカニズムについて解説したいと思います．

1）咬合高径に原因する顎関節への負荷
Load Caused by Vertical Dimention

　図9-81に示すように，歯科治療の結果，左右の咬合高径に違いが発生したとします．この患者が，下顎安静位から噛み込んでいくと，図に示すように，最初に右側が咬合接触します．最初に接触した顎位では，左右の閉

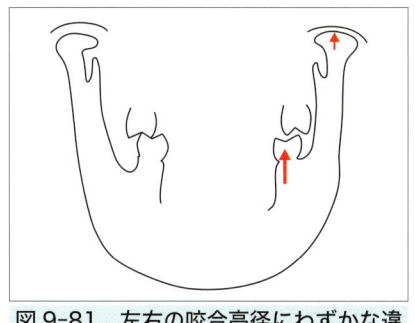

図9-81 左右の咬合高径にわずかな違いがみられる咬合異常

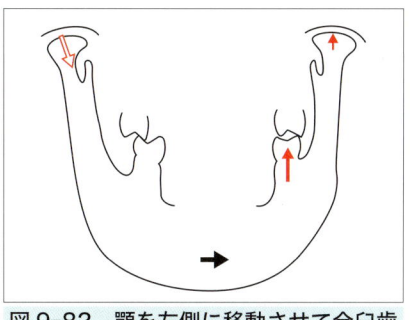

図9-82 顎を左側に移動させて全臼歯の咬合接触をはかる

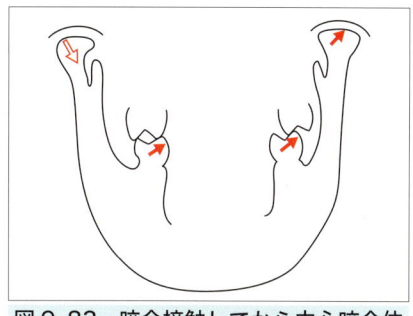

図9-83 咬合接触してから中心咬合位に咬合する咬合異常

口筋は同じ収縮度であり，顎関節では中心位の顎位になっています．

しかし，口腔では，咬合の安定にはなっていないのです．咬合の安定とは，中心咬合位に噛み込んだとき全臼歯が咬合接触した状態です．

左右の咬合高径が違う場合に，中心咬合位を得るには，左側を接触させなければなりません．そのためには，左側の閉口筋の収縮力を大きくする必要があります．しかし，そんな器用なことはできません．そこで，両側の閉口筋の収縮力を大きくします．このことによって，左側の顎がもち上げられて咬合接触するようになるのです．すると，右側では，大きな咬合力が歯に加わることになります．この行為は，左右の咀嚼筋に無用な緊張を強いることになるのです．

また，左右で咬合高径の違いが大きく，咬合力だけでは中心咬合位が得られないことがあります．その場合には，図9-82に示すように，顎を左側に少し移動させます．すると，ベネット運動によって右側の顎間距離は左側より大きくなります．この動きによって左側の低い咬合高径をカバーして，中心咬合位の顎位を得るのです．このことも，咀嚼筋の無用な緊張，特に，外側翼突筋の緊張を強いることになり，やがて，筋のスパズムや筋痛を誘発することになります．また，顎関節では，中心位の顎位からずれることになります．すると，顎関節に付着する靭帯に緊張をもたらすことになるのです．

いずれにしても，顎関節では左側の関節腔の縮小をきたすことになります．つまり，左右の咬合高径のわずかな違いは，関節腔の縮小や咀嚼筋と靭帯の緊張という，顎関節にとって物理的な負荷をかけることになるのです．

関節腔の縮小は，関節円板を圧迫することから，関節円板の前方転位を起こしたり，すり減りや穿孔をもたらすのです．

2）中心位と中心咬合位のずれが原因する顎関節への負荷
Load Caused by Difference between Centric Relation and Centric Occlusion

中心咬合位が中心位とずれている場合には，図9-83に示すように，両臼歯がいったん咬合斜面に接触したのち，斜面を滑走して中心咬合位に嵌合します．

この動きの最初の接触位は，顎関節では中心位の顎位になっています．この顎位から，図に示すように，斜面に沿って中心咬合位に滑走すると，ベネット運動によって右側の下顎頭は，前下方にわずかに移動します．この移動によって上下顎間の距離はわずかに開き，左右の咬合高径に違いが発生するのです．

一方，左側の顎関節では，下顎頭がわずかに回転します．したがって，中心咬合位に咬合した顎位の顎関節では，下顎頭と下顎窩の位置は，中心位の顎位とは異なっているのです．

このずれは，左右の外側翼突筋をはじめとする咀嚼筋や靭帯（外側靭帯）に緊張をもたらすことになり，また左側の関節腔の縮小を招くことにもなるのです．

このような咬合異常は，咬合接触でみると数十ミクロンの違いしかありません．しかし，このわずかな違いでも，咀嚼筋の収縮力や顎の移動で均一にしようとするため，咀嚼筋や靭帯の緊張，そして，顎関節に負荷をかけることになるのです．

3 著者の考える顎関節症の病因
Etiology of TMD Proposed by Author

顎関節症の初期の研究では，顎関節症の病因として咬合はクロに近いと考えられていたようですが，近年は，前述したように，関与がうすくなっています．しかし，著者は，咬合こそが顎関節症の真の病因であると思っています．

■咬合異常を顎関節症の病因とする根拠

1. 学童期の歯の萌出から

西野は，著書『顎関節症』のなかの「顎関節症と小児歯科」の項で，若年者の顎関節症の特徴として，「**乳幼児期に顎関節症を発症することはまれで，通常は学童期に発症しはじめ，増齢的に増加する**」と述べています．

そして，その理由として，「**全身的成長発育に伴う顎関節部の成長変化および歯列，咬合の変化が考えられる**」と述べています．

このことは，本書の40頁で記述した，学童期にブラキシズムや顎関節症の発症率が高くなることとも合致しています．それは，図9-84に示すように，それぞれ独立した上下の顎堤から萌出した臼歯が，最初に咬合接触した状態は，咬合異常になるからです．

そこで，その異常を修正するためにブラキシズムの行為がみられるのです．しかし，ブラキシズムで改善できないような咬合異常では，顎関節に負担がかかり，顎関節症の症状が現れると考えられるのです．

2. 歯列矯正治療から

歯列矯正治療で臼歯移動を伴う場合には，すべての患者で顎関節症を発症するといっても過言ではありません．

歯列矯正治療で臼歯の移動を行うと，咬合では何が変化しているのでしょうか．それは，今までの発育によって完成され安定していた咬合が，突然にこれまでとは異なった咬合になるからです．

中心位と中心咬合位の一致した咬合状態が，図9-85に示すように，ある日突然，下顎安静位から噛み込むと，中心咬合位に咬合しなくなるのです．すると，新しい中心咬合位の顎位は，中心位と異なることから顎関節に物理的な負荷をかけることになります．

このようなずれは，顎関節症を発症していない人にも存在します．では，顎関節症の発症とずれの関係についてはどう考えるのでしょうか．

それは，ずれの許容限度には個人差があり，その限度を超えると顎関節に負担がかかり，顎関節症を発症するようになるからです．

また，このずれが年月をかけて徐々に起こった場合には，顎関節症の発症はほとんどみられないのです．その理由は，50頁で示した大西の疫学調査で説明したように，顎関節の変形によって生体が順応するためです．ここに，同じ程度のずれであっても，顎関節症の発症につながるか否かの分かれ目が存在するのです．

3. 顎関節症の治療から

顎関節症の患者の咬合を，著者の咬合基準にもとづいて診査すると，必ず咬合異常がみられます．そして，その咬合異常を，7章で提示した咬合様式にしたがって治療すると，顎関節症は回復し，永久補綴治療を行うことによって二度と発症しなくなるのです．このことは，顎関節症の病因と治療法とが一致したものであることを表しているのです．

これらのことから，著者は...

> 顎関節症の病因（initiating factor）は，咬合である．

といえます．これに加えて，これまでいわれている異常

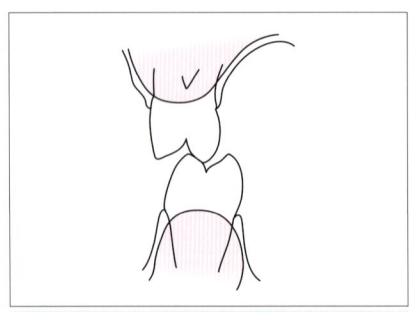

図9-84 中心位と中心咬合位のずれ

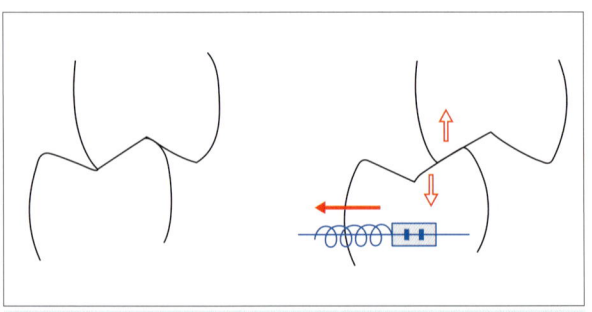

図9-85 歯列矯正治療による中心位と中心咬合位のずれ

習慣やストレスなどは，Okesonのいうような顎関節症のリスクを増大させる因子（predisposing factor）や，治癒を遅らせる，あるいは増悪させる因子（perpetuating factor）であると考えています．

4　顎関節症の分類
Classification of TMD

顎関節症の分類に関しては，周知のように，日本顎関節学会から発表されたものがあります．それは，表9-3に示すように，「顎関節症の病態分類」として提示されています．しかし，この分類に従って診断された顎関節症が，治療とどのようにつながるかは不明です．

たとえば，Ⅲ-a型に分類されるのは，復位を伴う関節円板転位の顎関節症です．マニピュレーションで関節円板をもとの位置に復したとしても，それで顎関節症は完治するのでしょうか．

榎本は，可逆性の関節円板前方転位をピボット型スプリントで治療し，症状が回復した患者の関節円板を診査すると，依然としてもとの前方転位のままであったと報告しています．したがって，マニピュレーションで関節円板が一過性に復位できたとしても，恒久的な回復にはつながらないのです．なぜなら，マニピュレーションは，関節円板が前方転位を起こした原因に対する治療法ではないからです．

著者は，顎関節症を2つの観点から分類しています．

第1の分類は，顎関節症の症状によるものです．顎関節症の症状には，治る症状と治らない症状とがあります．症状による分類は，発生部位と症状の種類とで分類

表9-3　顎関節症の病態分類（2013）

咀嚼筋痛障害 myalgia of the masticatory muscle（Ⅰ型）
顎関節痛障害 arthralgia of the temporomandibular joint（Ⅱ型）
顎関節円板障害 temporomandibular joint disc derangement（Ⅲ型）
　a．復位性 with reduction
　b．非復位性 without reduction
変形性顎関節症
　osteoarthrosis/osteoarthritis of the temporomandibular joint（Ⅳ型）

注1）重複診断を承認する．
注2）顎関節円板障害の大部分は，関節円板の前方転位，前内方転位あるいは前外方転位であるが，内方転位，外方転位，後方転位，開口時の関節円板後方転位等を含む．
注3）間欠ロックの基本的な病態は復位性関節円板前方転位であることから，復位性顎関節円板障害に含める．

（日本顎関節学会）

したものです．

第2の分類は，病因によるものです．著者は，顎関節症の病因は咬合であるとしています．したがって，咬合に異常を発生させる原因を考えれば，分類は明らかになります．また，病因による分類から，治療によって回復するか否かが明確になるのです．

次に，著者の提唱する顎関節症の分類を示します．

1）顎関節症の症状分類
Simptomatic Classification of TMD

N型　頭頸部障害型
M型　顎運動障害型
F型　顔面・眼・耳障害型
P型　運動障害型
D型　うつ病型

ここに提示する顎関節症の症状分類は，すべて著者の治療経験によって得られたものです．しかし，顎関節症以外の疾患でも，同じような症状が出現するので，それを承知のうえで参考にしてください．

■症　状

N型　頭頸部障害型：片頭痛，肩こり，頸部のこり，開口時や咬合時の顎関節部の痛み，顎関節部や頸部の圧痛などをさします．これらの症状は，患者の苦しみの主体をなすものであり，顎関節症の治療によって，すべて消失します．

M型　顎運動障害型：顎の運動に伴って出現するものです．それらには，歯ぎしり，くいしばり，クローズドロック，クリック音などの関節雑音，顎の異常な動きなどがあります．

F型　顔面・眼・耳障害型：顔面神経麻痺様症状，眼のかすみ，眼瞼痙攣，突発性難聴，耳鳴りなどが含まれます．このうち，耳鳴りは，症状が出現した初期の治療例がないので完治するかどうかは不明です．発症から長期経過した場合は，咬合治療では効果はないようです．このような突発性難聴と耳鳴りの症状がみられるときは，耳鼻科医と連携することはいうまでもありません．それ以外の症状は，咬合治療によって治癒します．

P型　運動障害型：四肢のしびれ，腰から足にかけてのしびれ，また，足や腰にふんばりがきかず，歩行が困

難になるような症状です．このような症状も顎関節症と絡んで発生することがあります．

　これらの症状を呈する患者は，はじめは脳神経外科，神経内科，整形外科等々，あらゆる科を受診します．しかし，どこでも異常なしといわれ，最後に歯科でも診査してほしいということで紹介されるのです．咬合診査をすると異常がみられ，咬合を治すことによって症状の改善がみられるのです．

　D型　うつ病型：不定愁訴を訴える場合，また，どの診療科を受診しても重い症状が治らないことから，うつ病を発症することもあります．

　特に，うつ病の症状を訴える場合には，精神科や心療内科医と連絡しながら治療にあたることが必要です．うつ病の原因が顎関節症であれば，顎関節症の治療によって症状は劇的に改善します．

2）顎関節症の病因分類
Etiological Classification of TMD

　H型　先天性（発育性）
　　Ⅰ　萌出性
　　Ⅱ　発育性
　　Ⅲ　加齢性
　　Ⅳ　その他
　T型　医原性（後天性）
　　Ⅰ　補綴修復性（義歯性を含む）
　　Ⅱ　歯列矯正性
　　Ⅲ　外傷性
　　Ⅳ　その他
　S型　全身疾患性
　　Ⅰ　炎症性
　　Ⅱ　腫瘍性
　　Ⅲ　その他

　この分類は，咬合異常を発生する原因から分類したものです．それぞれのタイプでは，積極的に咬合治療を行う場合と，治療せずに経過を観察する場合とがあります．

■H型　先天性（発育性）

　遺伝的，また，発育に際して自然に発生する顎関節症です．

　H-Ⅰ型：第一・第二・第三大臼歯や小臼歯の萌出に伴う一過性の咬合異常が原因のものです．したがって，学

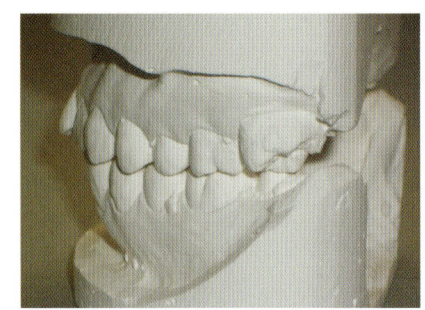

図9-86　|7にみられる萌出方向の異常

童期にみられる顎関節症です．この場合は，発育によって正常な咬頭嵌合位に咬合し，咬合が完成すれば症状は自然に消退します．

　したがって，積極的な治療の必要はなく，経過をみることになります．しかし，歯の萌出状態からみて，将来，図9-86に示すような咬合異常が予測されるときは，咬合治療や歯列矯正治療が必要になります．

　H-Ⅱ型：発育期に何らかの異常から発症した顎関節症です．著者の経験した症例で，クローズドロックで来院した小学4年生の男子児童がいました．提示できる資料はありませんが，1横指半ほどの開口しかできず，自力開口では強い痛みはありませんでした．

　痛みが強くないこと，クローズドロックを発生する開口度はつねに一定であることから，関節円板の前方転位に癒着を伴ったものと推測しました．

　なぜ，このようなクローズドロックを発症するようになったのかについて，母親から参考になる情報は得られませんでした．ただ，患者の頭をみたときに気がついたのは，図9-87に示すような三角形をしていたことです．このような頭蓋の発育では，顎骨発育と咬合の完成においてバランスが崩れることが想像できます．その結果，関節円板が前方転位をし，その位置が固定されたために癒着したのかもしれません．

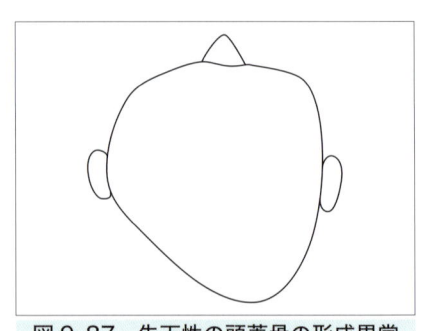

図9-87　先天性の頭蓋骨の形成異常

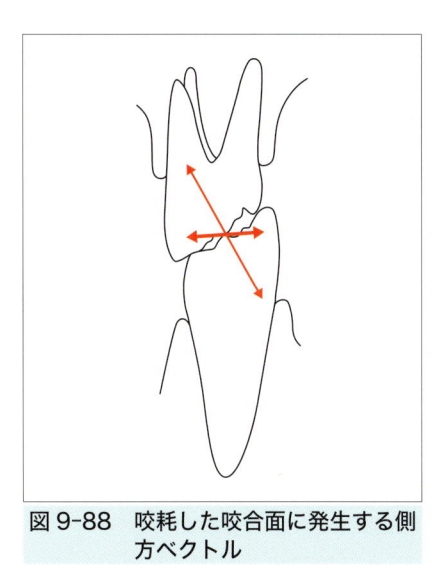

図9-88 咬耗した咬合面に発生する側方ベクトル

　患者は，ロック位から顎を器用に左右に振ると，大きく開口することができました．著者としては，さらなる検査と，その結果によっては外科的治療の必要を感じました．しかし，母親との話し合いでそのまま様子をみることにしました．

　H-Ⅲ型：咬合が完成したあと，歯の咬耗や顎骨萎縮などによって発生する咬合異常が原因のものです．これまでにも説明しましたが，咬耗によって咬合面が傾斜するようになることがあります．このような咬合面では，**図9-88**に示すように，咀嚼時に食品を介して側方ベクトルが発生します．また，咬耗は，個々の歯で同じように起こるわけではありません．このような咬合異常から顎関節症が発症することは，容易に想像することができます．

■T型　医原性（後天性）
　歯科治療が原因となって発症する顎関節症です．
　T-Ⅰ型：新しく装着されたインレーやクラウンが咬合異常を呈し，顎関節症を発症するものです．新しく装着した1個のインレーの咬合によって，咬合平面の異常を呈することがあるのです．小さなインレーとメタルボンドのクラウンで，咬合の重要さに差はありません．咬合接触の20〜30μmの低さが咬合異常となるのです．
　今日の歯科治療では，装着される歯冠修復物の数が多くなるにつれて咬合異常が発生し，それが許容限度を超えたときに顎関節症を発症するのです．
　T-Ⅱ型：歯列矯正治療に伴って発症する顎関節症です．歯列矯正治療では，臼歯の移動に伴い顎関節症を併

発することはよく知られています．その理由は明らかです．それは，生来の顎関節と咬合とのバランスを，歯の移動によって一気にくずしたからです．
　T-Ⅲ型：外傷や外科的顎矯正などの手術によって咬合異常をきたし発症する顎関節症です．このタイプで最も重症なのは，交通事故などで顎骨骨折を起こして整復固定したものの，咬合異常をきたした場合です．その場合には，再手術や咬合再建治療を必要とすることがあるのです．

■S型　全身疾患性
　全身疾患と関連した顎関節症です．
　S-Ⅰ型：関節リウマチなどが顎関節にみられるものです．
　S-Ⅱ型：顎関節部に発症した良性や悪性の腫瘍が原因の顎関節症です．
　これらの疾患に伴った顎関節症では，全身疾患の治療が最優先します．顎関節も含めた咬合の治療は，全身疾患の治癒に合わせて行うことになります．

5　従来の顎関節症の治療
Conventional Treatment of TMD

　顎関節症の治療では，最初にスプリント治療が推奨されています．福島ほかは，著書『顎関節症』で，その理由を，「**可逆的な治療で非侵襲的である**」としています．顎関節症の患者に，いきなり咬合治療を行っても，すぐに効果が表れることはほとんどありません．そのような場合に，患者の期待が大きいだけに，トラブルになることがあるのでしょう．
　これをさける意味合いがスプリント治療にはあるのです．さらに，「**スプリント治療は，効果の及ぶ範囲が歯列，顎関節，筋肉と広い**」と記述されています．このことから，スプリント治療が，顎関節症治療の第一選択肢になっているのです．

1) スプリント治療
Sprint Therapy

　スプリント治療の目的，すなわち，どのような治療のねらいによって症状の改善をはかるか，ということについて考えてみます．
　福島ほかは，『顎関節症』で，「**スプリントの使用目的**

は，歯の早期接触や咬頭干渉を除去し，咀嚼筋等の過緊張を緩和し，顎関節部への過負荷を軽減する」と述べています．歯の早期接触や咬頭干渉の除去に関しては，スプリントで咬合面が新しくなるので，その治療目的は達成できることになります．

咀嚼筋などの緊張緩和に関しては，「日中の異常な噛みしめは，患者自身でコントロールできるが，夜間はそれができないから，スプリントは夜間に装着する」と説明されています．しかし…

> 顎関節に最も負担がかかるのは，咀嚼時の咬合力です．

咀嚼運動の終末位では，中心咬合位に噛み込みます．咀嚼運動で，咬合に早期接触や滑走干渉があれば，その咬合圧は，そのまま歯にかかるのです．それをさけようとするところから顎関節に負荷がかかるのです．

夜間のブラキシズムだけを防止しても，咀嚼筋の緊張緩和につながるとは考えられません．また，顎関節症のすべての患者が，睡眠時にブラキシズムを発生しているとはかぎらないのです．

スタビリゼーション型スプリントは，おもに，上顎に使用するように記述されています．しかし，スプリントを上顎に使用する理由の説明がありません．

下顎頭と下顎窩の位置関係を左右する因子は，これまで説明したように，咬合高径と中心咬合位での水平的な顎位にあります．咬合高径を左右するのは，スプリントの厚さです．厚さについては，0.8～1.0 mmにすると記述されたものがあります．しかし，この厚さの根拠についての記述はありません．

咬合様式は，グループファンクションか犬歯誘導咬合にする，と記述されていますが，その理由の説明がありません．また，スプリントの種類は，スタビリゼーション型以外に多くの種類があります．しかし，そのすべてに関して，治療目的や臨床的根拠についての説明がなかったり，あってもあいまいなのです．

2）スプリント治療で症状が消失したあとの治療
Permanent Prothodontic Treatment after Sprint Therapy

スプリント治療で症状が消失したあとの治療は，どのように行うのでしょうか．多くの専門書によると，症状が消失したあとは，経過をみるようです．患者によって，咬合再構成の治療をすることも記述されていますが，咬合再構成を必要とするか否かの基準が非常にあいまいなのです．

ある専門書に，顎関節症の咬合再構成について，次のように記述されています．

1. 最終咬合再構成に先立って，必ず暫間的咬合再構成を行う．
2. 暫間的咬合再構成により確立された下顎位を，そのまま最終咬合再構成の下顎位とし，新たに下顎位を設定し直すことはさける．
3. 歯の削除量は最小限にとどめる．
4. 適切な咬合接触の付与により緊密な咬頭嵌合位を確立する．
5. 適切な咬合高径を付与する．
6. 滑らかな偏心運動を阻害するような咬頭干渉をつくらない．

この記述には，適切な咬合接触，緊密な咬頭嵌合位，適切な咬合高径などに対して明確な臨床的基準が示されていないのです．

6 著者が行う顎関節症の治療
Treatment of TMD by Author

著者は，顎関節症の病因は咬合異常であると考えています．したがって，顎関節症の治療は咬合治療であり，次に示す3つの過程に従って行います．

■治療の流れ

スプリント治療　→咬合再建処置　→永久補綴治療

次に，それぞれの治療と臨床的意義について説明します．

1）スプリント治療
Sprint Therapy

> スプリント治療の目的は，これまでも述べたように，咬合の改善です．
> スプリント治療に期待する効果は，患者の苦痛となっている症状を解消することです．

スプリント治療を行うのは，顎関節症の患者のすべて

ではありません．というのは，顎関節症の病因は咬合であるとしました．したがって，スプリント治療をしないで，いきなり咬合再建処置によって咬合を整えることも可能なのです．

ただ，咬合再建処置を第1選択肢とするのは，患者との信頼関係ができている場合にかぎります．重症の患者は，あちこちの歯科医院を受診しても楽にならないことから，歯科医師に対して不信感をもっている場合があります．このような患者に，いきなり咬合再建処置をすることは禁忌です．一般的に，顎関節症の治療は，スプリント治療から始めるのが原則です．

■ スプリントの種類

成書では，多くの種類のスプリントが紹介されていますが，それぞれ使用目的を異にしています．最も一般的なものは，上顎に使用するものです．これまで著者は，ほとんどの種類のスプリントを使ってみました．しかし，その使用目的から考えて，まったく意味のないものもあります．先にも述べたように，スプリントの使用目的は咬合の改善であり，治療効果は苦痛になっている症状の回復です．

この目的からすれば，スプリントの種類の多さには意味がないのです．

著者は，これまでの経験から…

> 最も効果があるのは，下顎に装着するスタビリゼーション型スプリントであると思います．

その理由は，リンガライズドオクルージョンとグループファンクションの咬合様式を，確実に咬合に付与することができるからです．

さらに，スプリントの形状を，図9-89に示すように，非常に薄くできることから，学校や職場に装着したまま出かけても，図9-90に示すように，外観的にほとんどわからず，咀嚼や会話に支障をきたすことがないのです．

そのような理由から，著者は，下顎スタビリゼーション型スプリントのみを使用するようにしています．

■ スプリントの材料

> スプリントは，1 mmのハードレジンシートを軟化し，吸引圧接する方法で作製します．

厚さは，一般的には，上下顎臼歯間距離で0.5 mm以内に設定します．場合によっては，もっと薄くしなければならない場合もあります．その理由は，のちに説明します．また，スプリント材は，即時重合レジンと接着することが必要です．

■ スプリントの形状

図9-91に示すように，舌側は，下顎臼歯の舌側歯頸部に合わせた形状にします．頰側は，歯冠1/2程度を覆うようにします．下顎前歯部は，図に示すように，舌小帯をさけて，部分床義歯の床縁形態にします．この形状にするのは，着脱を繰り返すうちにレジンシートが疲労して破折するのを防止するためです．

スプリントを装着すると，中心咬合位では，スプリントの厚さの分だけ咬合高径が挙上されることになります．したがって…

> スプリントにより咬合高径が挙上されても咬合が安定するのは，図9-92に示すように，スプリントを薄くすることで，閉唇空隙を埋めない厚さに収まっているからです．

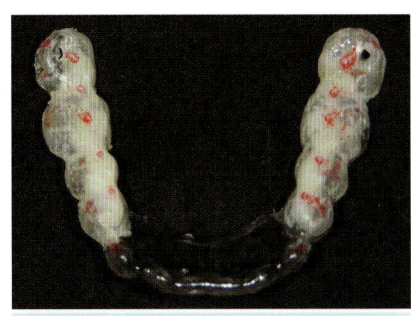

図9-89　下顎スタビリゼーション型スプリント

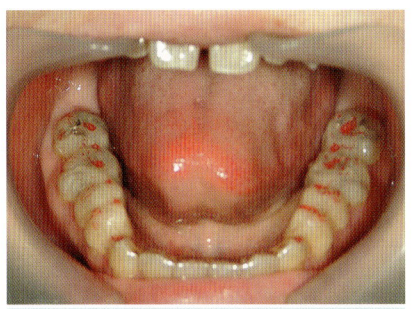

図9-90　下顎にスプリントを装着した状態

顎関節症 Temporomandibular Disorders（TMD）

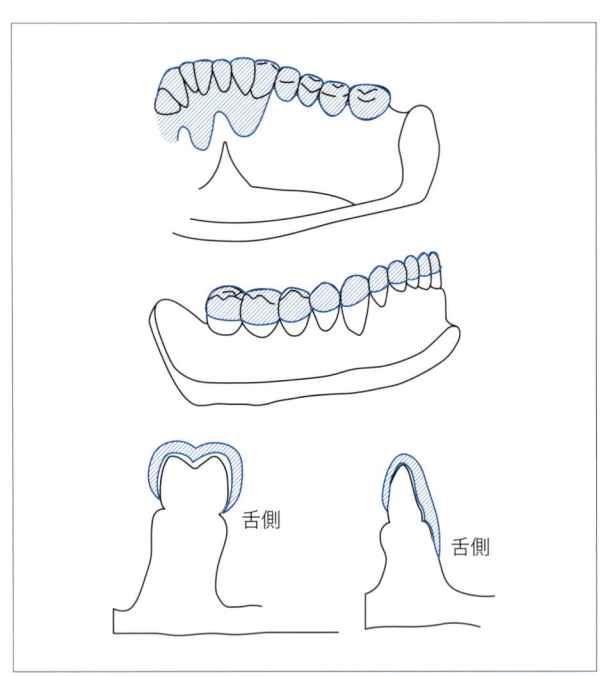

図9-91　下顎スタビリゼーション型スプリントの形状

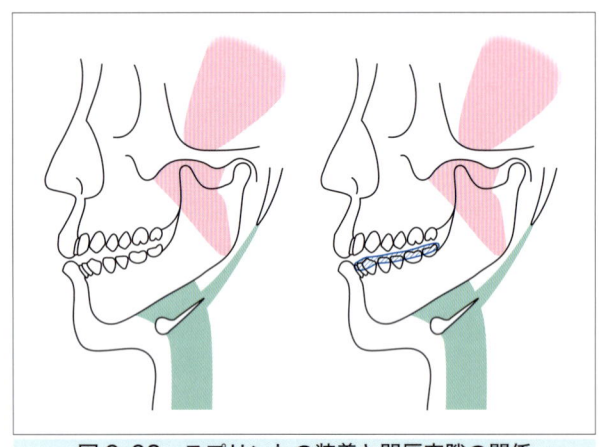

図9-92　スプリントの装着と閉唇空隙の関係

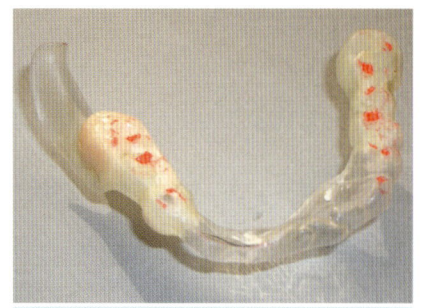

図9-93　部分床義歯型スプリント

の咬合面です．スプリントの咬合面は，インレーやクラウン，また，全部床義歯の咬合面とまったく同じように調整します．7章に記したように，理想的な咬合様式に調整します．

そして最後に，スプリントの臼歯部内面に，ごく薄くリベースをします．この処置によって，スプリントの咬合面は歯冠と一体となり，スプリントの咬合面で咀嚼ができるようになるのです．

■スプリントの装着時間

著者の方法で調整したスプリントは，24時間装着します．また，食事も装着したまま行ってもらいます．

その理由は，顎関節症は咬合異常から発症する疾患だからです．咬合異常が，最も顎関節に負荷をかけるのは咀嚼時です．咀嚼時の咬合力が，顎関節に負担をかけないためには，スプリントを装着したまま咀嚼する以外にないのです．

顎関節症の患者に，スプリントを装着して食事をした感想を聞くと，「スプリントをしたほうが食事しやすい」，または，「噛みやすい」といいます．このことは，顎関節症の患者は，咬合に異常のあることを物語っているのです．

スプリントの上に閉唇空隙が存在すると，咀嚼や会話の機能に支障をきたすことがないのです．また，この顎位は，顎関節では中心位の顎位であることから，顎関節の安定と安静をはかることができるのです．

■スプリントの咬合調整

スプリントの咬合面の咬合様式は，天然歯の様式と変わることはありません．リンガライズドオクルージョンとグループファンクションの咬合様式に整えることです．スプリントの咬合面を，天然歯の咬合面とまったく同じように咬合調整します．

図9-93に示すのは，咬合調整の終わったスプリント

■スプリント治療の通院

スプリントをはじめて装着するときは，十分に咬合調整を行います．それでも，1週間後には，必ず咬合調整を行います．場合によっては，さらに1週間後に咬合調整を必要とすることがあります．

その理由は，重症の顎関節症の患者は，咬合の安定，すなわち，中心位と中心咬合位の一致がきわめて不安

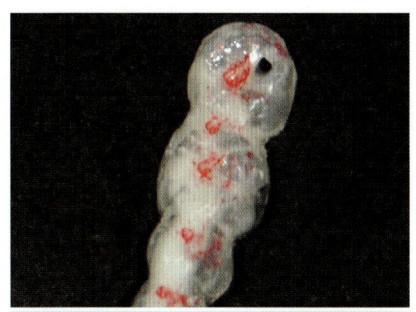

図9-94 咬合調整によって穴のあいたスプリントの咬合面

定，というより，どこで噛んでいいのかわからなくなっているからです．

スプリントを装着した時点では，どんなに厳密に咬合調整を行っても，患者はすぐに咬合の不安定感や違和感を覚えるのです．したがって，スプリント装着から1週間後に症状を聞いて，咬合に違和感を訴えるようなら，次週も調整する必要があります．ある程度安定したら，月に1度の通院にします．

咬合調整では，図9-94に示すように，スプリントに穴があくことがあります．しかし，図のように，咬合接触点以外にあいた穴は，咬合に異常をきたさないことから，特に修理する必要はありません．穴が大きくなって咬合面が破損しないかぎり，そのまま放置します．

スプリント治療は，症状がすべて消失したあと，さらに3か月ほどつづけます．

次に，スプリント治療で消失する症状を提示します．

■ **スプリント治療で消失する症状**

N型：頭痛，片頭痛，顎関節部の痛み，開閉口時の痛み，咬合時の痛み，圧痛，肩こり，頸部や後頸部の圧痛

F型：顔面神経麻痺様症状，眼瞼痙攣，眼のかすみ

M型：くいしばり

P型：手肢のしびれ，歩行困難

著者のこれまでの臨床経験によると，これらの症状は，スプリント治療によって完全に消失させることができます．ただし，顎関節症が原因となって現れた症状であることを前提にしています．これから症例が増えれば，消失する新たな症状がみつかるものと思われます．

2）咬合再建処置
Treatment of Occlusal Rebuilding

■ **治療目的**

咬合再建処置は，これまでのスプリントを装着した咬合から永久補綴治療に切り換えるまでの，つなぎとして行うものです．

これまでスプリントを装着したまま食事ができていたからといって，スプリントと同じ咬合高径で永久補綴物の咬合を構築すると，咬合高径は必ず高い状態になります．

> 咬合再建処置を行う目的は，永久補綴治療の咬合高径を決定する前に，真の咬合高径を決定するためです．

咬合再建処置では，下顎臼歯咬合面に光重合レジンを接着させて咬合を整えます．そして，咀嚼や会話の機能に支障がないことを確認します．すなわち，永久補綴治療の咬合を，いったんレジンで形成して咬合の安定をみるものです．

では，それまでスプリントで咬合が安定していたのはどうしてか，という疑問が浮かびます．そのことについて著者は，次のように考えています．

スプリントは着脱可能であるということです．このことは，顎に少しでも違和感が生じれば，患者は無意識にスプリントをはずせることから，別の顎位がとれるのです．実は，このことによっても，顎関節は安静を得ることにつながっていると考えています．

しかし，永久補綴治療では，わずかな咬合高径の違いでも，時間の経過とともに顎関節には大きな負荷となります．したがって，永久補綴治療に入る前に，患者にとって最善の咬合をレジンで構築しておく必要があるのです．

真の中心位の顎位は，4章で説明したように，人為的に決められるものではなく，咬合が安定したあとに自然に獲得するものです．

つまり，咬合再建処置を3か月間維持することによって，真の中心位の顎位を得ることができるのです．

■ **方　　法**

> 咬合再建処置では，図9-95に示すように，下顎臼歯咬合面に光重合レジンを添加して，リンガライ

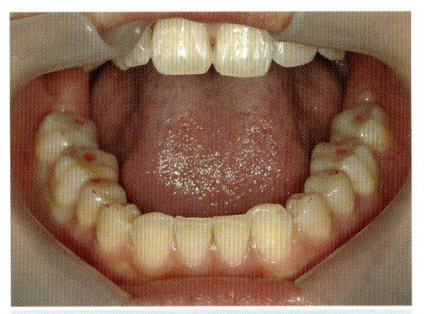

図9-95　咬合再建処置

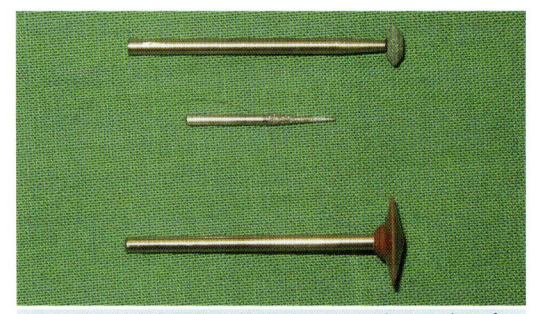

図9-96　咬合調整に使用するカーボランダムポイント（上）とダイヤモンドバー（中）研磨に用いるシリコンポイント（下）

ズドオクルージョンとグループファンクションの咬合様式に整えます．

　レジン添加の方法は，天然歯ではエッチング，ボンディングを行います．クラウンやインレーなどで，咬合面が金属の場合には，図9-96に示すように，5号のカーボランダムポイントで表面を粗造にします．また，裂溝内は，ダイヤモンドバーで軽く粗造にします．そして，ボンディングからレジンを添加します．咬合調整後は，10号のシリコンポイントで削合面を研磨します．
　この方法は，前項で解説した，ブラキシズムの治療的診断で行う処置とまったく同じです．咬合再建処置で施すレジンの厚さは，薄いところでは0.1 mm以下になることがあります．この薄さでも，レジンを添加して咬合を整えると，患者は，それまでとまったく異なる咬合の安定を得るのです．
　咬合再建処置によって咬合が安定すると，これまでより噛めるようになります．すると，レジンの薄い部分に強い咬合圧が加わることから，頻繁に破折が起こります．その場合は，こまめに修復することが必要です．

■治療期間
　咬合再建処置を行って，咬合の安定をみる期間は，ほぼ3か月です．このあいだの通院は，原則として，月に1回です．しかし，レジンに破損が起こった場合には，すぐに調整します．
　3か月にわたって症状の再発がなく，咬合の安定が得られたら，最終の永久補綴治療を行います．

3）永久補綴治療
Permanent Prothodontic Treatment

■治療目的
　永久補綴治療の目的は，生涯にわたる咬合を構築することです．

永久補綴治療は，咬合再建処置で形成した咬合面を金属に置き換えるものです．そして，顎関節症を永久に再発させないための治療です．

　永久補綴治療でむずかしいのは，一般の患者と異なり，咬合を狂わせないで治療を完了しなければならないことです．通常の場合は，窩洞形成から印象したあと，テンポラリークラウンで咬合を厳密に回復しなくても1週間前後で治療は完了します．このあいだに，顎関節に症状が出ることはありません．
　しかし，顎関節症の患者では，形成後から補綴物の装着までのあいだも，咬合の安定に細心の注意を払う必要があるのです．もし，これを怠れば，顎関節症が再発し，これまでの苦労が無に帰すことがあります．
　また，永久補綴物を装着したあとも，真の中心位を獲得するまでのあいだは，これまで記したように，咬合異常を訴えることがあります．その場合は，こまめな咬合調整が必要になります．

■方　　法

著者の治療は，下顎 7 6 5|5 6 7 の咬合面で咬合の改善を行います．咬合面の改善とは，それまでインレーやクラウンが装着された歯であっても，そこに二次う蝕などがなければ天然歯であるとみなし

て，咬合面に保持溝を形成して咬合面板を装着し，咬合を整えます．

咬合をリンガライズドオクルージョンとグループファンクションに整えるのであれば，咬合面だけを改善すればよいのです．したがって，既存のインレーやクラウンをはずして新装する必要はありません．

治療は，片顎の3歯を一括して2回で終わらせます．したがって，計4回で終了します．

■形成印象から暫間補綴物の仮着
① 5 6 7 が有髄歯であれば，通法どおり麻酔下でアンレーないしインレーの窩洞形成をします．まず，最初は 6 の1歯のみの窩洞を形成します．

形成前後の口腔内写真を，図9-97に示します．(a)は，咬合再建処置で咬合面をレジンに置き換えた状態，(b)は 6 の窩洞形成が終了した写真です．

② 6 の窩洞形成後，部分印象をします．そして，石膏模型を作製します．その写真を，図9-98(a)に示します．そのあと，残りの 5 7 の窩洞を形成します．

③ 技工室で，6 の窩洞に，(b)に示すように，即時重合レジンでアンレーを作製しておきます．

④ 5 6 7 の窩洞形成印象後，全顎模型を形成します．その模型を，図9-99に示します．

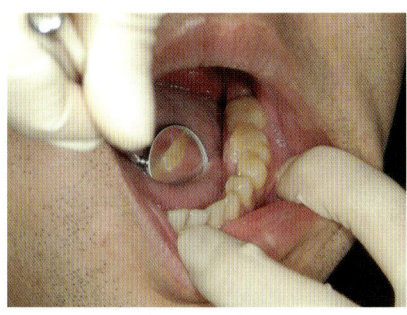

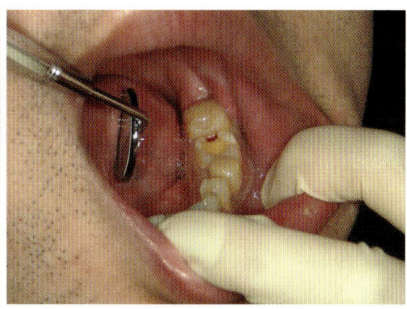

(a) 咬合再建処置　　(b) 6 の窩洞形成と印象
図9-97　永久補綴治療の手順

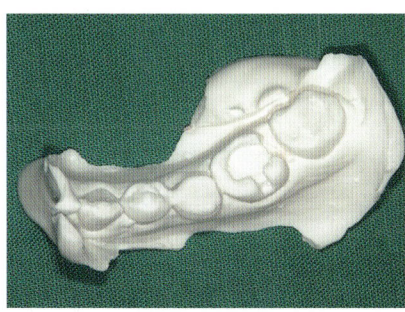

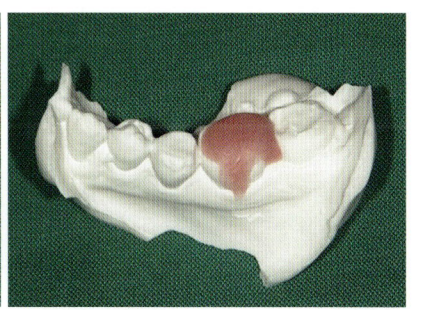

(a) 6 の石膏模型　　(b) 6 の模型からレジンアンレーを作製
図9-98　6 の模型

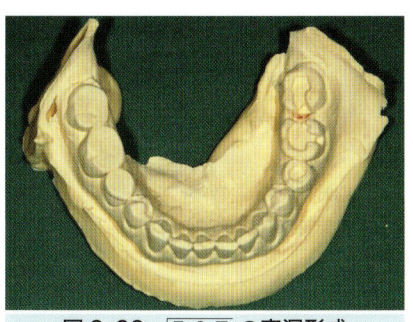

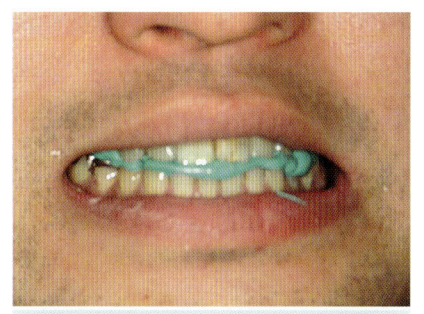

図9-99　5 6 7 の窩洞形成　　図9-100　チェックバイトの採取

顎関節症 Temporomandibular Disorders（TMD）　193

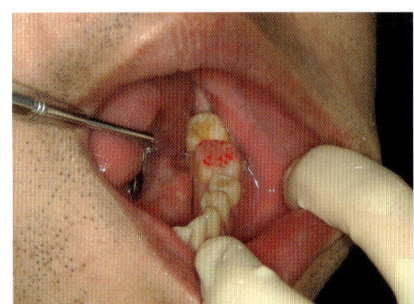

(a) レジンアンレーの試適と咬合調整 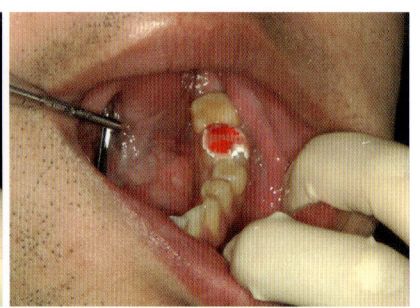　　(b) 最終咬合調整
図9-101　咬合安定の処置

⑤ 上顎の印象とともに，図9-100に示すように，チェックバイト印象を行います．
⑥ 6̄ のレジンアンレーを試適し，図9-101(a)に示すように，おおまかな咬合調整をしたのち，仮着して，(b)に示すように，十分な咬合調整を行い，左右の咬合バランスを厳密に調整します．
⑦ 最後に，窩洞形成した残りの 5̄ 7̄ の窩洞は，軟性の仮封材で，咬合させないように封鎖します．5̄ 7̄ の咬合調整は必要ありません．

顎関節症の永久補綴治療で大事なことは，形成印象から補綴物の装着までのあいだは，左右側で咬合に狂いを生じさせないことです．形成側では1歯でも咬合バランスがとれていれば，短い期間であれば，咬合に異常を発生させることはありません．

提示した症例では，咬合バランスに 6̄ を用いています．しかも，テンポラリーのアンレーは特別のレジンではなく，即時重合レジンで十分です．大事なことは，左右側の咬合安定を，厳密にはかることです．

1歯で左右の咬合安定をはかるのに最も適した歯は，第一大臼歯です．第一大臼歯に安定が得られない場合は，第二大臼歯になります．第一・第二大臼歯欠損では，第二小臼歯でも安定を保つことができます．しかし，第一小臼歯では安定を保つことはできません．第二小臼歯，第一・第二大臼歯がない場合は，部分床義歯で安定をはかるしか方法はありません．

■永久補綴物の装着と咬合調整

図9-102に，技工所から届いた補綴物を示します．一見しておわかりのように，補綴物の咬合面は，従来のような形態ではなく平坦です．著者の咬合理論では，下顎臼歯の咬合面は平坦にします．したがって，この咬合面でよいのです．

口腔内に試適した状態を，図9-103に示します．咬合させると，かなり咬合高径が高いのがわかります．しかし，これでかまいません．試適した段階で咬合が完全ということは絶対にありません．咬合高径が高い状態から，削合によって咬合を整えることで完全な咬合を構築することができるのです．

著者は，補綴物の適合がよければ，そのまま合着し，そのあとで咬合高径を下げます．

このときは，金属の咬合面を大きく削除しなければなりません．そこで，図9-104に示すような，つぼみ状や樽状のダイヤモンドバーを用います．咬合調整の目安

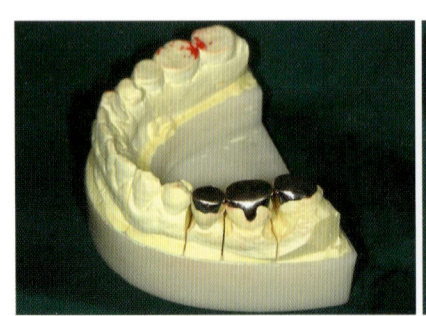

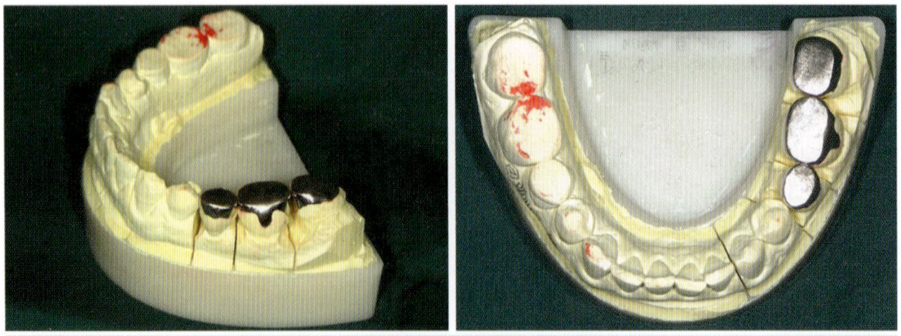

図9-102　技工所から届いた歯冠補綴物

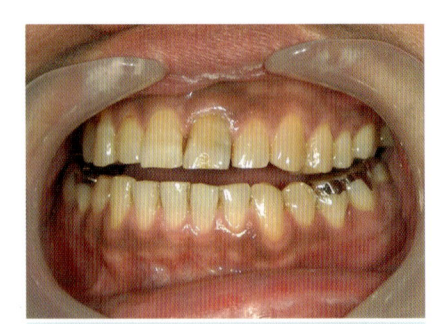

図9-103　歯冠補綴物の試適

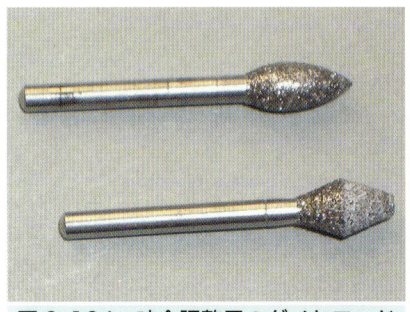

図9-104 咬合調整用のダイヤモンドバー

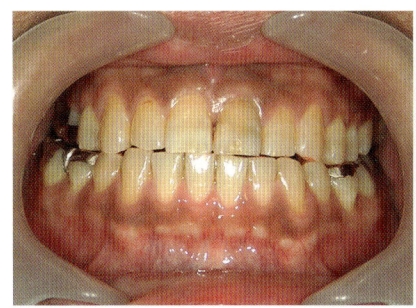

(a) 中心咬合位で咬合した状態　　(b) 咬合面の状態
図9-105 永久補綴治療の完了

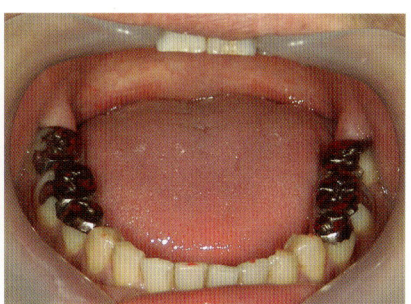

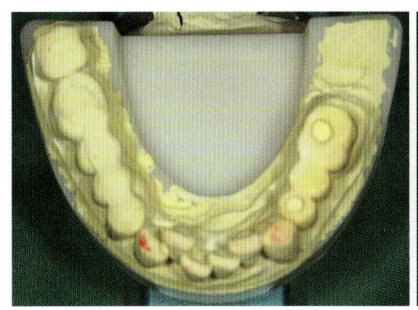

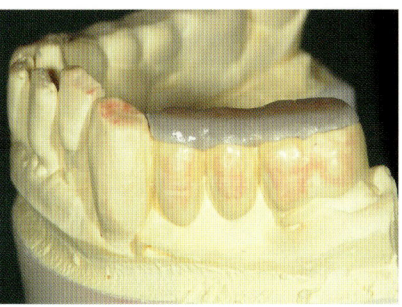

(a) 咬合面板の形成

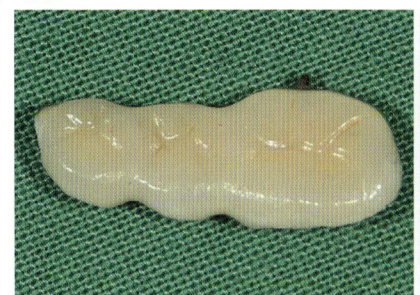

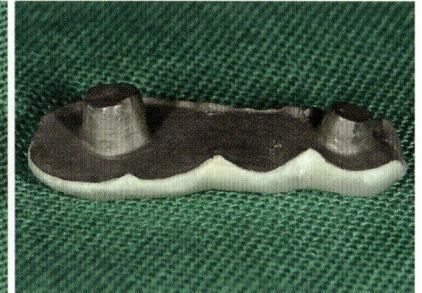

(b) 作製された咬合面板
図9-106 ブリッジを除去せずに行った永久補綴治療

は，軽く咬合させると補綴側だけが触れ，強く噛むと反対側も触れる状態になるまで削合します．

その後は，5号のカーボランダムポイントで細かな咬合調整をします．最後に，咬合面に，咬合接触点をさけて除去用バーで裂溝を形成し，全体をシリコンポイントで研磨して完成します．

咬合調整の完了した咬合状態を，図9-105(a)に，咬合面を，(b)に示します．咬合接触点が，各歯で1点ずつ存在しているのがわかります．

図9-106に，別の症例ですが，永久補綴治療に際し，ブリッジをはずすことなく，ブリッジの咬合面を一層落とし，この上に咬合面板として作製した補綴物を示します．このようにしても，咬合をリンガライズドオクルージョンに改善することができます．

■永久補綴治療後の咬合調整

顎関節症の患者にかぎらず，全顎にわたって治療した患者では，必ずといっていいほど，治療完了後の早い時期に咬合の違和感を訴えます．その理由については，5章で説明しました．したがって，著者は，治療の完了後，2～3か月間は，咬合調整の日を設けるようにしています．

7　顎関節症の治療症例
Clinical Examples of TMD Treatment

本項では，咬合が顎関節症の発症とどのように結びついているかに主眼をおき，症例をとおして解説したいと思います．

1）クローズドロックを伴う顎関節症
TMD with Closed Lock

患者は，21歳の女性で，大学生です．主訴は，夕食時に発生した突然の開口障害です．

■歯科治療歴ならびに現病歴

患者は，12～13年前（10歳のころ）から，歯列矯正治療を受けています．来院時は，リテーナーを装着している時期でした．クローズドロック発症までの経過は，次のとおりです．

歯列矯正治療の開始から1～2年したころ，右側顎関節に，わずかな違和感とクリック音を自覚しましたが，症状は軽かったので放置しました．その後，クリック音は少し大きくなりましたが，生活に支障をきたすことはないので，そのまま放置しました．最近は，開閉口時に，パキッという音や，また，メキメキという音を感じるときがあるとのことです．

受診前日，夕食時に突然口が開かなくなり，無理に開けようとすると右側の顎関節部に強い痛みを感じました．開口できる範囲内でも，咀嚼時には，顎に鈍痛を感じています．

■現　症

クローズドロックの症状を呈し，開口度は1横指半程度です．図9-107に示す写真は，最大開口位をとらせた状態です．これより無理に開口しようとすると，強い痛みを自覚します．開閉口運動でも，右側顎関節部に鈍痛を感じます．

触診では，右側顎関節部に中等度の圧痛がみられました．そのほかの部位の圧痛はみられません．また，頭痛や肩こりはありません．

■診査と診断

図9-108に，初診時のパノラマX線写真を示します．

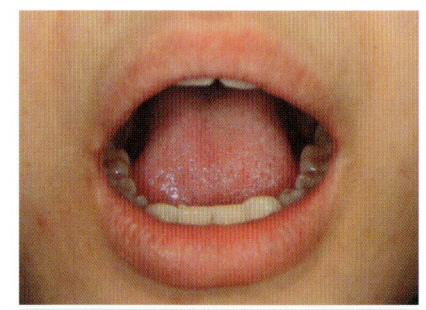

図9-107　クローズドロック発症時の開口状態

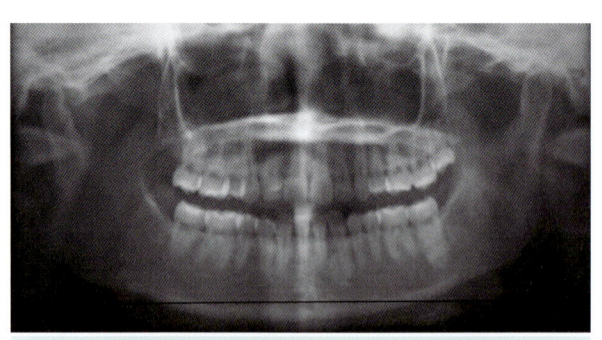

図9-108　初診時のパノラマX線写真

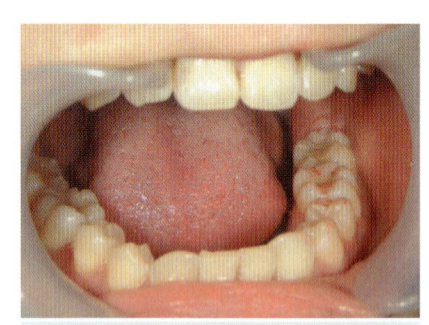

図9-109　咬合平面の咬合診査

右側の下顎頭には，やや変形がみられます．

ロック解除を兼ねて，中心位へ誘導するためにヒポクラテス変法を行いました．中心位への誘導後に咬合状態を尋ねると，左側が最初に咬合することがわかりました．

そこで，その咬合状態を，咬合紙で印記した写真を，図9-109に示します．咬合接触は，$\frac{5\ 6}{5\ 6}$ のみにみられ，ほかの部位にはみられません．

つまり，歯列矯正治療によって，咬合接触は右側が相対的に低くなったのです．その結果，右側の顎関節に負荷がかかり顎関節症を発症したと推測されます．

この患者の顎関節症の症状分類はN型とM型の混合型，病因分類はT-Ⅱ型です．したがって，症状は，治療によってすべて治癒すると思われます．

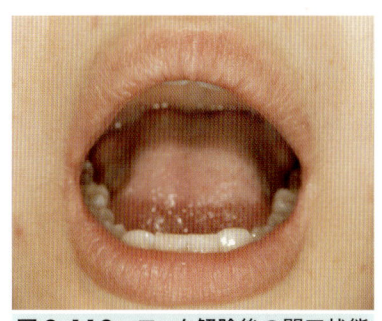

図9-110　ロック解除後の開口状態 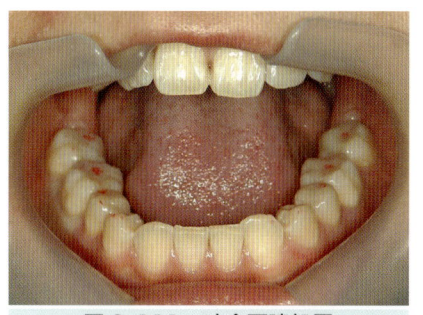　　図9-111　咬合再建処置 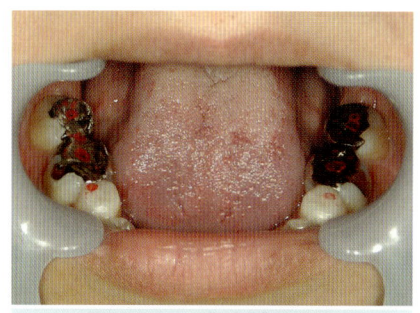　　図9-112　永久補綴治療

■治　療

まず，ヒポクラテス変法によって，患者の主訴であるクローズドロックの解除を行いました．図9-110に，ロック解除後の開口状態を示します．ロック解除後は，従来と同じ開口度をとり戻すことができました．また，解除と同時に顎関節部の痛みは解消しました．

次いで，咬合治療を行いました．

治療は，スプリント治療から行うのが原則です．しかしこの患者は，著者の知り合いのお嬢さんであることから，スプリント治療を省略して咬合再建処置から行いました．

図9-111示すのは，咬合再建処置として，光重合レジンを咬合面に添加して咬合を整えた写真です．咬合は，リンガライズドオクルージョンとグループファンクションで，上顎臼歯の舌側咬頭が，下顎咬合面に1点ずつ咬合しているのがわかります．

■治療経過

咬合再建処置から

1か月後：顎関節部の圧痛や，開閉口時の鈍痛は軽減しました．しかし，まだ違和感が残っています．

3か月後：圧痛と開閉口時痛は，ともに完全に消失しました．

さらに，症状の完全消失から3か月間経過をみましたが，症状の再発はみられませんでした．

■永久補綴治療

症状が完全に消失してから3か月経過しても，顎関節症の再発がみられないことから，永久補綴治療を行いました．

治療は，先に述べたように，片顎ずつ2回にわけてアンレーを装着しました．図9-112に示すのは，永久補綴治療の完了した口腔です．$\overline{5|5}$は，若い女性であることから，咬合面の回復は光重合レジンで行っています．

■完治後の経過

完治後の経過に関しては，4章の「真の中心位の獲得」の項で説明しましたが，もう一度説明します．

完治から1か月後：咬合の違和感を訴えて来院しました．治療は中心位への誘導と咬合調整を行いました．

その調整からほぼ1か月後：再度，咬合の違和感を訴え来院しました．このときも，咬合調整を行いました．

さらに2か月後：咬合の違和感で来院し，咬合調整を行いました．

それ以後，咬合の違和感はなく経過しました．

その後，3年半になる現在まで，咬合の違和感はなく，また，顎関節症の再発もありません．

2）肩こりと眼のかすみを主訴とする顎関節症
TMD with Cief Complaint of Shoulder Stiffness and Blur

図9-113に示す患者は，38歳の男性で，職業は手打ちそば屋です．主訴は，右側の肩こり，片頭痛，そして，右眼のかすみです．

■歯科治療歴

子どものころ，$6|$を抜歯し，そのまま放置しました．その後，$|6$と$\overline{6|}$のう蝕により，コンポジットレジンが充填されました．

■現病歴

右側の肩こりは，ここ10数年来感じているもので，毎日そばを打つためと思っていたとのことでした．数年前ころから，右眼がかすむようになり，また，そのころから片頭痛を起こすようになりました．

顎関節症 Temporomandibular Disorders（TMD）

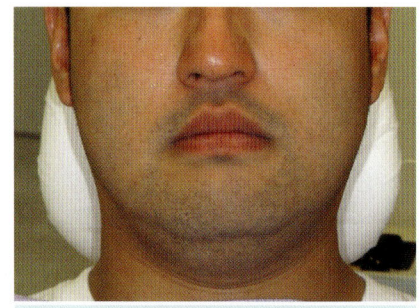

図9-113 眼のかすみと肩こりを主訴とする顎関節症

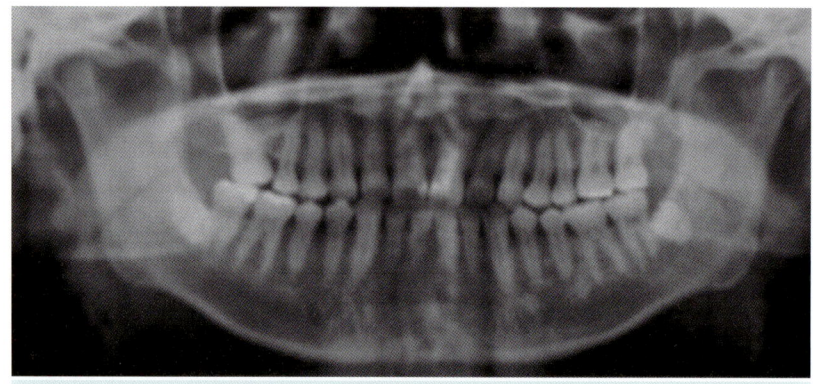

図9-114 初診時のパノラマX線写真

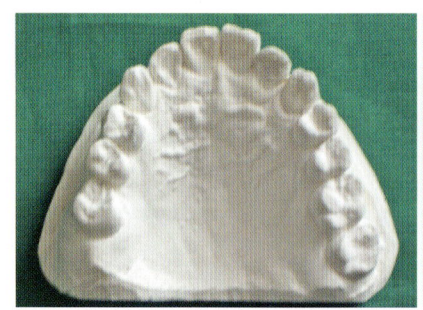

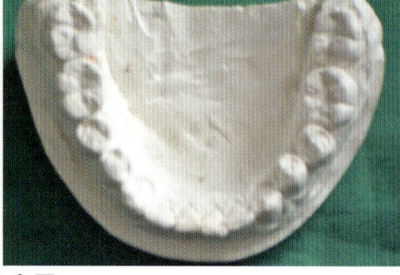

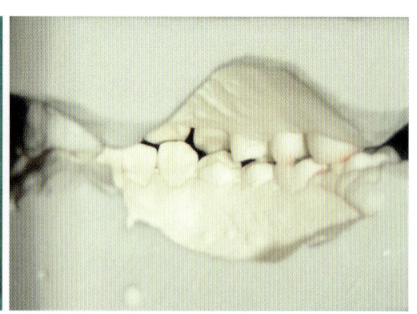

(a) 咬合面 　　　(b) 咬合状態

図9-115 初診時の咬合面

■現　症

図9-114にパノラマX線写真を示します．$\underline{6}|$の抜歯後の放置から，$\underline{7}|$の近心傾斜がみられます．

右眼のかすみを訴え，眼科を受診しましたが異常なしといわれました．そのほか，内科的疾患の既往はありません．

■診査と診断

図9-115(a)に，初診時の模型を示します．模型の咬合状態を口腔内からみると，(b)に示すように，右側の上顎臼歯の舌側咬頭が，下顎の咬合面と咬合しないで，ずれています．

中心位へ誘導したあと閉口させると，患者は，右側のみが最初に触れることを自覚しました．したがって，「**咬合平面の咬合異常**」です．

この患者の顎関節症の症状分類はH型とF型の混合型，病因分類はT-Ⅲ型です．

■治療と治療経過

治療は，咬合再建処置から行いました．

咬合再建処置から

2週間後：片頭痛はほぼ消退しました．肩こりは，いくらか楽になったが，まだ存在するとのことでした．

1か月後：肩こりはほぼ解消しました．

2か月後：肩こりは完全に解消しました．このころになると，右眼のかすみは，気づくと感じなくなっているとのことでした．

3か月後：すべての症状が解消しました．

■永久補綴治療

治療の詳細は，192〜195頁で説明した症例のため省きます．

図9-116に示すのは，永久補綴治療の完了した口腔内です．図9-117(a)に示す模型は治療前，(b)は治療後の咬合面です．

■治療後の経過

治療後の経過は，きわめて安定していて，今日まで5年になりますが，まったく咬合の違和感はありません．もちろん顎関節症の再発はありません．

図9-116　永久補綴治療の完了

(a) 治療前　　　　　(b) 治療後
図9-117　咬合面の比較

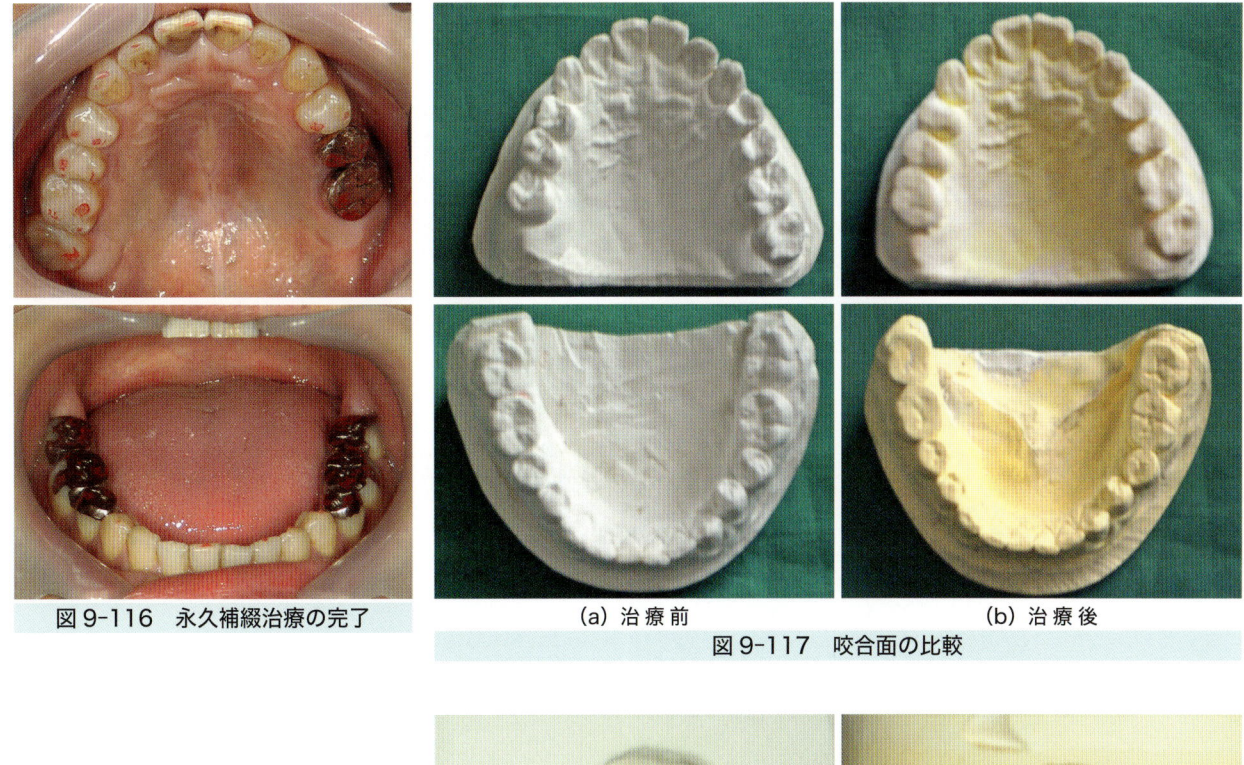

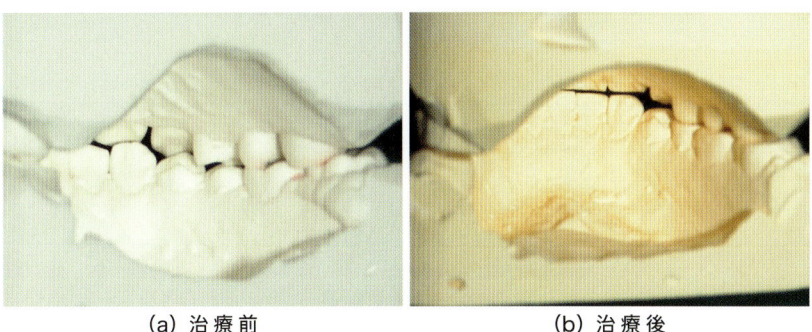

(a) 治療前　　　　　(b) 治療後
図9-118　咬合状態の比較

■咬合異常が発生した原因の解明

　この患者の顎関節症の病因を探ってみます．患者は多くの歯を治療していません．したがって，歯冠修復治療によって咬合異常をきたしたわけではないと思われます．

　図9-118(a)に示す模型は初診時の咬合状態，(b)は治療完了後の咬合状態です．両者の咬合の違いは，初診時は上顎臼歯の舌側咬頭がずれているのに対して，治療後は上下顎臼歯は咬合しています．このことは，治療前，顎が左側にずれていたことになります．

　ではなぜ，顎が左側にずれたのでしょうか．

　それは，6|の抜歯が原因と考えられます．

　子どものころに6|を抜歯し，そのまま放置したことから，7|の近心傾斜を起こしました．すると，右側の大臼歯部の咬合高径が左側より少し高くなったと考えられます．そこで，中心咬合位で全臼歯が咬合接触するには，顎をわずかに左側に移動することが必要になるのです．

　図9-119に示すように，ベネット運動によって顎が左側に移動すると，右側の顎間距離は左側より大きくなります．この移動によって，全臼歯の最大多数歯が接触する，新たな中心咬合位に変化したのです．顎がわずかに左側に移動したことから，上下顎の小臼歯は，ずれを起こし，咬合しなくなったのです．

　また，顎の移動によって，右側の顎関節では，関節腔の拡大をきたし，顎関節症の症状が発症したと考えられるのです．

　図9-120に，パノラマX線写真の左右側顎関節の拡大写真を示します．鮮明な画像ではありませんが，右側の関節腔が，左側よりわずかに広いように感じられます．

　治療前後の患者の顔貌の変化を，図9-121に示します．初診時には左側にずれていた顎が，治療後には中央

顎関節症　Temporomandibular Disorders (TMD)　199

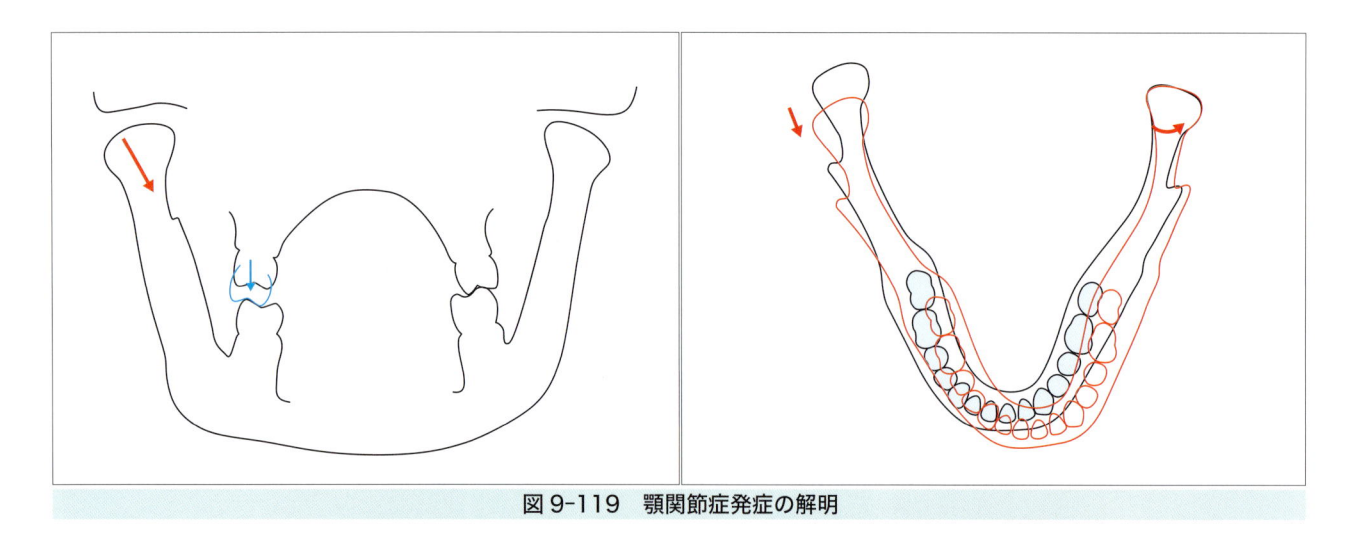

図9-119　顎関節症発症の解明

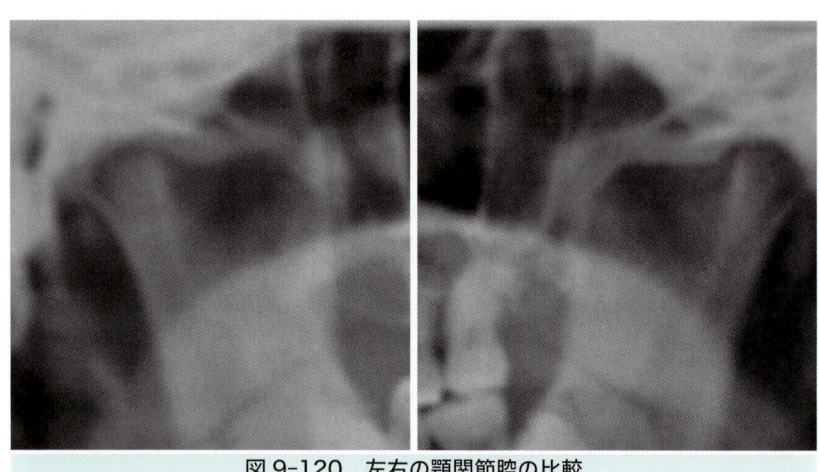

図9-120　左右の顎関節腔の比較

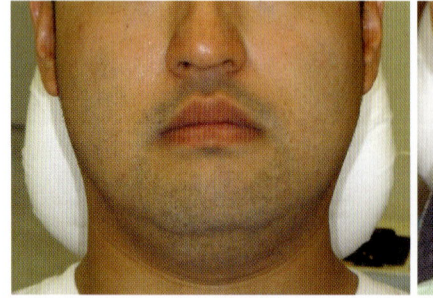

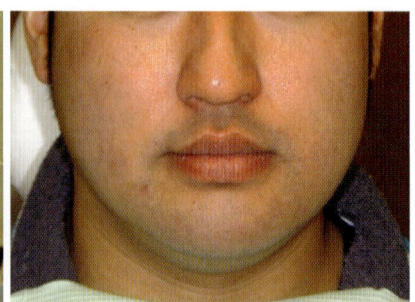

(a) 治療前　　　　　　　　(b) 治療後

図9-121　顔貌の変化

に回復しているのがわかります．
　この患者から教えられることは…

> １本の大臼歯欠損を放置すると，やがて咬合異常をきたし，顎関節症を引き起こすことがある．

ということです．

3）四肢のしびれを伴う顎関節症
TMD with Numbness of Four Limbs

　図9-122に示すのは，32歳の男性で，職業は会社員です．主訴は，左側の肩こり，左手（中指から小指にかけての3指）のしびれ，および左脚のしびれです．

200　Chapter 9　咬合病の診断と治療

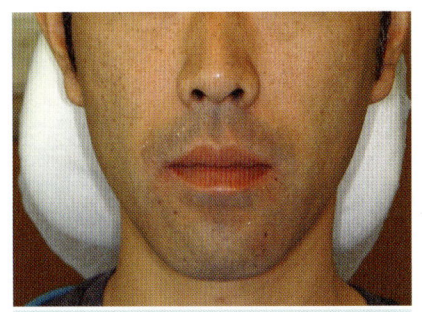

図9-122　四肢のしびれを主訴とする顎関節症

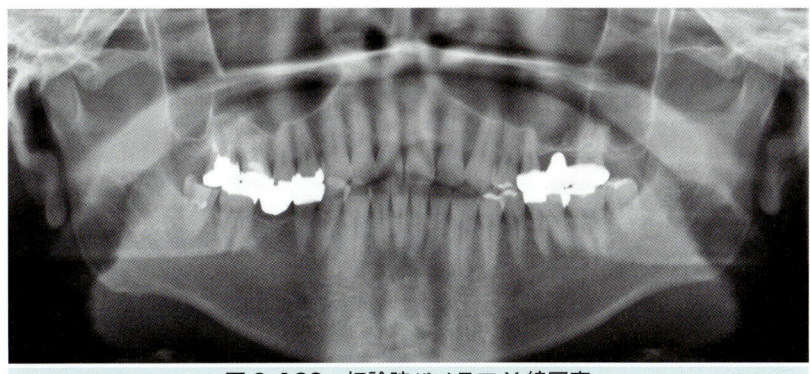

図9-123　初診時パノラマX線写真

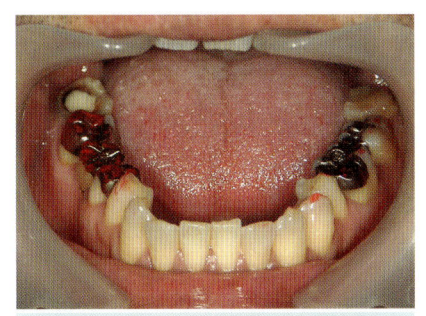

図9-124　咬合平面の咬合診査

■歯科治療歴

図9-123に，パノラマX線写真を示します．19～20歳ころに，6̄ と ₆ を抜歯したあと，ブリッジを装着しました．ほかの歯の治療は，子どものころに行っています．

■現病歴

症状が発生した正確な時期は不明ですが，だいぶ前から左側の肩こりに気づいていました．しかし，特に辛くないので，放置しました．

最近，急に肩こりが強くなり，左側後頭部の筋肉の張りを自覚するようになりました．頭を左に回すと，頸部の左側にしこりと，左手にしびれを感じています．特に，左手の中指から小指の3本にしびれを感じるようになりました．

また，椅子に座っていると，左脚の大腿部から左脚ふくらはぎの外側にかけてしびれを感じるようになりました．

近くの総合病院の脳神経科を受診し，CTやMRIを撮影して検査しましたが，異常なしといわれました．

■診査と診断

中心位へ誘導後，口を閉じると右側に早期の咬合接触をみとめました．初診時の咬合接触の状態を，図9-124に示します．

咬合状態は，右側は $\frac{7\ 6\ 5}{7\ 6\ 5}$ に接触がみられるものの，左側は $\frac{4}{4}$ のみが接触しています．したがって，この患者の場合は，左側臼歯部の咬合低下による「**咬合平面の咬合異常**」です．この原因は，パノラマX線写真でも明らかなように，歯科治療であることがわかります．

この患者の顎関節症の症状分類はN型とP型の混合型，病因分類はT-I型です．

■治療と経過

スプリント治療から始めました．この患者を治療するまでは，著者には，四肢のしびれの症状が顎関節症に付随するものか否かの判断がつきませんでした．

スプリント装着から

1週間後：患者は，肩こりが，いくらか楽になるような感じがするとのことです．

1か月後：肩こりはいくらか軽減しました．左手指のしびれは，いくらか軽減したような気がするとのことです．

2か月後：肩こりは，完全に解消しました．左手指のしびれは，気がつくと感じないですごすことがあるとのことです．

5か月後：肩こり，四肢のしびれは完全に解消しました．また，座ると左脚の大腿部からふくらはぎにかけてときどき感じていたしびれも，近ごろまったく感じなくなりました．

このあと，咬合再建処置から永久補綴治療が必要と考えましたが，患者の都合でスプリントのままで様子をみることになりました．

顎関節症 Temporomandibular Disorders (TMD)

この患者から教えられたことは…

> 顎関節症に付随して現れる症状の1つに，四肢のしびれがある．

ということでした．

4）うつ病を併発した顎関節症
TMD with Depression

患者は，62歳の主婦です．主訴は，頸や肩の強いこりと頭痛，ならびに歯の咬み合わせの違和感です．そのほかに，うつ病で精神科に通院しています．

■歯科治療歴

図9-125に，初診時のパノラマX線写真を示します．若いころから歯が悪く，たびたび歯科治療を受けていました．7～8年ほど前に，7̄6̄5̄のブリッジが，7̄のう蝕でグラグラになり，6̄5̄間で切断して7̄を抜歯し，そのまま放置しました．

■現病歴

7̄の抜歯後から，特に咬み合わせがおかしくなり，どこで噛んでよいかわからなくなりました．そのうちに，肩こりと頭痛を自覚するようになり，症状はだんだん強くなりました．

5̄がグラグラ動いて不安定になったので，数件の歯科医院を受診しましたが，いずれでも咬合に異常はないといわれました．

ある歯科医院で，7̄6̄に部分床義歯を装着しましたが，とても入れていられないのではずしたままで，義歯を入れなくなってから2～3年になっています．食事は，うまく噛めないので丸呑みにしている状態です．

7̄を抜歯してから3～4年ほど経過すると，外出するのがおっくうになり，家に閉じこもるようになりました．1日中布団で横になってすごすようになりました．横になっても楽になるわけではないが，起きているのも辛いので，臥しているしかないと訴えています．

3年ほど前から，精神科医院に通院するようになりました．うつ病と診断され，薬を処方されましたが，まったく効果がなかったので転医しました．しかし，転医先でも，同じような薬を処方され，現在も服用していますが，効果はないとのことです．

持参した薬をみると，抗うつ薬2種，睡眠薬と精神安定薬が処方されています．

1か月ほど前に精神科で血液検査を行いました．その結果，異常はないといわれました．頸や肩こりが苦しいのと，物が噛めないとのことです．

■現　症

初診時の顔貌写真を，図9-126に示します．患者の反応は，問いかけに対して返答に時間を要し，返事はきわめて緩慢で，小さくかすれたような声です．問いに対する返答内容は適切性を欠き，繰り返し質問しなければならない状態です．患者は，しゃべるのがうっとうしい感じで，目を合わせないように，つねにうつむいた状態でした．

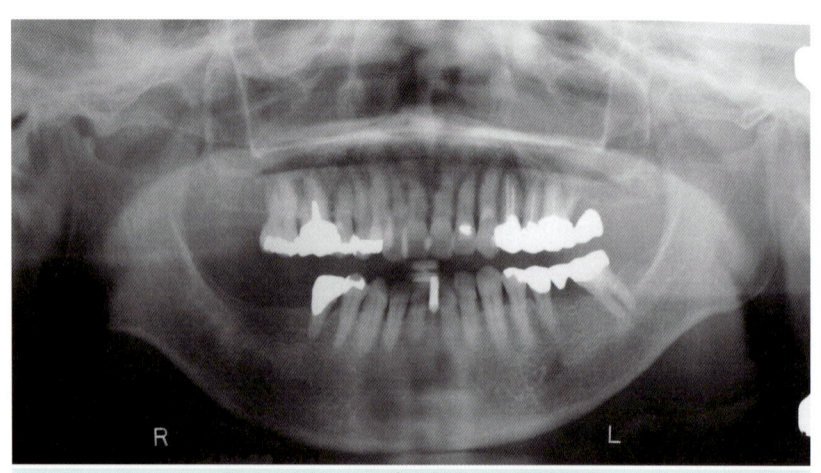

図9-125　うつ病を併発した顎関節症

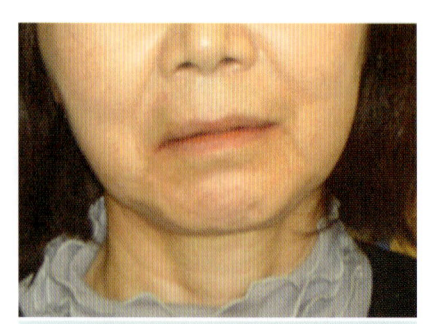

図9-126　初診時の顔貌

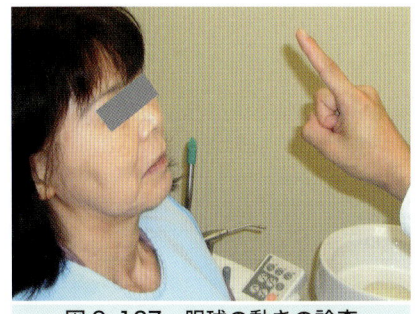

Diagnosis and Treatment of Occlusal Disease

図9-127 眼球の動きの診査

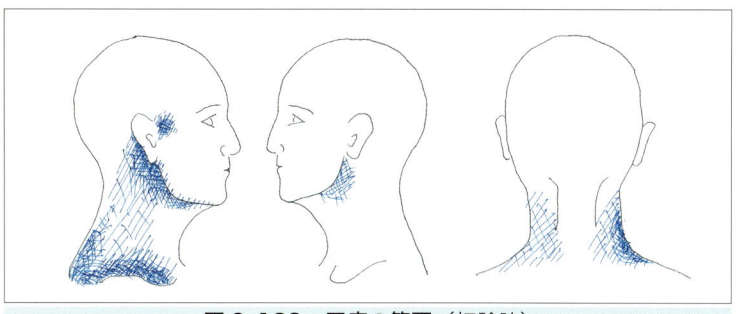

図9-128 圧痛の範囲（初診時）

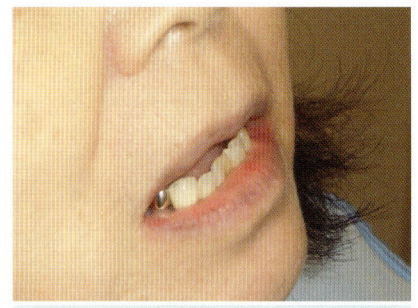

■診査と診断

頭痛は特に強くないが，全体に締めつけられる感じがあります．肩や頸のこりは，右側が特に強く辛く感じます．首を左に回そうとすると，頸から肩にかけて痛みを感じます．

眼球の動きについて，図9-127に示すような診査をすると，左側への動きが悪く，左側に移動させようとすると目に痛みを感じます．

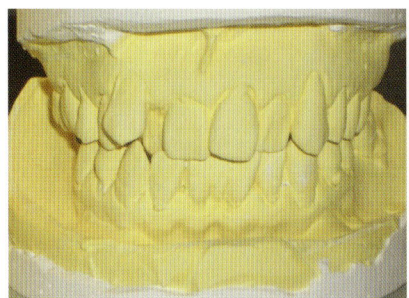

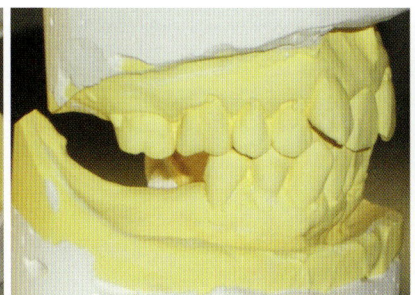

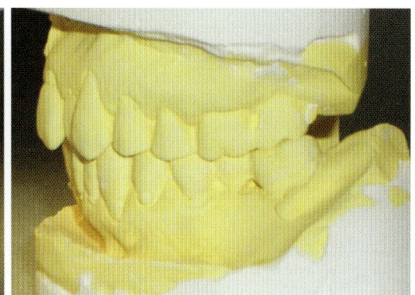

図9-129 咀嚼筋のスパズムの診査

(b) 咬合した側面

触診による圧痛診査では，図9-128に示すように，右側は頸部から鎖骨上部にかけて痛みを感じます．特に，右側の耳介後部から下顎角にかけての頸部，また，右側頸部から鎖骨上窩部にかけて強い痛みを感じます．左側では，下顎角部に痛みを感じ，後頸部では，図に示すように両肩に痛みを感じます．

咀嚼筋の診査では，図9-129に示すように，半開口状態で下顎前方位を維持させると，維持直後から顎は静止できず痙攣を起こしました．このことから，咀嚼筋のスパズムを推測します．就寝中に，くいしばりをすることがときどきあるとのことです．

図9-130に，初診時の模型を示します．中心位への誘導後の咬合は，図9-131に示すように，下顎安静位から噛み込むと，最初は，(a)に示すように，いったん

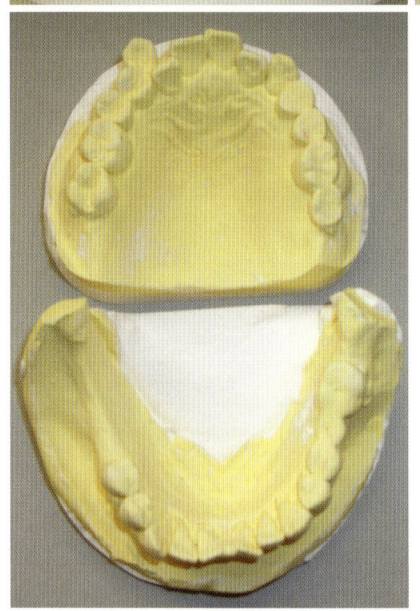

(a) 咬合面
図9-130 初診時の模型

顎関節症 Temporomandibular Disorders (TMD) 203

$\frac{5\,4}{4\,3}|$ が接触したあと前方に移動して，(b)に示すように中心咬合位に嚙み込む動きをします．

咬合紙による咬合診査では，図9-132に示すように，下顎左側臼歯部は，頰側咬頭に咬合接触がみられるものの，右側は大臼歯の欠如と咬合高径の低下によって，咬合接触はみられません．

この患者の顎関節症の症状分類はN型とD型の混合型，病因分類はT-Ⅰ型です．

■治療と治療経過

スプリント治療から始めました．スプリントは，下顎スタビリゼーション型を装着しました．

著者の理論から，咬合は，$\overline{7\,6\,5\,|\,5\,6\,7}$ もしくは $\overline{6\,5\,4\,|\,4\,5\,6}$ で安定するとしています．この患者は，$\overline{7\,6\,|}$ が欠損しています．そこで，図9-133に示すように，$\overline{6\,|}$ の人工歯をスプリントに付与した部分床義歯タイプとしました．図9-134に，スプリントを口腔内に装着した状態を示します．

装着から

1週間後：スプリントを装着すると，患者は顎に安定感を感じ，装着していると楽に感じるとのことです

1か月後：圧痛診査をすると，本人の自覚では，押さえたときの痛みは以前とあまり変わりはないと感じています．しかし，圧痛の範囲を触診すると，図9-135に示すように，劇的に小さくなりました．

咬合に違和感を訴えることから，治療は，咬合調整を行いました．

2か月後：図9-136に示すように，痛みの強さは以前よりだいぶ軽くなったと感じています．圧痛の範囲もさらに小さくなりました．治療は，咬合調整を行いました．

3か月後：圧痛の範囲や強さは，あまり変化がないようでした．このころになると，スプリントの装着は，日中は気にならないのだが，夜間にうっとうしく，気になって眠れないことがあると訴えました．そこで，スプリントのリベースと咬合調整を行いました．

4か月後：頸や肩のこりは，ほとんど消失しました．図9-137に示すように，右側の顎関節部にわずかな圧痛を残す程度までに回復しました．スプリントは，夜間も装着できています．

このころになると，患者の顔貌に変化がみられ，会話がスムーズにできるようになりました．家では，ときどき庭に出て草むしりをしています．会話中，ときどき笑顔がみられるようになりました．

6か月後：頸や肩のこりはすべて解消しました．そこで，

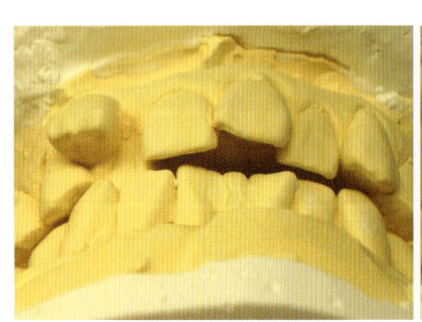

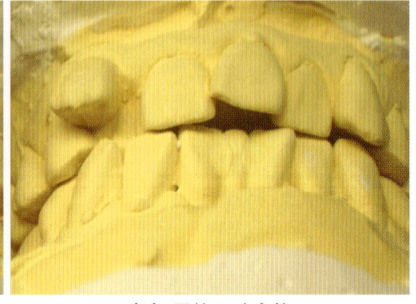

(a) 最初の咬合接触　　(b) 最終の咬合位
図9-131　中心位へ誘導後の咬合

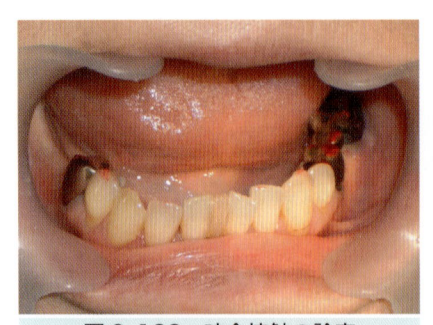

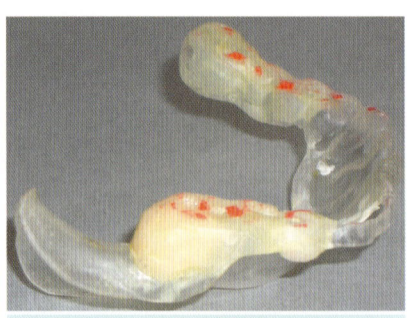

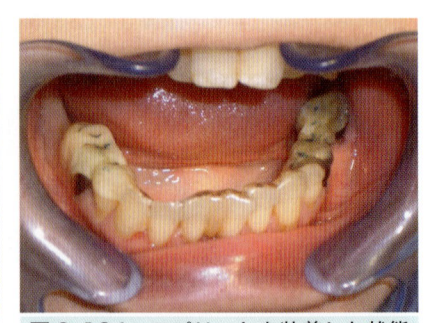

図9-132　咬合接触の診査　　図9-133　部分床義歯型スプリント　　図9-134　スプリントを装着した状態

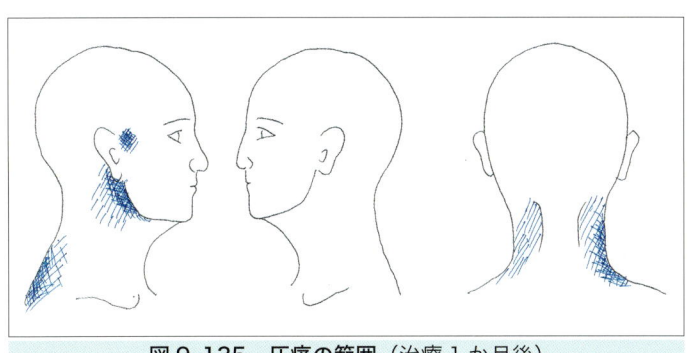

図9-135　圧痛の範囲（治療1か月後）

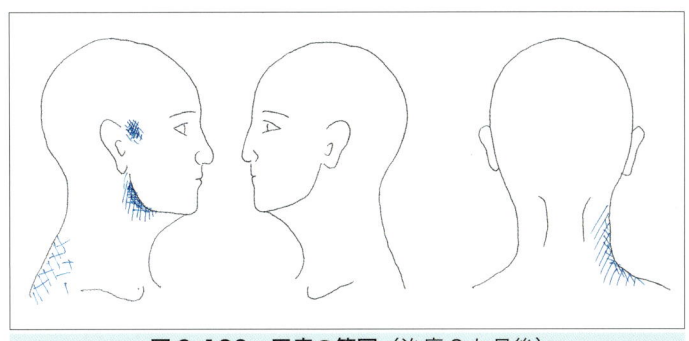

図9-136　圧痛の範囲（治療2か月後）

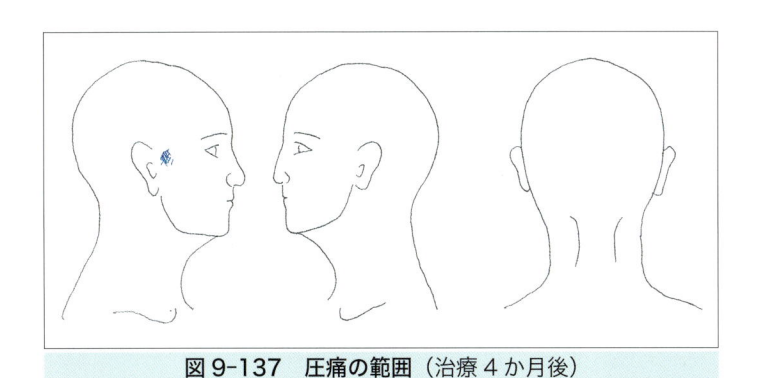

図9-137　圧痛の範囲（治療4か月後）

さらに1か月後，咬合再建処置を行うことにしました．

7か月後：症状に変化がないので，咬合再建処置を行いました．

■永久補綴治療

咬合再建処置から2か月の経過をみて，異常がみられないことが確認できたので，永久補綴治療を行いました．図9-138に，治療後の口腔内写真と模型を，図9-139に，永久補綴治療の完了した顔貌写真を示します．

■治療後の経過

永久補綴治療の完治からまだ6か月しか経過していませんが，これまで顎関節症の再発はみられません．また，精神科からの投薬も，かなり少なくなっています．今後もうしばらく，経過を観察するつもりでいます．

5）クリック音を主訴とする顎関節症
TMD with Cief Complaint of Clicking

図9-140に示す患者は，16歳の女性で，高校生です．主訴は，「開口時に顎がパキッという音がして，周りに聞こえるので恥ずかしい」とのことで来院しました．

■歯科治療歴

歯科治療の既往はありません．

顎関節症　Temporomandibular Disorders（TMD）　205

図9-138　永久補綴治療の完了

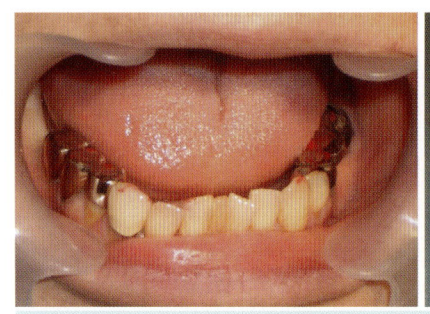

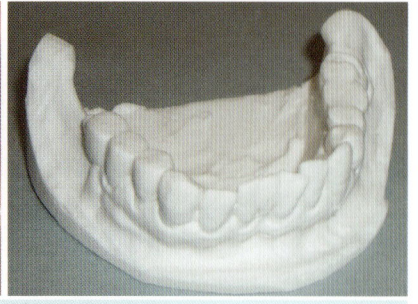

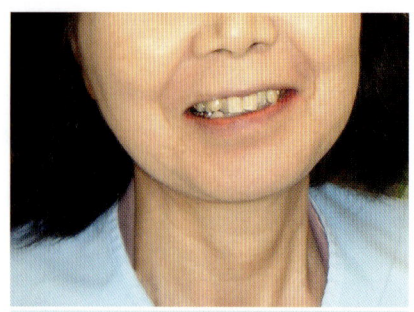

図9-139　永久補綴治療後の顔貌

■現病歴

　2年ほど前，中学2年生のころから，右側顎関節のクリック音に気づいていました．しかし，痛みはなく，また，大きな音ではないのでそのまま放置しました．

　中学3年生になると，クリック音はだんだん大きくなり，口が開けにくくなりました．

　高校1年生になって半年ほどしたころから，クリック音は急に大きくなり，教室や食堂で発生すると，周囲の学生から奇異な目でみられるようになりました．

■現　症

　クリック音は開口時に発生し，閉口時の発生はありません．音は，かなり大きく，診療室内に響く状態です．

そのほかの顎関節の症状はありません．

■顎関節症診断機

　顎関節症の診査のために，著者は，独自で診断機を作製して使用しています．図9-141に示すのは，診断機の全景です．

　顎関節雑音の測定：図9-142に示すように，聴診器型の集音器を顎関節に当てて測定します．センサーには骨伝導マイクを使用しています．測定データは，図9-143に示すように，クリック音の波形とそのスペクトル，そして，クリック音の強度が表示されます．クリック音の強度は，それぞれの波形の右上に，パワー値として示しています．

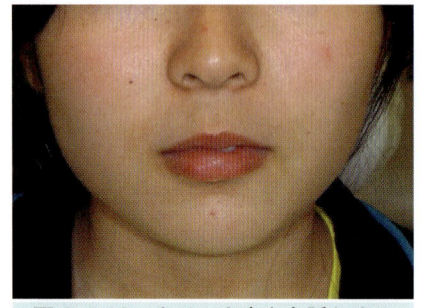

図9-140　クリック音を主訴とする顎関節症

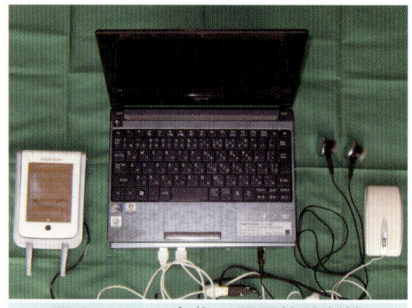

図9-141　自作の顎関節診断機

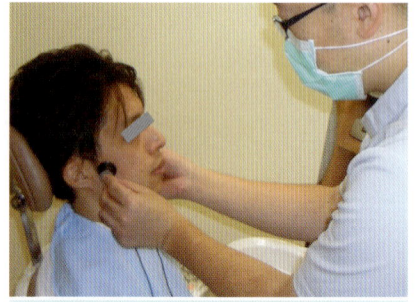

図9-142　クリック音の採取

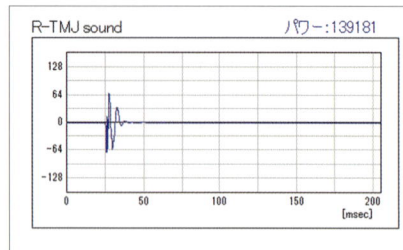

図9-143　クリック音の表示

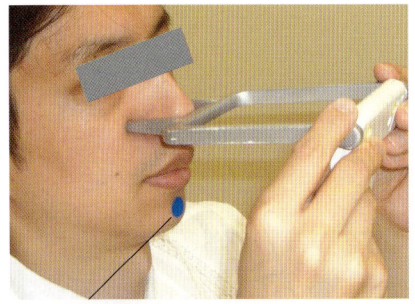

Diagnosis and Treatment of Occlusal Disease

顎運動軌跡追跡用マーカー

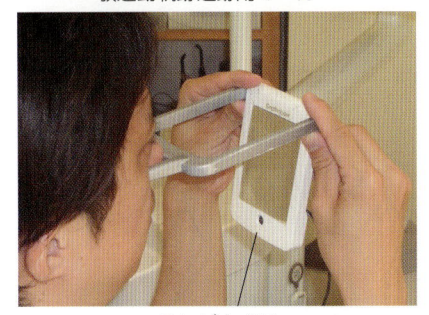

テレビカメラ

図9-144　顎運動軌跡の採取

図9-145　顎運動軌跡の表示

パワー値の算出は，波形の絶対値の2乗積分から求めています．ディメンジョンは[mV^2·sec]になりますが，表示はしていません．

顎運動軌跡の測定：図9-144に示すように，まず，患者のオトガイ部に青色のマーカーを貼付します．次いで患者は，カメラつきのミラーをとおして顎のマーカーが見える位置でミラーを固定します．この状態は，カメラがマーカーを映し出すようになっています．

患者は，ミラーをみながら開閉口運動を行います．この動きのあいだの画像をメモリーに記録します．画像解析は，顎の動きを青色マーカーの動きとしてとらえ，軌跡として表示するようにしたものです．

測定データは，図9-145に示すように，顎の開閉口運動の軌跡として表示されます．赤線は開口時，青線は閉口時の軌跡です．マス目は1cm間隔になっています．

■診査と診断

図9-146(a)に，クリック音発生直前の開口位を，(b)に最大開口位を示します．診断機によるクリック音測定では，図9-147に示すように，右側のマイクから大きなクリック音を測定しました．クレピタス音はみられませんでした．

上段は右側マイクからのデータ，下段は左側マイクからのデータです．

初診時のクリック音強度は，右側で約71.9×10^4，左側で約61.0×10^{4}でした．クリック音は，右側で発生し，大きな値を示しています．波形の赤色表示は，波形の振幅が大きすぎるため，スケールアウトした状態を示しています．通常では青色表示になります．

顎運動軌跡を，図9-148に示します．クリック音を発生するのは，最大開口位に近い顎位で，ごくわずかに

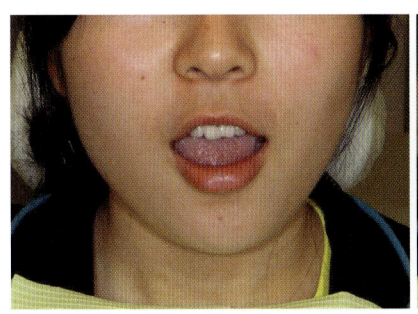

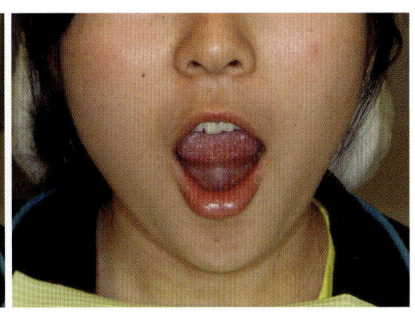

(a) クリック音発生直前の開口位　　(b) 最大開口位
図9-146　クリック音の発生

顎関節症　Temporomandibular Disorders（TMD）

図9-147　クリック音の波形と強度（初診時）

図9-148　顎運動軌跡

図9-149　従来のピボット型スプリント

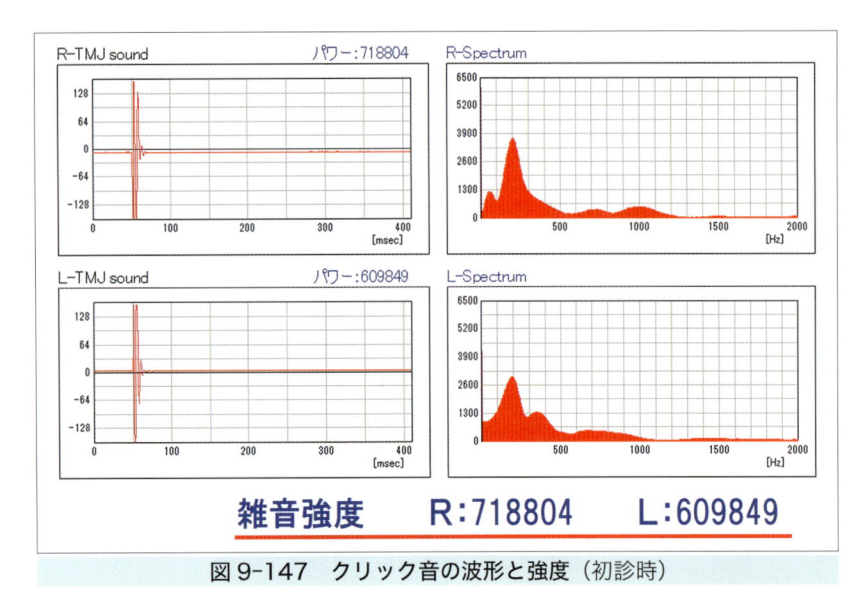

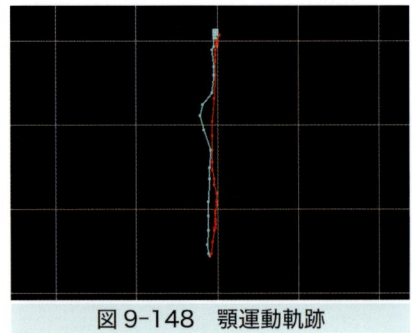

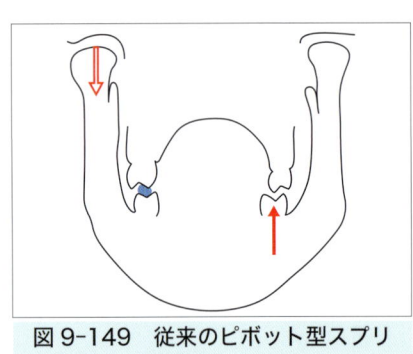

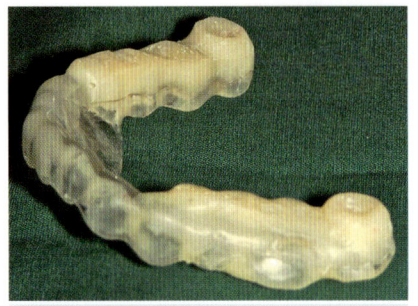

図9-150　著者のピボット型スプリント

　左側にゆっくりシフトする軌跡がみられました．閉口時には，右側にわずかにシフトする動きがみられました．しかし，これらの動きは，異常な動きというほどのものではないと考えられます．

　この患者は，クリック音のみであることから，症状分類はM型，歯科治療の既往のないことから，病因分類はD-Ⅰ型です．

　クリック音の発生は，顎骨の発育に伴う咬合平面の咬合異常から，顎関節に障害，つまり，関節円板の前方転位をもたらしたことが病因と考えています．

■治　　療
　著者は，クリック音の治療は，下顎に装着するスプリントで行います．スプリントは，ピボット型かスタビリゼーション型を用います．

　両者の使い分けは，クリック音の発生する開口度で決めます．大きい開口でクリック音が発生する場合はピボット型を，小さい開口で発生する場合はスタビリゼーション型を用います．

　この患者のクリック音は，2横指程度の開口で発生することから，ピボット型を用いることにしました．

　スプリント治療は，いきなりピボット型を適用するのではなく，最初は，従来の下顎スタビリゼーション型を装着します．そして，1週間後に適合具合とスプリントへの慣れをみて，問題がなければ，その場で即時重合レジンを添加して，ピボット型に変更します．

　従来のピボット型スプリントは，関節円板の前方転位の復位を目的にしたものであることから，ピボットは，関節円板転位側の第二大臼歯上につけます．このスプリントの治療原理は，図9-149に示すように，強く噛むとシーソー運動によって患側の関節腔が開き，前方転位していた復位性の関節円板が戻るとするものです．

　著者のピボット型スプリントは，下顎左右側第二大臼歯上にピボットを設けます．そして，左右の咬合圧の均

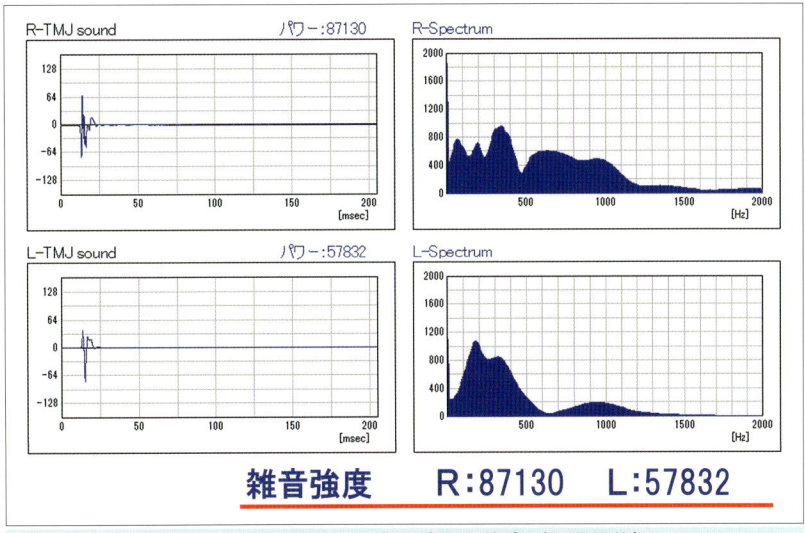

図9-151 クリック音の波形と強度（1週間後）

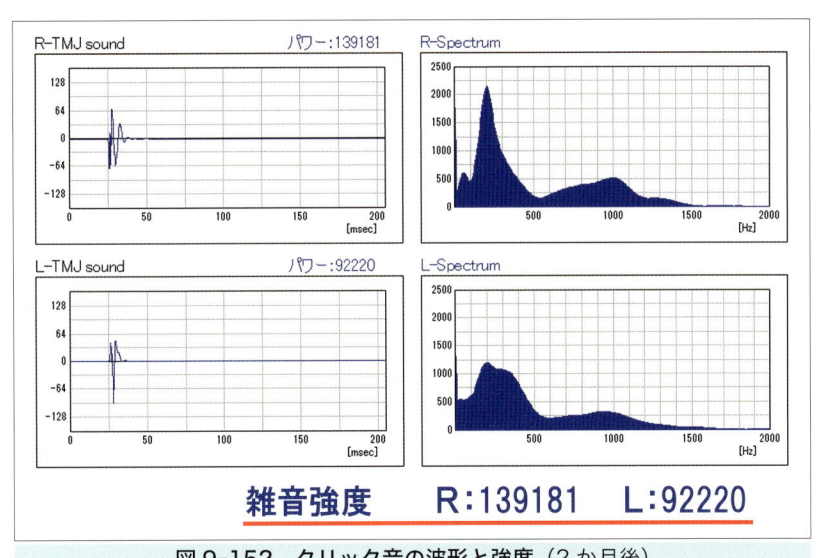

図9-152 クリック音の波形と強度（2か月後）

一をはかります．これは，咬合の安定を維持するためです．そのスプリントを，図9-150に示します．

ピボット型スプリントで大事なことは，ピボットの高さです．

> ピボットの高さは，クリック音の発生する開口度より低く，かつ，スプリントを装着して開閉口運動を行って，クリック音が発生しない最低の高さの開口位に設定します．

スプリントは，夜間だけでなく学校から帰ったらすぐ装着し，また，休日は，できるだけ終日装着するようにします．

■治療経過とクリック音強度の変化
ピボット型スプリントの装着から

1週間後（スプリントをはずした直後の診断機による測定）：図9-151に，1週間後のクリック音波形と強度を示します．

クリック音強度：8.7×10^4

2か月後：図9-152に，2か月後のクリック音波形と強度を示します．

クリック音強度：13.9×10^4

1週間後の数値より上昇していました．

顎関節症 Temporomandibular Disorders（TMD） 209

■クリック音波形の変化と臨床的意味

　ピボット型スプリントを装着してから1週間後の右側のクリック音強度は，$8.7×10^4$に低下していました．わずか1週間で，ほぼ1/10に低下したのです．

　その臨床的意味について，消音のメカニズムとともに考えてみます．

　スプリントを装着した前後の顎関節における下顎窩，下顎頭，そして，関節円板の関係を，図9-153に模式図で示します．

　クリック音発生の直前の顎関節は，(a)に示すように，下顎頭と関節円板の位置関係にあるとします．ここにスプリントを装着すると，咬合高径が挙上されることから，関節腔が拡張し，下顎頭と関節円板の位置関係が，(b)に示すように変化します．

　1週間といえども，この顎位を維持し，測定の直前までその顎位であったことは，下顎頭と関節円板の位置関係が，クリック音の強度に違いを生じたのであろうと考えています．

　クリック音は，レシプロカルクリック（Reciprocal Click）といわれています．これは，クリック音は反発音であるということです．

　Okesonは，クリック音は，関節円板のくぼみを下顎頭が越えるときに発生すると述べています．しかし，現実にクリック音の発生は，それだけでは説明がつかない場合があるのです．クリック音の発生に関しては，下顎頭が関節円板とどのように関係するかは不明です．

　しかし，クリック音とは，下顎頭が関節円板と関係して，下顎窩壁にインパルス（衝撃）を加えることなのです．このことは，釣鐘を叩くのと同じ原理です．

　下顎窩壁への衝撃によって，下顎窩から入った衝撃が頭蓋骨に共振を引き起こし，特定の周波数で共振したのがクリック音です．

　共振するおもな部位は下顎骨です．そのほかに，顎関節部を含んだ側頭部，さらに，上顎洞周辺の顔面骨に共振部位がみられます．このことは，右側でクリック音が発生しているのに，左側のマイクでも同程度の振幅の波形が採取される理由です．

■1週間後に変化したクリック音の臨床的意味

　図9-154に，初診時と1週間後のクリック音波形とスペクトルを示します．これをみると，初診時のクリック音は，ほぼ200 Hzに共振周波数が存在します．これに対して，1週間後のスペクトルでは，200 Hzのピークは消失し，50～1,000 Hzのあいだに広く共振周波数が

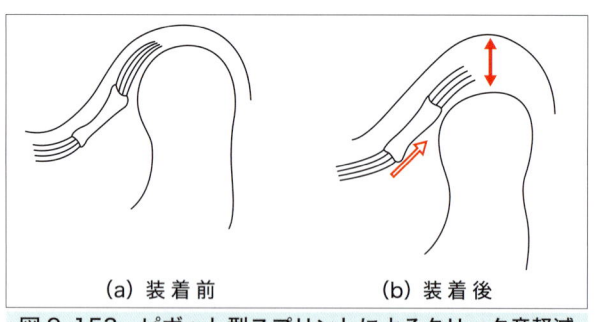

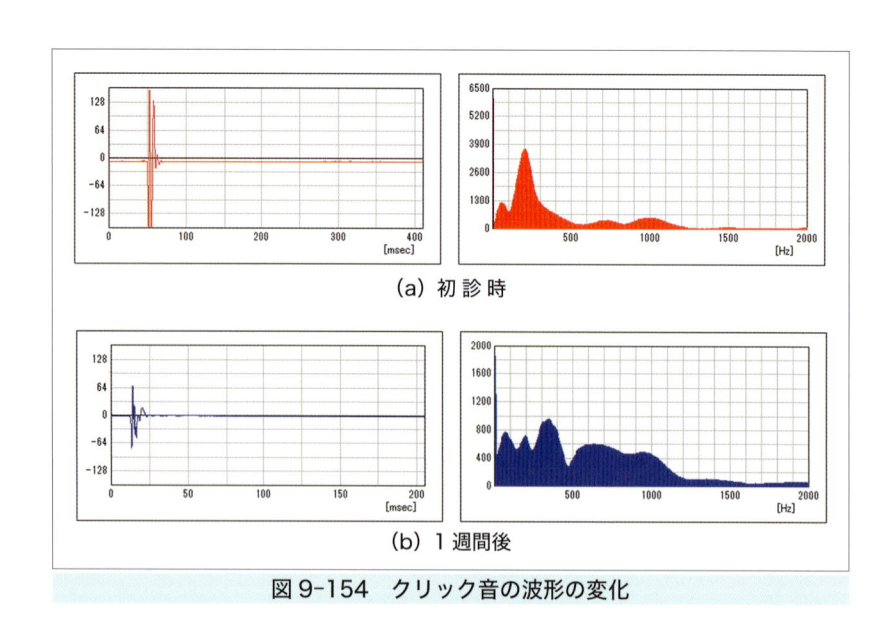

(a) 装着前　　(b) 装着後

図9-153　ピボット型スプリントによるクリック音軽減のメカニズム

(a) 初診時

(b) 1週間後

図9-154　クリック音の波形の変化

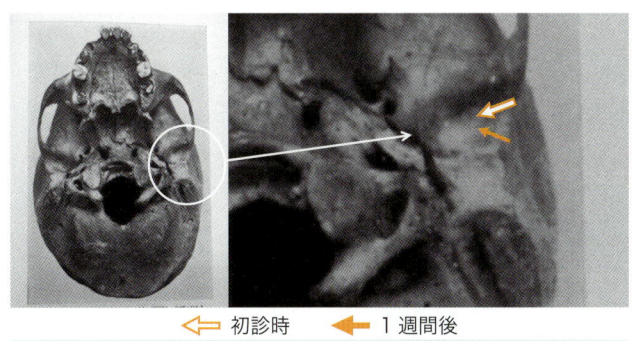

← 初診時　← 1週間後
図9-155　スペクトルの変化

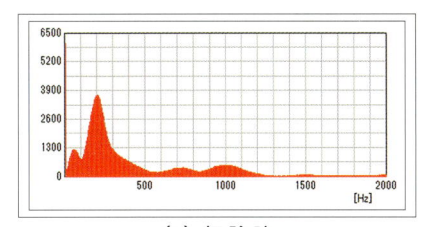

(a) 初診時
雑音強度　R：71.9×10⁴　L：61.0×10⁴

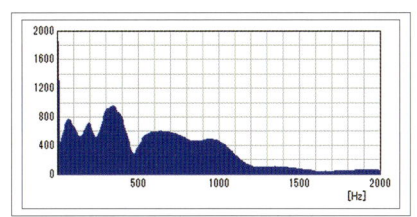

(b) 1週間後
雑音強度　R：8.7×10⁴　L：5.8×10⁴

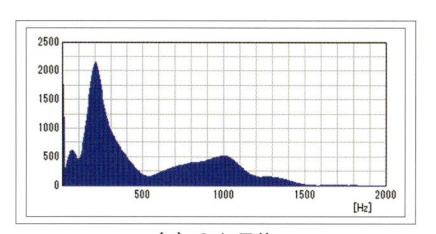

(c) 2か月後
雑音強度　R：13.9×10⁴　L：9.2×10⁴

図9-156　スペクトルと強度の変化

分散しているのがわかります．

このスペクトルの変化は，たとえば，図9-155に示すように，初診時のインパルスの入力位置が黄色の矢印の位置であったとすると，1週間後の入力位置が，白色の位置に変化したことを意味しているのです．つまり，衝撃が加わる位置が変化したことを表しているのです．

また，1週間後，クリック音の強度が小さくなっていることから，衝撃の強度が小さくなっていることを示しています．

これらのデータは，スプリントによってクリック音が改善されていることを表しています．

■2か月後に変化したクリック音の臨床的意味

図9-156に，初診時，1週間後，2か月後のデータを提示します．初診時と1週間後の説明は前述したので，初診時と2か月後のデータを比較してみます．

2か月後のクリック音波形で気づくことは，強度が約13.9×10⁴となり，1週間後の強度より上昇していること，そして，共振周波数のピークが200 Hzと，初診時の周波数と一致していることです．

この臨床的意味を考えてみます．

2か月後のクリック音強度は1週間後より上昇しているものの，初診時の1/5以下に減少しています．

この共振周波数が200 Hzで同じであることは，衝撃の入力位置が初診時に戻ったことを意味しているのです．すなわち，関節円板と下顎頭の位置関係が初診時に戻ったのです．しかし，クリック音の強度の低下は，衝撃の強さが低下したことを意味します．つまり，クリック音の変化は，解消に向けて少しずつ回復しつつあることを意味しているのです．

■今後の治療

このようなスプリント治療をつづけ，クリック音の強度をみながら，徐々にピボットの高さを低くするように調整します．そして，開口度が一横指以下になったら，通常のスタビリゼーション型スプリントに替えます．

> スプリントの咬合高径を下げるとき大事なことは，スプリントを装着したまま大きく開口しても，クリック音が発生しない最低の高さに調整することです．

著者は，ここまでの治療経過しか得られていません．今後長期にわたる経過観察ができれば，改めて報告したいと思っています．

■雑音治療の予後

　顎関節症で，関節雑音を主訴として治療を依頼されることはほとんどありません．著者がこれまで，雑音を主訴に治療を依頼されたのは，前述した患者だけです．したがって，雑音が完治するか否かについて，明確に述べることはできません．

　しかし，顎関節症の治療をとおして，雑音の治療経過を推測することはできます．関節雑音は，ほかの顎関節症の症状に比べて，なかなか改善しないということです．

　したがって，関節雑音の治療は，相当長期にわたることを覚悟すべきです．そして，患者自身にはクリック音が聞こえていても，第三者には感じない小さな音にまで軽減できれば，関節雑音は治癒したと考えたほうがよさそうです．

6）異常な顎運動を伴う顎関節症
TMD with Abnormal Jaw Movement

　顎運動の異常で，最も顕著に現れるのがクローズドロックです．クローズドロックの治療に関しては，本章の症例で，また，ロック解除法については，5章で解説したので，省略します．ここでは，開閉口運動時に，異常な顎の動きを示す顎関節症について説明したいと思います．

　患者は，6 の咬合性外傷で紹介した69歳の男性です（p.148～153参照）．職業は会社員です．顎運動の軌跡は，図9-157に示すように，閉口時に異常な顎の動きをします．しかし，最大開口は十分であり，日常の咀嚼や会話において何の問題もみられません．

　したがって，顎運動に異常がみられても，開閉口時に痛みを伴わなければ，動きの異常だけで歯科を受診することはありません．著者も，これまで顎運動の異常を主訴とした治療の依頼を受けたことはありません．

　この患者も顎の動きの治療依頼はなかったのですが，6 を治療するあいだに顎運動軌跡を観察しました．したがって，動きを改善するための特別な装置を考案し，特別な治療を行ったわけではありませんが，スタビリゼーション型スプリントで治療をつづけるあいだに，顎運動が変化するかどうかをみたものです．

　経過観察期間は，1年半にわたりました．

　図9-158に，その結果を示します．それぞれの運動軌跡は，わずかに違っているようにみえます．しかし，重ねてみると，図9-159に示すように，ほとんど変化がないのです．

　したがって，一般的に，顎の異常な動きがいったん発生すると，数年という期間では，正常な動きに復することはないと考えられます．

■異常な顎運動軌跡が発生する理由

　異常な顎運動が，どうして起こるのかについて解説したいと思います．

　顎関節のMRI画像は，これまで151頁で示したものです．その画像を再度，図9-160に示します．この画像では，左側の関節円板の前方転位がみられます．

　シュラー法撮影による顎関節の写真を，図9-161に

(a) 初診時　　(b) 1か月後　　(c) 1年半後

図9-157　顎運動軌跡

図9-158　顎運動軌跡の変化

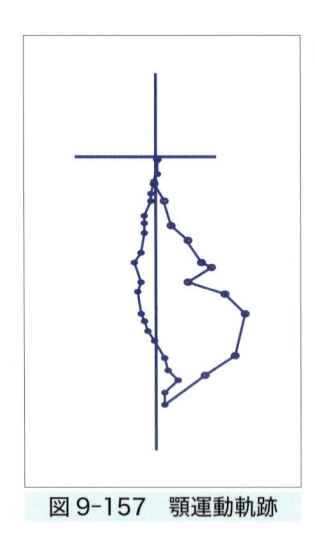

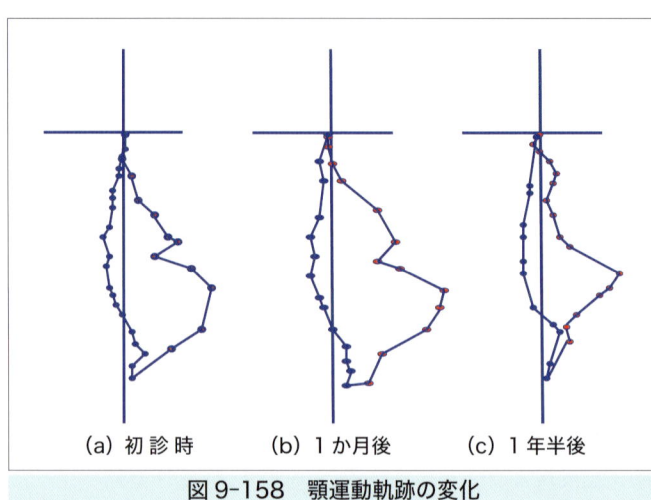

図9-159　顎運動軌跡の重ね合わせ

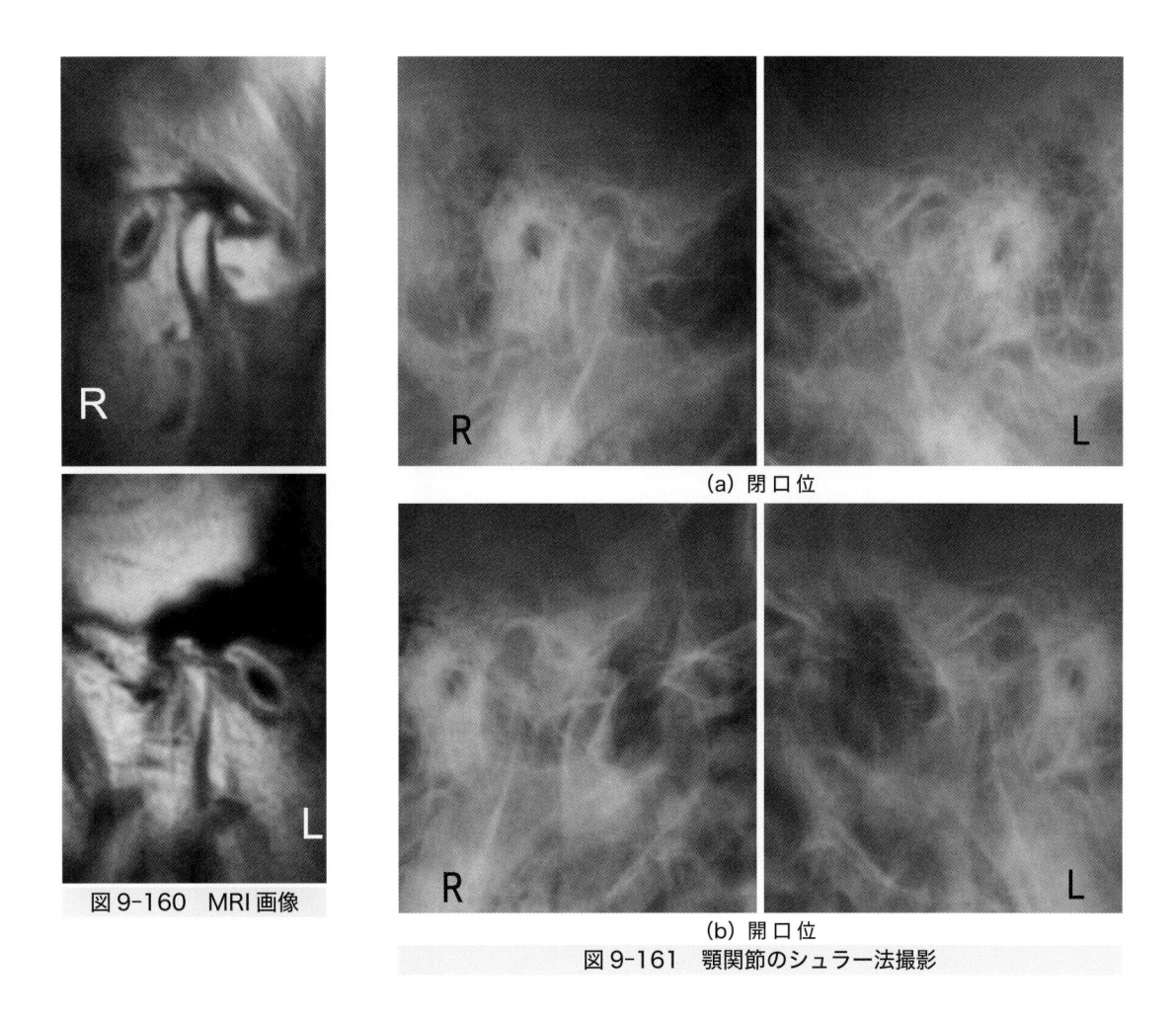

Diagnosis and Treatment of Occlusal Disease

図9-160 MRI画像

(a) 閉口位

(b) 開口位

図9-161 顎関節のシュラー法撮影

示します．左右の下顎窩前壁の傾斜角度を比較すると，左側は緩傾斜であるのに対して，右側は急傾斜であることがわかります．また，左右の最大開口位を比較すると，(b)に示すように，右側の下顎頭は，関節結節を越えて前方に位置しているのに対して，左側の下顎頭は，関節結節を越えていないことがわかります．

この原因は，関節円板が前方転位しているためです．滑走運動で，左側の下顎頭は，前方に関節円板を押し出しながら開口します．最大開口位になっても下顎頭の前方には関節円板が存在するのです．そのため，左側の下顎頭は，関節結節を越えることができないのです．

これらの所見から，顎運動軌跡は，次のように推理することができます．

■開口時

開口時の顎運動では，図9-162(a)に示すように，左側の下顎頭は，関節円板を前方に押し出しながら移動します．しかし，左側の下顎窩前壁の傾斜角度は右側より緩傾斜であるため，左側の下顎頭は右側より先行して動きます．この動きは，(b)の上矢印に示すように，開口するにつれて，顎は右側にシフトする動きとして現れるのです．

最大開口位に近くなると，左側下顎頭は，前方に関節円板が存在するため，これに邪魔されて関節結節の前で停止します．一方，右側下顎頭が関節結節を越えるときの運動軌跡は，(b)の下矢印に示すように，いったん顎が左にずれて，もとに戻る動きとなるのです．

■閉口時

閉口運動では，右側の下顎頭は関節結節を越えなければなりません．しかし，左側の下顎頭は結節の手前に位置しています．この状態で引き戻されると，左側の下顎頭はすぐに動けるのに対して，右側の下顎頭は結節を越えなければなりません．その動きは，図9-163に示すように，2輪の一方の路面に隆起があると同じ動きができないように，右側の下顎頭は，いったん左に移動して

顎関節症 Temporomandibular Disorders (TMD) 213

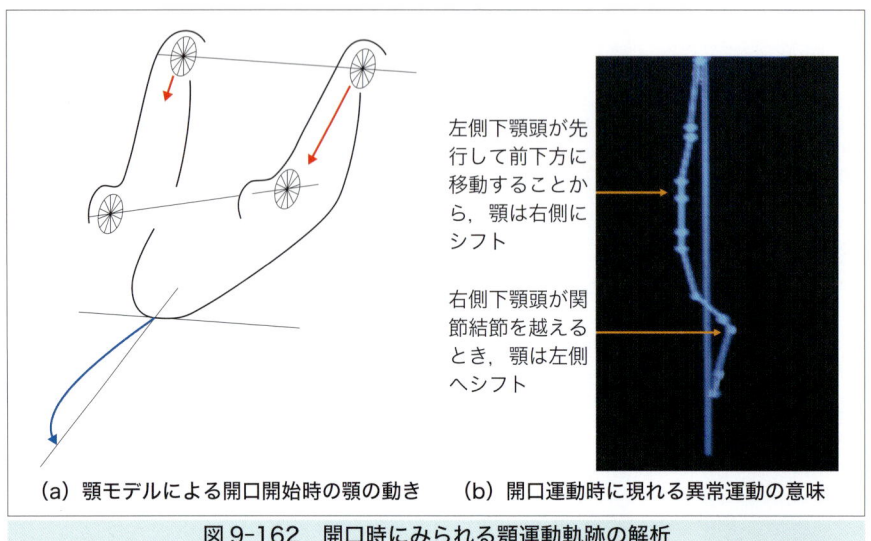

(a) 顎モデルによる開口開始時の顎の動き　(b) 開口運動時に現れる異常運動の意味

左側下顎頭が先行して前下方に移動することから，顎は右側にシフト

右側下顎頭が関節結節を越えるとき，顎は左側へシフト

図9-162　開口時にみられる顎運動軌跡の解析

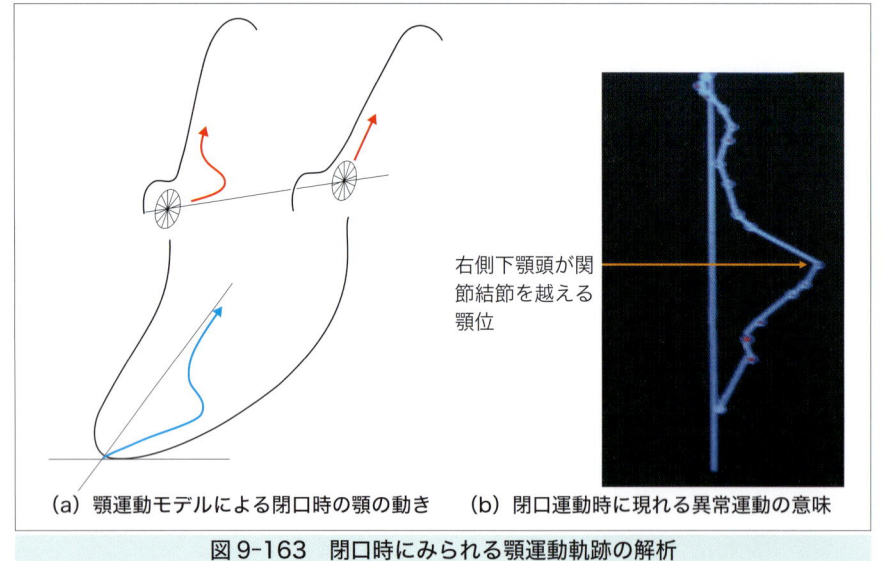

(a) 顎運動モデルによる閉口時の顎の動き　(b) 閉口運動時に現れる異常運動の意味

右側下顎頭が関節結節を越える顎位

図9-163　閉口時にみられる顎運動軌跡の解析

結節を越えて戻る動きをします．

　閉口時の運動軌跡で，(b)に示す矢印は，右側の下顎頭が左にシフトして結節を乗り越える位置にあたります．

　このような複雑な顎の動きも，関節円板の転位状態と顎関節の形態から推測することができるのです．

　しかし，これだけ異常な顎の動きをしながら，患者にとって咀嚼や会話の機能に何の支障もないのです．

■治療を必要とする顎運動異常

　顎運動異常で治療が必要になるのは，顎関節に癒着がみられ，クローズドロックがみられる場合です．

　その特徴は，小さい開口（1横指程度）しか得られないこと，開口度がつねに一定であること，強制的に開口しようとすると強い抵抗感があること，そして，自力開口では痛みをほとんど伴わないことなどです．

　このような患者に，ヒポクラテス変法によって咀嚼筋の緊張をほぐそうとしても，強い抵抗を感じ，どんなに牽引しても開口度が大きくなることはありません．その抵抗感は，関節円板の復位性の前方転位に伴う急性のクローズドロックとは明らかに異なるのです．

　このような患者には，外科的治療が必要になります．その詳細は，著者の専門外になりますので，ほかの専門書をご参照ください．

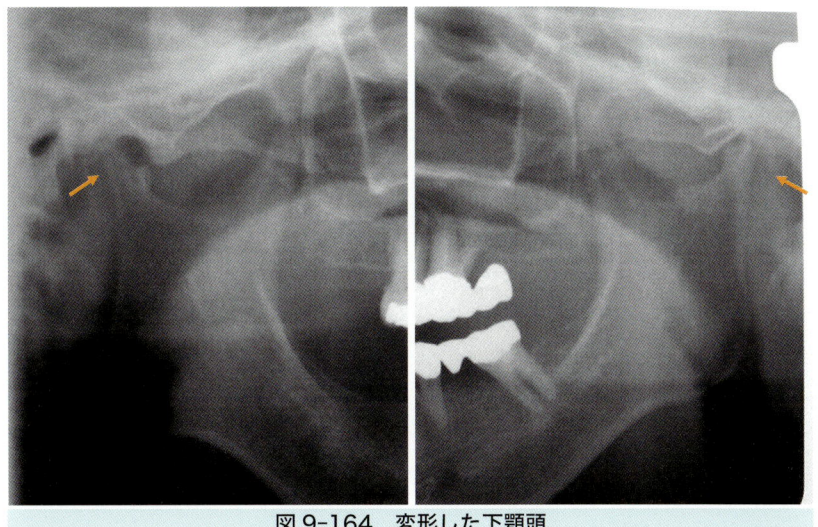

図9-164　変形した下顎頭

8　顎関節症の治癒
Healing of TMD

　これまで，顎関節症の診断と治療について述べてきました．最後に，顎関節症の治癒について考えてみたいと思います．

　一般的に，完全治癒といえば，臓器や組織の機能がもとどおりに回復されることをいいます．これを顎関節にあてはめると，顎関節症の完全治癒とは，関節円板がもとの位置に復位し，変形性関節症などの変形した下顎頭の骨組織は，罹患前の形態に戻る，と考えられるのではないでしょうか．

　しかし，マニピュレーションやピボット型スプリントで治療しても，前方転位した関節円板がもとの位置に戻ることはあり得ません．

　復位性の関節円板の前方転位で，これらの治療を行えば，一時的に復位するかもしれません．しかし，治療後，関節円板は，またもとの前方転位となるのです．なぜなら，これらの治療は，関節円板転位の根治療法ではなく，対症療法にすぎないからです．

　図9-164に示す写真は，先に紹介したうつ病を併発した患者の下顎頭です．両側下顎頭は，大きく変形しています．この変形は，咬合異常が原因ですが，このように変形しても，咬合を正しく改善することによって顎関節症の症状は消失し，何不自由なく咀嚼や会話ができるようになるのです．

　この患者の顎関節が，咬合の改善によって，もとの形態に回復するか否かは，今の著者には答えられません．今後追跡したいと思っています．

　このことから，顎関節に形態異常が発生しても，咬合を改善することによって臨床的に治癒させることができるのです．下顎頭の変形がもとに戻らなければ，顎関節症は治癒しないということではないのです．このような病態でありながら，顎関節症の症状が解消し，会話や咀嚼の機能に障害がなければ臨床的治癒といえるのです．

咬合病
Occlusal Disease

Chapter 10

歯科治療に潜在する咬合の問題
Matters of Occlusion Underlying in Dental Treatments

　歯の治療の多くは，それ自体単独なものではなく，最終補綴物が装着されて咀嚼機能を回復する過程の中間に位置します．

　個々の治療に内在している咬合の問題が，やがて装着された補綴物をとおして新たな疾患を発症させる可能性があるのです．そのため，生涯という長い期間にわたって咀嚼機能を維持することができなくなることがあります．

　そのことを事前に知って，治療にあたることが大切です．今日まで，このような問題について議論されたことは，著者の知るかぎりありません．

　本章は，最終章として，個々の歯科治療に潜在する咬合の問題について解説したいと思います．

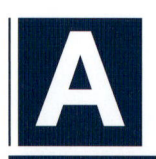

A 歯列矯正治療 Orthodontic Treatment

歯列矯正治療は，一般的に，学童期の初期から始められます．この年齢は，咬合の構築からいえば，完成途上期にあたります．それだけに，子どもの将来にとって，咬合に絡む多くの問題をかかえているのです．

1 第一小臼歯の早期抜去
Early Extraction of First Premolar

第一小臼歯の存在する意義については，1章で説明しましたが，ここでもう一度考えてみたいと思います．第一小臼歯は，8歳ころに，臼歯のなかでは第一大臼歯の次に萌出してきます．その働きは，図10-1に示すように，咬合平面を決定することです．咬合平面の決定によって，咬合と顎関節は安定するのです．

このような咬合の完成過程を無視し，歯列矯正治療のために第一小臼歯を早期に抜去すると，どんなことが起こるのでしょうか．おそらく，図10-2に示すように，第二小臼歯が萌出するまでのあいだは，咬合の安定を欠いた状態になります．さらに，そこに矯正装置が入って，歯は移動させられるのです．

この時期の咬合の不安定により負荷がかかるのは，図に示すように，顎関節です．推測される障害は，おそらく顎関節症の発症と下顎頭の変形だと思います．その結果，生涯にわたる咬合の不安定を招くことがあるのです．

さらに，第一小臼歯は，顎運動において側方滑走運動の支えとしての役割を担っているのです．

今日まで，第一小臼歯の早期抜去と下顎頭変形の因果関係に関する報告は，著者の知るかぎりありません．それは，咬合構築にとって，この因果関係にまで思いが至らなかったからではないでしょうか．今後，この点を目的とした研究がなされれば，新たな知見が出てくるかもしれません．

このような弊害の可能性があるかぎり，第一小臼歯を抜去する際は，その時期をよく考慮する必要があります．

2 中心位と中心咬合位のずれと顎関節症の発症
TMD Caused by Difference of Centric Relation and Centric Occlusion

歯列矯正治療によって臼歯移動が行われると，それまで均衡のとれていた中心位と中心咬合位に必ずずれが生じるようになります．このずれは，歯の移動によって，上下顎の咬合平面の咬合位がこれまでと異なることから発生します．

たとえば，図10-3(a)に示すように，エキスパンションによって上顎右側の臼歯がわずかに外側に移動したとします．

この場合の中心咬合位の変化は，(b)に示すように，これまでと異なり，わずかに右側に移動するとともに，咬合高径が高くなります．このような上下左右のわずかな移動でも，顎関節には物理的な負荷となるのです．

なぜなら，中心咬合位である最大咬合接触位は，咀嚼筋によって決定されるもので，中心咬合位の決定には，顎関節は何の力もなければ働きもないのです．した

図10-1 咬合平面の決定

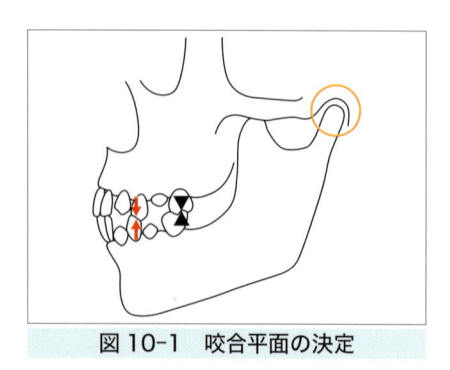

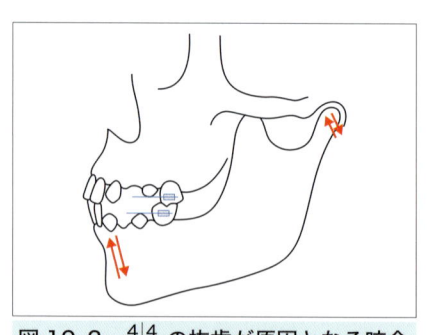

図10-2 $\frac{4|4}{4|4}$ の抜歯が原因となる咬合の不安定と顎関節への負荷

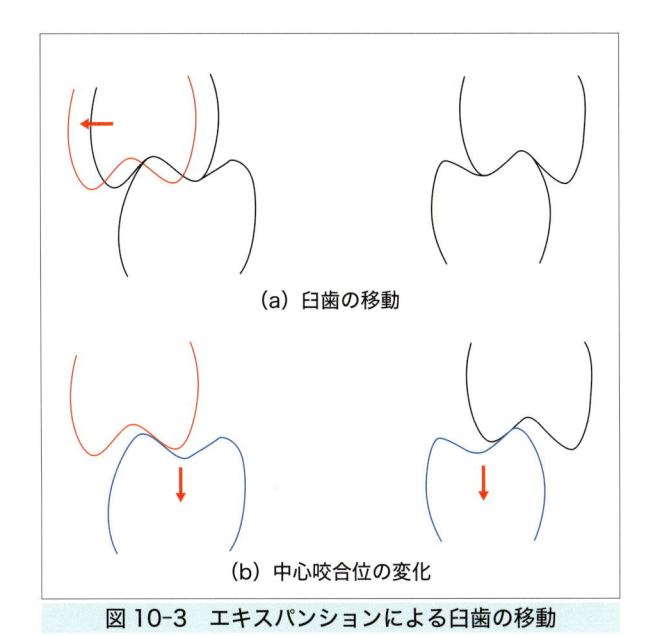

(a) 臼歯の移動

(b) 中心咬合位の変化

図10-3　エキスパンションによる臼歯の移動

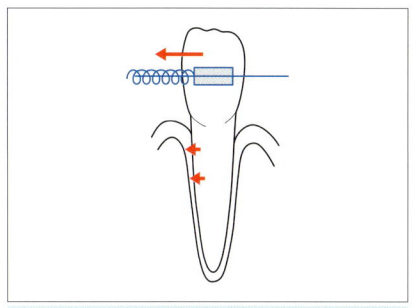

図10-4　歯列矯正治療による歯の移動

がって，新しい中心咬合位となった上下顎の咬合平面のずれは，そのまま顎関節の物理的負荷になるのです．もちろん，上顎臼歯の移動に伴い，下顎臼歯は歯軸を傾斜させて対応することになります．しかし，そのわずかな咬合の変化でも，顎関節にとっては負荷となるのです．

そのようなことから，歯列矯正治療を受けたほとんどの患者に顎関節症が発症するのです．顎関節症を発症した患者でも，時間をかけることによって顎関節が順応し，新しい中心位の顎位を獲得すれば，症状は消失することになります．

3　歯根吸収
Resorption of Root

歯列矯正治療で歯根吸収がみられることは，よく知られています．特に，成人では必発するといっても過言ではありません．本項では，歯根吸収の発生メカニズムについて考えてみたいと思います．

まず，歯列矯正治療で歯が移動するメカニズムについて考えてみます．図10-4に示すように，歯にブラケットをつけ，ゴムバンドなどで移動方向に引っ張ります．

すると，歯に近接する歯槽骨では，9章で解説したよ

うに，破骨細胞の出現がみられるようになります．破骨細胞による骨組織の脱灰によって，歯は，ぬかるみに立てた杭のような状態となり，牽引方向に移動するのです．

破骨細胞の出現は，歯に加わる力によって異なります．若年者の骨組織は，幼若であることから，破骨細胞の出現はわずかでも，骨組織には脱灰が起こります．しかし，成人になると骨密度が高くなるため，若年者と同じような牽引力では，歯はなかなか動かないのです．

そこで，より大きな牽引力をかけることになります．牽引力を大きくすることによって，破骨細胞が多く出現し，かたい骨でも脱灰が生じることになるのです．

問題は，ここで発生します．多くの破骨細胞の出現により，歯槽骨だけでなく，そこに接している歯根も吸収することになるのです．したがって，成人のように骨密度の高い骨になればなるほど，多くの破骨細胞が出現し，その弊害として歯根吸収を招くことになるのです．

歯根吸収は，どうして根尖に集中するのでしょうか．

それは，根尖の石灰化密度が低いこと，さらに，根尖は尖っているため，わずかな吸収でも目につきやすいためであると考えられます．

■根尖吸収の臨床上の障害

歯根吸収によって歯冠・歯根比が大きく変化すると，支台歯として利用する場合に障害となることがあります．また，歯根吸収が根尖狭窄部を越えるようになると，将来，この歯を抜髄する必要が生じたときには，予後が悪くなる可能性があります．

4 歯槽硬線の破壊
Destruction of Lamina Dura

まず，大臼歯の咬合圧負担について考えてみます．図10-5に示すように，咬合圧は，全歯根膜で負担するとともに，矢印で示すように，根管中隔の骨によって支えられているのです．

9章で説明しましたが，大臼歯が欠損した症例では，小臼歯の圧下がみられました．このことから，大臼歯はいかに大きな咬合圧負担能力を有しているかがわかります．

大臼歯の耐圧能力は，図の黄色矢印で示すように，根分岐部の歯槽骨ならびに歯根周囲をとり巻く，かたい歯槽骨の層，つまり，X線写真上にみられる歯槽硬線の存在によるのです．

歯列矯正治療で歯を移動させることとは，この歯槽硬線や根管中隔の歯槽骨を破壊しているのです．

歯が，理想とする位置に移動されても，根周囲の骨組織が治療前の状態に回復するまでは，咬合圧負担能力は以前と同じとはいえないのです．

また，長期にわたって保定期間を設けても，治療前と同じ，かたい骨組織に回復することは不可能と思われます．

第一大臼歯を例にあげれば，歯槽硬線を含めた歯根周囲のかたい骨は，6歳ころから20歳前後までの長い歳月をかけて完成されます．これを一時に壊して，歯を理想とする位置に移動させたのち，数年の保定期間では，もと同じ強固な骨組織に回復するかは疑問です．

また，歯の移動開始から保定期間をとおして咀嚼を行っています．そのため，歯には咬合圧がかかりつづけているのです．

したがって，咬合圧による歯の圧下は免れないことに

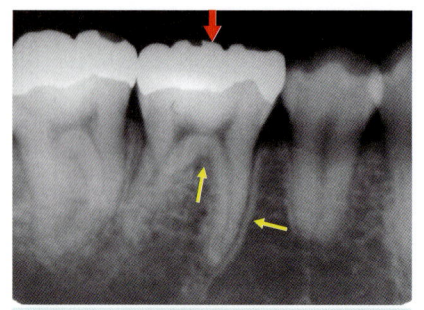

図10-5　歯列矯正治療による歯槽硬線の破壊

なるのです．保定期間が終わっても，個々の歯の咬合接触圧の不一致，すなわち，咬合異常が存在するのです．

歯列矯正治療により，歯を理想的と考えられる位置に移動し，外見的には整った口元になっても，咬合からみれば長い年月をかけて完成されたものを壊していることになるのです．

著者の歯列矯正治療に対する考え方は，これまでの説明でおわかりのように，前歯の矯正治療は許されるとしても，臼歯を移動することは極力さけるべきであると考えています．また，前歯の矯正のために第一小臼歯の抜去が求められる場合でも，咬合完成への配慮のうえで行うべきものと考えます．

とはいうものの，1章で述べたように，生来の咬合異常を有する患者が存在します．すべての患者の咬合異常を，歯冠修復によって治療できるとは思っていません．したがって，咬合改善のための歯列矯正治療が必要な場合もあるのです．

歯列矯正治療を行う場合には，ここで解説したような不利益を理解し，利益と損失を十分考慮したうえで，治療にあたること，そして，治療後は咬合調整をすることが必要です．

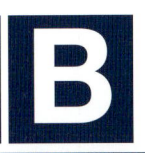

B 抜　　歯　Tooth Extraction

1　最後臼歯の抜去
Extraction of Most Rear Molar Tooth

　歯の喪失の統計によると，最も失われやすいのは第二大臼歯，次いで，第一大臼歯，第二小臼歯，第一小臼歯の順で，後方歯ほど喪失の確率が高くなっています．

　その理由は別にして，第二大臼歯の抜去後，欠損をブリッジで補綴する場合には，延長ブリッジになります．

　この延長ブリッジは，咬合力学的に厄介な問題を含んでいます．というのは，第一大臼歯が存在すれば咀嚼に障害をきたすことはありません．そのため，第二大臼歯の抜去後は，そのまま放置されることが多いのではないでしょうか．

　第二大臼歯の抜去後の放置によって起こる現象は，周知のように対合歯の挺出です．図10-6に示す模型も，そのような理由によって放置された結果，下顎第二大臼歯の挺出をきたした症例です．

　下顎第二大臼歯が挺出した場合の咬合上の問題は，前方側方滑走運動への障害です．抜歯直後は，滑走運動に障害はありません．しかし，年月の経過とともに対合歯の挺出が生じます．すると，図からわかるように，左側に滑走しようとすると歯がぶつかるようになります．患者は，左側滑走より右側滑走がしやすくなります．

　この顎の動きは，咀嚼側が右側になることを意味しています．

　咀嚼側が右側になると，かたい食品の破砕では，第一大臼歯の1歯がつねに咬合力に耐えなければなりません．したがって，この患者は，いずれ，右側第一大臼歯の圧下によって，右側は左側より咬合高径の低下を招く可能性があるのです．

2　臼歯1歯の抜去
Extraction of One Molar Tooth

　6|の抜歯後，それを放置したことから顎関節症の発症に至った症例のパノラマX線写真を，図10-7に示します．この患者は，顎関節症治療の2)で紹介しました．

　患者は，子どものころに6|を抜歯し，そのまま放置しました．その後，20数年のあいだに7|の近心傾斜から，左右の咬合高径に違いが発生し，下顎が左側へわずかに移動したのです．

　その結果，上下顎右側小臼歯は咬合しなくなりました．わずかな顎の移動による咬合の変化でも，その負荷は顎関節では大きなものとなるのです．右側顎関節にかかった物理的な負荷から，右側の肩こり，頭痛，右眼のかすみなど顎関節症の症状を訴えるようになりました．

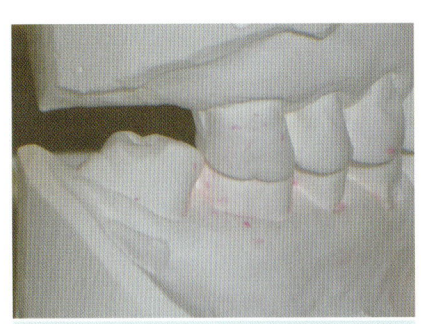

図10-6　7|の挺出

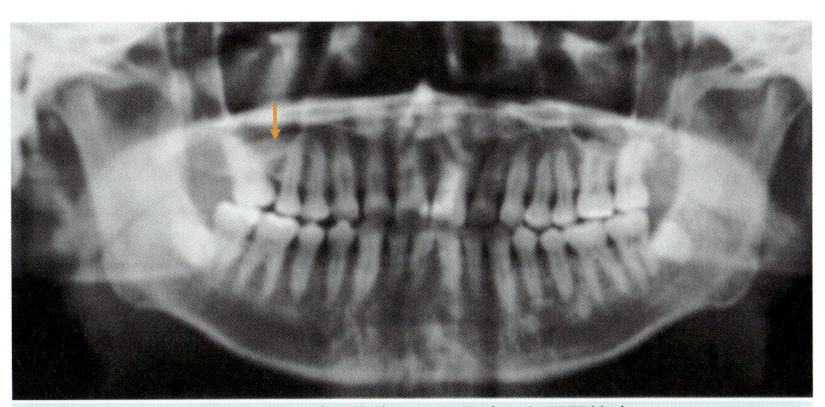

図10-7　6|の抜歯により発症した顎関節症

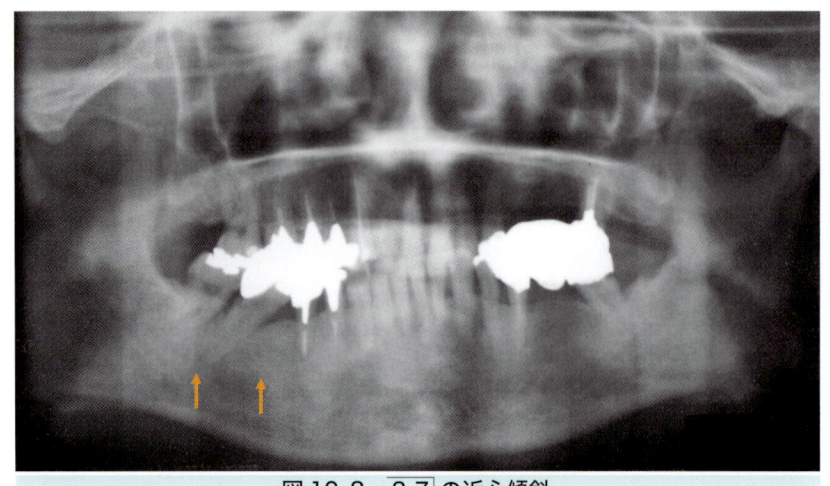

図10-8　|8 7|の近心傾斜

　図10-8に示すパノラマX線写真の患者は，51歳の女性です．|6，|5 6の抜歯と，その後の放置から，|8 7の近心傾斜を招きました．この患者の顎関節には，異常はみられません．
　しかし，この咬合は，このまま生涯にわたって安定するといえるでしょうか．|7 5 4の臼歯は連結されていないのです．おそらく，|8 7はさらに近心傾斜を強いられるものと思われます．
　近心傾斜を促す力は，小臼歯を前方に押し出し，最終的には上顎前歯のフレアアウトにつながることになるのです．また将来，左右の咬合高径に違いが発生すれば，顎関節症が発症する可能性があります．

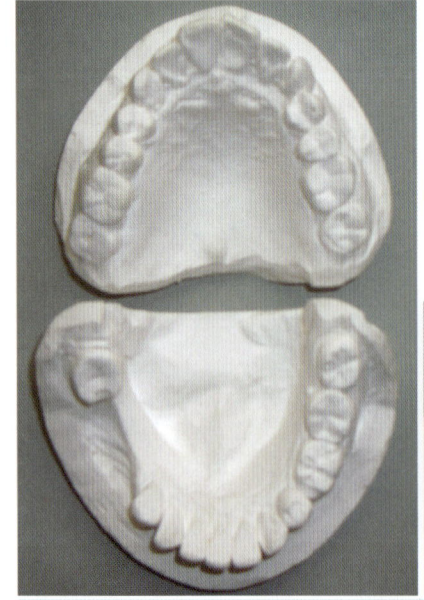

3　複数歯の抜去
Extraction of Some Teeth

　複数の臼歯を抜去したあと，その放置からもたらされる障害は，よく知られているように対合歯の挺出です．
　図10-9に示す患者は，|6 5 4の抜歯後の放置から，上顎対合歯の挺出を招きました．このような状態になると，下顎欠損部の補綴とともに，上顎歯の咬合平面を整える治療も必要になります．
　さらに発生する障害は，咬合高径の低下です．これは，咬合力の加わる残存歯の圧下から生じるものです．残存歯が少なくなれば，たとえブリッジで連結しても，支台歯には大きな咬合圧がかかります．したがって，長い歳月のあいだには，歯の圧下を招くことになるのです．その結果，左右の咬合高径に違いが発生することになります．
　欠損に隣接する歯では，咬合の状態によって残存歯に傾斜が発生する場合があります．残存歯の近心傾斜が発生するか否かは，咬合状態をみればわかります．図10-

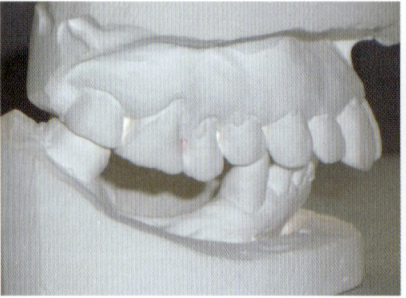

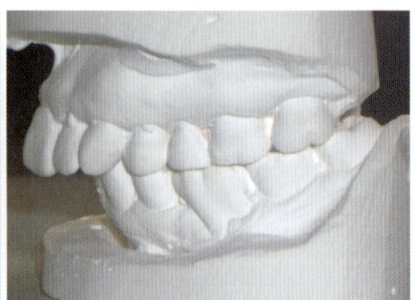

図10-9　多数歯抜去後の放置による対合歯の挺出

222　Chapter 10　歯科治療に潜在する咬合の問題

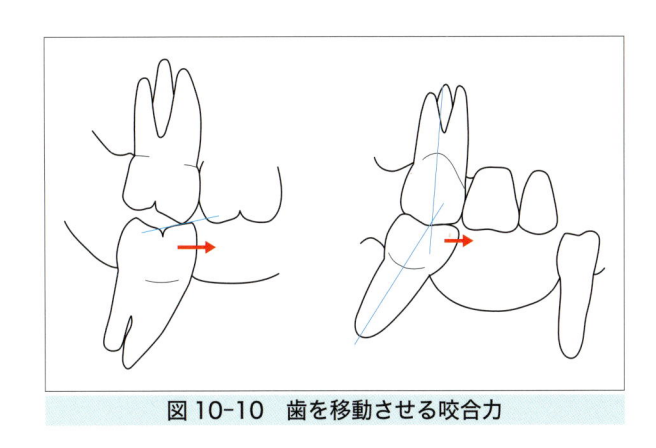

図10-10　歯を移動させる咬合力

10に示すような咬合状態では，将来，7̄は近心傾斜することになります．そして，いったん傾斜が始まれば，その動きは止まることなく，徐々に進行することになるのです．それとともに，咬合高径も変化するのです．

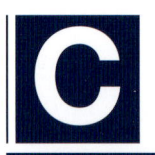

C 歯内療法 Endodontic Treatment

1 大きな根尖病巣の治療
Treatment of Large Periapical Disease

　歯内療法にとって咬合と絡む問題は，図10-11に示すように，大きな根尖病巣です．150頁で，このような6⏌の根尖病巣の治療により，突発性難聴の発症に至った症例を説明しました．

　特に，根分岐部の歯槽骨を破壊するような大きな根尖病巣は，単に病巣の治療だけでなく，その後の補綴治療にまで配慮をしなければならないのです．

　図に示すような，大きな根尖病巣を治療したとします．根治期間は別にして，根管充塡直後の病巣内はどうなっているのでしょうか．病巣内は治癒に向かったといっても，幼若肉芽の状態で，骨の再生には至っていません．

　病巣内の骨が完全に再生されるには，どのくらいの時間が必要でしょうか．抜歯窩が完全に骨で修復されるには，ヒトでは2年近くかかります．

　このことを考えると，根管充塡から時間をおかずに補綴物を装着し，咀嚼をすることは，ぬかるみに立てた杭を槌で打つようなものです．杭は，たたかれると小さな力でも沈んでしまいます．

　根管充塡後どのくらい経過すれば，根尖病巣内に骨が再生され，咬合圧に耐えられるようになるかは，年齢，健康状態，病巣の大きさ，さらに，骨の破壊の状態に左右されるものと思われます．しかし，著者にも正確な期間をいえるだけの資料はありません．推測ですが，現時点ではテンポラリークラウンを装着し，咀嚼機能を維持しながら，半年くらいは経過をみたほうがよいように思っています．

2 咀嚼の維持と咬合の安定
Maintenance of Mastication and Balance of Occlusion

　根管治療にあたっては，咀嚼をいかに機能しながら行うかが問題になることがあります．

　全歯が存在していて，臼歯の1歯を治療する場合には問題はありません．しかし，図10-12に示すのは，⏌5 6 7欠損で，しかも⏌4は保存不可能です．このような場合に，反対側の6⏌の治療をしなければならなくなったら，咀嚼はどこで行うのでしょうか．

　6⏌の根管治療は，どんなに少なくても5～6回かかります．場合によっては，もっと回数を要することもあります．来院を週に1度とすると，2か月近くかかることになります．したがって，そのあいだの咀嚼をいかに維持するかが問われるのです．

　さらに，患者が顎関節症を発症しているとすれば，事前に，図10-13に示すような部分床義歯を装着して，咬合の安定と咀嚼の維持をはかることから始めなければなりません．その際，将来⏌4は，抜歯から増歯になること，また，根管治療を必要とする6⏌には，クラスプを設

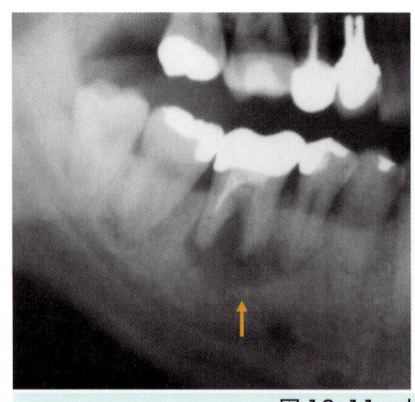

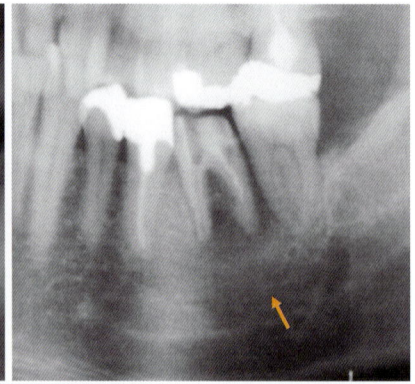

図10-11　大きな根尖病巣

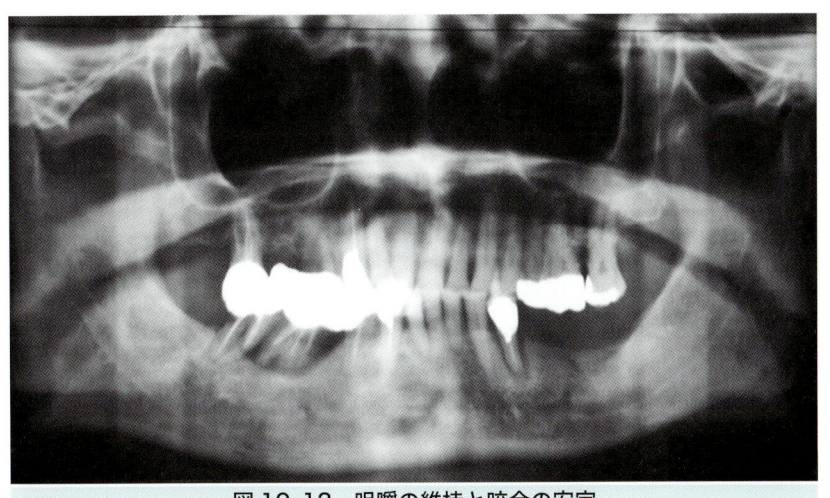

図10-12 咀嚼の維持と咬合の安定

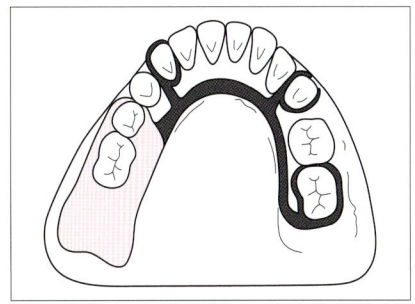

図10-13 咬合安定のために装着する部分床義歯

けない義歯設計にすることはいうまでもありません．

3 咬合の安定
Stability of Occlusion

たとえば，図10-14に示すように，う蝕歯で歯髄感染していても，咬合の安定に関与している歯があります．この歯の根管治療に際して歯質削除を行うと，左右側の咬合安定を失うことがあります．

根管治療の期間は，短いこともありますが，数か月にわたることもあります．治療期間中の咬合の不安定から，顎関節症を発症する可能性があるのです．

また，顎関節症の発症に至らないまでも，中心位と中心咬合位にずれを生じることになります．このことは，これまで説明したように，中心位と中心咬合位のずれが生じると，真の中心位を獲得するのは容易ではないのです．

図10-15に示すような $\overline{6}$ の根管治療に際しては，$\overline{678}$ のブリッジを除去します．咬合を安定させるためには，$\overline{6}$ の治療に入る前に $\overline{5}$ の1歯で十分に咬合の安定をはかることが必要です．なぜなら，それまで $\overline{6}$ が存在することによって安定していた咬合が，治療のために $\overline{6}$ が咬合しなくなると，それまでの $\overline{5}$ では咬合の安定を欠くことがあるからです．そのため，あらためて $\overline{5}$ のみで咬合の安定をはかることが必要です．短期間であれば，$\overline{5}$ の1歯でも咬合の安定をはかることができるのです．

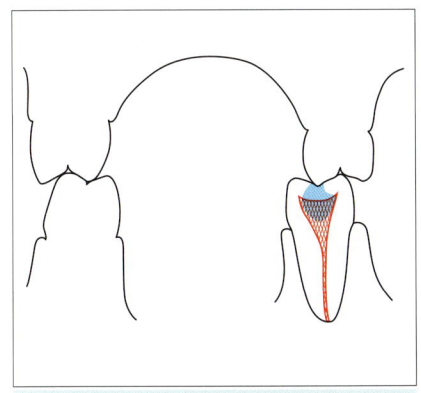

図10-14 咬合の安定に関与するう蝕歯

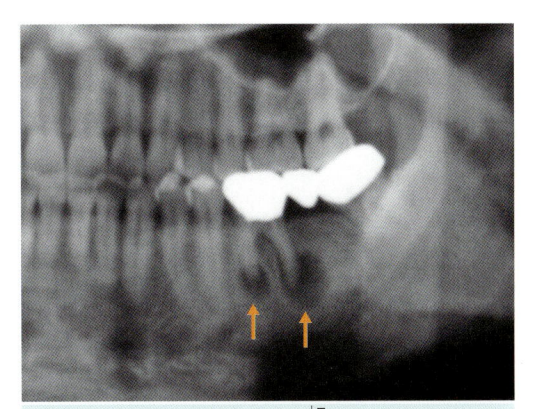

図10-15 $\overline{6}$ の治療のため $\frac{5}{5}$ で咬合の安定をはかる

歯内療法 Endodontic Treatment

D 歯周疾患 Periodontal Disease

1 歯槽骨の吸収
Resorption of Alveolar Bone

服部らの報告によると，成人の最大噛みしめ時の咬合力は，図10-16に示すように，第二大臼歯が最も大きく，小臼歯になると急激に小さくなります．第二大臼歯の咬合力の平均値は，21.2±11.1 kgです．すなわち，第二大臼歯の1歯で21 kgの咬合力が発生するのです．しかも，分散からみると，大きな咬合力を発揮する人では30〜40 kgにもなります．

各歯が有する咬合力は，逆にみれば，各歯が咬合圧に耐えることのできる耐圧能力を表していると考えることができます．

図10-17に示すような歯周疾患で，6̄の根管中隔の歯槽骨に吸収が生じた場合には，この歯の咬合圧負担能力は，下顎前歯を2本連結した場合と同じ状態となるのです．当然，この歯の咬合圧負担能力は落ちることになります．

したがって，根分岐部の歯槽骨が破壊された大臼歯に，これまでの咬合圧がかかりつづけると，長期的には圧下をきたすことになります．

歯周疾患は治癒しても，のちに咬合高径の低下をきたすと，咬合異常を招き，咬合病の発症につながることになるのです．

根管中隔の歯槽骨が破壊された歯の補綴治療では，咬合圧の負担軽減，すなわち，咬合圧の分散をはかるために，前後の歯を連結した補綴物を装着することが必要になります．

2 歯冠・歯根比の変化
Change of Crown–Root Ratio

歯周疾患に罹患すると，周知のように，歯周囲の歯槽骨は吸収され，図10-18に示すように，歯冠・歯根比が大きくなります．

図10-19に示すように，歯根長の2/3が骨内にある正常な場合と，根尖1/3のみが骨内にある場合について，歯槽骨に加わる力を簡単に計算してみます．

咬合面傾斜角度を30度，咬合力を40 kgとします．咬合斜面に存在するかたい食品を破砕しようとすると，発生する側方ベクトルは20 kgになります．この20 kgの側方圧は，(a)に示すような，2/3が骨内にある歯の歯槽頂では，30 kgになります．

一方，歯根が1/3しか骨内にない(b)の場合には，歯槽骨頂には120 kgの圧が加わることになります．

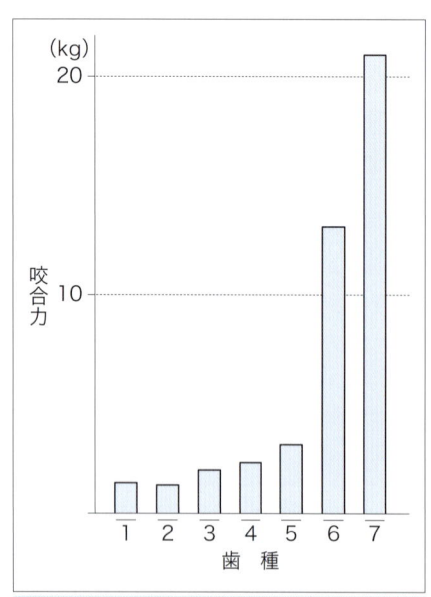

図10-16 成人の最大噛みしめ時の咬合力（服部らの論文データより）

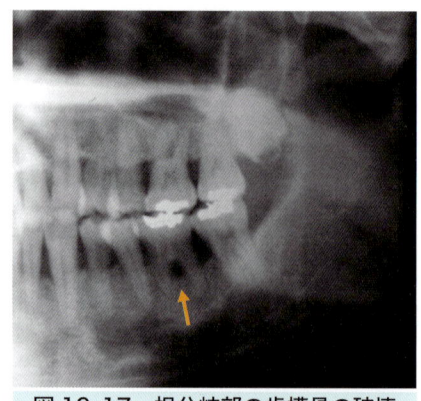

図10-17 根分岐部の歯槽骨の破壊

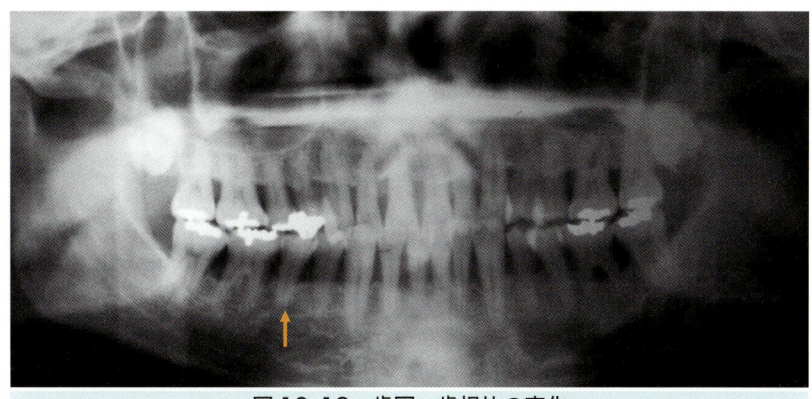

図10-18　歯冠・歯根比の変化

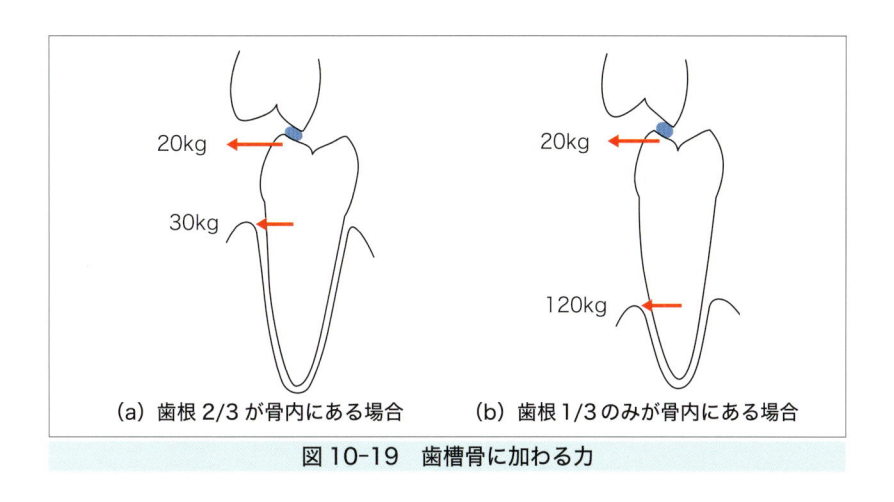

(a) 歯根2/3が骨内にある場合
(b) 歯根1/3のみが骨内にある場合

図10-19　歯槽骨に加わる力

このことは，歯周疾患になり歯槽骨の吸収がいったん始まると，歯を支える能力が急激に落ちることを示しています．歯槽骨の吸収が始まった歯では，咬合面をいかに咬合調整しても，咀嚼時に咬合斜面から発生する側方ベクトルによって，歯は揺すられることになります．

歯周疾患に罹患した歯は，早急に，咬合治療によって咬合面形態と咬合様式を変えないかぎり，歯に加わる咬合圧を止めることはできません．

また，動揺が始まった歯は，暫間固定をしないかぎり，動揺を止めることはできません．つまり，歯周疾患は治癒しないことになるのです．

3　治療中の咀嚼
Mastication under Dental Treatment

歯周疾患の治療で厄介なことは，咀嚼機能を維持しながら治療しなければならないことです．

前述したように，重症の歯周疾患は，咬合異常，すなわち，咀嚼時に歯を揺する力によって発症します．したがって，動揺のみられる歯では，どんなに咬合調整を行っても原因を除去することにはならないのです．

大きな動揺のみられる歯では，前後の歯で暫間固定をし，咬合様式をリンガライズドオクルージョンとグループファンクションに変えないかぎり，動揺を止めて咀嚼機能の回復をはかることはできません．

この処置を行うことによって，十分な咀嚼機能を維持し，また，歯周疾患の治療効果をあげることができるのです．ただ，これまでも述べたように，最後臼歯の暫間固定は成功しません．最後臼歯は，最初から永久補綴治療として暫間固定を行うことが必要です．

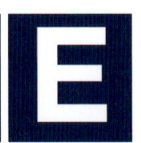

E 歯冠修復治療 Restorative Treatment

1 インレー，クラウン
Inlay and Crown

図 10-20 に示す症例は，26歳の女性です．患者は，最近になって下顎前歯の排列がおかしいことに気づきました．

2年ほど前に $\underline{6|}$ にインレーを装着しました．当初は多少咬み合わせが高いように思ったのですが，歯科医師からそのうちになじむとのことで放置していました．しばらくすると高さも気にならなくなりました．

患者によると，以前はきれいなアーチをしていた下顎前歯が，図 10-21 に示すように，乱れた形になってしまったとのことです．

患者は，担当歯科医師に相談したのですが，以前の模型はなく，単なる思いすごしかもしれないということで結論が出ませんでした．

■歯列の乱れの原因

患者の記憶が正しく真実であるとするなら，その原因は，2年前に装着されたインレーにあるかもしれません．そこで，その原因を探ることにしました．

図 10-22 に，$\frac{6|}{6|}$ の咬合状態を示します．$\underline{6|}$ の遠心咬頭内斜面が $\overline{|6}$ の遠心辺縁に当たり，ここから近心方向に押していることがわかります．このことは，模型の下顎前歯排列が，$\overline{|2}$ で乱れていることからも，左側の遠心方向から圧が加わったことが推測されます．

さらに，もう1つの原因が考えられます．それは，この患者はもともと $\overline{|2}$ の近心隅角が，$\overline{2|}$ の遠心隅角の舌側に入り込むような叢生歯であったと考えられるのです．そこに，$\underline{|6\,7}$ にインレー，$\overline{7\,6|}$ にクラウン，$\overline{7\,6|6\,7}$ にインレーが装着されました．これらの治療をしているあいだに，臼歯部の咬合がほんのわずか低くなったものと思われます．

臼歯のわずかな咬合低下でも，前歯では大きな低下として現れます．臼歯の 1 mm の咬合高径低下は，前歯では 2 mm の低下になるのです．そこで，$\overline{\frac{|2}{2|}}$ は，より深く噛み込むようになり，結果的に $\overline{|2}$ がねじられたものと考えられます．

いずれが真の原因かははっきりしませんが，著者は，後者の原因が大きいと考えています．

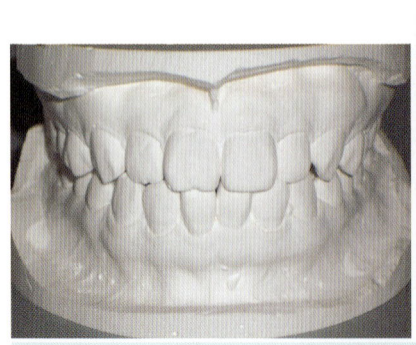

図 10-20 歯冠修復治療に伴う前歯排列の乱れ

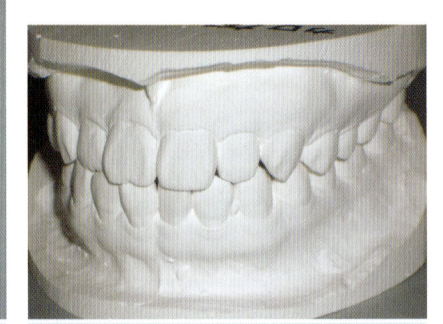

図 10-21 $\overline{|2}$ の排列の乱れ

Matters of Occlusion Underlying in Dental Treatments

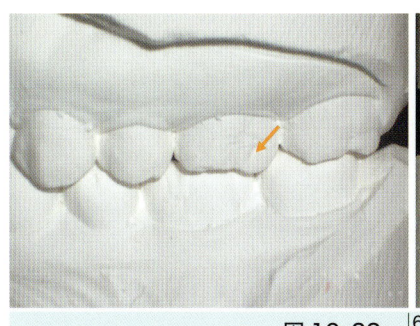

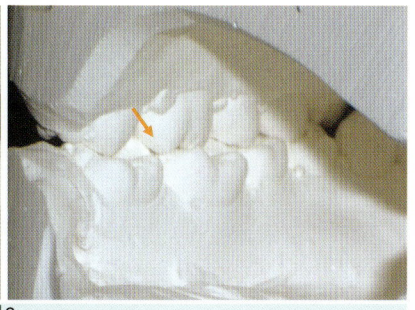

図10-22　6̲/6̲の咬合状態

このように，臼歯の治療後，前歯排列が変わったという訴えを，ときどき耳にすることがあります．これをすべて患者の気のせいにするわけにはいかないでしょう．

わずかな咬合の狂いが，長い年月の咀嚼によって歯の排列にまで影響することがあるのです．

2　中間欠損のブリッジ
Bridge of Intermediate Tooth Missing

たとえば，6̲が抜歯されたとします．その後の補綴治療といえば，異口同音に⑤6̲⑦のブリッジといわれるのではないでしょうか．

しかし，このブリッジが，生涯にわたって咬合を安定して維持できるかどうかは疑問です．もし，長い年月のあとに，咬合に異常が発生するとすれば，どんな異常が起こるのか考えてみます．

図10-16に示したデータによると，成人の5̲6̲7̲の咬合力は，5̲は3 kg，6̲は13 kg，7̲は21 kgです．この数値が意味するのは，歯に加わる咬合力であるとともに，それぞれの歯の耐圧能力であると考えることができます．すなわち，5̲は3 kg，6̲は13 kg，7̲は21 kg程度までの咬合圧に耐えることができるのです．

そこで，図10-23に示すような⑤6̲⑦のブリッジが装着されたとします．ポンティックである6̲に食品を介在し，これに6̲の咬合力である13 kgが加わると，支台歯にはどんな力が加わるのか考えてみます．

食品がポンティックの中央にある場合には，咬合力は，5̲と7̲に1/2ずつ分配されます．したがって，5̲と7̲には6.5 kgの咬合力が加わります．

7̲の耐圧は21 kgなので，この6.5 kgの咬合力には十分耐えることができます．しかし，5̲に加わる6.5 kgは，耐圧の3 kgを超えています．また，食品の位置によっては，5̲に近接する場合もあります．この場合の食品にかかる咬合圧は，そのほとんどが5̲にかかることになります．

一過性の咬合圧とはいえ，咀嚼のたびに咬合圧負担能力以上の圧が加わると，5̲にはどんなことが起こるのでしょうか．5̲の圧下が発生することが想定されます．

また，図10-24に示すように，咬合性外傷の垂直性障害による5̲の歯根吸収が発生する可能性があります．この場合も，5̲の咬合圧負担能力の低下から，圧下することになるのです．

その結果，咬合平面の異常に由来する咬合病の発症の可能性が高くなるのです．特に，圧下の現象は，骨粗しょう症の女性では，気をつける必要があります．

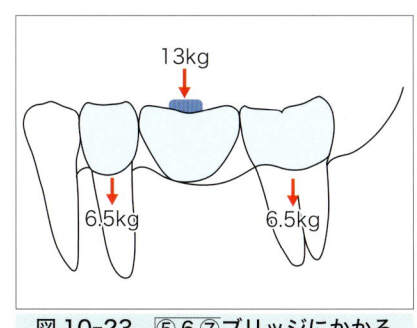

図10-23　⑤6̲⑦ブリッジにかかる咬合力

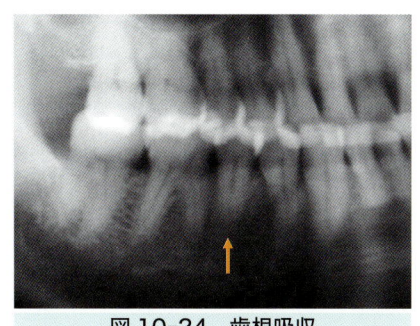

図10-24　歯根吸収

歯冠修復治療 Restorative Treatment

このような患者のブリッジは、④⑤⑥⑦や、さらに、支台歯を多くする必要があります．

3 延長ブリッジ
Extension Bridge

たとえば、片側7 6|欠損の補綴治療では、歯科医師も患者も苦労させられます．というのは、図10-25に示すような部分床義歯を装着しても、小さな床では、7|にかかる20 kgの咬合圧を負担することはできません．また、咬合圧によって義歯が動き、使用に耐えることができないのです．

そこで、図10-26に示すように、床を大きくして咬合圧に耐えるようにすると、今度は邪魔になるのです．なぜなら、このような患者の咀嚼側は、健全な反対の左側になります．咀嚼はこの健側で十分行えることから、補綴側での咀嚼の必要がないのです．したがって、咀嚼能率の向上につながらないことから、邪魔でしかないのです．ましてや、部分床義歯に少しでも痛みが発生すれば、義歯ははずされたままになります．このような欠損に対して、図10-27に示すような7 6⑤④の延長ブリッジが装着されたのをみかけることがあります．

この延長ブリッジについて、咬合力学的に考えてみたいと思います．

図10-28に示すように、延長ブリッジの7|に、20 kgの咬合力が加わったら、支台歯である5 4|にどんな力が加わるかを計算してみます．計算を簡単にするために、図に示すように、ブリッジを、5|を支点としたテコと考えると、7|に加わる咬合力は、4|を引き抜く力として働きます．その力は40 kgにもなります．

また、5|には、4|の根尖を支点とすると60 kgの圧下させようとする力が働くことになります．

これらの力に、4|や5|は耐えられるでしょうか．

このようなブリッジで、7|に本来の咬合力が加わると、5 4|に咬合性外傷が必発するのです．

しかし、このようなブリッジを装着しても長期にわたって安定している場合がある、といわれるかもしれません．それには、2つの理由があります．

第1の理由は、先にも述べたように、かたいものや嚙

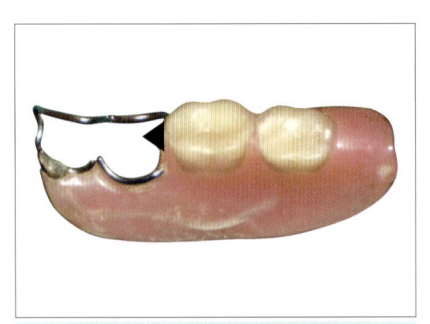

図10-25　7 6|の部分床義歯

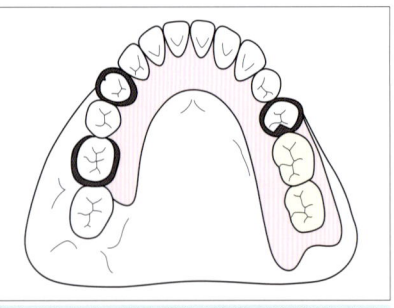

図10-26　反対側に義歯の安定を求めた部分床義歯

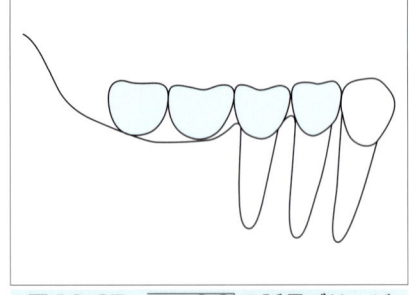

図10-27　7 6⑤④の延長ブリッジ

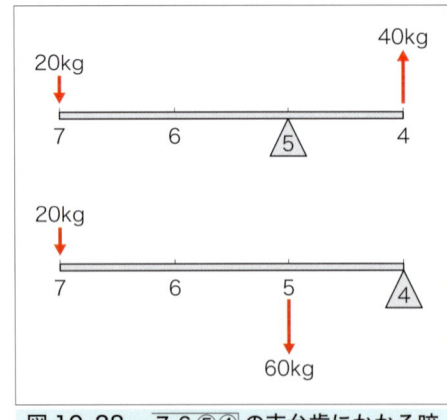

図10-28　7 6⑤④の支台歯にかかる咬合力

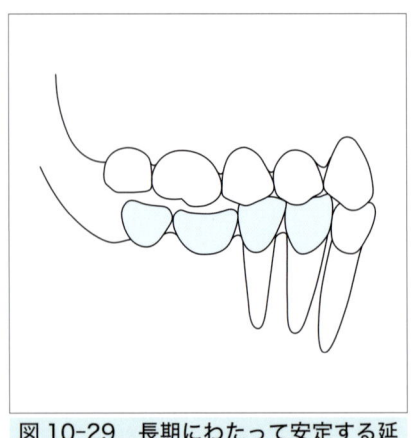

図10-29　長期にわたって安定する延長ブリッジの咬合

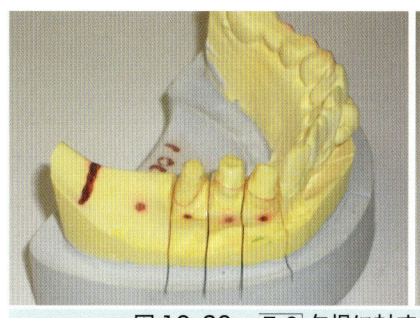

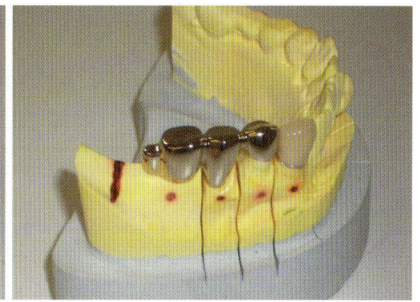

図10-30　7 6|欠損に対する6⑤④③|の延長ブリッジ

み切るのに咬合力を必要とする食品の咀嚼は，健側の天然歯で行っているのです．つまり，ブリッジには咬合圧がかからないのです．

第2の理由は，咬合の安定が，$\frac{5\ 4\,|\,4\text{-}7}{5\ 4\,|\,4\text{-}7}$ で成立しているのです．どんなことかというと，延長ブリッジの 7 6|ポンティックの咬合は，図10-29 に示すように，わずかに咬合させていないのです．咬合は，|5|があるために左右のバランスを保つことができるのです．さらに，|5 4|が連結されていることから，咬合は，比較的長期にわたって安定するのです．しかし，ブリッジでの咀嚼効率は，健側とは比較にならないほど落ちるのです．

このような理由によって，⑤④|を支台歯とする延長ブリッジでも，長期にわたって口腔内に存在することになるのです．

7 6|欠損の補綴治療に，著者はよく延長ブリッジを行います．その場合の支台歯は，|5 4 3 2|の4歯とし，ポンティックは|6|の1歯とします．図10-30 に示す模型は，|3|の骨植状態がよいことから，6⑤④③|のブリッジにした症例です．これだけの支台歯と著者の咬合様式にすれば，ポンティックの|6|は，1歯分の形態を有しても咬合圧に耐えることができます．この場合でも，ポンティックである|6|の咬合接触は近心にのみ求め，遠心面には咬合させないようにします．

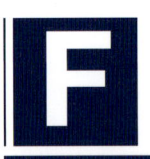

F 部分床義歯 Partial Denture

　欠損部を補綴するうえで咬合上最も不完全な治療は，部分床義歯であるといえます．なぜなら，歯に咬合圧が加わったとき，天然歯では数十ミクロンの沈下に対して，人工歯の床では数百ミクロンの沈下をすることになるからです．

　たとえば，図10-31に示すような欠損に部分床義歯が装着されたとします．これを $\frac{6|6}{6|6}$ 部の冠状断でみたものを，図10-32に示します．

　噛み切るのに咬合力を要する食品，たとえば，ビーフジャーキーなどを義歯で咀嚼しようとすると，義歯床では数百ミクロンの沈下が起こります．すると，噛み切る前に反対側の天然歯が接触してしまいます．

　このことは，義歯側で咀嚼ができないことを意味しているのです．そこで患者は，無意識のうちに天然歯側で咀嚼を行うようになるのです．

　さらに問題は，部分床義歯を装着した直後は，咬合の安定が得られています．しかし，しばらくすると顎堤に吸収をきたすようになります．このような状態になると，左右の咬合の安定は，もはや維持することはできなくなるのです．

　部分床義歯のむずかしさは，天然歯と人工歯の混在する咬合を，長期にわたって安定を保つことができないことです．

　本項では，歯の欠損の状態によって，将来発生する咬合異常について考えてみたいと思います．

1　左右側大臼歯の欠損
Bilateral Molar Tooth Missing

　図10-33に，下顎両側大臼歯欠損のパノラマX線写真を示します．このような欠損には，一般的には，図に示すような $\overline{7\,6|6\,7}$ の部分床義歯が装着されるのではないでしょうか．この部分床義歯の咬合安定について考えてみたいと思います．

　この義歯のクラスプは，$\overline{5|5}$ にかけられます．図10-34に示すように，レストは遠心側に設計されます．ここで，人工歯の $\overline{6|}$ に40 kgの咬合力が加わったとします．すると，支台歯の $\overline{|5}$ には，レストを介して同じ40 kgの咬合力が加わるのです．

　このとき，$\overline{|5}$ の沈下量は，わずか数十ミクロンしかありません．人工歯の $\overline{6|}$ 直下の義歯床は，数百ミクロンの沈下があるとすれば，咬合圧のすべては $\overline{|5}$ で支えるしかないのです．

　このような咬合力が，毎日の咀嚼のたびに加わるのです．やがて $\overline{5|5}$ は圧下することになります．この現象は，$\overline{5\,4|4\,5}$ を連結冠にしても発生することは，9章で説明しました．

　咬合高径の低下から，下顎前歯が上顎前歯の舌側に食い込み，図10-35に示すような上顎前歯のフレアアウ

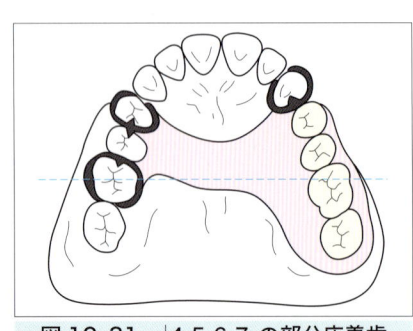

図10-31　$\underline{|4\,5\,6\,7}$ の部分床義歯

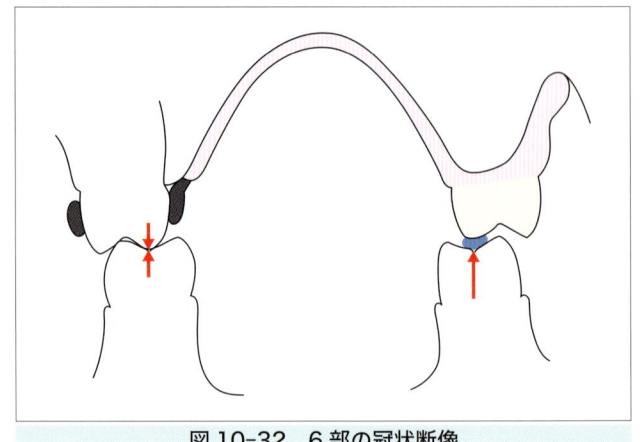

図10-32　6部の冠状断像

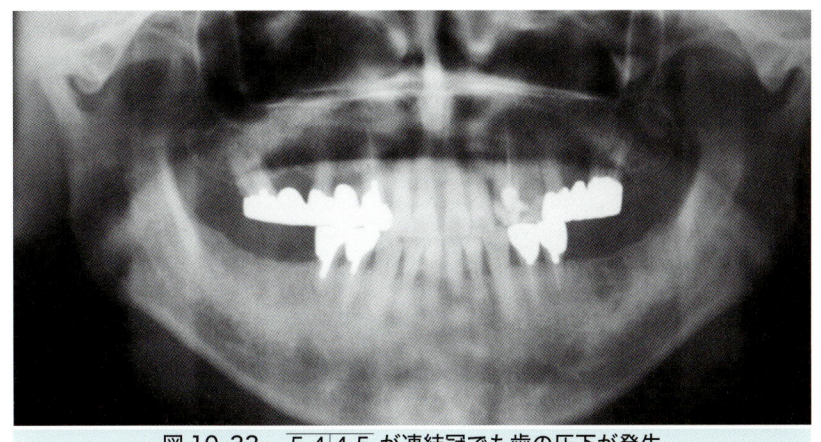

図10-33　5 4|4 5 が連結冠でも歯の圧下が発生

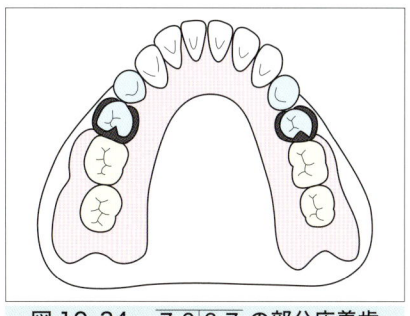

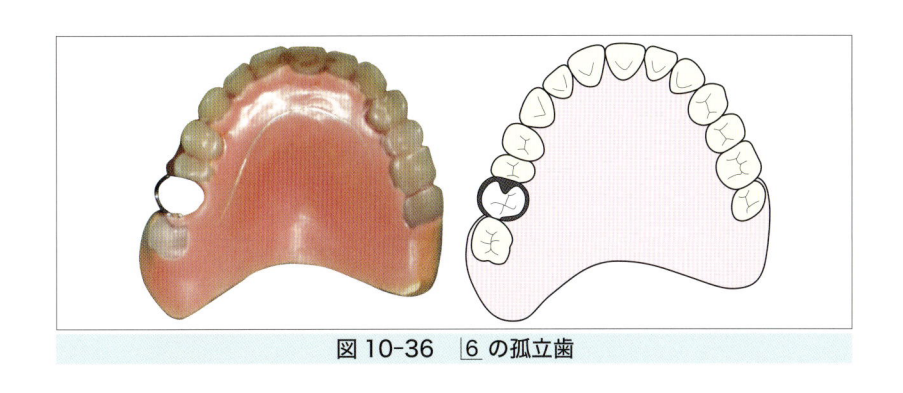

図10-34　7 6|6 7 の部分床義歯

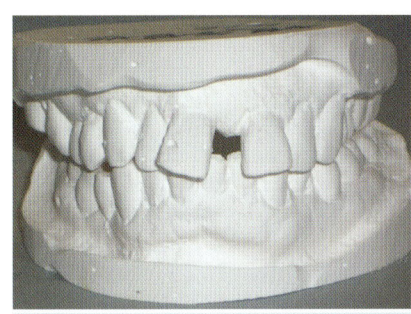

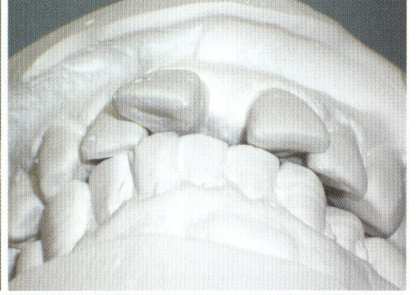

図10-35　上顎前歯のフレアアウト

トが出現することになります．特に，骨粗しょう症の女性患者には，この圧下の現象が起こることを事前に説明しておき，頻繁な義歯調整を行う必要があります．

2　孤立歯
Solitary Tooth

図10-36に示すように，|6 のみが残存し，下顎はすべて天然歯が存在するとします．ここに図に示すような部分床義歯が装着されたとします．

欠損部の顎堤は，月日の経過とともに変形し，義歯床の安定が悪くなります．すると，咀嚼時には，残存する|6 が早期に接触するようになり，|6 の圧下や咬合性外傷の発症をみることがあるのです．

部分床義歯を装着した咬合の変化は，天然歯列より早く，大きく起こります．これを，そのまま放置すると，残存歯は，患者の自覚のないままに咬合性外傷に罹患し，気づいたときには重症の歯周疾患に陥っているのです．

患者の心情からすれば，残り少ない歯は1本たりとも失いたくないのです．残存歯の喪失は，咬合の狂いから起こる義歯の動揺が原因です．

残存歯の喪失を防ぐ対策は，咀嚼時に咬合力が加わっ

図10-36　|6 の孤立歯

部分床義歯 Partial Denture　233

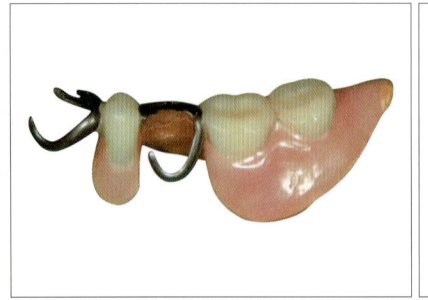

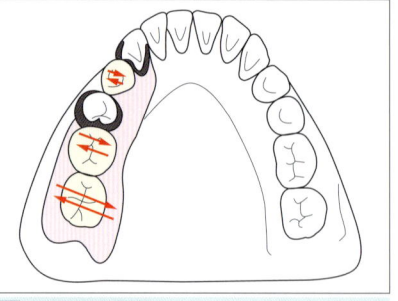

図10-37 |4 6 7 の部分床義歯

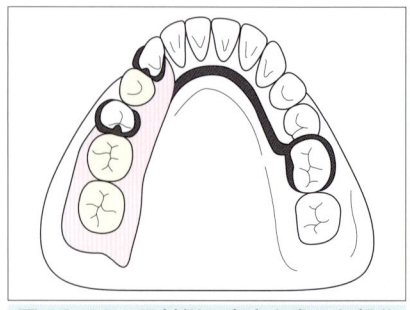

図10-38 反対側に安定を求めた部分床義歯

ても動かない義歯にすること，残存歯の圧下を防ぐ処置を施すことにつきるのです．

この管理には，定期的な検診と，リベースによる咬合安定の回復しかありません．したがって，部分床義歯を装着することは，患者さんと一生つき合うということです．

図10-37に，|4 6 7 欠損に装着される部分床義歯を示します．このような部分床義歯を装着すると，将来どんな症状が起こるのかについて考えてみたいと思います．

孤立した|5 に，咬合性外傷を発症する可能性がきわめて高いということです．

なぜ，咬合性外傷を発症するのでしょうか．まず，咀嚼時の咬合圧によって義歯が動揺します．義歯の動揺は，図に示すように，クラスプの把持によって|5 を揺する力になります．それを防ぐために，図10-38に示すように，反対側の固定を求めると義歯が邪魔になるのです．また，|5 は，レストを介して|6 に加わる咬合力を，そのまま受けることになります．

では，|5 を保護するためには，どんな手立てを講じればよいのでしょうか．

それは，③④⑤のブリッジにすることです．このブリッジによって，|5 はクラスプによる動揺から保護されることになります．しかし，今度は|6 7 欠損の義歯となります．この治療は，本節の1で説明したような問題をかかえています．このように，わずか3歯の欠損ですが，将来にわたって残りの歯を保護しながら咀嚼機能を維持することは，非常にむずかしいのです．

3　コーヌスデンチャー
Konus Telescopic Denture

図10-39に，コーヌスクラウンを用いた部分床義歯の症例を示します．成書には，コーヌスデンチャーの咬合圧負担は，混合支持様式であると記述されています．

すなわち，図10-40に示すように，|6 7 に加わる咬合圧は，|4 5 のコーヌスクラウンのリッジドサポートによる歯根膜支持と，|6 7 の義歯床による粘膜支持の混合支持とするものです．

たしかに，コーヌスデンチャーを装着した患者は，当初は快適な咀嚼が実感できるようです．しかし，しばらく使用するとどうでしょうか．

図10-41に示すパノラマX線写真は，40代前半の男

図10-39　コーヌスクラウンを用いた部分床義歯

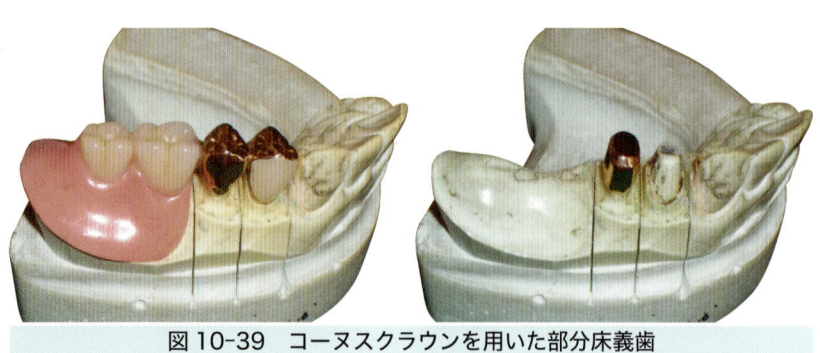

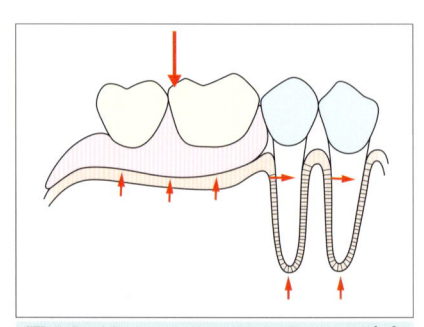

図10-40　コーヌスデンチャーの咬合圧負担形式

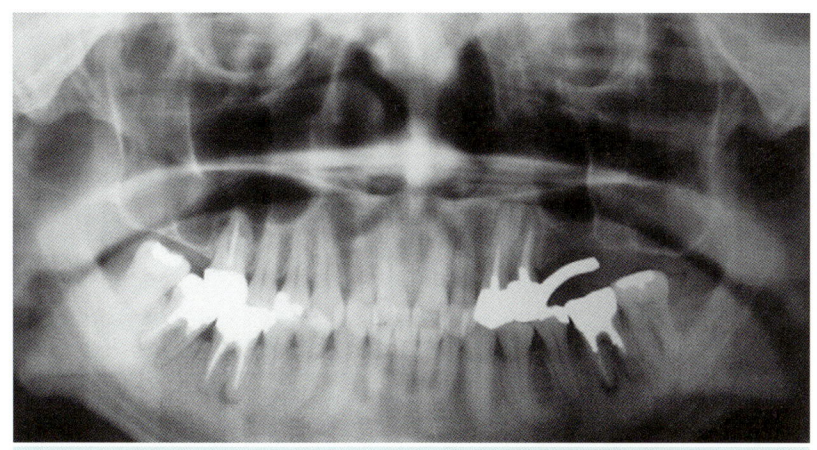

図 10-41　コーヌスデンチャーによる咬合性外傷の発症

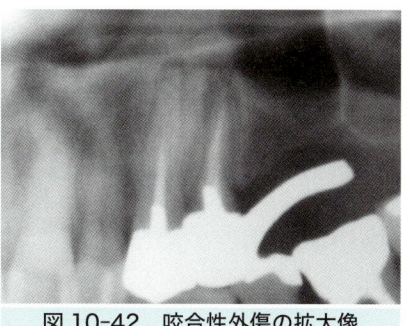

図 10-42　咬合性外傷の拡大像

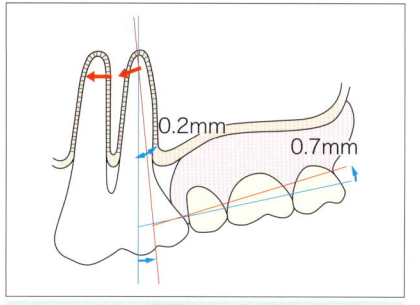

図 10-43　義歯床と歯根膜の可動域

性のものです．|3 4 のコーヌスクラウンによる 5 6 7| の部分床義歯が装着されています．

　患者によると，義歯を装着した当初は快適に食事ができたそうです．しかし，半年もしないうちに，咀嚼時に，|3 4 部に鈍い痛みを自覚するようになりました．しばらくすると，左側で何かを噛もうとすると，ズキッとする強い痛みを感じるようになり，近ごろは，とても咀嚼ができる状態ではなくなりました．

　図 10-42 に，パノラマＸ線写真の拡大像を示します．|3 4 は歯根膜腔の拡張と歯槽硬線の消失がみられ，典型的な咬合性外傷の像を呈しています．特に，|4 は重症です．

　なぜ，コーヌスデンチャーにすると，支台歯に障害が発生するのでしょうか．それは，支持様式を，歯根膜と粘膜の混合支持とする理論が間違っているからです．

　咬合力に対して，歯根膜と粘膜とでは，先に述べたように，可動域が一桁異なります．図 10-43 に示すように，義歯に咬合圧が加わったとき，義歯の後端が 0.7 mm 沈下すると，|4 の歯頸部で歯軸は約 0.2 mm 傾く

ことになります．歯根膜には，この程度しか可動域はないと考えるべきでしょう．|7 に大きな咬合力が加わり，顎堤の吸収によって沈下量が 0.7 mm を超えるようになると，咬合力は |3 4 の歯根膜だけで支持しなければならなくなります．|3 4 の歯根膜支持では，|7 に加わる咬合力に耐えることは到底できません．その結果，|3 4 に，痛みを伴った咬合性外傷が発症したのです．

　コーヌスデンチャーを装着した直後は，どんなに快適に咀嚼ができても，顎骨の変形が始まると，支台歯に障害をもたらすか，支台歯の内冠の破折などの支台装置の破壊をきたすことになるのです．このことは，アタッチメントを用いた部分床義歯にもあてはまります．部分床義歯の咬合の問題については，『部分床義歯の設計と咬合』（学建書院，2013）をご参照ください．

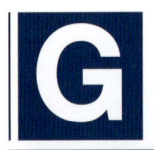

G 全部床義歯 Complete Denture

　全部床義歯の装着に際して，患者からのクレームのほとんどは，痛みに関するものです．痛みが発生する理由はさまざまありますが，そのうちで最も大きいのは，咬合採得の失敗に原因するものです．

　咬合採得で求められる咬合の要素は，咬合高径と上下顎の水平的顎位です．咬合採得以外に誤差が生じる要素は，人工歯排列，咬合調整などです．

1　咬合採得の誤差
Error of Bite Taking

　本項では，従来の咬合採得法と，咬合上からみた誤差の混入について考えてみたいと思います．

　従来の咬合採得法の基本的な手法は，これまでにも説明しましたが，図10-44に示すように…

① 患者に下顎安静位をとらせます．そして，その顎位での鼻オトガイ間距離を測ります．
② 上下顎の咬合床を口腔に入れて，咬合堤の高さを調節して，先に求めておいた鼻オトガイ間距離に合わせます．
③ 鼻オトガイ間距離に合致した咬合堤の高さから，さらに2mmほど低くします．
④ 上下顎の咬合床を固定して，口腔外に取り出します．
⑤ 取り出した咬合床に上下顎の模型を合わせて，咬合器に付着します．

　①〜⑤のどこで誤差が生じるかを考えてみると…

　①の操作では，下顎安静位をとらせるところに誤差が生じる余地があります．下顎安静位には，4章で解説したように，閉唇安静位と開唇安静位があります．したがって，咬合採得時の術者の誘導や患者の意識によって，下顎安静位は異なるのです．つまり，下顎安静位は，決まった顎間距離を示すものでなく，非常にあいまいなものです．ここで最初の誤差が生じるのです．

　②の操作では，皮膚面につけたマーカーによって鼻オトガイ間距離を測るときに誤差が生じる余地があります．口腔内の顎間距離の数百ミクロンの変化を，マーカーの変化として測定できません．したがって，鼻オトガイ間距離を合わせるためには，顎間距離を大きく変化させることになります．

　③の操作では，咬合堤の高さを2mm程度低くします．この2mmという数値の根拠は，過去の研究における安静空隙の測定では，2〜4mmという報告があります．2mmは，その最小値になります．問題は，安静空隙を2mmとする臨床的根拠がないのです．一律に2mm低くすると，4mmの空隙を必要とする患者では，咬合高径が高すぎることになるのです．つまり，安静空隙は，すべての人で同一ではないのです．

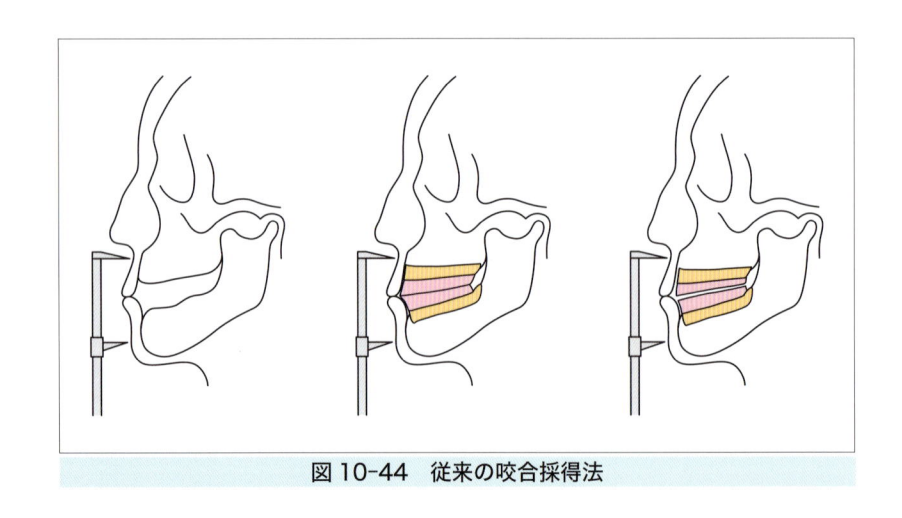

図10-44　従来の咬合採得法

さらに，上下顎の咬合堤のワックスを軟化して，最終の咬合高径を決定します．この軟化の操作で，もし左右で少しでも軟化の状態が異なると，顎は，やわらかいほうにわずかに移動します．これは，中心咬合位を得るためのベネット運動に起因しています．

この顎の移動は，わずかであっても，中心位と中心咬合位にずれを発生させることになります．このように，咬合採得の操作で誤差が生じる多くの原因があるのです．

これまでの説明でおわかりのように，従来の咬合採得法の原理を根本的に改めなければ，真に安定した全部床義歯を作製することはできないのです．

咬合採得には，さまざまな簡便法が報告されています．しかし，これらの方法には，理論の裏づけがありません．理論のない方法は，うまくいかないときに，次に応用する手立てがないのです．これらの簡便法は，真の咬合採得法が確立したあとで開発されるものなのです．

全部床義歯は，咀嚼機能を回復する人工臓器です．名人にしかつくれない全部床義歯は，医療ではないのです．

■著者による咬合採得印象法

従来の咬合採得法は，下顎安静位から求めますが，これまでの説明のとおりさまざまな操作で誤差が生じ，それが，義歯の不安定を起こし，最終的には痛みが出現することになるのです．そこで，著者は，中心咬合位の顎位を直接求めることを目的に，咬合採得印象法という技術を発表しました．その臨床的根拠は，本書の15頁に記述しました．

2　人工歯排列の問題
Matter of Artificial Teeth Arrangement

人工歯排列で咬合上問題となるのは，これまでにも述べましたが，小臼歯部の排列です．それは，図10-45(a)に示すように，舌房を広くしたいという考えからでしょうか，第一小臼歯を歯槽頂より頬側に排列することが行われるようです．

第一小臼歯は，118頁で述べたように，側方滑走運動では最後まで接触し，咬合の安定にとってきわめて大切な働きをします．

この歯を歯槽頂より外側に排列すると，(b)に示すように，義歯に回転力が発生し，転覆することになります．つまり，痛みが発生するのです．この痛みは，どんなに義歯床を調整してもなくすことはできません．全部床義歯を安定させるには，第一小臼歯は，大臼歯と同様に歯槽頂上に排列することが大事になります．

全部床義歯に発生する痛みの問題に関しては，『全部床義歯の痛み』(学建書院，2011) をご参照ください．

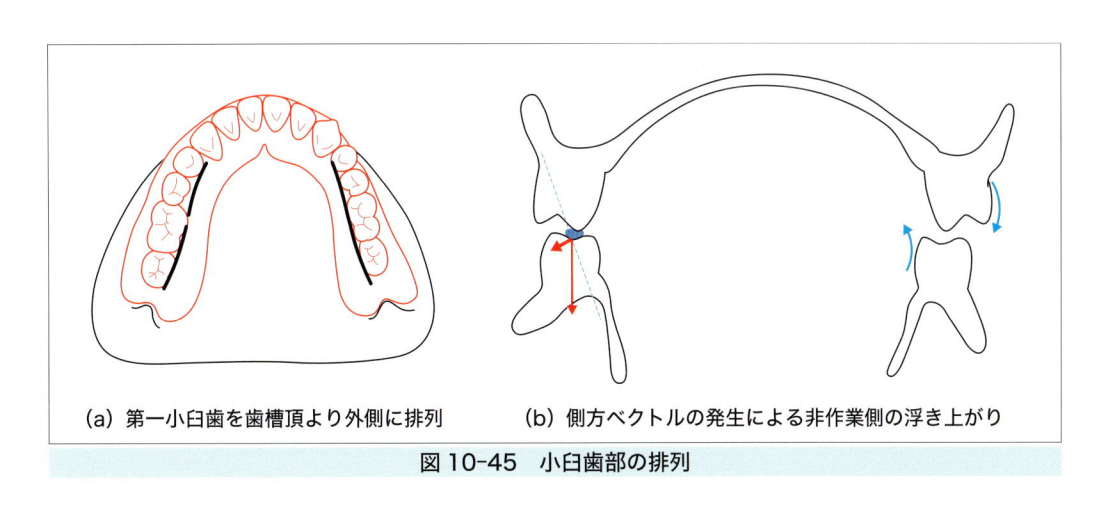

(a) 第一小臼歯を歯槽頂より外側に排列　　(b) 側方ベクトルの発生による非作業側の浮き上がり

図10-45　小臼歯部の排列

Epilogue

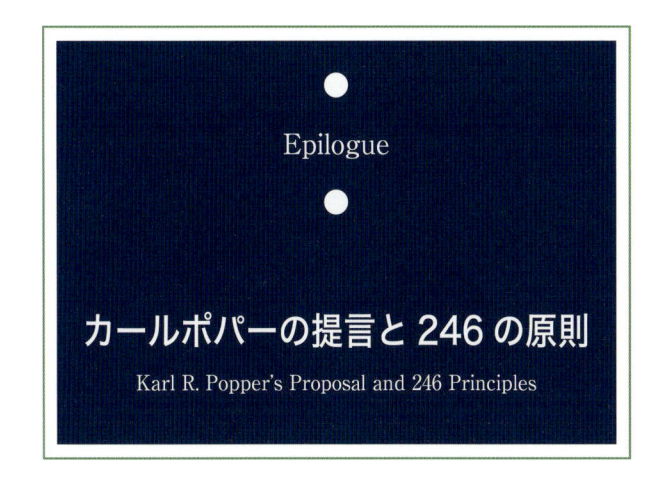

カールポパーの提言と246の原則
Karl R. Popper's Proposal and 246 Principles

イギリスの哲学者であるKarl R. Popperは，著書『確定性の世界』で，次のように述べています．

「特定の理論が絶対的に正しいことを証明する方法は存在しない．理論にとって可能なのは，その理論が間違っていることを証明することだけだ」（谷岡一郎 著「データはウソをつく」より）．

では，理論の間違いを，どのように証明するのでしょうか．自然科学では，理論が成り立たない現象，状態，条件などをみつけることです．医学では，理論で説明がつかない症例，また，理論をもとにした治療法で治らない症例，理論をもとにしなくても治る症例をみつけることになります．

Gysiが，1929年に咬合理論を世に出してから90年になろうとしています．このあいだにおびただしい数の理論が発表されてきました．そのなかには，理論というより技術といったほうがよいものまであります．しかし，今日まで理論として生き残っているものはありません．

著者は，これまでに咬合理論として体系化されたものは何かを振り返ってみると，それは，正しいか否かは別にして，唯一ナソロジーの理論であると思います．この理論は，咬合の原点に顎関節を据え，そこから咀嚼運動を解明しようとしました．つまり，顎関節と咬合を一体として咀嚼運動のなかに組み込もうとしたのです．

著者は，その理念は理にかなっていると思います．しかし，まもなくその理論も世の中から消えてしまいました．その大きな原因の1つは，理論の原点となる「中心位」の考え方が間違っていたからです．この理論で咬合を構築された患者にトラブルが多数発生しました．つまり，理論をもとにした治療法で治らない症例に遭遇したのです．

著者は，Karl R. Popperの提言から「**理論構築における246の原則**」と名づけた理念で，これまでの咬合理論を考えてきました．

どのようなことかというと，表に示すように，4という症状を表す疾患と，6という症状を表す疾患があるとします．症状は違っても2つは同じAという疾患であるとします．

次に，治療法は，これらの数字を除すことができる整数とします．すると，6という症状を治すには，②と③の2つの治療法があることになります．

ある研究者は，6の症状を示す疾患に，たまたま③という治療法を行ったところ治り，別の研究者は，4の症状に②の治療法を行ったところ治ったとします．そこで，それぞれの治療法をもとにすると，同じ疾患でありながら別々の病因が導かれることになります．つまり，4と6は同じ疾患であるにもかかわらず，異なるものとなり，この疾患の病因は最後まで解明しないことになるのです．

しかし，もし6の症状に，③だけでなく②の治療法を行っていたら，4と6は同じ疾患であることに気づき，病因解明につづく治療法は一気に解決するのです．

また，「246の原則」には，もう1つの意味があります．

それは，4と6が同じ疾患であるとわかっているときは，②と③の治療法で同じように治っても，この疾患の真の治療法は，③ではなく②であることがわかります．③の治療法によって治ったということは，治療中に，医師も気づかない②の治療効果が作用した可能性があるのです．したがって，③は，この疾患の根治療法ではないのです．つまり，③は，あってもなくてもよい治療法といえます．

246の原則

疾患名	症　状	治療法
A	4	②
	6	②　③

このように，理論を構築するうえでの原則に立って，これまでの咬合理論を考えてみるとどうでしょうか．

アンテリアガイダンスは，本文でも紹介したように，これまで多くの著書ではきわめて大切にいわれています．
　咬合の治療に際し，アンテリアガイダンスでうまく治った人がいたとします．では，アンテリアガイダンスの成り立たないオーバージェットやアングル3級の人々は，咀嚼機能に障害をきたしているのでしょうか．
　咬合を構築することは，咀嚼機能を回復することです．
　アンテリアガイダンスが成り立たない人でも咀嚼ができているということは，アンテリアガイダンスは，咀嚼機能とまったく関係がない，つまり，あってもなくてもよい治療法です．ポステリアガイダンス，犬歯誘導，咬合様式もまた同じです．
　歯周疾患の治療で，薬物や手術の治療効果を判定した記述では，動揺歯が接着レジンで暫間固定されているのをよくみかけます．しかし，暫間固定を判定に取り入れて治療成果を記述したものはみかけたことはありません．歯周疾患の治癒には，本書で記したように，暫間固定の治療効果が大きく関与しているのです．
　著者は，咬合理論を考えるにあたって，この原則を根底においてきました．「246の原則」をもとにして，本書を振り返っていただければ，著者の意図するところがご理解いただけると思います．このような考え方は，理論の構築だけでなく，日常の臨床のなかにも生きているのです．

　咬合理論は，Gysiの時代から少しも進歩していないといっても過言ではありません．これまでの歯科医学の発展は，ほとんど材料学の進歩に負うところが大きいのです．
　では，咬合理論の解明を阻んでいるものは何でしょうか．それは，次の一文でいい表すことができます．
　歯科治療にあたって，人為的な咬頭傾斜角の歯をつくり，その中心咬合位を中心位という未解明の顎位に合わせることを，咬合の最終ゴールにしていることです．
　萌出する上下顎歯は互いの咬合斜面に誘導されて咬頭嵌合位に咬合し，咬合が完成します．咬合が完成したあとは，咬耗によって咬合面は徐々に平坦になり，面と面で咬合するようになります．しかし，咀嚼機能は維持され，咬合の安定が失われることはないのです．つまり，このあいだの中心咬合位は，顎関節では咬合と調和がとれた中心位の顎位になっているのです．
　しかし，ひとたび中心位を失うと，本文で紹介したように，治療によって真の中心位を回復することはできません．
　治療によって回復された中心咬合位は，真の中心位からずれていても，順応の範囲内であれば，やがて中心位として適応し，咬合は安定します．しかし，順応の許容限度を超えた中心位と中心咬合位のずれは，やがて顎機能障害としての疾患を発症するのです．

　歯科治療は，咬合をはずして成り立つものではないことは周知の事実です．それほど咬合は，歯科学の根幹に位置しているのです．
　本書で紹介した咬合理論は，中心位という顎位を著者なりに定義し，咬合の中心に据えて理論を展開してきました．
　しかし，著者は，これをもって咬合理論が完成されたとは思っていません．理論の完成とは，多くの研究者の賛同を得てパラダイムの確立に至るものです．この理論をたたき台にして，1日も早く咬合の問題を解決しなければならないのです．
　咬合理論が解明された暁には，これまでの全部床義歯学をはじめとするすべての治療の理論が一変することになります．そしてそこから，真の歯科医学としての発展がスタートするのです．

References

1) Christensen C. : The Problem of The Bite, *Dent. Cosmos*, 47:1184-1195, 1905
2) Monson G. S. : Occlusion as applied to crown and bridgework. *J. N. D. A.*, 7(5):399-413, 1920
3) McCollum B. B. : Factors That Make The Mouth And Teeth a Vital Organ, *J. Am. Dent. Ass.*, 14:1261-1271, 1927
4) Gysi A. : Kieferbewegung und Zahnform, Handbuch der Zahnheilkunde IV, Urban und Schwarzenberg, Berlin und Wien, 1-171, 1929
5) Costen J. B. : A Syndrome of Ear and Sinus Symptoms Dependent upon Disturbed Function of The Temporomandibular Joint, Annals of Otology, *Rhinology, and Laryngology*, 43:1-15, 1934
6) Schuyler C. H. : Fundamental Principles in the correction of occlusal disharmony, natural and artificial, *J. Am. Dent. Ass.*, 22:1193-1202, 1935
7) Costen J. B. : Some features of the mandibular articulation as it pertains to medical diagnosis, especially in otolaryngology, *J. Am. Dent. Ass.*, 24:1507-1511, 1937
8) Payne S. H. : A Posterior Set-Up to Meet Individual Requirements, *Dent. Digest*, 47:20-22, 1941
9) Thompson J. R. : The rest position of the mandible and its significance to dental science, *J. A. D. A.*, 33:151-180, 1946
10) Tweed C. H. : The Frankfort-Mandibular Plane Angle in Orthodontic Diagnosis, Classification, Treatment Planning, and Prognosis, *Am. J. Orthod. Oral Surg.*, 32:175-230, 1946
11) Donovan R. W. : A Radiographic Cephalometric Consideration of Facial Growth During Orthodontic Treatment, *Am. J. Orthod.*, 39:340-357, 1953
12) Coben S. E. : A Serial Cephalometric Roentgenographic Analysis of Craniofacial Form and Growth, *Am. J. Orthod.*, 41:407-434, 1955
13) Moulton R. E. : Psychiatric considerations in maxillofacial pain. *J. Am. Dent. Assoc.*, 51:408-414, 1955
14) Stuart C. E. et al. : Diagnosis and treatment of occlusal relations of the teeth. *Texas Dent. J.*, 430-435, 1957
15) Orban et al. : Periodontics : A Concept-Theory and Practice, Mosby Co., 1958
16) McCollum B. B. : The Mandibular Hinge Axis and a Method of Locating it, *J. Pros. Den.*, 10:3, 1960
17) 岩沢忠正：健全乳歯の交換時期順序と不正咬合発生の関係について，日本矯正歯科学会雑誌，19(1):1-21, 1960
18) Findlay I. A. et al. : An analysis of the sounds produced by the mandibular joint. *J. Dent. Res.*, 39:1163-1171, 1960
19) Stallard H. et al. : Eliminating Tooth Guidance in Natural Dentitions, *J. Pros. Den.*, 11(3):474-479, 1961
20) Worth H. M. : Principles and Practice of Oral Radiologic Interpretation, Year Book Medical Pub., 1963
21) Glickman I. : Inflammation and Trauma from Occlusion, Co-Destructive Factors in Chronic Periodontal Disease, *J. Periodontol.*, 34:5-9, 1963
22) Watt D. M. : A preliminary report on the auscultation of the masticatory mechanism. *Dent. Pract. Dent. Rec.*, 14:27-30, 1963
23) Schuyler C. H., et al. : The function and importance of incisal guidance in oral rehabilitation, *J. Prosth. Dent.*, 13:1011-1029, 1963
24) Glickman I. et al. : Effect of excessive occlusal forces upon the pathway of gingival inflammation in humans, *J. Periodontol.*, 36:141, 1965
25) Watt D. M. et al. : The stereostethoscope—an instrument for clinical gnathosonics. *J. Prosth. Dent.*, 18:458-464, 1967
26) 上條雍彦：口腔解剖学，1 骨学，アナトーム社，1966
27) 上條雍彦：口腔解剖学，2 筋学，アナトーム社，1966
28) Glickman I. : Occlusion and periodontium. *J. Dent. Res.*, 46 Supplement, 1:53, 1967
29) 河野正司：下顎の矢状面内運動に対応する顆頭運動の研究，第二報 マルチフラッシュ装置による矢状面運動軸の解析，日本補綴歯科学会雑誌，12(2):350-380, 1968
30) Laskin D. M. : Etiology of the pain-dysfunction syndrome. *J. Am. Dent. Ass.*, 79:147-153, 1969
31) Stafne E. C., : Oral Roentgenographic Diagnosis, 3th ed., Saunders, 1969
32) Pound E. : Utilizing speech to simplify a personalized denture service, *J. Prosth. Dent.*, 24(6):586-600, 1970
33) 中尾勝彦：正常天然歯列における咬合小面と歯牙接触に関する研究，日本補綴歯科学会雑誌，14:1-21, 1970
34) Guichet N. F. : Occlusion, Dener Co., Anaheim, 31-36, 1970
35) Ramfjord S. P. et al. : Occlusion, 2nd ed., Saunders, 1971
36) Lindhe J. et al. : The role of occlusion in periodontal disease and the biological rationale for splinting in treatment of periodontitis. *Oral Sci. Rev.*, 10:11-13, 1972
37) 石原寿郎 ほか：臨床家のためのオクルージョン―石原・咬合論―，医歯薬出版，1972
38) Ramfjord S. P. et al. : 覚道幸男 ほか訳：オクルージョン 咬合治療の理論と臨床 第2版，医歯薬出版，1973
39) Lundeen H.C. et al. : Condylar movement patterns engraved in plastic blocks. *J. Prosthet. Dent.*, 30:866-875, 1973
40) Greene C. S. et al. : Long-term evaluation of conservative treatment for myofascial pain-dysfunction syndrome. *J. Am. Dent. Ass.*, 89:1365-1368, 1974
41) Ouellette P. L. : TMJ sound prints : electronic auscultation and sonographic audio spectral analysis of the temporomandibular joint. *J. Am. Dent. Ass.*, 89:623-628, 1974
42) 河野正司 ほか：前方滑走運動時の歯牙指導要素としての切歯路の研究，日本補綴歯科学会雑誌，19(3):426-433, 1975
43) Hansson T. et al. : A study of the occurrence of symptoms of diseases of the temporomandibular joint masticatory musculature and related structures. *J. Oral Rehabil.*, 2:313-324, 1975
44) 石原寿郎 ほか：下顎運動と咬合器―その研究の夜明けと現在への系譜―，日本歯科評論社，128-131, 1975
45) D'Amico A. : The Canine Teeth, 保母須弥也 監訳：犬歯誘導の起源，書林，1976
46) Dawson P. E., 下総高次 監訳：オクルージョンの臨床―その理論・診断・治療，医歯薬出版，1976
47) 中野雅徳：側方滑走運動における顆路と歯牙路に関する研究，日本補綴歯科学会雑誌，19(4):187-205, 1976
48) Rugh J. D. et al. : Psychological implications in temporo-

mandibular pain and dysfunction. *Oral Sci. Rev.*, 7:3-30, 1976
49) Thomas P. K., 舘野常司 訳：ナソロジカルオクルージョン, 書林, 1977
50) Lauritzen A. G.：青木英夫 ほか訳：ATLAS 咬合分析の臨床, 医歯薬出版, 1977
51) Farrar W. B.：Characteristics of the condylar path in internal derangements of the TMJ. *J. Prosthet. Dent.*, 39:319-323, 1978
52) 日置 誠：オーストラリア原住民と BEGG technique, 歯界展望, 54(4):673-682, 1979
53) Waerhaug J.：The infrabony pocket and its relationship to trauma from occlusion and subgingival plaque, *J. Periodontol.*, 50:355-365, 1979
54) 上村修三郎 ほか：顎関節疾患に関するX線診断学的研究—顎関節症における関節の形態的変化について, 歯科放射線, 19:224-237, 1979
55) 井上直彦：鎌倉時代の歯科疾患, 歯界展望, 56:1009-1018, 1980
56) 井上直彦：歴史時代における咬合の変化, 歯界展望, 56:435-444, 1980
57) 井上直彦：古人骨にみられるう蝕から, *Quintessence Journal*, 4:71-80, 1981
58) 須賀昭一 ほか：特集 歯槽骨を考える（上）, 歯界展望, 61(5):839-883, 1983
59) 三浦不二夫 ほか：歯槽骨を考える（下）, 歯界展望, 61(7):1231-1278, 1983
60) 川添堯彬 編：咬合診断・治療のために, 補綴臨床別冊, 1984
61) 五十嵐孝義 ほか編：図解 咬合の基礎知識, 歯科技工別冊, 1984
62) McCarroll R. S., et al.：Relationship of electromyographic parameters in jaw dysfunction patients classified according to Helkimo's index, *J. Oral Rehabil.*, 11:521-527, 1984
63) Lynch M. A. et al.：Burket's Oral Medicine, 8th ed., J. B. Lippincott Co., 1984
64) 養老孟司 ほか：中枢は末梢の奴隷 解剖学講義, 朝日出版社, 1985
65) Rohlin M. et al.：The correlation of temporomandibular joint sounds with joint morphology in fifty-five autopsy specimens. *J. Oral Maxillofac. Surg.*, 194-200, 1985
66) Bell W. E.：Temporomandibular Disorders, 2nd ed., Year Book Medical Pub., 1986
67) Pihlstrom B. L. et al.：Association between signs of trauma from occlusion and periodontitis. *J. Periodontol.*, 57(1):1-6, 1986
68) 井出吉信 ほか：顎堤のエックス線像, ザ・クインテッセンス, 5(11):19-49, 1986
69) 古田 浩 ほか：若年発症顎関節症の臨床研究, 日本口腔外科学会雑誌, 3(2):257-263, 1987
70) Westesson P. L. et al.：Temporomandibular joint：comparison of MR images with cryosectional anatomy. *Radiology*, 164:59-64, 1987
71) Gay T. et al.：The spectral properties of temporomandibular joint sounds. *J. Dent. Res.*, 66:1189-1194, 1987
72) Gay T. et al.：The acoustical characteristics of the normal temporomandibular joint. *J. Dent. Res.*, 67:56-60, 1987
73) 大西正俊：顎関節異常—下顎頭形態の変化と適応についての検索, 日本歯科医師会雑誌, 41(8):27-34, 1988
74) 矢崎 武 ほか：歯の老化と寿命を再考する, 月刊保団連, 282:37-43, 1988
75) Fricton J. R. et al.：TMJ and Craniofacial Pain：Diagnosis and Management, 1st ed., Ishiyaku EuroAmerica, Inc., 1988
76) 水谷 紘 ほか編著：犬歯, 日本歯科評論別冊, 1989
77) 藍 稔 ほか編：咬合をどう考え臨床にどう生かすか, 補綴臨床別冊, 1989
78) 桑原俊也 ほか：補綴学における診査機器の適応と諸問題 下顎運動描記法 シロナソグラフ・アナライジング・システム 臨床応用の目的とその限界, 歯科ジャーナル, 29:565-574, 1989
79) Lund J. P. et al.：Evaluation of the use of surface electromyography in the diagnosis, documentation, and treatment of dental patients. *J. Craniomandib. Disord.*, 3:125-137, 1989
80) The Glossary of Prosthodontic Terms (7), *J. Prosthet. Dent.*, 81(1):39-110, 1990
81) 志賀 博 ほか：咀嚼運動の分析による咀嚼機能の客観的評価に関する研究, 日本補綴歯科学会雑誌, 34:1112-1126, 1990
82) Dworkin S. F. et al.：Assessing clinical signs of temporomandibular disorders：reliability of clinical examiners. *J. Prosthet. Dent.*, 63:574-579, 1990
83) Widmer C. G. et al.：Evaluation of diagnostic tests for TMD. *J. Calif. Dent. Assooc.*, 18(3):53-60, 1990
84) Mohl N. D. et al.：Devices for the diagnosis and treatment of temporomandibular disorders. Part 1：Introduction, scientific evidence, and jaw tracking. *J. Prosthet. Dent.*, 63:198-201, 1990
85) 鈴木 博：顎関節雑音の音響学的研究, 口腔病学会雑誌, 57:156-174, 1990
86) 鈴木 博 ほか：顎関節雑音と顎口腔機能との関連性について, 日本顎関節学会雑誌, 2:37-47, 1990
87) 須賀昭一 編：図説齲蝕学, 医歯薬出版, 1990
88) 埴原和郎：日本人の形成史—顔を中心として—, 日本歯科医師会雑誌, 42(10):13-20, 1990
89) Jones J. H. et al.：Oral Manifestations of Systemic Disease, 2nd ed., 1990
90) Palacios E. et al.：Magnetic Resonance of the Temporomandibular Joint, Thieme Medical Pub. Inc., 1990
91) Ash M. M., 小林茂夫 監訳：ホイーラー歯の解剖・生理・咬合学 第6版, 西村書店, 1990
92) 石岡 靖 ほか編：顎口腔機能分析の基礎とその応用, デンタルダイヤモンド社, 1991
93) Lindhe J., 岡本 浩 監訳：Lindhe 臨床歯周病学, 第2版, 医歯薬出版, 1992
94) 全国歯科衛生士教育協議会 編：口腔衛生学・歯科衛生統計, 医歯薬出版, 1992
95) Dawson P. E., 丸山剛郎 監訳：オクルージョンの臨床 第2版, 医歯薬出版, 1992
96) Tsolka P. et al.：Kinesiographic and electromyographic assessment of the effects of occlusal adjustment therapy on craniomandibular disorders by a double-blind method. *J. Prosthet. Dent.*, 69:85-92, 1993
97) Kraus S. L.：Temporomandibular Disorders, 2nd ed., Churchill Livingstone, 1994
98) 片山 仁 ほか：骨・関節のMRI, 南江堂, 1994
99) 永田和裕 ほか：周波数解析を用いた顎関節音の定量的な解析法に関する研究, 第1報, 日本補綴歯科学会雑誌, 39:881-890, 1995
100) 深川聖彦：相反性クリック発生時の顎関節部の動態, 日本補綴歯科学会雑誌, 39:296-302, 1995
101) 服部佳功 ほか：かみしめ時の歯列におけるこう合力分布, 日本顎口腔機能学会雑誌, 2:111-117, 1996
102) McGuire M. K. et al.：Prognosis versus actual outcome Ⅲ. The effectiveness of clinical parameters in accurately predicting tooth survival. *J. Periodontol.*, 67:666-674, 1996
103) 鈴木卓哉 ほか：関節円板前方転位症例における開閉口時の下顎運動解析, 日本補綴歯科学会雑誌, 40:1102-1110, 1996
104) 藤田和也：顎関節症—生理的咬合の判定基準—, デンタル

フォーラム，1996
105) McNeill C. : History and evolution of TMD concepts, *OS. OM. OP.*, 83(1):51-60, 1997
106) 長谷川成男 ほか監：臨床咬合学事典，医歯薬出版，1997
107) Shimizu N. et al. : In vitro cellular aging stimulates interleukin. 1 beta production in stretched human periodontal ligament derived cells. *J. Dent. Res.*, 76(7):1367-1375, 1997
108) 大藤芳樹：自然挺出の臨床応用 垂直性骨吸収への対応，日本歯科評論，653:163-175, 1997
109) 小川陽一：クローズドロック患者における基本運動時の外側翼突筋（上・下頭）の筋電図学的特徴，歯科医学，60(2):141-151, 1997
110) Leeuw R.：杉崎正志 ほか監訳：口腔顎顔面痛の最新ガイドライン，改訂第4版，クインテッセンス出版，1997
111) 榎本昭二 ほか：チャートでわかる顎関節症の診断と治療，医歯薬出版，1998
112) 中村嘉男 ほか編：基礎歯科生理学 第3版，医歯薬出版，1998
113) 平場勝成：外側翼突筋上頭・下頭の関節頭ならびに円板の運動に対する相反的役割―円板前方転位の発生メカニズムに対する仮説―，補綴臨床，31:611-623, 1998
114) 栢 豪洋 ほか：新歯周病学，クインテッセンス出版，1998
115) 町田幸雄 ほか：最近の"日本人の顎"は小さくなっているのか？，日本歯科評論，672:49-97, 1998
116) 小出 馨 ほか：顎口腔機能学の夜明け―補綴物の形態は何を基準に決定されるのか―，歯科技工，26(1):29-60, 1998
117) Williams J. K. et al., 高田健治 監訳：わかる矯正歯科治療―固定式矯正装置の原理と応用―，メデジットコーポレーション，1998
118) Hallmon W. W. : Occlusal trauma : effect and impact on periodontium. *Ann. Periodontol.*, 4(1):102-108, 1999
119) 鈴木卓哉 ほか：関節洗浄マニピュレーション前後における下顎運動解析，日本顎関節学会雑誌，12(3):361-367, 2000
120) Harrell S. K. et al. : The effect of occlusal discrepancies on periodontitis II. Relationship of occlusal treatment to the progression of periodontal disease. *J. Periodontol.*, 72: 495-505, 2001
121) Nunn M. E. et al. : The effect of occlusal discrepancies on periodontitis. I. Relationship of initial occlusal discrepancies to initial clinical parameters. *J. Periodontol.*, 72: 485-494, 2001
122) 長尾亜希子：関節円板前方転位症例における顆路角と切歯路角の関係，日本補綴歯科学会雑誌，45:710-719, 2001
123) 森本俊文 ほか編：顎関節症入門，医歯薬出版，2001
124) 小出 馨 ほか編：図解・咬合採得，補綴臨床別冊，2001
125) 古谷野 潔 ほか編：目で見る咬合の基礎知識，歯科技工別冊，2002
126) 原島 博：顔を科学する，日本歯科医師会雑誌，54(10):17-24, 2002
127) 藍 稔：補綴臨床に必要な顎口腔の基礎知識，学建書院，2002
128) Okeson J. P. : Management of Temporomandibular Disorders and Occlusion, 5th ed., Mosby, 2003
129) 大西正俊 ほか監：顎関節症，日本顎関節学会 編，永末書店，2003
130) 髙木 實：カラーグラフィックス 口腔の構造と機能，医歯薬出版，2004
131) 山村 理 ほか：ナソヘキサグラフの再現精度について（第1報）切歯路の軌跡 岐阜歯科学会雑誌，31:19-24, 2004
132) The Glossary of Prosthodontic Terms（8），*J. Prosthet. Dent.*, 94(1):10-94, 2005
133) 日本顎口腔機能学会 編：よくわかる顎口腔機能 咀嚼・嚥下・発音を診査・診断する，医歯薬出版，2005
134) 中村嘉男：咀嚼する脳 咀嚼運動をコントロールする脳・神経の仕組み，医歯薬出版，2005
135) 坂東永一 ほか：チェアーサイドでの咀嚼・顎運動検査，日本歯科医師会雑誌，57(11):23-33, 2005
136) 永久歯の抜歯原因調査報告書，8020推進財団，2005
137) 山本浩正 監：ペリオのインテリジェンスを高める レビュー・ザ・ペリオ，クインテッセンス出版，2005
138) 飯塚哲夫：矯正歯科の基礎知識，永末書店，2006
139) 齋藤春雄：難聴・耳鳴り・めまい，最新医学社，2006
140) 森本俊文 監：口腔の生理から？を解く，デンタルダイヤモンド社，2007
141) Dawson P. E. : Functional Occlusion from TMJ to Smile Design, Mosby, 2007
142) 谷岡一郎：データはウソをつく―科学的な社会調査の方法，筑摩書房，2007
143) 佐々木啓一 ほか編：生体本位の実践・咬合技工，歯科技工別冊，2007
144) 諏訪兼治：中心位はどこ？ 生きた咬合をトレースする，歯科技工，35(4):506-515, 2007
145) 中村健太郎：なぜ「力」を読むことが必要なのか，歯界展望，109(1):161-176, 2007
146) 花輪小百合 ほか：顎関節雑音のフーリエスペクトル解析，明海歯科医学，37(2):81-100, 2008
147) 佐々木剛史 ほか：顎関節症に伴う雑音の発生メカニズムに関する研究，日本口腔診断学会雑誌，21(2):186-201, 2008
148) 佐藤貞雄：ブラキシズムと口腔疾患―ブラキシズムから歯を守れるか―，日本歯科医師会雑誌，60(12):29-39, 2008
149) 小畠郁生 監：進化論の不思議と謎，日本文芸社，2008
150) 中沢勝宏：顎関節症治療するときしないとき，月刊 中沢勝宏，2008
151) 小林義典：睡眠と歯科の深い関わり 睡眠中の歯ぎしり「ブラキシズム」に注意，Healthy Diamond，ダイヤモンド健康マガジン，7:2-3, 2008
152) 丹羽克味 ほか：咀嚼・咬合論，学建書院，2008
153) 朝田芳信 ほか編：4Dカラーアトラス 歯列・咬合の発育，医歯薬出版，2009
154) 久保木富房 ほか編：プライマリケア医のためのうつ病診療，メジカルビュー社，2009
155) 鈴木倫保 ほか編：脳・神経疾患ベストナーシング，学習研究社，2009
156) 石井拓男 ほか：スタンダード歯科医学史，学建書院，2009
157) 金澤英作 ほか編：歯科に役立つ人類学 進化からさぐる歯科疾患，わかば出版，2010
158) 丹羽克味：全部床義歯の痛み，学建書院，2011
159) 權 宅成 ほか：顎関節症における下顎運動の定量解析，明海歯科医学，40(1):6-13, 2011
160) Clark G. T. et al. : Orofacial Pain A Guide to Medications and Management, John Wiley & Sones, Inc., 2012
161) 丹羽克味：部分床義歯の設計と咬合，学建書院，2013
162) 日本顎関節学会報告：『顎関節症の概念（2013）』『顎関節症と鑑別を要する疾患あるいは障害（2014）』『顎関節・咀嚼筋の疾患あるいは障害（2014）』および『顎関節症の病態分類（2013）』の公表にあたって，日本顎関節学会雑誌，26(2):120-125, 2014

Index

あ

アウアウ運動　145
圧下　51, 222, 229
アボリジニ
　　1, 96, 106, 114, 123, 167
アングルの分類　48
アンテリアガイダンス
　　105, 106, 128, 240
　　生体の指標　109

い

イミディエートサイドシフト
　　69, 107
インターロイキン1β　154

う

ウィルソン彎曲　22, 44, 97
　　臨床的意義　22
うつ病　202

え

エーカースクラスプ　51
エキスパンション　218
エムドゲイン　174
嚥下機能　75
延長ブリッジ　230

お

オトガイ誘導法　87

か

開唇（下顎）安静位　71
開唇空隙　71
　　機能障害　74
　　臨床的意義　73
会話　110
会話機能　73
下顎安静位　70
　　2つの顎位　70
下顎骨　11
　　発育　11
　　変形　53
顎位　76
　　就寝時　76
顎運動軌跡　207, 212

顎関節症　182
　　永久補綴治療　192
　　顎関節への負荷　182
　　咬合再建処置　191
　　症状分類　185
　　診断機　206
　　スプリント治療　188
　　治療　187, 215
　　病因　182, 184
　　病因分類　186
　　病態分類（日本顎関節学会）
　　　　185
　　分類　185
顎骨の萎縮　52
肩こり　197
顆路　33, 77
　　臨床的意義　33
　　ゴシックアーチの関係
　　　　108
関節包靭帯　12

き

逆回転現象　109
臼磨運動　72

く

クサビ状骨吸収像　156, 163
グラインディング　177
　　タイプ　101, 102, 122
クリステンセン現象　34, 115
クリック音　205
　　臨床的意味　210
グループファンクション
　　113, 125, 127, 192
　　従来の　127
　　著者の提唱する　127
クレンチング　177
クローズドロック
　　90, 186, 196, 214

け

茎突下顎靭帯　10
限界滑走運動　117
犬歯誘導咬合　110, 240

こ

咬合　4
　　1歯対2歯　126

咬合
　　安定　225
　　完成　5, 14, 38, 40
　　構成　4
　　就寝時　76
　　理想的　123
咬合圧診査　146
咬合異常　46, 140
　　原因　140
　　歯科治療　64
　　自然発生　140
　　人為的発生　142
　　発生のメカニズム　58
咬合高径　5, 15
　　顎関節への負荷　182
　　完成　5, 7
　　挙上　143
　　許容限度　60, 63
　　経年変化　50
　　低下　51
　　突然の挙上　59
　　突然の低下　58
　　予後　61
咬合採得　236
咬合採得印象法　237
咬合採得法　14
咬合診査　144, 159
咬合性外傷　148, 167
　　診断　159
　　垂直性障害　158, 229
　　水平的障害　156
　　治療　160
　　治療と予後　163
　　発症仮説　151
　　発症のメカニズム　154
　　発症までの経緯　150
　　病因　148, 152
　　病態像　155
　　分類　156
　　臨床的意義　155
咬合接触　37
　　安定　45
　　完成　37
　　クロスバイト　141
　　第一小臼歯　128
　　第二大臼歯　129
　　問題点　37
　　理想的な　42
咬合接触点診査　146
咬合調整　161
　　臨床的意味　103

咬合病　1, 138
　　分類　144
咬合平面　17
　　安定する歯列　29
　　確定　6
　　完成　17
　　形状　18
　　咬合安定　46
　　咬合安定のメカニズム
　　　　25
　　咬合異常　64
　　咬合診査　144
　　構成する歯列　24
　　レベル　25
咬合ベクトル　44, 96, 112
咬合面　45
　　咬合安定　45
　　咬合異常　65
　　咬合診査　145
咬合様式　110, 240
咬合力　96, 226
咬耗　1, 53, 142
コーヌスデンチャー　234
ゴシックアーチ　106
　　展開角　107
　　臨床的意味　106
骨芽細胞　154
骨破壊　154

さ

暫間的連結固定（暫間固定）
　　152, 161

し

歯冠・歯根比　226
歯冠修復治療　228
歯根吸収　219
歯根破折　163
四肢のしびれ　200
歯周疾患　165
　　咬合診断　170
　　診断　169
　　治療　174
　　特徴　168
　　発症仮説　165
　　病因　165
　　プラーク由来　168
　　分類　169
　　保存可否の診断　171
歯周病菌　168

矢状クリステンセン現象 115
支持様式 235
矢状切歯路角
　　顆路角の関係 105
　　展開角の関係 108
歯槽硬線 220
歯内療法 224
上顎骨の発育 12
食品グリップ 126
食片圧入 162
歯列矯正治療 218
人工歯排列 237
審美的要素 110

す

垂直ベクトル 96, 158
水平位誘導法 90
スタビリゼーション型
　スプリント 208
ストレス 175
スピー彎曲 18, 128
　臨床的意義 19
スプリント 189
　形状 189
　咬合調整 190
　材料 189
　種類 189
　装着時間 190
　治療 187

せ

全部床義歯 236
　咬合の安定 118

そ

相補下顎位 101
側頭下顎靭帯 12
側方クリステンセン現象 115
側方切歯路角とゴシックアーチ
　の関係 106
側方ベクトル
　96, 114, 125, 126, 130, 149
咀嚼維持と咬合の安定 224
咀嚼運動 103
　機械的モデル 32
　パターン 101, 122
咀嚼筋 8
　緊張 144
　発育 8

た

ターミナルヒンジアキシス
　　　　　　　　　　68
耐圧能力 229
第一小臼歯 218

ち

チェックバイト用
　シリコン印象材
　　　　　　43, 47, 170
チッピング 77
チューイングストローク
　　　　　　97, 100, 101
中心位 68
　回復と維持 93
　決定と記録 84
　口腔の顎位 77
　自己誘導法 92
　自由度 69
　垂直的顎位 77
　垂直的顎位の範囲 78
　垂直的自由度 79
　水平的顎位 80
　水平的顎位のずれ 143
　水平的自由度 81
　著者による定義 68
　定義 68
　誘導 84
　誘導法 87
　臨床的意義 79, 81
　顎関節への負荷 183
中心咬合位 69
　垂直的顎位 70
　水平的顎位 70
蝶下顎靭帯 10
チョッピングタイプ
　　　　　　　101, 122

て

ディープオーバーバイト
　　　　　　　　60, 61

と

ドーソンテクニック 84
突発性難聴の発症仮説 151

な

ナソロジー学派 80, 84, 112
ナソロジーの理論 239

は

バイラテラル
　マニピュレーション 84
破骨細胞 154, 219
破砕運動 72, 96
　顎の動き 98
　顎関節への負荷 99
　食品の圧砕 104
　特徴 100

破傷風菌 167
発音 109
バッカライズドオクルージョン
　　　　　　　　　130
　臨床的背景 131
抜歯 221
発声 74
バランスドオクルージョン
　　　　　　　　　112
パントグラフ 138

ひ

ピエゾ電位 154
ヒポクラテス変法 88, 144
ピボット型スプリント 208
ヒンジアキシス 138

ふ

フィッシャー角 35
フェースボウトランスファー
　　　　　　　　　138
付着上皮 167
部分床義歯 232
プラーク 166
ブラキシズム 175
　永久補綴治療 180
　咬合診断 178
　診断 176
　治療的診断 178
　発現のメカニズム 61
　病因 175
　誘因 175
　臨床的意義 180
フレアアウト 51, 222, 233
プロービング 149, 160
粉砕運動（臼磨運動）72, 100
　筋活動 102
　食品の圧砕 104
　特徴 103

へ

閉唇（下顎）安静位 71
閉唇空隙 71, 103
　機能障害 73
　臨床的意義 72
ベネット運動
　　　19, 34, 115, 117, 183
ヘルマンの咬合 48
片側性均衡咬合 115
　逸脱 117
　成立 116, 118

ほ

ポイントセントリック
　　　　　　80, 81, 139

萌出完了 38, 40
ポケット造影撮影法 172
ポステリアガイダンス
　　　　　　39, 109, 240

ま

マニピュレーション 87

み

ミューチュアリープロテク
　ティッドオクルージョン
　　　　　　　　　110

め

眼のかすみ 197

も

モノプレーンオクルージョン
　　　　　　　　　35
モンソンの8インチ球面 18

り

リッジドサポート 234
両側性均衡咬合 115
リンガライズドオクルージョン
　　43, 81, 87, 102, 115, 191
　Poundの提言 124
　著者の提言 124
　若年者 45

れ

レシプロカルクリック 210

ろ

ロングセントリックの概念
　　　　　　　　　80

*

1級のテコ 33, 100
3級のテコ 32
3点接触咬合 65
ABCコンタクト咬合
　　　　　　65, 139, 149
Aコンタクト咬合 47, 65
BCコンタクト咬合 152
Bコンタクト咬合
　65, 126, 149, 159, 161, 170
Cコンタクト咬合 159, 161
Dondersの空隙 75
GTR 174
Liop 70

246　Index

Miop　70, 138
MRI 画像　54
　　顎関節　54, 212
　　関節円板前方転位　151

人名

大西（正俊）　50, 182, 184
岡本（浩）　148, 165
海部　105
片岩　152
栢　168
小出　64
河野　69, 105
古谷野（潔）　138, 139

佐藤　175
重本　1, 39
高橋　40
谷岡（一郎）　239
中野　38
西川　105, 106
西野　40, 184
長谷川（成男）　115, 148
服部　226
平場　122
福島　187
保母（須弥也）　110
真柳　139
森本（敏文）　182

Costen　58, 151
D'Amico　110
Dawson　1, 50, 68, 80, 84, 85, 105, 106, 138, 139, 140, 154, 167, 175
Fletzer　166, 168
Glickman　165, 168
Guichet　1, 138, 140
Gysi　239
Hardy　35
Jones　35
Lauritzen　70, 138
Lindhe　148, 165, 166
Lundeen　69
McCollum　33, 68

McGuire　166, 168
Monson　18, 34
Okeson　75, 182, 210
Orban　148
Popper　239
Pound　123
Schuyler　69, 80
Slavicek　175
Spee　18
Stafne　166
Stillman　148
Thompson　71
Waerhaug　165, 171

著者紹介

丹羽克味
にわかつみ

1965 年	東京歯科大学卒業
1969 年	東京歯科大学大学院修了
1971 年	東京歯科大学助教授
1974 年	明海大学歯学部助教授
1988 年	奥羽大学歯学部教授
1996 年	フジ写真フィルム東京本社保健センター歯科医長
1999 年	東京都にて開業
2005 年	亀田総合病院歯科センター臨床部顧問
2007 年	明海大学歯学部非常勤講師
2014 年	明海大学歯学部客員教授
2015 年	医療法人よつ葉会ゆめの森歯科統括顧問

Occlusion

2015 年 7 月 10 日　第 1 版第 1 刷発行

著　者　丹羽　克味
発行者　木村　勝子
発行所　株式会社 学建書院
〒113-0033　東京都文京区本郷 2-13-13　本郷七番館 1F
TEL（03）3816-3888
FAX（03）3814-6679
http://www.gakkenshoin.co.jp
印刷製本　三報社印刷㈱

Ⓒ Katsumi Niwa, 2015 ［検印廃止］

JCOPY 〈㈳出版者著作権管理機構 委託出版物〉
本書の無断複写は著作権法上での例外を除き禁じられています．複写される場合は，そのつど事前に，㈳出版者著作権管理機構（電話 03-3513-6969, FAX 03-3513-6979）の許諾を得てください．

ISBN978-4-7624-0697-3